高级卫生专业技术资格考试用书

妇产科护理学

高级护师进阶

（副主任护师/主任护师）

（第2版）

主　编　丁淑贞　戴　红

副主编　郝春艳　魏　冰　黄芳艳

　　　　王　涛　马丽梅

编　者　（按姓氏笔画排序）

丁淑贞	马丽梅	王　涛	王庆华	王丽莹
王建荣	王淑云	冯　红	刘春鸣	孙晗潇
张　平	张　杰	张晓霞	李　硕	李世博
邹　辉	范喜瑛	赵英杰	赵春慧	赵瑾瑶
郝春艳	高筱琪	梁　艳	黄芳艳	韩　莉
翟　艳	谭　燕	潘　杰	戴　红	魏　冰

中国协和医科大学出版社
北　京

图书在版编目（CIP）数据

妇产科护理学：高级护师进阶／丁淑贞，戴红主编. —2 版. —北京：中国协和医科大学出版社，2022.7

（高级卫生专业技术资格考试用书）

ISBN 978 – 7 –5679 – 1994 – 5

Ⅰ. ①妇⋯　Ⅱ. ①丁⋯ ②戴⋯　Ⅲ. ①妇产科学 – 护理学 – 资格考试 – 自学参考资料　Ⅳ. ①R473. 71

中国版本图书馆 CIP 数据核字（2022）第 109362 号

高级卫生专业技术资格考试用书

妇产科护理学·高级护师进阶（第 2 版）

主　　编：丁淑贞　戴　红
责任编辑：陈　佩
封面设计：许晓晨
责任校对：张　麓
责任印制：张　岱

出版发行：**中国协和医科大学出版社**
（北京市东城区东单三条九号　邮编 100730　电话 010 – 65260431）
网　　址：www. pumcp. com
经　　销：新华书店总店北京发行所
印　　刷：三河市龙大印装有限公司

开　　本：787mm × 1092mm　　1/16
印　　张：23. 25
字　　数：540 千字
版　　次：2022 年 7 月第 2 版
印　　次：2022 年 7 月第 1 次印刷
定　　价：89. 00 元

ISBN 978 – 7 – 5679 – 1994 – 5

前　言

　　护理学是将自然科学与社会科学紧密联系起来的为人类健康服务的综合性应用学科。随着医学科学的迅速发展和医学模式的不断转变，以及医学理论和诊疗技术的不断更新，护理学科领域发生了很大的变化。本书是对临床护理实践及技能给予指导的专业参考书，旨在为临床护理人员提供最新的专业理论和专业指导，帮助护理人员熟练掌握基本理论知识和临床护理技能，提高护理质量。

　　本书第 1 版上市后，受到广大读者的一致好评，也帮助众多考生顺利通过高级卫生专业技术资格考试。为了更好地服务读者，提升图书品质，现出版第 2 版图书。本书内容紧扣最新版高级卫生专业技术资格考试大纲，将专业知识分为"熟悉""掌握""熟练掌握"的不同层次要求，重点突出，详略得当。同时，针对上一版中存在的不足与疏漏进行了修订与补充。本书共分为17 章，包括妇产科专业常见疾病和多发疾病的概述、病因或发病机制、病理生理、临床表现、辅助检查、护理评估、护理诊断、护理措施及健康指导等内容。语言简洁，内容丰富，侧重实用性和可操作性，力求详尽准确。

　　本书是拟晋升护理专业副高级和正高级职称考试人员的复习指导用书，也可供妇产科医师、全科医师、急诊科医师及医学院校师生在临床护理、教学中查阅参考，具有很强的临床实用性和指导意义。

　　尽管力臻完善，但书中难免存在疏漏和不足之处，敬请广大读者批评指正，以便进一步修正。

编　者

2022 年 6 月

目　　录

第一章　妊娠期妇女的护理

第一节　妊娠生理

妊娠期妇女的护理

一、受精与受精卵着床

| 知识点1：受精 | 副高：熟练掌握　正高：熟练掌握 |

精液射入阴道后，精子离开精液通过宫颈管进入子宫腔及输卵管腔，与子宫内膜接触后，子宫内膜的细胞产生 α、β 淀粉酶解除精子顶体酶上的"去获能因子"。此时精子具有受精能力，称为"精子获能"。

成熟卵子从卵巢排出后，经输卵管伞端的"拾卵"作用进入输卵管内，停留在输卵管壶腹部与峡部连接处等待受精。

精子与卵子结合形成受精卵的过程称为受精，发生在排卵后12小时内，整个受精过程约需24小时。已获能的精子穿过次级卵母细胞透明带为受精的开始，卵原核与精原核融合为受精的完成，形成受精卵标志着诞生新生命。

| 知识点2：受精卵的输送与发育 | 副高：熟练掌握　正高：熟练掌握 |

卵子受精后即开始有丝分裂，并在分裂的同时，借助输卵管蠕动和输卵管上皮纤毛摆动，向子宫腔方向移动。约在受精后第3日，受精卵分裂成16个细胞的实心细胞团，称为桑葚胚，随后早期囊胚形成。约在受精后第4日，早期囊胚进入子宫腔，并在子宫腔内继续发育，此时，细胞分裂成48个细胞，成为胚泡准备植入。受精后第5~6日，早期囊胚的透明带消失，在子宫腔内继续分裂发育成晚期囊胚。

| 知识点3：受精卵着床 | 副高：熟练掌握　正高：熟练掌握 |

晚期囊胚透明带消失后侵入子宫内膜的过程为受精卵着床。从受精后第6~7日开始，至第11~12日结束。着床需经过定位、黏附和侵入三个阶段。完成着床的条件是：①透明带消失。②囊胚滋养层分化出合体滋养层细胞。③囊胚和子宫内膜同步发育并相互配合。④孕妇体内必须有足够数量的孕激素，子宫有一个极短的敏感期，允许受精卵着床。

| 知识点 4：蜕膜的形成 | 副高：熟练掌握　正高：熟练掌握 |

受精卵着床后，在孕激素、雌激素的作用下，子宫内膜腺体增大，腺上皮细胞内糖原增加，结缔组织细胞肥大，血管充血，此时的子宫内膜称为蜕膜。按照蜕膜与受精卵的位置关系，将蜕膜分为三部分。

（1）底蜕膜：是指与囊胚及滋养层接触的蜕膜，将来发育成胎盘的母体部分。

（2）包蜕膜：是指覆盖在囊胚上面的蜕膜。约在妊娠 12 周因羊膜腔明显增大，使包蜕膜与壁蜕膜贴近并融合，子宫腔消失，包蜕膜与壁蜕膜逐渐融合，分娩时这两层已无法分开。

（3）壁蜕膜：也称真蜕膜，是指除底蜕膜、包蜕膜以外，覆盖子宫腔的蜕膜。

二、胎儿附属物的形成与功能

| 知识点 5：胎盘的结构 | 副高：熟练掌握　正高：熟练掌握 |

胎儿附属物包括胎盘、胎膜、脐带和羊水，它们对维持胎儿宫内的生命及生长发育起重要作用。其中，胎盘由羊膜、叶状红毛膜以及底蜕膜构成，是母体与胎儿间进行物质交换的重要器官。

（1）羊膜：构成胎盘的胎儿部分，是胎盘的最内层组织，是附着于绒毛膜板表面的半透明膜。其表面光滑，无血管、神经和淋巴管，具有一定的弹性。

（2）叶状绒毛膜：也称丛密绒毛膜，构成胎盘的胎儿部分，是胎盘的主要部分。胚胎发育至13~21 日时，是绒毛膜分化发育最旺盛的时期，此时绒毛逐渐形成。

叶状绒毛的形成历经 3 个阶段。①一级绒毛（又称初级绒毛）：绒毛膜表面长出呈放射状排列的合体滋养细胞小梁，呈放射状排列，绒毛膜深部增生活跃的细胞滋养细胞伸入其中，形成合体滋养细胞小梁的细胞中心索，初具绒毛形态。②二级绒毛：一级绒毛继续生长，细胞中心索伸至合体滋养细胞内面，且胚外中胚层也长入细胞中心索，形成间质中心索。③三级绒毛：约在受精后第 3 周，胚胎血管长入间质中心索，绒毛内血管形成，建立起胎儿胎盘循环。

（3）底蜕膜：构成胎盘的母体部分，占足月妊娠胎盘很少部分。底蜕膜表面覆盖一层来自固定绒毛的滋养层细胞与底蜕膜共同形成绒毛间隙的底，称为蜕膜板，从此板向绒毛膜方向伸出一些蜕膜间隔，将胎盘母体部分成肉眼可见的 20 个左右母体叶。

妊娠足月时，胎盘为圆形或椭圆形盘状，分为胎儿面和母体面。胎儿面光滑，呈灰白色，被覆羊膜，中央或稍偏处有脐带附着。母体面粗糙，呈暗红色，由 18~20 个胎盘小叶组成。

| 知识点 6：胎盘的功能 | 副高：熟练掌握　正高：熟练掌握 |

胎盘内进行物质交换的部位主要在血管合体膜。血管合体膜是由合体滋养细胞、合体滋

养细胞基底膜、绒毛间质、毛细血管基底膜和毛细血管内皮细胞 5 层组成的薄膜。胎盘功能包括气体交换、营养物质供应、排出胎儿代谢产物、防御功能和合成功能等。

（1）气体交换：维持胎儿生命最重要的物质是 O_2。在母体和胎儿间，O_2 和 CO_2 以简单扩散方式进行交换，可替代胎儿呼吸系统的功能。CO_2 通过血管合体膜的速度比 O_2 快 20 倍左右，故 CO_2 容易自胎儿通过绒毛间隙直接向母体迅速扩散。

（2）营养物质供应：可替代胎儿消化系统的功能。胎儿代谢的主要能源是葡萄糖，以易化扩散方式通过胎盘，胎儿体内的葡萄糖均来自母体。氨基酸、钙、磷、碘和铁以主动运输方式通过胎盘。脂肪酸、钾、钠、镁，维生素 A、维生素 D、维生素 E、维生素 K 以简单扩散方式通过胎盘。胎盘中还含有多种酶（如氧化酶、还原酶、水解酶等），能将复杂化合物分解为简单物质，也能将简单物质合成后供给胎儿。

（3）排出胎儿代谢产物：胎儿代谢产物如尿素、尿酸、肌酐、肌酸等，经胎盘转输入母血，由母体排出体外。故可替代胎儿的泌尿系统功能。

（4）防御功能：胎盘的屏障功能极有限。风疹病毒、流感病毒、巨细胞病毒等均可通过胎盘侵袭胎儿；细菌、弓形虫、衣原体、支原体、螺旋体等可在胎盘形成病灶，破坏绒毛结构，从而进入胎体感染胎儿；分子量小、对胎儿有害的药物亦可通过胎盘作用于胎儿，导致胎儿畸形甚至死亡，故妊娠期用药应慎重。母血中的免疫物质，如 IgG 可以通过胎盘，使胎儿得到抗体，对胎儿起保护作用。

（5）合成功能：胎盘具有合成多种激素和酶的功能，主要可分为 3 类。①蛋白类激素：如人绒毛膜促性腺激素（hCG）、人胎盘催乳素（hPL）、促肾上腺皮质激素释放激素（CRH）、胰岛素样生长因子（IGF）。②甾体激素：雌激素、孕激素等。③多种酶：如缩宫素酶、胰岛素酶、二胺氧化酶、耐热碱性磷酸酶等。胎盘分泌的激素和酶往往是妊娠或分娩过程中需要的物质，同时也会影响孕妇和胎儿的生理变化。通过检测胎盘分泌的激素或酶的水平，可以间接了解胎盘的功能状态，预测妊娠的结局。

　　知识点 7：胎膜　　　　　　　　　　副高：熟练掌握　　正高：熟练掌握

胎膜是由绒毛膜和羊膜组成，是维持羊膜的完整，储存羊水的外周屏障。

（1）绒毛膜：是胎膜的外层，与壁蜕膜相接触。绒毛膜由滋养细胞层和胚外中胚层组成。在胚胎植入后，滋养细胞迅速分化为内层的细胞滋养细胞和外层的合体滋养细胞层，两层在胚泡表面形成大量的绒毛，突入蜕膜中，形成早期的初级绒毛干。在胚胎早期，绒毛均匀分布于整个绒毛膜表面。随着胚胎的长大，与底蜕膜相邻的绒毛因营养丰富、血供充足而枝干茂盛，形成丛密绒毛膜，是胎盘胎儿的主要组成部分。与包蜕膜相邻的绒毛因血供缺乏，营养不足而逐渐退化，形成平滑绒毛膜。随着胎儿的长大及羊膜腔的不断扩大，羊膜、平滑绒毛膜和包蜕膜进一步突向子宫腔，最终与壁蜕膜融合，胚外体腔和子宫腔消失，子宫内仅存一羊膜腔。

（2）羊膜：是胎膜的内层，是一层半透明膜，覆盖在子宫壁的绒毛膜的表面、胎盘的胎儿面及脐带表面。羊膜内无血管生长，是胎盘最内侧的组织，直接与羊水接触，在妊娠过程中具有独特的作用。羊膜是维持胎膜张力的主要支持组织，其成分变化对于防止胎膜早破，继续维持妊娠均有十分重要的意义。羊膜的结构分为上皮细胞层、基底层、致密层、纤维母细胞层和海绵层 5 层。

| 知识点 8：脐带 | 副高：熟练掌握　正高：熟练掌握 |

　　脐带是由胚胎发育过程中的体蒂发展而来，是连接胎儿与胎盘的条索状组织，胎儿借助脐带悬浮于羊水中。脐带一端连接于腹壁脐轮，另一端附着于胎盘的胎儿面。足月胎儿的脐带长 30~100cm，平均 55cm，直径 0.8~2.0cm。脐带的表面有羊膜覆盖，呈灰白色，内有一条脐静脉和两条脐动脉。脐血管周围为含水量丰富、来自胚外中胚层的结缔组织，称为华通胶，有保护脐血管的作用。脐带是母体与胎儿进行气体交换、营养物质供应和代谢物质交换的重要通道。脐带受压使血流受阻时，可致胎儿窘迫，甚至危及胎儿生命。

| 知识点 9：羊水 | 副高：熟练掌握　正高：熟练掌握 |

　　（1）羊水的来源：①羊水是充满于羊膜腔内的液体。妊娠早期的羊水主要是母体血清经胎膜进入羊膜腔的透析液。②妊娠中期以后，胎儿尿液成为羊水的主要来源，使羊水的渗透压逐渐降低。③妊娠晚期胎儿肺参与羊水的生成，每日 600~800ml 液体从肺泡分泌至羊膜腔。④羊膜、脐带华通胶及胎儿皮肤渗出液体，但量少。

　　（2）羊水的吸收：约 50% 由胎膜完成，羊水在羊膜腔内不断进行液体交换以保持羊水量的动态平衡。

　　（3）羊水的交换：①母儿间的液体交换主要通过胎盘，每小时约 3600ml。②母体与羊水的液体交换主要通过胎膜，每小时约 400ml。③羊水与胎儿的交换量最少，主要通过胎儿消化道、呼吸道、泌尿道等途径进行。通过上述交换，母体、胎儿及羊水三者间保持动态平衡。

　　（4）羊水的量：随着胚胎的发育，羊水的量逐渐增加，妊娠 8 周，羊水量 5~10ml，妊娠 36~38 周达高峰，可达 1000~1500ml，此后羊水量减少，正常足月妊娠羊水量为 800~1000ml。

　　（5）羊水的性状及成分：妊娠早期羊水为无色澄清液体；足月妊娠时，羊水略混浊，不透明，比重为 1.007~1.025，呈中性或弱碱性，pH 为 7.20。羊水内含有大量的上皮细胞及胎儿的一些代谢产物。

　　（6）羊水的功能：羊膜和羊水在胚胎发育中起重要的保护作用。①使胚胎在羊水中自由活动。②防止胎体畸形及胎肢粘连。③防止胎儿受直接损伤。④保持子宫腔内温度恒定。⑤有利于胎儿体液平衡。⑥可减少胎动给母体带来的不适感。⑦临产时，羊水直接受宫缩压力作用，使压力均匀分布，避免胎儿局部受压；临产后，前羊水囊扩张子宫颈口及阴道；破膜后，羊水可冲洗和润滑阴道，减少感染。

三、胎儿发育及生理特点

| 知识点 10：胎儿发育 | 副高：熟练掌握　正高：熟练掌握 |

受精后 8 周（妊娠第 10 周）的人胚称胚胎，为主要器官结构完成分化的时期；从受精第 9 周（妊娠第 11 周）起称胎儿，为各器官进一步发育成熟的时期。胚胎及胎儿发育的特征大致如下。

（1）妊娠 8 周末：胚胎初具人形，头大约占整个胎体的一半。可以分辨出眼、耳、口、鼻，四肢已具雏形，B 型超声可见早期心脏形成且有搏动。

（2）妊娠 12 周末：胎儿身长约 9cm，体重约 14g。胎儿外生殖器已发育，部分可分辨出性别。胎儿四肢可活动，指（趾）甲开始形成。

（3）妊娠 16 周末：胎儿身长约 16cm，体重约 110g。从外生殖器可确定胎儿性别。头皮已长出毛发，胎儿已开始有呼吸运动，除胎儿血红蛋白外，开始形成成人血红蛋白。皮肤菲薄呈深红色，无皮下脂肪。部分孕妇自觉有胎动，X 线检查可见到脊柱阴影。

（4）妊娠 20 周末：胎儿身长约 25cm，体重约 320g，开始呈线性增长。临床可听到胎心音，全身覆有胎脂并有毳毛，皮肤暗红，出生后已有心跳、呼吸，并具有排尿及吞咽动作。听诊可有胎心音。自 20 周至满 28 周前娩出的胎儿，称为有生机儿。

（5）妊娠 24 周末：胎儿身长约 30cm，体重约 630g。各脏器均已发育，皮肤出现特征性皱褶，皮下脂肪开始沉积，出现睫毛与眉毛。

（6）妊娠 28 周末：胎儿身长约 35cm，体重约 1000g。皮下脂肪不多，皮肤粉红色，有时有胎脂。眼睛半睁开，可有呼吸运动，但肺泡 Ⅱ 型细胞产生的表面活性物质含量较少，此期出生者易患特发性呼吸窘迫综合征，若加强护理，可以存活。

（7）妊娠 32 周末：胎儿身长约 40cm，体重约 1700g。皮肤深红，面部毳毛已脱落，出现脚趾甲，睾丸下降，生活力尚可。此期出生者如注意护理，可以存活。

（8）妊娠 36 周末：胎儿身长约 45cm，体重约 2500g。皮下脂肪发育良好，毳毛明显减少，面部皱褶消失。胸部、乳房突出，睾丸位于阴囊。指（趾）甲已超过指（趾）尖，出生后能啼哭及吸吮，生活力良好。此时出生基本可存活。

（9）妊娠 40 周末：胎儿身长约 50cm，体重约 3400g。胎儿已成熟，体形外观丰满，肩、背部有时尚有毳毛。皮肤粉红色，皮下脂肪多，头发粗。男性胎儿睾丸已下降至阴囊内，女性胎儿大小阴唇发育良好。出生后哭声响亮，吸吮力强，能很好存活。

| 知识点 11：胎儿循环系统生理特点 | 副高：熟练掌握　正高：熟练掌握 |

（1）解剖学特点：①1 条脐静脉，末支为静脉导管带有来自胎盘氧含量较高且营养较丰富的血液进入胎体。②2 条脐动脉，带有来自胎儿氧含量较低的混合血，注入胎盘与母血进行物质交换。③动脉导管，位于肺动脉与主动脉弓之间，出生后动脉导管闭锁成动脉韧带。④卵圆孔，位于左右心房之间，多在出生后 6 个月完全闭锁。

（2）血液循环特点：来自胎盘的血液进入胎儿体内分为 3 支：一支直接进入肝脏，一支与门静脉汇合进入肝脏，此两支血液经肝静脉进入下腔静脉；另一支经静脉导管直接进入下腔静脉。下腔静脉血是混合血，有来自脐静脉含氧量较高的血液，也有来自胎儿身体下半部含氧量较低的血液，以前者为主。

心层间隔卵圆孔的开口处正对下腔静脉入口，下腔静脉进入右心房的血液绝大部分经卵圆孔进入左心房。而上腔静脉进入右心房的血液，经右心室进入肺动脉。由于肺循环阻力较大，肺动脉血液绝大部分经动脉导管流入主动脉，仅有部分血液经肺静脉进入左心房，汇同卵圆孔进入左心房的血液进入左心室，再进入升主动脉。供应心、头部及上肢。左心室小部分血液进入降主动脉，汇同动脉导管进入的血液供应身体下半部。经腹下动脉通过两条脐动脉后再进入胎盘，与母血进行气体及物质交换。由于胎儿循环的特点使胎儿体内无纯动脉血，而是动静脉混合血。进入肝、心、头部及上肢的血液含氧量较高且营养较丰富，以适应机体需要。注入肺及身体下半部的血液含氧量及营养相对较少。

胎儿出生后，胎盘脐带循环中断，肺开始呼吸，肺循环阻力降低，新生儿血液循环逐渐发生改变。

知识点 12：胎儿血液系统生理特点　　　　　　　　副高：熟练掌握　正高：熟练掌握

（1）红细胞生成：妊娠早期红细胞生成主要来自卵黄囊，妊娠 10 周后肝是红细胞的主要生成器官，随后骨髓、脾逐渐有造血功能。妊娠足月时，骨髓产生 90% 红细胞。妊娠 32 周红细胞生成素大量产生，故妊娠 32 周后出生的新生儿红细胞数均增多，约为 6.0×10^{12}/L。胎儿红细胞的生命周期短，仅为成人的 2/3，需不断生成红细胞。

（2）血红蛋白生成：在妊娠前半期均为胎儿血红蛋白，至妊娠最后 4~6 周，成人血红蛋白增多，至临产时胎儿血红蛋白仅占 25%。

（3）白细胞生成：妊娠 8 周后，胎儿循环中出现粒细胞。妊娠 12 周胸腔、脾产生淋巴细胞，成为体内抗体的主要来源。妊娠足月时白细胞计数可达（15~20）$\times 10^9$/L。

知识点 13：胎儿呼吸系统生理特点　　　　　　　　副高：熟练掌握　正高：熟练掌握

胎儿的呼吸功能是由母儿血液在胎盘进行气体交换完成的。但出生前胎儿必须具备呼吸道（包括气管直至肺泡）、肺循环及呼吸肌发育。妊娠 11 周时通过 B 超检查可见胎儿胸壁运动，妊娠 16 周时可见能使羊水进出呼吸道的呼吸运动，每分钟 30~70 次，时快时慢，有时很平稳。但当发生胎儿窘迫时，正常呼吸运动可暂时停止或出现大喘息样呼吸。

知识点 14：胎儿消化系统生理特点　　　　　　　　副高：熟练掌握　正高：熟练掌握

（1）胃肠道：妊娠 11 周小肠已有蠕动，妊娠 16 周胃肠功能基本建立，胎儿能吞咽羊水，同时能排出尿液以控制羊水量。

（2）肝：胎儿肝内缺乏许多酶，不能结合因红细胞破坏产生的大量游离胆红素。少部分在肝内结合，胆红素经胆道排入小肠氧化成胆绿素，胆绿素的降解产物导致胎粪呈黑绿色。

知识点 15：胎儿泌尿系统生理特点   副高：熟练掌握   正高：熟练掌握

妊娠 11~14 周时胎儿肾脏已有排泄功能，妊娠 14 周时胎儿膀胱内已有尿液。妊娠中期起，胎儿通过排尿参与羊水循环。肾对于胎儿宫内生存并非必需，但对于控制羊水量和成分非常重要。如尿道、输尿管和肾盂梗阻时，肾实质受损并破坏解剖结构导致无尿或尿量减少时，常合并羊水过少和肺发育不全。

知识点 16：胎儿内分泌系统生理特点   副高：熟练掌握   正高：熟练掌握

甲状腺是胎儿期发育最早的内分泌腺，妊娠第 6 周开始发育，妊娠 12 周已能合成甲状腺激素。甲状腺激素对胎儿各组织器官的正常发育均有作用，尤其是大脑的发育。胎儿肾上腺的发育最为突出，其重量与胎儿体重之比远超过成年人，并且胎儿肾上腺皮质主要由胎儿带组成，能产生大量甾体激素，尤其是脱氢表雄酮，与胎儿肝、胎盘、母体共同完成雌三醇的合成与排泄。因此，孕妇测定血、尿雌三醇值为临床上了解胎儿、胎盘功能最常见的有效方法。

第二节　妊娠期母体变化

知识点 1：子宫的生理变化   副高：熟练掌握   正高：熟练掌握

子宫是妊娠期以及分娩后变化最大的器官，其主要功能是孕育胚胎、胎儿，同时在分娩过程中起重要作用。

（1）子宫体：①大小的变化，随妊娠进展，胎儿、胎盘及羊水的形成与发育，子宫体逐渐增大变软，至妊娠足月时子宫体积达 35cm×25cm×22cm，重量约 1100g，增加近 20 倍。宫腔容积由非妊娠时约 5ml 增加至约 5000ml。子宫增大主要是由于肌细胞的肥大、延长，也有少量肌细胞数目的增加及结缔组织增生。子宫各部的增长速度不一。宫底部于妊娠后期增长速度最快，宫体部含肌纤维最多，其次为子宫下段，宫颈部最少。这个特点适应临产后子宫阵缩向下依次递减，促使胎儿娩出。②血流量的变化，妊娠足月时，子宫血流量为450~650ml/min，其中 5%供应肌层，10%~15%供应子宫蜕膜层，80%~85%供应胎盘。宫缩时，肌壁间血管受压，子宫血流量明显减少。

（2）子宫峡部：是子宫体与子宫颈之间最狭窄的部分，非孕时长约 1cm，妊娠后变软；孕 12 周起子宫峡部逐渐伸展、拉长、变薄，形成子宫下段，临产后伸展至 7~10cm，成为产道的一部分。有梗阻性难产发生时，易在该处发生子宫破裂。

（3）子宫颈：妊娠早期子宫颈血管多伴组织水肿，致使子宫颈肥大、呈紫蓝色并变软。

宫颈管内腺体肥大，因受孕激素影响宫颈黏液分泌增多，形成黏稠的黏液栓，有保护宫腔免受细菌侵袭的作用。

知识点 2：卵巢与输卵管的生理变化	副高：熟练掌握　正高：熟练掌握

（1）卵巢：妊娠期卵巢略增大，排卵和新卵泡发育均停止。在孕妇卵巢中一般仅发现一个妊娠黄体，于妊娠 6~7 周前产生孕激素以维持妊娠继续，之后对孕激素的产生几乎无作用。妊娠 10 周后，黄体功能由胎盘取代。妊娠 3~4 个月时，黄体开始萎缩。

（2）输卵管：妊娠期输卵管伸长，但肌层并不增厚。黏膜层上皮细胞稍扁平，在基层中可见蜕膜细胞，但不形成连续蜕膜层。

知识点 3：阴道与外阴的生理变化	副高：熟练掌握　正高：熟练掌握

（1）阴道：妊娠期阴道黏膜水肿、充血、呈紫蓝色（Chadwick 征），黏膜增厚。阴道壁皱襞增多、结缔组织松软，组织伸展性增加，有利于分娩时胎儿通过。阴道脱落细胞增多，分泌物增多呈糊状。阴道上皮细胞糖原水平增加，乳酸含量增加，使阴道的 pH 降低，有利于防止感染。

（2）外阴：妊娠期局部充血，皮肤增厚，大小阴唇色素沉着。大阴唇内血管增多及结缔组织松软，伸展性增加，有利于分娩时胎儿通过。妊娠时由于增大子宫的压迫，盆腔及下肢静脉血液回流受阻，部分孕妇可有外阴或下肢静脉曲张，产后大多自行消失。

知识点 4：乳房的生理变化	副高：熟练掌握　正高：熟练掌握

妊娠早期乳房开始增大，充血明显。孕妇自觉乳房发胀或偶有触痛，随着乳腺增大，皮肤下的浅静脉明显可见。乳头增大变黑，更易勃起，乳晕颜色加深，其外围的皮脂腺肥大，形成蒙氏结节。妊娠前乳房大小、体积与产后乳汁产生无关。

乳腺细胞膜有垂体催乳素受体，细胞质内有雌激素受体和孕激素受体。妊娠期胎盘分泌雌激素刺激乳腺腺管发育，分泌孕激素刺激乳腺腺泡发育。此外，乳腺发育完善还需垂体催乳素、人胎盘催乳素以及胰岛素、皮质醇、甲状腺激素等的参与。妊娠期间虽有多种激素参与乳腺发育，做好泌乳准备，但妊娠期间并无乳汁分泌，可能与大量雌激素、孕激素抑制乳汁生成有关。

知识点 5：循环及血液系统的生理变化	副高：熟练掌握　正高：熟练掌握

（1）心脏：妊娠期增大的子宫使膈肌升高，心脏向左、上、前方移位，心脏沿纵轴顺时针方向扭转，加之血流量增加及血流速度加快，心浊音界稍扩大，心尖搏动左移 1~2cm。部分孕妇可闻及心尖区Ⅰ~Ⅱ级柔和吹风样收缩期杂音，第一心音分裂及第三心音，产后逐

渐消失。心电图因心脏左移出现电轴左偏约 15°。心脏容量至妊娠末期约增加 10%，心率于妊娠晚期休息时每分钟增加 10~15 次。

（2）心排血量和血容量：伴随着外周血管阻力下降，心率增加以及血容量增加，心排血量自妊娠 10 周开始增加，妊娠 32~34 周达高峰，持续至分娩。左侧卧位测量心排血量较未孕时约增加 30%，每次心排血量平均为 80ml。心排血量增加为孕期循环系统最重要的改变，临产后在第二产程心排血量也显著增加。

循环血容量自妊娠 6~8 周开始增加，妊娠 32~34 周时达高峰，增加 40%~45%，平均增加 1450ml（血浆约增加 1000ml，红细胞约增加 450ml），维持此水平至分娩。血浆的增加多于红细胞的增加，使血液稀释，出现生理性贫血。

若孕妇合并心脏病，在妊娠 32~34 周、分娩期（尤其是第二产程）及产褥期最初 3 日内，因心脏负荷较重，需密切观察病情，防止心力衰竭。

（3）血压：妊娠早期及中期血压偏低，妊娠 24~26 周后血压轻度升高。一般收缩压无变化，舒张压因外周血管扩张、血液稀释及胎盘形成动静脉短路而轻度降低，使脉压稍增大。孕妇体位影响血压，妊娠晚期仰卧位时增大的子宫压迫下腔静脉，回心血量减少、心排血量减少使血压下降，形成仰卧位低血压综合征。所以，妊娠中晚期鼓励孕妇侧卧位休息，可解除子宫压迫，改善血液回流。

（4）静脉压：妊娠期盆腔血液回流至下腔静脉的血量增加，右旋增大的子宫又压迫下腔静脉使血液回流受阻，使孕妇下肢、外阴及直肠的静脉压增高，加之妊娠期静脉壁扩张，孕妇易发生痔、外阴及下肢静脉曲张。

（5）血液成分

1）红细胞：妊娠期骨髓造血增加，网织红细胞轻度增多。由于血液稀释，红细胞计数约为 $3.6 \times 10^{12}/L$（非孕妇女约为 $4.2 \times 10^{12}/L$），血红蛋白值约为 110g/L（非孕妇女约为 130g/L），血细胞比容从未孕时 0.38~0.47 降至 0.31~0.34。

2）白细胞：妊娠期白细胞计数轻度增加，一般为 $(5~12) \times 10^9/L$，有时可达 $15 \times 10^9/L$。临产及产褥期白细胞计数也显著增加，一般为 $(14~16) \times 10^9/L$，有时可达 $25 \times 10^9/L$。主要为中性粒细胞增多，淋巴细胞增加不明显，单核细胞及嗜酸性粒细胞几乎无改变。

3）凝血因子：妊娠期血液处于高凝状态。凝血因子 Ⅱ、Ⅴ、Ⅶ、Ⅷ、Ⅸ、Ⅹ 增加，仅凝血因子 Ⅺ、Ⅻ 降低。血小板计数无明显改变。血浆纤维蛋白原含量比非孕妇女约增加 50%，于妊娠末期平均达 4.5g/L。妊娠晚期凝血酶原时间（PT）及活化的部分凝血活酶时间（APTT）轻度缩短，凝血时间无明显改变。妊娠期纤溶酶原显著增加，优球蛋白溶解时间明显延长，是正常妊娠的特点。

4）血浆蛋白：血浆蛋白自妊娠早期开始降低，至妊娠中期达 60~65g/L，主要是蛋白减少，以后持续此水平直至分娩。

| 知识点 6：泌尿系统的生理变化 | 副高：熟练掌握　　正高：熟练掌握 |

因孕妇及胎儿代谢产物增多，肾负担加重，故妊娠期肾略增大。肾血浆流量（RPF）及

肾小球滤过率（GFR）于妊娠早期均增加，整个妊娠期间维持高水平，RPF比非孕时约增加35%，GFR约增加50%，但GFR的增加持续至妊娠足月，RPF在妊娠晚期降低。RPF与GFR均受体位影响，仰卧位尿量增加，故夜尿多于日尿量。约15%孕妇餐后可出现生理性糖尿，应注意与糖尿病相鉴别。

妊娠早期，因增大的子宫压迫膀胱，可引起尿频。妊娠12周后子宫体高出盆腔，压迫膀胱症状消失。妊娠晚期，因胎先露进入盆腔可再次出现尿频，产后可逐渐消失。

受孕激素影响，泌尿系统平滑肌张力降低，同时增大的子宫对输尿管产生压迫，自妊娠中期肾盂及输尿管轻度扩张，输尿管增粗及蠕动减弱，尿流缓慢，可致肾盂积水，约86%的孕妇右侧输尿管扩张更明显，孕妇易患急性肾盂肾炎，也以右侧多见。可采取左侧卧位预防。

知识点7：呼吸系统的生理变化　　　　　副高：熟练掌握　正高：熟练掌握

妊娠早期肋膈角增宽、肋骨向外扩展，胸廓横径及前后径加宽使周径加大，膈肌上升使胸腔纵径缩短，但胸腔总体积不变，肺活量无明显改变。妊娠中期，肺通气量增加大于耗氧量，孕妇有过度通气现象，这有利于供给孕妇及胎儿所需的氧。妊娠晚期子宫增大，膈肌活动幅度减小，胸廓活动加大，孕妇以胸式呼吸为主，气体交换不减。呼吸次数于妊娠期变化不大，每分钟在20次以内，但呼吸较深。受雌激素影响，上呼吸道（鼻、咽、气管）黏膜增厚，轻度充血、水肿，易发生上呼吸道感染。妊娠后期平卧有呼吸困难感，睡眠时垫高头部可减轻症状。

知识点8：消化系统的生理变化　　　　　副高：熟练掌握　正高：熟练掌握

妊娠早期（停经6周左右），约有半数妇女在清晨起床时出现不同程度的恶心，或伴呕吐。食欲与饮食习惯也有改变，如食欲缺乏、喜食酸咸食物、厌油腻，甚至偏食等，称早孕反应，一般会在妊娠12周左右自行消失。由于雌激素影响，齿龈充血、水肿、增生，晨间刷牙时易有牙龈出血。孕妇常有唾液增多，有时有流涎。

由于孕激素的影响，胃肠平滑肌张力下降使蠕动减少、减弱，胃排空时间延长，易有上腹部饱胀感。妊娠中晚期，由于胃部受压及幽门括约肌松弛，胃内酸性内容物可逆流至食管下部，产生胃烧灼感。肠蠕动减弱，易出现便秘，加上直肠静脉压增高，孕妇常引起痔疮或使原有痔疮加重。妊娠期增大的子宫可使胃、肠管向上及两侧移位，如发生阑尾炎时可表现为右侧腹部中或上部的疼痛。

知识点9：内分泌系统的生理变化　　　　　副高：熟练掌握　正高：熟练掌握

（1）垂体：妊娠期腺垂体增大1~2倍，嗜酸细胞肥大、增多，形成"妊娠细胞"。于产后10日左右恢复。产后有出血性休克者，可使增生、肥大的垂体缺血、坏死，导致希恩

（Sheehan）综合征。

（2）肾上腺：受大量雌激素影响，肾上腺皮质中层束状带增宽，分泌糖类皮质醇增多。从妊娠早期开始逐渐升高至足月妊娠，皮质醇每天分泌量增加 3 倍。由于游离皮质醇与血浆蛋白的结合能力强，仅 10% 具有活性作用，故孕妇无肾上腺皮质功能亢进的表现。醛固酮分泌增加，妊娠 15 周孕妇血浆醛固酮显著升高，妊娠 24 周可增加 3~5 倍，足月妊娠时增加 8~10 倍。醛固酮大部分与蛋白结合，妊娠期不致引起过多的水钠潴留。妊娠期通过肾素–血管紧张素–醛固酮生理调节功能的加强，以控制血容量、血钠、血钾平衡及血压，从而达到血液流变学的稳定。睾酮略增多，有的孕妇可表现阴毛、腋毛增粗及增多。肾上腺髓质所产生的肾上腺及去甲肾上腺素均无改变。

（3）胰腺：胎盘合成的胎盘生乳素、雌激素、孕酮、胎盘胰岛素酶、肾上腺皮质激素都具有抗胰岛素的功能。妊娠期胰腺功能亢进，特别表现为胰腺 β 细胞亢进，胰岛素分泌增加。

| 知识点 10：皮肤的生理变化 | 副高：熟练掌握　正高：熟练掌握 |

妊娠期垂体分泌促黑素细胞激素（MSH）增加，使黑色素增加，再加上雌激素增加，孕妇乳头、乳晕、腹白线、外阴等处出现色素沉着。有的孕妇面颊部出现蝶状褐色斑，俗称妊娠斑，于产后逐渐消退。随妊娠子宫的逐渐增大，孕妇腹壁皮肤张力加大，皮肤的弹力纤维断裂，腹壁会出现大量紫色或淡红色不规则平行的裂纹，称为妊娠纹。产后妊娠纹变为银白色，持久不退。

| 知识点 11：新陈代谢的生理变化 | 副高：熟练掌握　正高：熟练掌握 |

（1）基础代谢率：妊娠早期稍下降，妊娠中期渐增高，至妊娠晚期可增高 15%~20%。

（2）体重：妊娠 12 周前体重常无明显变化。妊娠 13 周起体重开始增长，直至妊娠足月时，体重平均增加 12.5kg，包括胎儿、胎盘、羊水、子宫、乳房、血液、组织间液及脂肪沉积等。

（3）糖类代谢：妊娠期胰岛功能旺盛，分泌胰岛素增多，血中胰岛素相应增加，故孕妇空腹血糖值低于非孕妇女，糖耐量试验血糖增高幅度大且恢复延迟，餐后出现高血糖和高胰岛素血症有利于对胎儿葡萄糖的供给。妊娠期间糖代谢的特点和变化可导致妊娠期糖尿病的发生。

（4）脂肪代谢：妊娠期肠道吸收脂肪能力增强，血脂增高，脂肪存积较多。妊娠期能量消耗多，糖原储备少。当能量消耗过多时，体内动用大量脂肪，血中酮体增加，容易发生酮血症。妊娠剧吐或产程过长、能量消耗过大使糖原储备量相对减少时可见孕妇尿中出现酮体。

（5）蛋白质代谢：孕妇妊娠期间对蛋白质需要量明显增加，呈正氮平衡。孕妇体内储备的氮，除供给胎儿生长发育、子宫增大、乳房发育外，还要为分娩期的消耗做好准备。

（6）水代谢：妊娠期机体水分平均增加 7.5L，水钠潴留与排泄平衡不致引起水肿，但妊娠末期因组织间液增加 1~2L，可致水肿。

（7）矿物质代谢：胎儿生长发育需要大量钙、磷、铁。胎儿骨骼及胎盘的形成，需要较多的钙，至少应于妊娠最后 3 个月补充维生素 D 及钙，以提高血钙值。胎儿造血及酶的合成需要较多的铁，妊娠期孕妇约需要 1000mg 的铁，其中 300mg 转运至胎盘、胎儿，200mg 通过各种生理途径（主要为胃肠道）排泄。孕期铁的需求主要在妊娠晚期，6~7mg/d，多数孕妇铁的储存量不能满足需要，需要在妊娠中晚期开始补充铁剂，以满足胎儿生长和孕妇的需要。

知识点 12：骨骼、关节及韧带的生理变化　　　　　副高：熟练掌握　　正高：熟练掌握

（1）骨骼的变化：整个骨盆的骨质部分包括耻骨、髂骨、坐骨和尾骨，妊娠期大部分孕妇的骨质部分不会有太大的变化，小部分孕妇在妊娠晚期或者胎儿比较大时，骨质会受到压迫出现相应的症状，如压迫耻骨会引起耻骨联合处疼痛甚至分离，严重者无法正常活动，只能卧床。有部分孕妇胎儿向后压迫会出现尾骨部位疼痛，这些都是妊娠期间常见的骨质压迫症状。妊娠中晚期，骨骼还会出现骨质疏松的变化。

（2）关节及韧带的变化：妊娠期部分孕妇会自觉腰骶部和肢体疼痛，这与胎盘分泌松弛素有关。松弛素可以使骨盆韧带及椎骨间的关节、韧带松弛。妊娠晚期，孕妇的重心前移，为了保持身体平衡，孕妇腰部需要向前挺，头部与肩部向后仰，即形成了典型的孕妇姿势。妊娠期韧带松弛，有可能会导致产后整个盆底肌和韧带不能撑托住盆底脏器的重量，引起一系列韧带松弛的表现，如阴道松弛、盆底脏器脱垂、漏尿等，需要通过锻炼盆底肌和韧带，才能部分恢复。

知识点 13：孕妇常见的心理反应　　　　　　　　　副高：熟练掌握　　正高：熟练掌握

（1）惊讶和震惊：在妊娠初期，无论是否计划中怀孕，几乎所有的孕妇都会产生惊讶和震惊的反应。

（2）矛盾心理：在惊讶和震惊的同时，孕妇可能会出现爱恨交加的矛盾心理，尤其是未计划妊娠的孕妇。当孕妇自觉胎儿在腹中活动时，多数孕妇会改变当初对怀孕的态度。

（3）接受：随着妊娠进展，尤其是胎动出现后，孕妇真正感到了孩子的存在，开始计划孩子的一切。妊娠晚期，因子宫明显增大，生活不便，大多数孕妇都切盼分娩期的到来。

（4）情绪波动：孕妇的情绪波动起伏较大，可能是由于体内激素的作用。她们状况容易激动，经常为一些极小的事情而生气、哭泣，经常使配偶觉得茫然不知所措，严重者影响夫妻间感情。

（5）内省：妊娠期孕妇表现为以自我为中心，专注于自己及身体状况，这种专注使孕妇能计划、调节、适应，从而迎接新生儿的来临。

知识点14：孕妇的心理发展任务　　　　副高：熟练掌握　正高：熟练掌握

（1）确保自己及胎儿能安全顺利地度过妊娠期、分娩期：为了确保自己和胎儿的安全，孕妇的注意力集中于胎儿和自己的健康，寻求良好的产科护理方面的知识。如阅读相关书籍、遵守医师的指示和建议，使整个妊娠期保持最佳的健康状况；孕妇会自觉地听从建议，摄取均衡饮食，补充维生素，保证足够的休息等。

（2）促使家庭重要成员接受新生儿：孩子的出生对整个家庭会产生影响。最初是孕妇自己不接受新生儿，随着妊娠的进展，尤其是胎动的出现，孕妇逐渐接受了孩子，并开始寻求家庭重要成员对孩子的接受和认可。在此过程中，配偶是关键人物，基于他的支持和接受，孕妇才能完成孕期心理发展任务和形成母亲角色的认同。

（3）学习对孩子贡献自己：无论是生育或养育新生儿，都包含了许多给予的行为。孕妇必须发展自制的能力，学习延迟自己的需要以迎合另一个人的需要。在妊娠过程中，孕妇必须开始调整自己，以适应胎儿的成长，从而顺利担负起产后照顾孩子的重任。

（4）情绪上与胎儿连成一体：随着妊娠的进展，孕妇和胎儿会逐渐建立起亲密的感情，尤其是胎动产生以后。孕妇借着抚摸、对着腹部讲话等行为来表现她对胎儿的情感。如果幻想理想中孩子的模样，会使她与孩子更加亲近。这种情绪及行为的表现将为她日后与新生儿建立良好情感奠定基础。

第三节　产前诊断

一、早期妊娠的诊断

知识点1：早期妊娠的概念　　　　副高：熟练掌握　正高：熟练掌握

卵子受精是妊娠的开始，胎儿及其附属物自母体排出是妊娠的终止。在临床上将妊娠分为3个时期：妊娠13周末以前称早期妊娠，第14~27周末称中期妊娠，第28周及其以后称晚期妊娠。整个妊娠期共约40周。

知识点2：早期妊娠的临床表现　　　　副高：掌握　正高：掌握

（1）停经：生育年龄的妇女，有过性生活，平时月经规律，一旦月经过期10天以上应考虑可能为早期妊娠。停经是妊娠早期重要的症状，但不是妊娠特有的症状，应与服用避孕药物、精神、环境因素引起的闭经相鉴别。

（2）早孕反应：有50%~70%的孕妇在停经6周左右会出现早孕反应，症状为恶心、呕吐、畏寒、乏力、嗜睡、食欲缺乏、喜欢酸性食物、厌油腻等。12周左右自行消失，不需要治疗。如早孕反应持续时间较久，出现妊娠剧吐、尿酮体阳性，须住院输液治疗。

（3）尿频：妊娠的前3个月，增大的子宫在盆腔内压迫膀胱可引起孕妇尿频；至12周左右，当子宫增大超出膀胱时，尿频的症状会自然好转；妊娠末期，胎儿的先露部分入盆腔，尿频的症状又会出现。

（4）乳房的变化：妊娠8周后，乳房受雌激素及孕激素的影响结构、组织会发生变化，雌激素促进乳腺管发育，孕激素促进乳腺泡发育，为产后泌乳做准备。妇女感觉乳房、乳头变大，乳晕颜色变深。

（5）生殖器官的变化：妊娠6~8周时，阴道黏膜及子宫颈充血，呈紫蓝色，子宫峡部极软，感觉子宫体与子宫颈似不相连，称黑加征。子宫随停经月份增加而逐渐增大，停经8周时，子宫为非孕时的2倍，停经12周时为非孕时的3倍，在耻骨联合上方可以触及。

知识点3：早期妊娠的辅助检查	副高：掌握　正高：掌握

（1）超声检查：B超是诊断早期妊娠快速准确的方法。在增大的子宫轮廓内见到圆形或椭圆形光环，可见到胎心规律搏动。B超测量胎儿颈项透明层和胎儿鼻骨等指标，可作为妊娠早期染色体疾病筛查的指标。彩色多普勒超声可见胎儿心脏区彩色血流，可确诊为早期妊娠、活胎。

（2）宫颈黏液检查：宫颈黏液量少、黏稠，若涂片干燥后光镜下仅见到排列成行的椭圆体而未见羊齿植物叶状结晶，早期妊娠的可能性大。

（3）基础体温测定：每日早晨醒后（如夜班工作应于休息6~8小时后），未进行任何活动前，量体温5分钟（多测口腔体温），记录在基础体温单上，多日测定并连成曲线。遇有感冒、发热或用药治疗等情况，一并在体温单上注明。双相型体温的已婚妇女，如出现高体温相持续18天不下降，早期妊娠的可能性大。如高温相持续3周以上，则早期妊娠可能性更大。

（4）妊娠试验：孕卵着床后，滋养细胞分泌大量人绒毛膜促性腺激素（hCG），约在妊娠40天后可由尿液中验出hCG。血液或尿液中hCG测定，可协助诊断早期妊娠，此试验称为妊娠试验。

hCG在妊娠后持续上升，在妊娠60~80天之后达到高峰，血清中约在100kU/L。在妊娠15~16周时hCG增加量减少，维持在10~20kU/L，并持续到妊娠结束。分娩后hCG又恢复到无法测得的浓度。

（5）黄体酮试验：利用孕激素在体内突然撤退可引起子宫出血的原理，用黄体酮10~20mg，肌内注射，每天1次，连用3~5天。如停药后3~7天内有阴道流血，可以排除妊娠；如停药7天仍未见阴道流血，则早期妊娠可能性大。

二、中晚期妊娠的诊断

知识点4：中晚期妊娠的临床表现	副高：掌握　正高：掌握

（1）子宫增大与宫底升高：随着妊娠周数增加，子宫逐渐增大，宫底升高，可以根据

手测宫底高度和尺测耻上子宫高度来判断子宫大小与妊娠周数是否相符。子宫增长过快或过慢均可能为异常。但子宫底高度也可能受孕妇脐耻间的距离、胎儿羊水的情况或多胎等特殊因素的影响而存在差异。

（2）胎动：胎儿在子宫内的活动称胎动。孕妇于妊娠18~20周时开始自觉有胎动，每小时3~5次。随妊娠周数增加，胎动逐渐活跃，妊娠28周以后，正常胎动次数≥10次/2小时。

（3）胎心音：妊娠18~20周，用听诊器可在孕妇腹壁听到胎心音，正常胎心率为110~160次/分，呈双音，第一音与第二音相接近，一般在胎儿背侧听得最清楚。胎心音应与子宫杂音、腹主动脉音、胎动音及脐带杂音相鉴别。

（4）胎体：妊娠20周后，可经腹壁扪及胎体，24周后触诊能区分胎头、胎臀、胎背及肢体。圆而硬的是胎头；宽而软的是胎臀；平坦的一侧是胎背；形状不规则的一侧是胎儿的肢体。

　　知识点5：中晚期妊娠的辅助检查　　　　　副高：掌握　　正高：掌握

（1）超声检查：可显示胎儿数目，了解胎儿发育、胎产式、胎先露、胎方位、胎心、胎动，可用于胎盘定位、羊水量检查以及观察胎儿有无体表畸形。

（2）胎儿心电图：多用间接法，妊娠12周后可经孕妇腹壁显示胎儿心电图图形。

　　知识点6：妊娠期护理诊断　　　　　　　　副高：掌握　　正高：掌握

（1）便秘：与妊娠引起肠蠕动减弱有关。

（2）知识缺乏：缺乏妊娠期保健知识。

（3）有受伤的危险：与遗传、感染、中毒、胎盘功能障碍有关。

三、胎产式、胎先露、胎方位

　　知识点7：胎产式、胎先露、胎方位　　　　副高：熟练掌握　　正高：熟练掌握

妊娠28周以前，羊水较多、胎体较小，胎儿在子宫内活动范围较大，胎儿位置不固定。妊娠32周以后，胎儿生长迅速，羊水相对减少，胎儿与子宫壁贴近，胎儿的位置和姿势相对恒定，但也有极少数胎儿的姿势和位置在妊娠晚期发生改变，胎方位甚至在分娩期仍可改变。尽早确定胎儿在子宫内的位置非常重要，以便及时纠正异常胎位。

（1）胎产式：胎儿身体纵轴与母体身体纵轴之间的关系称胎产式。两纵轴平行者为纵产式，占妊娠足月分娩总数的99.75%。两纵轴垂直者为横产式，占妊娠足月分娩总数的0.25%。两纵轴交叉呈角度为斜产式，属暂时性的，在分娩过程中多转为纵产式，偶尔转为横产式。

（2）胎先露：最先进入骨盆入口的胎儿部分称胎先露。纵产式有头先露、臀先露，横

产式为肩先露。①头先露，可因胎头屈伸程度不同分为枕先露、前囟先露、额先露及面先露。②臀先露：可因入盆先露不同分为混合臀先露、单臀先露和足先露。③复合先露：偶可见头先露或臀先露与胎手或胎足同时入盆，称为复合先露。

（3）胎方位：简称胎位，是指胎儿先露部指示点与母体骨盆的关系。临床上的胎方位包括枕先露、面先露、臀先露和肩先露等。枕先露以枕骨，面先露以颏骨，臀先露以骶骨，肩先露以肩胛骨为指示点。根据指示点与母体骨盆入口左、右、前、后、横的不同位置而有不同的胎位（表1-1）。正常胎方位有枕左前和枕右前，在顺产时这两种方位最有利于胎儿生产，因为在这两种情况下，胎儿一般是背朝前而胸部向后、头俯曲、枕部较低，分娩时头部能够较先进入骨盆，顺产的风险比较低。如果是枕左横和枕右横，还有枕左后和枕右后，都提示有头位难产的可能。

表1-1 胎产式、胎先露、胎方位的关系及种类

纵产式	头先露	枕先露	枕左前（LOA）、枕左横（LOT）、枕左后（LOP）
			枕右前（ROA）、枕右横（ROT）、枕右后（ROP）
		面先露	颏左前（LMA）、颏左横（LMT）、颏左后（LMP）
			颏右前（RMA）、颏右横（RMT）、颏右后（RMP）
	臀先露		骶左前（LSA）、骶左横（LST）、骶左后（LSP）
			骶右前（RSA）、骶右横（RST）、骶右后（RSP）
横产式	肩先露		肩左前（LSCA）、肩左后（LSCP）
			肩右前（RSCA）、肩右后（RSCP）

第二章　正常分娩妇女的护理

第一节　分娩的动因

分娩期妇
女的护理

知识点1：神经递质理论　　　副高：熟练掌握　正高：熟练掌握

子宫主要受自主神经支配，交感神经兴奋子宫肌层 α 受体，促使子宫收缩。乙酰胆碱通过增加子宫肌细胞膜对 Na^+ 的通透性加强子宫收缩。但因上述物质的测定水平在分娩前并无明显变化，故难以肯定自主神经在分娩发动中起何作用。

知识点2：机械学说　　　副高：熟练掌握　正高：熟练掌握

随着妊娠进展，子宫发生相应变化。妊娠早中期子宫处于静息状态，对机械和化学刺激不敏感，加之宫颈解剖结构稳定，保证子宫能够耐受胎儿及其附属物的负荷。妊娠末期，由于子宫容积的增加，子宫的伸展度和张力不断增加，宫内压逐渐增强；胎儿先露部分压迫子宫下段和宫颈，使之产生机械性扩张，通过交感神经传递至下丘脑，使垂体释放缩宫素，引起子宫收缩（简称宫缩）。在临床上，过度膨胀的子宫如羊水过多、双胎等常导致早产现象支持这一学说。但此假说并不能解释所有现象，如单胎早产。有研究发现母血中缩宫素值增高是在产程发动之后发生的，因此机械因素不能认为是分娩发动的始动因素。

知识点3：内分泌控制学说　　　副高：熟练掌握　正高：熟练掌握

内分泌控制学说是目前最有影响的分娩动因学说。已知参与调节子宫活动的激素很多，但其相互关系十分复杂，而且有些还不明确。因而，哪种激素是造成分娩发动的始发原因尚无定论。其中主要的有前列腺素学说、缩宫素（催产素）学说、雌激素刺激学说等。

知识点4：宫颈成熟学说　　　副高：熟练掌握　正高：熟练掌握

在实施引产时，采用多种手段诱发宫缩，但若宫颈不成熟则不易诱发成功。临床实践证明，充分准备的宫颈才能有与宫缩相适应的宫口扩张。而且宫颈成熟程度与临产时间、产程长短和分娩能否顺利进行都密切相关，说明宫颈成熟也是分娩发动过程中不可缺少的因素之一。

第二节　决定分娩的因素

知识点 1：分娩的概念	副高：熟练掌握　正高：熟练掌握

分娩是指妊娠满 28 周（196 天）及以上，胎儿及其附属物自临产开始到由母体娩出的全过程。妊娠满 28 周至不满 37 周（196~258 天）期间分娩，为早产；妊娠满 37 周至不满 42 周（259~293 天）期间分娩，为足月产；妊娠满 42 周（294 天）及以上分娩，为过期产。

决定分娩的因素有 4 个，分别是产力、产道、胎儿及产妇的精神心理因素。只有这 4 个因素均正常并能相互适应和相互协调，胎儿才能顺利经阴道自然娩出，称为正常分娩。

知识点 2：产力的概念	副高：熟练掌握　正高：熟练掌握

产力是指将胎儿及其附属物从宫腔内逼出的力量。产力有子宫收缩力、腹肌及膈肌收缩力、肛提肌收缩力三种。

知识点 3：子宫收缩力	副高：熟练掌握　正高：熟练掌握

分娩时子宫产生规律性收缩称为子宫收缩，子宫收缩力是临产后最主要的产力，贯穿于整个分娩过程。临产后宫缩能迫使宫颈管变短直至消失、宫口扩张、胎先露下降和胎盘、胎膜娩出。

知识点 4：正常宫缩的特点	副高：熟练掌握　正高：熟练掌握

（1）节律性：宫缩的节律性是临产的重要标志。正常宫缩是宫体部有规律的阵发性收缩并伴有疼痛，故有阵痛之称。每次收缩总是由弱渐强（进行期），维持一定时间（极期），随后由强渐弱（退行期），直至消失进入间歇期。间歇期时，子宫肌肉松弛。宫缩如此反复交替，直至分娩结束。

临产开始时，宫缩持续时间约 30 秒，间歇期为 5~6 分钟。宫缩随产程进展持续时间逐渐延长，间歇期逐渐缩短。当宫口开全达 10cm 后，宫缩持续时间长达 60 秒，间歇期缩短至 1~2 分钟。宫缩强度也随产程进展逐渐增加。子宫腔内压力在宫缩时增加，如临产初期时，宫缩极期的宫腔内压力升至 25~30mmHg，于第一产程末可增至 40~60mmHg，第二产程末可高达 100~150mmHg，子宫肌壁血管及胎盘受压，致使子宫血流量减少；间歇期时，宫腔内压力仅为 6~12mmHg，子宫血流量又恢复到原来水平，胎心率也恢复正常，故听胎心音应选择在宫缩间歇期。宫缩节律性对胎儿适应分娩非常有利。

（2）对称性：正常宫缩起自两侧宫角部（受起搏点控制），左右对称，以微波形式均匀协调地向宫底中部集中；然后以 2cm/s 的速度向子宫下段扩散，约在 15 秒内均匀协调地遍及整个子宫，此为宫缩的对称性。

（3）极性：宫缩以宫底部最强、最持久，向下逐渐减弱，宫底部收缩力的强度几乎是子宫下段的 2 倍，此为宫缩的极性。

（4）缩复作用：宫缩时，宫体肌纤维缩短变宽。间歇期，肌纤维虽然又松弛，但不能完全恢复到原来长度而较前略短，经过反复收缩，肌纤维越来越短、越来越宽，这种现象称缩复作用。缩复作用随产程进展使宫腔内容积逐渐缩小，迫使胎先露部不断下降、宫颈管逐渐短缩直至消失。

知识点 5：子宫收缩力的种类	副高：熟练掌握　正高：熟练掌握

（1）妊娠无痛性子宫收缩：妊娠 10 周后子宫有间歇收缩，因子宫内压为 10~20mmHg，未达到 25mmHg，故不觉得疼痛，称为妊娠无痛性子宫收缩。

（2）假阵痛：在分娩前 3~4 周出现的子宫无效收缩或肠、膀胱、腹壁肌的痛性痉挛。因子宫内羊水压超过 25mmHg，故会有疼痛感。疼痛局限于下腹部、腹股沟，罕有背痛。

（3）真阵痛：为分娩的主要原动力。子宫规律收缩，频率、强度逐渐增加至 50mmHg以上。产妇感到极度难忍。

（4）产后痛：在分娩后 2~3 天，子宫不规则的收缩所产生的疼痛，此时的子宫收缩有助于产后子宫复旧，排出恶露。

知识点 6：腹肌及膈肌收缩力	副高：熟练掌握　正高：熟练掌握

腹肌及膈肌收缩力是第二产程时娩出胎儿的重要辅助力量。宫口开全后，宫缩时，胎先露压迫盆底组织及直肠，反射性地引起排便动作，产妇主动屏气，向下用力，腹肌及膈肌强有力的收缩使腹内压增高，协同宫缩促使胎儿娩出。腹压在第三产程还可促使已剥离的胎盘娩出。注意：过早使用腹压容易使产妇疲劳、宫颈水肿，导致产程延长。

知识点 7：肛提肌收缩力	副高：熟练掌握　正高：熟练掌握

肛提肌收缩力有协助胎先露部在骨盆腔进行内旋转的作用。当胎头枕部露于耻骨弓下缘时，能协助胎头仰伸并娩出。胎儿娩出后，胎盘降至阴道时，肛提肌收缩力有助于胎盘娩出。

知识点 8：产道的概念	副高：熟练掌握　正高：熟练掌握

产道是胎儿娩出的通道，分为骨产道与软产道两部分。

知识点9：骨产道　　　　　　　　　　　　　副高：熟练掌握　正高：熟练掌握

骨产道指真骨盆，其大小、形态与分娩有密切关系。骨盆腔分3个平面，每个平面又由多条径线组成。

（1）骨盆入口平面：系骨盆腔上口，呈横椭圆形，其前方为耻骨联合上缘，两侧为髂耻缘，后方为骶岬前缘，共有4条径线。①入口前后径：即真结合径。为耻骨联合上缘中点至骶岬前缘正中间的距离，平均长11cm，其长短与胎先露衔接关系密切。②入口横径：为两髂耻缘间的最大距离，平均长13cm。③入口斜径：左右各一，平均长12.75cm。左侧骶髂关节至右侧髂耻隆突间的距离为左斜径；右侧骶髂关节至左侧髂耻隆突间的距离为右斜径。

（2）中骨盆平面：其前方为耻骨联合下缘，两侧为坐骨棘，后方为骶骨下端。此平面是骨盆最小平面，具有产科临床重要性，有2条径线。①中骨盆前后径：耻骨联合下缘中点通过两侧坐骨棘连线中点至骶骨下端间的距离，平均长11.5cm。②中骨盆横径：也称坐骨棘间径。为两坐骨棘间的距离，平均长10cm。此径线与胎先露内旋转有重要关系。

（3）骨盆出口平面：为骨盆腔下口，由2个在不同平面的三角形组成。坐骨结节间径为两个三角形共同的底，前三角的顶端为耻骨联合下缘，两侧为耻骨降支；后三角的顶端为骶尾关节，两侧为骶结节韧带。其有4条径线。①出口前后径：为耻骨联合下缘至骶尾关节间的距离，平均长11.5cm。②出口横径：也称坐骨结节间径，两坐骨结节间的距离，平均长9cm。此径线与分娩关系密切。③出口前矢状径：耻骨联合下缘中点至坐骨结节间径中点间的距离，平均长6cm。④出口后矢状径：骶尾关节至坐骨结节间径中点间的距离，平均长8.5cm。出口横径与后矢状径之和大于15cm时，一般正常大小胎儿可以通过后三角区经阴道娩出。

（4）骨盆轴与骨盆倾斜度：①骨盆轴，为连接骨盆各假想平面中点的曲线。此轴上段向下向后，中段向下，下段向下、向前。分娩时，胎儿即沿此轴娩出，助产时也应按此轴方向协助胎儿娩出。②骨盆倾斜度，指女性直立时，骨盆入口平面与地平面所形成的角度，一般为60°。若此角度过大，影响胎头衔接和娩出。

知识点10：软产道　　　　　　　　　　　　　副高：熟练掌握　正高：熟练掌握

软产道是由子宫下段、宫颈、阴道及骨盆底软组织构成的管道。

（1）子宫下段的形成：子宫下段由子宫峡部形成。非妊娠时约1cm的子宫峡部在妊娠12周后逐渐扩展成宫腔的一部分，至妊娠末期子宫峡部被拉长、变薄，形成子宫下段。临产后规律宫缩进一步使子宫下段拉长至7~10cm，肌壁变薄成为软产道的一部分。因子宫肌纤维的缩复作用，子宫上段肌壁越来越厚，子宫下段肌壁被牵拉扩张越来越薄，导致子宫上、下段的肌壁厚薄不同，在两者间的子宫内面形成一环状的隆起，称为生理缩复环，在正常情况下不易自腹部见到。

（2）宫颈的变化：①宫颈管消失。临产前宫颈管长2~3cm，初产妇较经产妇稍长。临产后的规律宫缩，牵拉宫颈内口的子宫肌及周围韧带纤维，加之胎先露部支撑前羊水囊呈楔状，致使宫颈内口向上外牵拉，宫颈管形成漏斗形，此时宫颈外口改变不大。随后宫颈管逐渐变短直至消失，成为子宫下段的一部分。初产妇大多是宫颈管先消失，宫颈外口后扩张。但经产妇大多是宫颈管消失与宫颈外口扩张同时进行。②宫颈口扩张。临产前，初产妇的宫颈外口仅容一指尖，经产妇则能容一指。临产后，宫颈口扩张主要是子宫收缩及缩复向上牵拉的结果。此外，胎先露部衔接使宫缩时前羊水不能回流，由于子宫下段的蜕膜发育不良，胎膜易与该处蜕膜分离而向宫颈突出，形成前羊水囊，以助宫颈口扩张。

（3）骨盆底组织、阴道及会阴的变化：前羊水囊及胎先露部将阴道上部撑开，破膜后胎先露部下降直接压迫骨盆底，使软产道下段形成一个向前弯的长筒，前壁短后壁长，阴道外口开向前上方，阴道黏膜皱襞展平使阴道扩张。肛提肌向下及两侧扩展，肌束分开，肌纤维拉长，使5cm厚的会阴体变成2~4mm，以利胎儿通过。阴道及骨盆底的结缔组织和肌纤维在妊娠期增生肥大、血管变粗、血运丰富、组织变软、伸展性良好。分娩时，会阴体能承受一定的压力，但如果保护不当，还是容易造成会阴裂伤。

知识点11：胎儿因素的概念 　　　　　　副高：熟练掌握　正高：熟练掌握

除产力和产道外，胎儿的大小、胎位、胎儿发育有无异常均与分娩能否正常进行有关。

知识点12：胎儿大小 　　　　　　　　副高：熟练掌握　正高：熟练掌握

胎儿大小是决定能否顺利分娩的重要因素之一。胎儿过大时，胎头各径线过大；胎儿过度成熟时，胎儿颅骨过硬，胎头不易变形。如存在上述情况，即使产妇骨盆大小正常，也可以因为相对头盆不称导致分娩困难。

（1）胎头颅骨：胎儿头部由2块顶骨、额骨、颞骨及1块枕骨组成。颅骨之间的膜状缝隙为颅缝。颅缝与囟门处有软组织覆盖，使骨板有一定的活动余地，胎头具有可塑性。两颅缝交界空隙较大处称为囟门，位于胎头前方的囟门呈菱形，称为前囟，即大囟门，位于胎头后方的囟门呈三角形，称为后囟，也就是小囟门。在分娩时，相邻的颅骨可轻度移位、重叠使头颅变形，体积缩小，有利于胎头娩出。但若胎儿过熟，颅骨较硬，胎头不易变形，可引起难产。

（2）胎头径线：主要有4条，即双顶径、枕额径、枕下前囟径、枕颏径。①双顶径：是指两侧顶骨隆突间的距离，是胎头最大横径。临床常用B超检查测量双顶径来帮助判断胎儿大小。足月胎儿此径线平均值为9.3cm。②枕额径：是指从鼻根上方到枕骨隆突的距离，胎头入盆时多以此径线衔接。足月胎儿此径线平均值为11.3cm。③枕下前囟径（小斜径）：是指从前囟中点到枕骨隆突下方之间的距离，胎儿头部俯屈后以此径线通过产道。足月胎儿此径线的平均值为9.5cm。④枕颏径（大斜径）：是指颏骨下方中央至后囟顶部之间的距离，足月胎儿此径线平均值为13.3cm。

知识点 13：胎位　　　　　　　　　　　副高：熟练掌握　正高：熟练掌握

　　产道为一纵行管道，若胎体纵轴与骨盆轴一致为纵产式。胎头先露时，胎儿较易通过产道。因为胎头周径最大，如果分娩过程中，胎头能够顺利通过产道，胎儿肩部、臀部娩出一般没有困难。当胎儿臀先露时，因小而软的臀部不能将软产道充分扩张。当胎头娩出时，胎头颅骨没有充分的时间变形适应产道，导致胎头娩出困难。横产式时，胎体纵轴与骨盆轴垂直，足月的活胎不可能以此种产式通过产道，分娩时对母儿生命安全威胁极大。

知识点 14：胎儿畸形　　　　　　　　　　副高：熟练掌握　正高：熟练掌握

　　若胎儿身体某一部分发育异常，如脑积水、连体双胎时，因为胎头或胎体过大，通过产道时常发生困难。

知识点 15：精神心理因素　　　　　　　　　　副高：掌握　正高：掌握

　　产妇对分娩充满焦虑和恐惧，这种情绪随着预产期的临近而加剧。紧张、焦虑的情绪有时会表现为躯体症状，特别是在临产后，过度紧张焦虑会导致产妇病理生理反应，如呼吸急促、心率加快、气体交换不足或过度换气，造成子宫缺氧而致收缩乏力、宫口扩张缓慢、胎先露下降受阻、产程延长、体力过度消耗；同时可使神经、内分泌发生变化，交感神经兴奋，释放儿茶酚胺，血压升高，导致胎儿缺血缺氧，出现胎儿窘迫。

第三节　正常胎位的分娩机制

知识点 1：分娩机制的概念　　　　　　　　副高：熟练掌握　正高：熟练掌握

　　分娩机制是指胎儿先露部随着骨盆各平面的不同形态，被动进行的一连串适应性转动，最终以其最小径线通过产道的过程。临床上，枕先露衔接占 95.55%~97.55%，其中以枕左前（LOA）最多见。为了便于理解胎儿娩出的过程，以下知识点以枕左前位的分娩机制为例说明。但是分娩机制是一个连续的过程，各动作之间不是截然分开进行的，下降动作始终贯穿在整个分娩过程中，胎头的各种适应性转动都伴随着下降动作进行。

知识点 2：衔接　　　　　　　　　　　　　副高：熟练掌握　正高：熟练掌握

　　胎头双顶径进入骨盆入口平面，胎头颅骨最低点接近或达到坐骨棘水平，称为衔接。胎头呈半俯屈状态以枕额径进入骨盆入口，由于枕额经大于骨盆入口前后径，胎头矢状缝坐落在骨盆入口右斜径上，胎头枕骨在骨盆左前方，初产妇多在预产期前 1~2 周内胎头衔接，经产妇多在分娩开始后胎头衔接。若初产妇临产后胎头仍没有与骨盆衔接，应警惕可能存在头盆不称，需密切观察。

知识点3：下降　　　　　　　　　副高：熟练掌握　正高：熟练掌握

胎头沿着骨盆轴前进的动作称为下降，是胎儿娩出的首要条件。下降动作贯穿于整个分娩过程中，与其他动作相伴随。下降动作呈间歇性，胎头在宫缩的推动下下降，宫缩间歇时胎头又稍回缩。临床上，通过观察胎头下降程度作为判断产程进展的重要标志。促使胎头下降的因素有：①宫缩时通过羊水传导，压力经胎轴传至胎头。②宫缩时宫底直接压迫胎臀。③宫缩时胎体伸直伸长。④腹肌收缩使腹压增加，压力经子宫传至胎儿。

知识点4：俯屈　　　　　　　　　副高：熟练掌握　正高：熟练掌握

当胎头以枕额径进入骨盆腔降至骨盆底时，原处于半俯屈状态的胎头枕部遇到盆底阻力（肛提肌），胎头借助杠杆作用进一步俯屈，使下颏向胸部贴近，枕额径变为枕下前囟径，以适应产道形态，有利于胎头进一步下降。

知识点5：内旋转　　　　　　　　副高：熟练掌握　正高：熟练掌握

根据中骨盆及骨盆出口前后径大于横径的特点，胎头到达中骨盆时为适应骨盆纵轴而旋转，使其矢状缝与中骨盆及骨盆出口前后径相一致，称内旋转。胎头于第一产程末完成内旋转动作。内旋转使胎头适应中骨盆及骨盆出口前后径大于横径的特点，有利于胎头进一步下降。枕先露时，胎头枕部位置最低，枕左前位时遇到骨盆肛提肌阻力，肛提肌收缩将胎儿枕部推向阻力小、部位宽的前方，胎枕自骨盆左前方向右旋转45°至正枕前位，小囟门转至耻骨弓下方。

知识点6：仰伸　　　　　　　　　副高：熟练掌握　正高：熟练掌握

胎头完成内旋转后，当充分俯屈的胎头下降到达阴道外口时，宫缩与腹压继续使胎头下降，而肛提肌收缩力则将胎头向前推进，两者的共同作用使胎头沿骨盆轴下段向下前的方向行进。当胎头枕骨达耻骨联合下缘时，以耻骨弓为支点，胎头逐渐仰伸，胎头的顶部、额、鼻、口、颏依次由会阴前缘娩出。当胎头仰伸的时，胎儿双肩径沿左斜径进入骨盆入口。

知识点7：复位及外旋转　　　　　　副高：熟练掌握　正高：熟练掌握

胎头娩出时，胎儿双肩径沿骨盆入口左斜径下降。胎头与双肩呈扭曲状态。胎头娩出后，作用于胎头的阻力消失，胎头与胎肩恢复正常关系。胎头枕部再向左旋转45°，该动作称为复位。胎肩在骨盆内继续下降，前（右）肩向前、向骨盆中线方向旋转45°，胎儿双肩径与骨盆出口前后径一致，胎头枕部随之在外继续向左旋转45°，以恢复胎头与胎肩的垂直关系，称为外旋转。

| 知识点8：胎儿娩出 | 副高：熟练掌握　正高：熟练掌握 |

胎头完成外旋转后，胎儿前（右）肩在耻骨弓下先娩出，随即后（左）肩从会阴前缘娩出，胎儿双肩娩出后，躯干、臀部及下肢随之取侧位顺利娩出。至此，胎儿完成分娩全过程。

第四节　临产先兆症状和临产诊断

| 知识点1：临产先兆症状 | 副高：熟练掌握　正高：熟练掌握 |

孕妇出现一些症状预示即将临产，这些症状称为临产先兆症状。

（1）不规律宫缩：在真正临产之前，孕妇常出现不规律宫缩，痛感不强烈，宫颈管不短缩，宫口不扩张。也有一部分孕妇会出现"假临产"现象，表现为宫缩没有规律，宫缩持续时间短，间歇时间长，宫缩的强度不增加，常常在夜间出现，白天消失。临床上，通过给予孕妇镇静药观察宫缩是否能被抑制，如果使用镇静药后宫缩消失，说明是"假临产"。

（2）见红：大多数孕妇在临产前出现见红症状，预示将在之后的24~48小时（少数1周内）临产。是由于宫颈内口附近的胎膜与子宫壁分离，毛细血管破裂，血液与宫颈管内的黏液相混和排出，见红是即将临产的可靠征象。如果阴道流血量超出月经量应与其他原因所致阴道流血鉴别。

（3）胎儿入盆：初孕妇在孕末期会感到上腹部较前舒适，食欲增加，呼吸较轻快。腹部检查胎先露部下降进入骨盆入口。因胎先露压迫膀胱孕妇常有尿频症状。

（4）破水：孕妇在正式临产前胎膜自然破裂，表现为阴道有羊水流出，称为胎膜早破。孕妇应立即住院，观察治疗。

| 知识点2：临产诊断 | 副高：熟练掌握　正高：熟练掌握 |

临产开始的标志为有规律的子宫收缩且逐渐增强，宫缩持续时间约30秒，间歇时间5~6分钟，同时伴有进行性宫颈管消失、宫口扩张和胎先露下降。

| 知识点3：总产程及产程分期 | 副高：熟练掌握　正高：熟练掌握 |

总产程即分娩全过程，是指从临产开始至胎儿胎盘完全娩出为止。临床上总产程分为以

下 3 个产程。

（1）第一产程（宫颈扩张期）：是产程的开始，是指从临产开始至宫口完全扩张（宫口扩张至 10cm）。初产妇宫口较紧，宫口扩张需要的时间较长，需 11～12 小时；经产妇宫颈较松，宫口扩张较快，需 6～8 小时。

（2）第二产程（胎儿娩出期）：是指从宫口开全至胎儿娩出的过程。初产妇需 1～2 小时，不超过 2 小时，如果使用了硬膜外阻滞镇痛可延长到 3 小时；经产妇常数分钟内即可完成，一般不超过 1 小时，如果使用硬膜外阻滞镇痛可延长至 2 小时。

（3）第三产程（胎盘娩出期）：是指从胎儿娩出到胎盘、胎膜娩出，需 5～15 分钟，不超过 30 分钟。

第五节　产程中的护理

| 知识点 1：第一产程产妇的临床表现 | 副高：掌握　正高：掌握 |

（1）规律宫缩：随着产程进展，子宫收缩持续时间会逐渐延长，间隔时间会逐渐缩短，且收缩的强度越来越强。当宫口近开全时，宫缩持续时间可达 60 秒，间歇时间缩短至每 1～2 分钟一次。

（2）宫口扩张：临产后，宫颈管逐渐缩短至消失，宫口逐渐扩张。宫口扩张分为潜伏期和活跃期。以宫口扩张 3cm 作为潜伏期的标志。潜伏期时宫口扩张缓慢，进入活跃期之后宫口扩张速度明显加快。当宫口开全时，宫口边缘消失，子宫下段及阴道形成一个管腔，有利于胎儿通过。当产妇存在宫缩乏力、骨产道异常、胎位异常、头盆不称等因素时，会导致产程时限异常。

（3）胎头下降：随着宫缩和宫颈扩张，胎儿先露部逐渐下降。胎头下降程度是决定胎儿能否经阴道分娩的重要观察指标。

（4）胎膜破裂（破膜）：大多发生在宫口近开全时。如果临产前发生胎膜破裂称为胎膜早破。此时胎头与骨盆衔接不紧密，容易发生脐带脱垂。胎膜破裂时间过长，细菌容易逆行感染至宫腔，会威胁到母儿的健康。

| 知识点 2：第一产程产妇的辅助检查 | 副高：掌握　正高：掌握 |

（1）潜伏期每 1～2 小时用多普勒听取胎心音。

（2）通过胎儿监护仪持续监测，了解胎心音及宫缩、胎动情况。

| 知识点 3：第一产程产妇的护理评估 | 副高：熟练掌握　正高：熟练掌握 |

（1）健康史

1）根据产前记录：了解产妇的一般情况，包括姓名、年龄、孕次、产次、末次月经和预产期。

2）孕期检查：包括产前检查、实验室检查及特殊检查项目及其结果、妊娠期并发症及相应处理方法。

3）既往妊娠史：包括妊娠的次数、是否有并发症、分娩方式、胎儿出生体重及新生儿出生状况（正常、足月或早产、有无先天畸形及其他并发症）。

4）家族史：是否有药物过敏史（如有，为何种药物）；是否患内外科疾病；家族中是否有慢性疾病（心脏病、糖尿病、肾脏病）、血液病、先天缺陷等。

（2）身体状况：评估产妇的生命体征、胎心率、胎产式、胎方位、胎膜的完整性、羊水的性质、胎先露的下降程度、子宫颈管扩张程度、阴道流血量、会阴情况、子宫收缩力、宫底高度、骨盆大小、乳房、皮肤、胎儿出生体重，并与正常值比较。

（3）心理-社会状况：进入第一产程的产妇，特别是初产妇，由于产程较长，容易产生焦虑、紧张和急躁情绪，新入院的产妇会产生陌生和孤独感。护士和助产士应通过产妇的语言、姿势、感知水平及不适程度来评估其心理状态，正确评估产妇对疼痛的敏感度，利于下一步护理方案的选择和实施，如无痛性分娩技术的实施。

知识点4：第一产程产妇的护理诊断　　　　副高：熟练掌握　　正高：熟练掌握

（1）分娩疼痛：与子宫收缩、胎儿下降对组织牵拉有关。
（2）舒适改变：与子宫收缩、膀胱充盈、胎膜破裂、环境嘈杂有关。
（3）焦虑：与分娩知识缺乏、未参加产前宣教课、担心自己和胎儿的安全有关。

知识点5：第一产程产妇的护理措施　　　　副高：熟练掌握　　正高：熟练掌握

（1）一般护理

1）监测生命体征：临产后，宫缩频繁会导致产妇出汗较多，加之阴道血性分泌物及胎膜破裂羊水流出，易导致感染，所以在做好基础护理的同时，应每天2次测量产妇体温、脉搏、呼吸。产程中每隔4~6小时测量血压一次。若产妇血压升高或有妊娠期高血压疾病，应增加测量次数，并给予相应的处理。

2）活动和休息：第一产程初期，产妇如没有胎膜破裂、血压升高等情况，不应限制其活动，需鼓励产妇采取其认为舒适的体位，最好采取上身直立的体位，如坐、站、跪、蹲等。随着产程进展，当产妇感到疲劳或胎膜破裂时，应安排产妇卧床休息，尽量取左侧或右侧卧位。

3）饮食管理：①正常孕妇的饮食管理。为保证分娩的顺利进行，应鼓励孕妇在宫缩间歇期少量多次进食高热量、易消化、清淡的食物。②常见妊娠合并症孕妇的饮食管理。妊娠期糖尿病孕妇，临产后仍采用糖尿病饮食，产程中密切监测孕妇血糖、宫缩、胎心变化，避免产程过长；妊娠期高血压疾病孕妇，指导其摄入富含蛋白质和热量的饮食，补充维生素、铁和钙剂，不必严格限制食盐；妊娠合并肝功能异常孕妇，临产后应进食高碳水化合物、高维生素、低脂饮食，避免摄入过多高蛋白、高脂饮食。

4）产程中入量和出量管理：鼓励产妇适量进食易消化、清淡、高热量的流质或半流质饮食，注意饮水。提醒产妇定时排尿、排便。灌肠已经取消。

5）清洁与舒适：护士应及时给产妇擦汗、更换衣服和被服等。产妇胎膜破裂后还要及时帮助其采取更换卫生巾、擦洗会阴等以保持会阴清洁，在促进舒适的同时预防感染。

（2）观察产程

1）子宫收缩：潜伏期应每2~4小时观察1次，活跃期每1~2小时观察1次，一般需要连续观察至少3次宫缩。根据产程进展情况决定处理方法，若产程进展好则继续观察；若产程进展差，子宫收缩欠佳应及时处理。如对于没有破膜的孕妇，可行人工破膜，使胎先露充分压迫宫口，加强子宫收缩；对于已经破膜且宫缩欠佳的孕妇，可以遵医嘱静脉滴注缩宫素以促进宫缩。

2）胎心监测：产妇进入分娩室后可以先做胎心监护，如果正常，以后可以每小时听诊胎心1次，观察胎心情况。潜伏期每小时听诊胎心1次，活跃期每15~30分钟听诊胎心1次，每次听诊1分钟。

3）宫口扩张和胎先露下降：通过阴道检查来了解。潜伏期每4小时检查1次；活跃期每2小时检查1次。胎头下降的程度以颅骨最低点与坐骨棘平面的关系为标志。胎头颅骨最低点在坐骨棘平面时，以"0"表示；在坐骨棘平面上1cm时，以"-1"表示；在坐骨棘平面下1cm时，以"+1"表示。临床上，为了细致观察产程，及时记录检查结果，多绘制产程图。产程图的横坐标为临产时间（h），纵坐标左侧为宫口扩张速度（cm），右侧为先露下降程度（cm）。如果胎膜已破，则应上推胎头了解羊水和胎方位。若胎方位异常、产程进展好，则可继续观察到宫口开全；若产程进展差，应了解宫缩情况，宫缩好可改变产妇体位以助改变胎方位；宫缩差，应加强宫缩。

（3）分娩镇痛

1）妊娠期时应使产妇和家属（最好是参与陪伴的家属）充分了解分娩的相关知识，并教会他们减轻和缓解产痛的方法和技巧，如变换体位、按摩、热敷、压迫、水中待产、听音乐等方法。

2）护士应给予产妇建议，并帮助产妇寻找适合的减痛体位，鼓励使用非药物镇痛方法，帮助产妇树立分娩信心，达到最终完成阴道分娩的目的。

（4）促进舒适

1）提供休息与放松的环境：护理人员应尽量保持镇静、温和的态度，低而平静的声音，安排一个可以休息和放松的环境，如除了检查需要，待产室的光线尽量采用自然光或使用台灯，护理人员在需要检查或处理前务必告知产妇所需的时间，让其有心理准备。

2）补充液体和热量：鼓励产妇在两次宫缩间歇少量、多次进食，进高热量、易消化食物（如米粥等），并注意摄入足够水分，以保证精力和体力充沛。

3）活动和休息：宫缩不强且胎膜未破裂，产妇可在休养室内走动，有助于加速产程进展。初产妇宫口接近开全或经产妇宫口扩张4cm时，应卧床取左侧卧位。

4）清洁卫生：应帮助产妇擦汗，经常更换产垫和床单，大小便后行会阴冲洗。

5）排尿与排便：应鼓励产妇每 2~4 小时排尿 1 次，以免膀胱充盈影响宫缩及胎头下降。因胎头压迫引起排尿困难者，必要时导尿。初产妇宫颈扩张 <4cm、经产妇宫颈扩张 <2cm 时应行温肥皂水灌肠，注意灌肠的禁忌证。灌肠前要顾及产妇的隐私，并解释过程。灌肠后产妇在有便意时上厕所，并需陪伴。

（5）产程中检查

1）肛门检查：应适时在宫缩时进行，次数不宜过多。临产初期，每隔 4 小时查 1 次。

2）阴道检查：适用于肛查不清、宫口扩张及胎头下降程度不明、疑有脐带先露或脐带脱垂、轻度头盆不称经试产 4 小时产程进展缓慢者。

3）其他：外阴部应剃除阴毛，并用肥皂水和温开水清洗；初产妇、有难产史的经产妇，应再行骨盆外测量。

知识点 6：第一产程产妇的健康指导   副高：掌握   正高：熟练掌握

解除产妇不良临产心理，鼓励产妇自然分娩；指导产妇深呼吸并自行按摩腹部，减轻疼痛。指导产妇进食高热量、高蛋白、易消化食物，防止产妇体力不支。

知识点 7：第二产程产妇的临床表现   副高：掌握   正高：掌握

（1）子宫收缩增强：宫缩的频率和强度较前增强，已达高峰。宫缩持续约 1 分钟或以上，宫缩间歇期仅 1~2 分钟。

（2）胎儿下降及娩出：当胎头下降至骨盆出口压迫骨盆底组织时，产妇有排便感，会不自主地向下屏气。随着产程进展，会阴逐渐膨隆和变薄，肛门括约肌松弛。胎头于宫缩时露出阴道口，露出部分不断增大，在宫缩间歇期，胎头又缩回阴道内，出现胎头拨露。当胎头双顶径越过骨盆出口，宫缩间歇时胎头也不再回缩，出现胎头着冠。此时会阴极度扩张，产程继续进展，胎头枕骨于耻骨弓下露出，出现仰伸动作，胎儿额、鼻、口、颏部相继娩出，胎头娩出后，接着出现复位及外旋转，前肩和后肩相继娩出，胎体很快娩出，后羊水随之涌出。

知识点 8：第二产程产妇的辅助检查   副高：掌握   正高：掌握

胎儿监护仪监测胎心率及其基线变化，及时发现异常情况并及时处理。

知识点 9：第二产程产妇的护理评估   副高：熟练掌握   正高：熟练掌握

（1）健康史：了解产程进展情况和胎儿宫内情况，同时了解第一产程的经过及其处理。

（2）身体状况：了解子宫收缩的持续时间、间歇时间、强度和胎心情况，询问产妇有无便意感，观察胎头拨露和着冠情况，评估会阴局部情况，结合胎儿预计大小，判断是否需要行会阴切开术。

（3）心理–社会状况：进入第二产程，产妇的体力消耗更大，宫缩持续时间更长、腰骶部酸痛和会阴部胀痛加剧，大多表现为焦躁不安、精疲力竭；产妇家属也因产妇疼痛喊叫而焦虑不安；护士应给予安慰和鼓励，并密切关注生命体征的变化。

知识点 10：第二产程产妇的护理诊断　　　　　　　副高：熟练掌握　　正高：熟练掌握

（1）有受伤的危险：会阴撕裂、新生儿产伤与宫缩过强、产妇不配合、会阴保护不当、接生手法不当有关。

（2）焦虑：与缺乏顺利分娩的信心和担心胎儿健康有关。

（3）知识缺乏：缺乏如何正确使用腹压知识。

知识点 11：第二产程产妇的护理措施　　　　　　　副高：熟练掌握　　正高：熟练掌握

（1）严密观察产程进展：密切注意胎头下降速度，同时监测胎心变化。每 5～10 分钟听诊胎心 1 次，如出现胎心异常，给予产妇吸氧，寻找原因对症处理，必要时缩短第二产程，结束分娩。

（2）指导产妇用力：宫缩时嘱产妇向下用力，宫缩间歇时抓紧时间休息。指导产妇用力时应向下均匀用力，不要用猛力。每次屏气时间不宜过长。胎头着冠后，叮嘱产妇宫缩时做哈气动作，不要向下用力，使胎头缓慢娩出阴道。

（3）做好接产前准备：初产妇宫口开全、经产妇宫口扩张 4cm 且宫缩规律有力时，应将产妇送至产室做好接产准备。让产妇仰卧于产床（有条件的医院可以采取自由体位），两腿屈曲分开，露出外阴，在臀下放塑料布和便盆，用消毒纱球蘸肥皂水擦洗外阴部，顺序是阴阜、大阴唇、小阴唇、大腿内上 1/3、会阴及肛门周围，然后用温开水冲掉肥皂水，用消毒干棉球盖住阴道口，防止冲洗液流入阴道。最后以 0.1% 苯扎溴铵液冲洗或用聚维酮碘消毒，取下阴道口纱球和臀下塑料布和便盆，铺无菌巾于臀下。接产者准备接产。

（4）接产

1）会阴撕裂的诱因：会阴水肿、会阴过紧缺乏弹力、耻骨弓过低、胎儿过大、胎儿娩出过快等均易造成会阴撕裂。接产者在接产前应作出正确判断。

2）接产要领：保护会阴并协助胎头俯屈，让胎头最小径线在宫缩间歇时缓慢通过阴道口，是预防会阴撕裂的关键，产妇屏气必须与接产者配合。胎肩娩出时也要注意保护好会阴。

3）接产步骤：①接产者站在产妇右侧，胎头拨露时开始保护会阴。方法：在会阴部盖无菌巾，接产者右肘支在产床上，右手拇指与其余四指分开，利用手掌大鱼际肌顶住会阴部。每当宫缩时应向内上方托压，同时左手下压胎头枕部，协助胎头俯屈和使胎头缓慢下降。②宫缩间歇时，保护会阴的右手稍放松，以免压迫过久引起会阴水肿。当胎头枕部在耻骨弓下露出时，左手应按分娩机制协助胎头仰伸。③若宫缩强，应嘱产妇呼气消除腹压，让产妇在宫缩间歇时稍向下屏气，使胎头缓慢娩出。④脐带绕颈的处理：当胎头娩出有脐带绕颈一周且较松时，可用手将脐带顺胎肩推下或从胎头滑下。若脐带绕颈过紧或绕颈 2 周或以上，可用两把血管钳将其中一段夹住，从中剪断脐带，注意勿伤及胎儿颈部。⑤协助娩出胎体：胎头娩出后，右手仍应注意保护会阴，不要急于娩出胎肩，而应先以左手自鼻根向下颏挤压，挤出口鼻内的黏液和羊水，然后协助胎头复位及向外旋转，使胎儿双肩径与骨盆出口前后径相一致。接产者左手向下轻压胎儿颈部，使前肩从耻骨弓下先娩出，再托胎颈向上，使后肩从会阴前缘缓慢娩出。双肩娩出后，保护会阴的右手方可放松，然后双手协助胎体及下肢相继以侧位娩出。记录胎儿娩出时间。胎儿娩出后 1~2 分钟断扎脐带。在产妇臀下放一弯盘以计算出血量。

知识点 12：第二产程产妇的健康指导　　　　副高：掌握　正高：熟练掌握

分娩过程中，指导产妇正确屏气；胎头就要娩出时，嘱产妇缓慢张口"哈气"，使胎头缓慢娩出。

知识点 13：第三产程产妇的临床表现　　　　副高：掌握　正高：掌握

胎儿娩出后，宫底降至脐平，产妇略感轻松，子宫暂停收缩，停顿几分钟后再次出现，引起阴道流血。胎儿娩出后，由于宫腔容积突然变小，胎盘不能相应缩小，胎盘附着面与子宫壁发生错位而剥离。随着子宫收缩，剥离面不断扩大，最后胎盘完全剥离娩出阴道。

知识点 14：第三产程产妇的辅助检查　　　　副高：熟练掌握　正高：熟练掌握

（1）检查胎盘、胎膜：将胎盘铺平，先检查胎盘母体面胎盘小叶有无缺损。然后将胎盘提起，检查胎膜是否完整，再检查胎盘胎儿面边缘有无血管断裂，能及时发现副胎盘。

（2）检查软产道：胎盘娩出后，应仔细检查会阴、小阴唇内侧、尿道口周围、阴道、阴道穹隆及宫颈有无裂伤。如有裂伤，应立即缝合。

知识点 15：第三产程产妇的护理评估　　　　副高：熟练掌握　正高：熟练掌握

（1）健康史：了解第一、第二产程分娩经过及产妇、新生儿情况。

（2）身体状况

1）新生儿：①Apgar 评分用于判断有无新生儿窒息及窒息的严重程度。以出生后 1 分钟内的心率、呼吸、肌张力、喉反射及皮肤颜色 5 项体征为依据，每项为 0~2 分（表 2-1），满分为 10 分。若评分为 8~10 分，属正常新生儿；4~7 分属轻度窒息，又称青紫窒息；0~3 分属重度窒息，又称苍白窒息。②一般状况，评估新生儿身高、体重，体表有无畸形等。

表 2 - 1　新生儿 Apgar 评分法

体征	0 分	1 分	2 分
心率	0 分	<100 次/分	≥100 次/分
呼吸	0	浅、慢，不规则	佳，哭声响
肌张力	松弛	四肢稍屈曲	四肢屈曲，活动好
喉反射	无反射	有些动作	咳嗽，恶心
皮肤颜色	全身苍白	躯干红，四肢青紫	全身粉红

2）胎盘剥离：观察有无出现胎盘剥离的征象，胎盘剥离征象包括：①宫体变硬呈球形，胎盘剥离后降至子宫下段，下段被扩张，宫体呈狭长形被推向上，宫底升高达脐上。②剥离的胎盘降至子宫下段，阴道口外露的一段脐带自行延长。③阴道少量流血。④用手掌尺侧在产妇耻骨联合上方轻压子宫下段时，宫体上升而外露的脐带不再回缩。

胎盘剥离及排出方式有两种。①胎儿面娩出式：该方式多见，是指胎盘先从中央开始剥离，然后向周围剥离。特点是胎盘先排出，以胎儿面先排出，随后见少量阴道流血。②母体面娩出式：该方式少见，是指胎盘从边缘开始剥离，血液沿剥离面流出。特点是先有较多量阴道流血，胎盘后排出，以母体面先排出。

胎盘娩出后评估胎盘、胎膜是否完整，有无胎盘小叶或胎膜残留，胎盘周边有无断裂的血管残端，判断是否有副胎盘。

3）子宫收缩及阴道流血：胎盘娩出前，了解子宫收缩的强度、频率。胎盘娩出后，子宫迅速收缩，宫底下降平脐，经短暂间歇后，子宫再次收缩成球形，宫底上升。注意评估阴道流血的时间、颜色和量，常用的评估方法有称重法、容积法和面积法。

4）会阴伤口：仔细检查软产道，注意有无宫颈裂伤、阴道裂伤及会阴裂伤。

（3）心理-社会状况：评估产妇的心理状态，观察产妇对新生儿的第一反应，能否接受新生儿性别，评估亲子间的互动。

知识点 16：第三产程产妇的护理诊断　　　　副高：熟练掌握　　正高：熟练掌握

（1）有母子依恋关系改变的危险：与疲乏、会阴切口疼痛或新生儿性别不理想有关。

（2）潜在并发症：新生儿窒息、产后出血。

知识点 17：第三产程产妇的护理措施　　　　副高：熟练掌握　　正高：熟练掌握

（1）新生儿护理

1）清理呼吸道：用新生儿吸痰管或吸耳球轻轻吸除新生儿咽部及鼻腔黏液和羊水，以免发生吸入性肺炎。当确认呼吸道黏液和羊水已吸净而仍未啼哭时，可用手轻拍新生儿足底。新生儿大声啼哭表示呼吸道已通畅，即可处理脐带。

2）Apgar 评分：新生儿 Apgar 评分 4~7 分，需清理呼吸道，进行人工呼吸、吸氧、用药等治疗措施才能恢复；0~3 分缺氧严重，需紧急抢救，行喉镜直视下气管内插管并给氧。缺氧较严重的新生儿，应在出生后 5 分钟、10 分钟时再次评分，直至连续两次均≥8 分为止。1 分钟评分反映新生儿在宫内的情况，是出生当时的情况；而 5 分钟及以后评分则反映复苏效果，与预后关系密切。Apgar 评分以呼吸为基础，皮肤颜色最灵敏，心率是最后消失的指标。临床恶化顺序依次为皮肤颜色、呼吸、肌张力、喉反射、心率。复苏有效顺序依次为心率、喉反射、皮肤颜色、呼吸、肌张力。肌张力恢复越快，则预后越好。

3）处理脐带：用两把血管钳钳夹脐带，两钳相隔 2~3cm，在其中间剪断。用 75% 乙醇消毒脐带根部及其周围，在距脐根 0.5cm 处用无菌粗丝线结扎第一道，再在结扎线外 0.5cm 处结扎第二道，丝线结扎时要注意扎紧，同时避免用力过猛造成脐带断裂。在第二道结扎线外 0.5cm 处剪断脐带，挤出残余血液，20% 高锰酸钾液或 5% 聚维酮碘溶液消毒脐带断面，注意药液切不可接触新生儿皮肤，以免发生皮肤灼伤。最后脐带断面用无菌纱布覆盖，再用脐带布包扎。

还可以用气门芯、脐带夹、血管钳等方法取代棉线双重结扎法。目前常用气门芯套扎法。将拴有丝线的气门芯消毒后，套入止血钳，用止血钳夹住距脐根部 0.5cm 处的脐带，在其上端的 0.5cm 处将脐带剪掉，套拉丝线将气门芯拉长套在脐带上，取下止血钳，挤出脐带残端血后包扎。

4）新生儿保暖：护理人员在产妇进入第二产程时，预先将新生儿保暖处理台打开预热，并可在保暖处理台上进行所有的常规处理。新生儿娩出后，应先以无菌巾擦干其全身的羊水与血迹，并在完成常规处理后包裹保暖。

5）身体外观的评估：测量新生儿的身长和体重，并同时检查其身体外观各部位是否正常，确定新生儿是否有兔唇、腭裂、尿道下裂，有无肛门、手（足）多指（趾）症或脑脊膜膨出等，如发现异常情况需记录在新生儿出生记录表上。

6）处理新生儿：擦净新生儿足底胎脂，将足印及母亲的拇指印于新生儿病历上，经详细体格检查后，将标明新生儿性别、体重、出生时间、母亲姓名和床号的手腕带系于新生儿右手腕。让母亲将新生儿抱在怀中进行母婴皮肤接触及首次吸吮。

（2）母亲护理

1）协助胎盘娩出：当确认胎盘已完全剥离时，于宫缩时以左手握住宫底（拇指置于子宫前壁，其余 4 指放于子宫后壁）并按压，同时右手轻拉脐带，协助胎盘娩出。接产者切忌在胎盘尚未完全剥离时用手按揉、下压宫底或牵拉脐带，以免引起胎盘部分剥离而出血或拉断脐带，甚至造成子宫内翻。当胎盘娩出至阴道口时，接产者用双手接住胎盘，向一个方向旋转并缓慢向外牵拉，协助胎盘胎膜完整娩出。若在胎膜娩出过程中，发现胎膜有部分断裂，可用血管钳夹住断裂上端的胎膜，再继续向原方向旋转，直至胎膜完全娩出。胎盘胎膜娩出后，按摩子宫以刺激子宫收缩、减少出血，同时注意观察并测量出血量。如果胎盘未完全剥离而出血多，或胎儿已经娩出 30 分钟但胎盘仍未排出时，应行人工剥离胎盘术。

2）检查胎盘、胎膜：将胎盘铺平，先检查胎盘母体面胎盘小叶有无缺损。若疑有缺损，可用牛乳测试法：从脐静脉注入牛乳，若见牛乳自胎盘母体面溢出，则溢出部位为胎盘小叶缺损部位。然后将胎盘提起，检查胎膜是否完整，再检查胎盘胎儿面边缘有无血管断裂，及时发现副胎盘。副胎盘为一小胎盘，与正常胎盘分离，但两者间有血管相连。若有副胎盘、部分胎盘残留或大部分胎膜残留时，应在无菌操作下将手伸入宫腔取出残留组织。若确认仅有少量胎膜残留，可给予子宫收缩剂待其自然排出。

3）检查软产道：胎盘娩出后，应仔细检查会阴、小阴唇内侧、尿道口周围、阴道、阴道穹隆及宫颈有无裂伤。如有裂伤，应立即缝合。

4）预防产后出血：正常分娩出血量多不超过 300ml。遇有产后出血史或易发生宫缩乏力的产妇（如分娩次数≥5 次的多产妇、双胎妊娠、羊水过多、滞产等），可在胎儿前肩娩出时肌内注射麦角新碱或缩宫素 10U 加于 25% 葡萄糖溶液 20ml 内静注，若胎盘未完全剥离而出血多时，应行手取胎盘术。

5）观察产后一般情况：应在产房观察 2 小时，注意子宫收缩、子宫底高度、膀胱充盈、阴道流血量，会阴、阴道有无血肿等，并测量血压、脉搏。产后 2 小时后，将产妇连同新生儿送至母婴同室。

6）促进亲子间的互动：如新生儿情况稳定，护理人员应协助产妇与新生儿尽早开始互动，鼓励亲子间皮肤与皮肤的接触、目光交流，鼓励触摸和拥抱新生儿，帮助产妇和新生儿在产后 30 分钟内进行早吸吮。

（3）一般护理：分娩结束后为产妇擦浴、更换衣服及床单、垫好会阴垫，保暖，提供易消化、营养丰富的饮料及食物，以帮助其恢复体力。观察 2 小时无异常者，送休养室休息。

（4）心理护理：胎儿娩出后，产妇感到轻松，心情比较平静。如果新生儿有异常或产妇不能接纳自己的孩子则会产生焦虑、烦躁，甚至憎恨的情绪，应给予积极的心理支持。

知识点 18：第三产程产妇的健康指导　　　　副高：掌握　正高：熟练掌握

指导产妇按摩子宫，增进子宫收缩，减少阴道流血；产后 4 小时解小便，以防产后尿潴留。婴儿娩出 30 分钟内即指导新生儿早接触、早吸吮，并宣传母乳喂养及母婴同室的好处。分娩后出汗量多，应勤擦身，勤换内衣，注意温度适宜，预防感冒。

第六节　分娩镇痛

知识点 1：分娩疼痛的概念　　　　副高：熟练掌握　正高：熟练掌握

分娩疼痛是客观事实，有生理及心理因素。分娩镇痛可提高分娩期母婴安全、缩短产程，减少手术产率，减少产后出血，降低胎儿缺氧及新生儿窒息的发生，支持产妇心理健康。分娩疼痛的发生是一个复杂的生理和心理过程，产妇疼痛感受有很大的差异。

知识点2：分娩疼痛的特点　　　　　　　　　　副高：熟练掌握　正高：熟练掌握

　　分娩疼痛是一种很独特的疼痛，区别于其他任何病理性疼痛。特点如下：①疼痛的性质多为痉挛性、压榨性、撕裂样疼痛。②由轻、中度疼痛开始，随宫缩的增强而逐渐加剧。③分娩疼痛源于宫缩，会放射至腰骶部、盆腔及大腿根部，但不只限于下腹部。

知识点3：分娩疼痛的原因及机制　　　　　　　副高：熟练掌握　正高：熟练掌握

　　（1）子宫肌阵发性收缩：宫缩时子宫肌纤维拉长或撕裂，子宫血管受压，导致组织缺血缺氧，刺激神经末梢，产生电冲动，沿腰神经丛传递到脊髓，再上传到大脑痛觉中枢。

　　（2）胎儿压迫产道：胎儿通过产道时，使产道受压，尤其是子宫下段、宫颈、阴道及会阴，造成牵拉及损伤。

　　（3）产时心理因素：紧张、焦虑、恐惧可使体内肾上腺皮质激素、儿茶酚胺类物质增加，与疼痛有关，导致害怕-紧张-疼痛综合征。

　　（4）致痛物质释放：组织的缺血、损伤可释放组胺、5-羟色胺、缓激肽、P物质和前列腺素等，诱发严重疼痛。

知识点4：分娩疼痛的病理生理　　　　　　　　副高：熟练掌握　正高：熟练掌握

　　（1）第一产程：子宫收缩、子宫下段拉长、宫颈管退缩、宫口扩张、子宫圆韧带强烈牵拉，形成强刺激信号，可沿子宫及阴道痛觉感受器，经盆底内脏神经传入大脑，形成"内脏痛"，特点为范围弥散不定，疼痛部位不确切，且有副交感神经反射活动和内分泌改变。总之，第一产程的疼痛与腰骶神经介导相关。

　　（2）第二产程：痛源主要来自产道肌肉、筋膜、皮肤的伸展、牵拉和撕裂，信号沿阴道传入 $S_2 \sim S_4$ 脊髓段，上传到大脑，形成"躯体痛"。特点为疼痛部位明确，集中在阴道、直肠、会阴，性质如刀割样锐痛。

知识点5：分娩疼痛对母婴的影响　　　　　　　　副高：掌握　正高：掌握

　　（1）副交感神经反射使呼吸加深加快，可导致过度通气-通气不足的不良循环；导致呼吸性碱中毒，母体血红蛋白的释氧量降低，胎盘氧交换下降，导致胎儿缺氧。加上副交感神经反射致大量出汗、恶心、呕吐，使产妇发生脱水、酸中毒，胎儿也可出现酸中毒。心动过缓、血压下降、脉压缩小导致胎盘循环血量下降，引起胎儿缺氧。

　　（2）紧张疼痛综合征使神经介质分泌增加，可影响子宫收缩，使产程延长。

　　（3）肾上腺素、去甲肾上腺素可减少子宫血流导致胎儿缺氧。

　　（4）造成心理创伤，与产后抑郁相关。

知识点6：分娩镇痛的原则　　　　　　　　　副高：掌握　正高：掌握

（1）对产程无影响或加速产程。
（2）安全，对产妇及胎儿不良作用小。
（3）药物起效快，作用可靠，给药方法简便。
（4）产妇清理，可参与分娩过程。

知识点7：分娩镇痛的护理评估　　　　　　副高：熟练掌握　正高：熟练掌握

（1）健康史：通过产前检查记录并了解相关信息，包括生育史、本次妊娠经过、有无妊娠合并症及并发症、孕期用药情况等。详细询问孕期接受健康教育情况，以往对疼痛的耐受性和应对方法。了解产妇及其家属对分娩和分娩镇痛的态度与需求。
（2）身体状况：通过观察、晤谈、调查量表等手段对疼痛程度做全方位的评估。
（3）心理-社会状况：产妇的家庭文化背景、信仰、风俗和产妇受教育的程度。产妇家人的支持及配合程度。

知识点8：分娩镇痛的护理诊断　　　　　　副高：熟练掌握　正高：熟练掌握

（1）疼痛：与子宫收缩有关。
（2）舒适改变：与分娩疼痛有关。
（3）焦虑：与知识缺乏、害怕疼痛有关。

知识点9：分娩镇痛的护理措施　　　　　　副高：熟练掌握　正高：熟练掌握

（1）非药物镇痛法
1）改变环境：分娩环境影响产妇的心理状态，如果产妇处于一种紧张喧闹的环境可造成精神紧张、心情烦躁。现代化的产房要求是单人房间，有利于丈夫陪伴分娩，保护产妇隐私、保证休息，保证母婴安全。
　　房间墙壁粉刷成温馨的颜色，可以悬挂图片、照片等装饰物，使产妇进入房间后感觉温馨得像家一样。产房内设置产床、辐射台、电视、音响、分娩球、分娩椅等设施以保证产妇待产和分娩。
2）开展健康宣教与产妇交流：开展多种形式健康指导与咨询，增进孕妇与助产士之间的理解和信任，解决她们心中的疑虑，提供心理支持使孕妇有充分的心理准备进入产程。
3）精神支持：产程中，医务人员开展导乐陪伴分娩，进行心理疏导，及时通报产程进展情况，运用鼓励性语言等做到心理支持。
4）开展家属陪伴分娩：鼓励丈夫参与分娩非常重要，丈夫可以给妻子提供最好的心理支持，在陪产的过程中，给妻子爱抚和安慰，减少产妇的孤独感，帮助产妇按摩、擦汗、提醒呼吸的节律等。

5）鼓励孕妇采取自由体位：为减轻产妇待产过程中的不适，加速产程进展，产妇在待产过程中应多下床走动，根据自己的情况采取站立、走动、摇摆和旋转骨盆、蹲、跪、坐等姿势。尽量保持上身直立，这样胎头会与宫颈贴得紧密，宫缩时有效地扩张宫颈，促进产程进展。孕妇走动时，其骨盆的轻微摆动有利于胎头在骨盆中转动，孕妇卧床时尽量采取侧卧位，有利于胎头的旋转。

6）呼吸调节：在待产过程中运用呼吸技巧，可以提高产妇对疼痛的阈值，增加其适应子宫收缩的能力，达到放松的效果。

7）冷、热敷：用来促进临产妇的舒适以减轻疼痛，可以用冷毛巾为其敷前额、面部，用热水袋热敷腰部，但要注意不要伤害皮肤，也可淋浴或泡在浴缸中利用水温和水的浮力减轻疼痛。

8）其他方法：按摩、聊天、看电视、听音乐、针灸等，对减轻分娩疼痛均有帮助。

（2）药物镇痛

1）肌内或静脉注射：①哌替啶，50~100mg肌内注射，10~20分钟后起作用，1.0~1.5小时后达到高峰，4小时后消退。肌内注射哌替啶在镇痛的同时可调整宫缩协调性，如果在使用后4小时内分娩，则有可能导致新生儿呼吸抑制，因此主要用于潜伏期。②地西泮，10mg静脉缓慢注射，作用时间短，可缓解产妇的精神紧张。可在产妇疲劳时静脉注射，可使产妇迅速进入睡眠状态。地西泮可有效松弛宫颈平滑肌，主要用于活跃期。

2）氧化亚氮（笑气）吸入镇痛：将氧化亚氮和氧气按照1:1的比例混合，在第一产程中，将面罩放置于产妇口鼻处，宫缩来临前20~30秒深呼吸数次，吸入的氧化亚氮可达到镇痛效果。

3）局部麻醉：局部神经封闭包括宫颈旁神经阻滞和阴部神经阻滞。①宫颈旁神经阻滞：用于第一产程，在宫颈3点、9点处注射1%利多卡因溶液10ml。②阴部神经阻滞：仅用于第二产程拟实施会阴切开或阴道助产时，经皮向两侧坐骨棘处注射1%利多卡因溶液，并自进针处向大阴唇和会阴体方向做扇形皮下注射。

4）椎管内麻醉：包括骶管阻滞、硬膜外阻滞、双管硬膜外阻滞和蛛网膜下隙阻滞。目前国内外麻醉界公认蛛网膜下隙（SAS）和硬膜外腔（EPS）用药镇痛效果最佳。

知识点10：分娩镇痛的健康指导　　　　　　　　副高：掌握　正高：熟练掌握

（1）帮助产妇了解分娩的生理过程。

（2）认识分娩痛对母婴健康的影响。

（3）认识分娩镇痛的意义。

（4）了解分娩镇痛的各种技术及相关要求。

第三章　正常产褥期妇女的护理

第一节　产褥期妇女的生理变化

（1）子宫：子宫是产褥期变化最大的器官。主要变化是子宫复旧。子宫在胎盘娩出后逐渐恢复至未孕状态的全过程，称为子宫复旧，一般为6周，主要变化包括以下几种。

1）子宫体肌纤维缩复：在子宫收缩的过程中，子宫肌细胞数目大致不变，但肌细胞长度和体积缩小，多余的胞质变性自溶，通过溶酶体的酶系统，最后转化成氨基酸，由血液和淋巴带至肾脏排出。随着肌纤维不断缩复，宫体逐渐缩小，于产后1周，子宫缩小至约妊娠12周大小，在耻骨联合上方可扪及；于产后10日至2周，子宫降至骨盆腔内，腹部检查扪不到宫底；直至产后6周，子宫恢复到未孕时大小。由于妊娠期子宫潴留的大部分水分和电解质逐渐消失，子宫重量也逐渐减少，分娩结束时1000g至产后1周时约500g、产后2周时约300g以及产后6周时50~60g，较非孕期稍大。

2）子宫内膜再生：胎盘、胎膜从子宫内膜（底蜕膜）海绵层分离娩出后，蜕膜分为2层，表层发生变性、坏死直至脱落，形成恶露自阴道排出；深层子宫内膜腺体逐渐再生形成新的子宫内膜，约需3周，胎盘附着部位外宫腔表面均由新生内膜修复，产后6周胎盘附着部位内膜全部修复。

3）子宫颈和子宫下段复原：产后子宫下段逐渐缩复为非孕时的子宫峡部。产后子宫颈松软，外口呈环状，如袖管状，呈紫红色，水肿，厚约1cm。次日，宫口张力开始恢复，产后2~3日，宫口仍可容2指；而产后1周，宫颈内口关闭，宫颈管复原；至产后4周时宫颈完全恢复至非孕时状态。仅因宫颈外口于分娩时发生轻度裂伤，又因裂伤多在子宫颈3点及9点处，使初产妇的宫颈外口由产前圆形（未产型），变为产后"一"字形横裂（已产型）。

4）子宫血管变化：胎盘娩出后，由于子宫收缩，胎盘附着面立即缩小，开放的螺旋动脉和静脉窦被压缩变窄，使胎盘附着面得以有效止血，加之产妇的血液处于高凝状态，数小时后血管内形成血栓，出血量逐渐减少直至出血停止。若在新生内膜修复期间，出现血栓脱落，可导致晚期产后出血。

（2）阴道：分娩后阴道黏膜及周围组织水肿、淤血，阴道呈紫红色，黏膜皱襞减少甚至消失，阴道壁松弛及肌张力减低。阴道壁肌张力于产褥期间逐渐恢复，使阴道逐渐缩小，但在产褥期结束时阴道仍不能完全恢复至未孕时的张力。阴道黏膜皱襞约在产后3周时重新恢复。

（3）外阴：分娩后外阴轻度水肿，于产后2~3天水肿逐渐消退。处女膜因分娩而成为残缺不全的痕迹，称处女膜痕，是经产的重要标志。阴道后联合多有不同程度的损伤，并使会阴体缩短，大阴唇不再覆盖阴道口，而致阴道口裸露于外阴部。阴道口周围有海绵体包绕。由于阴蒂部有丰富的血管网，如发生裂伤，易形成血肿。会阴部的裂伤或切开，由于会阴部血液循环丰富，愈合较快，一般于产后3~4天即可拆线。

（4）盆底：在分娩过程中，胎先露长时间压迫，盆底肌肉和筋膜因过度伸展而弹性降低，并可有部分肌纤维断裂。如无严重损伤，产后1周内，水肿和淤血迅速消失，盆底组织的张力逐渐恢复。如盆底肌肉和筋膜发生严重损伤、撕裂，而又未能及时修补，可造成盆底松弛，是造成以后阴道前后壁膨出和子宫脱垂的基本原因。因此，助产时正确保护会阴，产后对裂伤部位及时、正确地进行修补至关重要。

知识点2：乳房的变化	副高：熟练掌握　正高：熟练掌握

产后乳房的主要变化是泌乳。当胎盘剥离娩出后，由于体内催乳素抑制因子释放减少，在催乳素作用下，乳汁开始分泌，产妇进入哺乳期。婴儿的每次吮吸都可以刺激下丘脑，使催乳素呈脉冲式释放，促进乳汁分泌。吮吸是保持乳腺不断泌乳的关键，不断排空乳房也是维持乳汁分泌的重要条件。母乳喂养对母体和婴儿均有益。哺乳有利于产妇生殖器官更快恢复。初乳是指产后7日内分泌的乳汁，极易消化，其中含有大量抗体，有助于新生儿抵抗疾病的侵袭，是新生儿早期最理想的天然食物。接下来4周内乳汁转变为成熟乳，蛋白质含量渐少，脂肪和乳糖含量渐多。初乳及成熟乳均含大量免疫抗体，特别是IgA可以保护新生儿的肠胃系统。

知识点3：血液及循环系统的变化	副高：熟练掌握　正高：熟练掌握

产褥早期红细胞计数及血红蛋白值逐渐增多，白细胞总数增加可达（15~30）×10^9/L，中性粒细胞和血小板增多，淋巴细胞稍减少，一般于产后1~2周恢复至正常水平。红细胞沉降率于产后3~4周降至正常。

妊娠期血容量增加，于产后2~3周恢复至未孕状态。但产后最初3天内，由于子宫缩复和胎盘循环的停止，大量血液从子宫流入体循环，同时妊娠期过多的组织间液回吸收，使体循环血容量增加15%~25%。特别是产后24小时，心脏负担加重，心脏病产妇此时极易发生心力衰竭。

产妇血液于产后仍处于高凝状态，有利于胎盘剥离面形成血栓，减少产后出血量。纤维蛋白原、凝血酶、凝血酶原于产后2~3周降至正常。

知识点4：消化系统的变化	副高：熟练掌握　正高：熟练掌握

妊娠期胃肠肌张力及蠕动力均减弱，胃液中盐酸分泌量减少，产后需1~2周逐渐恢复。产妇因分娩时能量消耗以及体液大量流失，产后1~2天内常感口渴，喜进流食或半流饮食，

但食欲差,以后逐渐好转。产妇因卧床时间长,缺少运动,腹肌及盆底肌肉松弛,加之肠蠕动减弱,容易发生便秘和肠胀气。

知识点5：泌尿系统的变化	副高：熟练掌握　正高：熟练掌握

妊娠期孕妇体内潴留的大量水分主要在产褥早期通过肾排出,故产后最初7天的尿量会增多。妊娠期发生的肾盂及输尿管生理性扩张,在产后2~8周会恢复正常。分娩过程中,因膀胱受压,导致黏膜水肿、充血及肌张力降低,会阴伤口疼痛、不习惯卧床排尿、器械助产、区域阻滞麻醉等原因,产妇容易发生尿潴留。

知识点6：内分泌系统的变化	副高：熟练掌握　正高：熟练掌握

产后雌、孕激素急剧下降,产后1周已降至未孕水平;哺乳产妇催乳素虽下降,但仍高于非孕水平,哺乳时明显升高,而且月经复潮延迟,有的在哺乳期间一直不来潮,平均在产后4~6个月恢复排卵;不哺乳产妇催乳素于产后2周可降至非孕水平,通常在产后6~10周月经复潮。较晚复潮者在首次来潮前,多已有排卵,有再次妊娠可能,应注意避孕。

知识点7：腹壁的变化	副高：熟练掌握　正高：熟练掌握

妊娠期下腹出现的正中线色素沉着在产褥期可逐渐消退。初产妇腹壁紫红色妊娠纹变成银白色陈旧妊娠纹。腹直肌会出现不同程度的分离,产后腹壁明显松弛,紧张度需在产后6~8周恢复。

第二节　产褥期妇女的心理调适

知识点1：产褥期妇女心理调适的概念	副高：熟练掌握　正高：熟练掌握

产后,产妇需要从妊娠期和分娩期的不适、疼痛、焦虑中恢复,需要接纳家庭新成员及新家庭,这一过程称为产褥期心理调适。此时期产妇的心理处于脆弱和不稳定状态,并且面临着潜意识的内在冲突以及为人母所需的情绪调整等问题。随之而来的是家庭关系的改变、经济来源的需求以及家庭、社会支持系统的寻求。因此,产褥期妇女心理调适的指导和支持十分重要。

知识点2：产褥期妇女的心理变化	副高：熟练掌握　正高：熟练掌握

产褥期妇女的心理变化与分娩的经历、伤口愈合、体态恢复、婴儿的性别、婴儿的哺乳和健康问题等因素的变化有关。表现为:高涨的热情、希望、高兴、满足感、幸福感、乐

观、压抑及焦虑。有的产妇可能会因为理想中的母亲角色与现实中的母亲角色的差距而发生心理冲突；会因为胎儿娩出后生理上的排空而感到心理空虚；会因为新生儿外貌及性别与理想中的不相吻合而感到失望；会因为现实中母亲太多的责任而感到恐惧；也会为丈夫注意力转移到新生儿而感到失落等。

知识点3：影响产褥期妇女心理变化的因素　　　　副高：熟练掌握　　正高：熟练掌握

许多因素能影响产褥期妇女的心理变化，主要包括：产妇的一般情况、产褥期的恢复、是否有能力胜任母亲的角色、家庭环境和家庭成员的支持等。

（1）产妇的一般情况：产妇的年龄和身体状况影响产褥期妇女心理适应。

1）年龄：年龄小于18岁的产妇，由于本身在生理、心理及社会等各方面发展尚未成熟，在母亲角色的学习上会遇到很多困难，影响其心理适应。年龄大于35岁的产妇，心理及社会等各方面发展比较成熟，但体力和精力下降，容易出现疲劳感，在事业和家庭（母亲角色）转换上也会面临更多的冲突，对心理适应有不同程度的影响。

2）产妇的身体状况：产妇在怀孕时的身体素质如体格是否健康、妊娠过程中有无出现并发症、是否是剖宫产等都会影响产妇的身体状况，对心理适应也会发生不同程度的影响。

（2）产妇对分娩经历的感受：与产妇所具有的分娩知识、对分娩的期望、分娩的方式及分娩过程支持源的获得有关。当产妇在产房的期望与实际的表现有很大的差异时，则会影响其日后的自尊。

（3）社会支持：社会支持系统不但提供心理的支持，同时也提供物质的支持。稳定的家庭经济状况、亲朋好友的帮助，特别是家人的理解与帮助，有助于产妇的心理适应，更能胜任照顾新生儿的角色。

知识点4：产褥期妇女的心理调适过程　　　　副高：熟练掌握　　正高：熟练掌握

产褥期妇女的心理调适主要表现在两方面：确立家长与孩子的关系和承担母亲角色的责任。这个过程一般经历3个时期。

（1）依赖期：产后前3日。表现为产妇的大部分需要是通过别人来满足，如对孩子的关心、喂奶、沐浴等，同时产妇喜欢用语言表达对孩子的关心，较多地谈论自己妊娠和分娩的感受。在依赖期，丈夫及家人的关心帮助，医务人员的悉心指导是极为重要的。

（2）依赖-独立期：产后3~14日。产妇表现出较为独立的行为，开始主动参与活动，学习和练习护理自己的孩子；亲自喂奶而不需要帮助。但这一时期容易产生压抑，可能因为分娩后产妇感情脆弱，太多的母亲责任，因新生儿诞生而产生爱的被剥夺感，痛苦的妊娠和分娩过程，糖皮质激素和甲状腺素处于低水平等因素造成。此期应及时对产妇提供护理、指导和帮助，促使产妇纠正这种消极情绪，接纳孩子、接纳自己，平稳地应对压抑状态。

（3）独立期：产后2周至1个月。此期，新家庭形成并正常运作。产妇、家人和婴儿已成为一个完整的系统，形成新的生活形态。夫妇两人甚至加上孩子共同分享欢乐和责任，开始恢复分娩前的家庭生活。

第三节 产褥期妇女的护理

知识点 1：产褥期的概念 副高：熟练掌握 正高：熟练掌握

产褥期是指从胎盘娩出至产妇全身除乳腺以外各器官恢复至正常未孕状态所需的时间，通常为 6 周。除了生理变化，随着新生儿的降生，产妇在心理和社会方面也要经历一个调适过程，包括角色的转变和适应新的生活。

知识点 2：产褥期妇女的临床表现 副高：掌握 正高：掌握

（1）生命体征：产妇体温多在正常范围内。体温可在产后 24 小时内略有升高，一般不超过 38℃，可能与产程中过度消耗有关。产后 3~4 日因为乳房血管、淋巴管极度充盈，乳房胀大，出现泌乳热，表现为低热，一般持续 4~16 小时后体温下降。此种发热不属于病态，但需要排除其他原因，尤其是感染引起的发热。

产后脉搏在正常范围内，一般略慢，60~70 次/分。由于产后腹压降低，膈肌下降，由妊娠时的胸式呼吸变为腹式呼吸，导致产后呼吸深慢，一般 14~16 次/分。

产褥期血压平稳，在正常水平。

（2）产后宫缩痛：分娩后早期，因子宫收缩引起下腹部的阵发性剧烈疼痛，称为产后宫缩痛。产后 1~2 日感觉比较明显，之后自然消失，经产妇比初产妇明显，哺乳者较不哺乳者明显。宫缩痛持续 2~3 日自然消失，不需用药。

（3）恶露：恶露排出持续 4~6 周，总量为 250~500ml，无臭味。产后 3~4 天内排出的恶露色鲜红，称为血性恶露。之后子宫出血慢慢减少，浆液增加，转为浆液恶露。通常持续 10 日左右后恶露逐渐减少，质黏稠，色泽较白，含大量白细胞、坏死蜕膜组织、表皮细胞及细菌等，称为白色恶露，持续至产后 3 周左右。

正常的恶露有血腥味，无臭味，总量可达 500ml。约 3/4 的恶露在产后 1 周内排出，但个体差异很大。日间恶露较多，夜间较少。若有胎盘、胎膜残留或感染，可使恶露持续时间延长并有臭味，需进一步检查原因。

（4）排泄：产褥早期，产妇皮肤排泄功能旺盛，排出大量汗液，以夜间睡眠和初醒时更加明显，称为褥汗，属于正常现象，产后 1 周内会慢慢好转。在此期间，产妇尿量增多，是因为妊娠期体内潴留的液体也会逐渐排出。此外，产妇活动减少，造成肠蠕动减弱，容易发生便秘。

（5）会阴伤口：分娩时会阴裂伤或会阴切开等造成会阴部水肿、疼痛，通常在产后 3~4 日逐渐缓解。

（6）乳房问题：乳房肿胀及乳头皲裂是产妇在分娩后最初几天常见的现象，与产妇没有做到早开奶及新生儿没有正确地含接乳房有关。

（7）下肢静脉血栓：由于产妇分娩后初期活动减少，导致下肢静脉回流缓慢，加上产妇此时血液仍处于高凝状态，血液容易淤积在静脉内，导致静脉血栓形成。

（8）产后情绪低落：产妇在分娩后2~3日内出现轻度或中度的情绪反应，表现为情绪不稳定、易激惹、哭泣、焦虑、睡眠与食欲缺乏，严重时可能发展成为产后抑郁。

知识点3：产褥期妇女的辅助检查　　　　　　　　　副高：掌握　　正高：掌握

相关检查产后常规体检，必要时进行血、尿常规检查，药敏试验等。产后留置导尿管者需定期做尿常规检查，以了解有无泌尿道感染。

知识点4：产褥期妇女的护理评估　　　　　　副高：熟练掌握　　正高：熟练掌握

（1）健康史：包括对妊娠前、妊娠过程和分娩过程进行全面评估。

1）妊娠前：评估产妇的身体健康状况，有无慢性疾病。

2）妊娠期：评估产妇有无妊娠期并发症或合并症病史。

3）分娩期：评估产妇分娩是否顺利、产后出血量、会阴撕裂程度、新生儿出生后的Apgar评分等内容。

（2）身体状况

1）生命体征：①体温，多在正常范围，产后3~4日出现的发热可能与泌乳热有关，但需要排除其他原因尤其是感染引起的发热。②脉搏，60~70次/分。脉搏过快应考虑发热、产后出血引起休克的早期症状。③呼吸，14~16次/分。④血压，平稳，与产前一致，患有妊娠期高血压疾病的孕妇产后血压明显降低或恢复正常。

2）产后出血量：产后出血总量一般不超过300ml。如阴道流血量多或血块大于1cm，最好在产妇臀下放置弯盆，准确评估出血量；如阴道流血量不多，但子宫收缩不良、宫底上升者，提示宫腔内有积血；如产妇自觉肛门有坠胀感，多有阴道后壁血肿；如子宫收缩好，但有鲜红色恶露持续流出，多提示有软产道损伤。

3）生殖系统：①子宫，产后当日，子宫底平脐或脐下一横指，因子宫颈外口升至坐骨棘水平，使宫底稍上升至平脐，以后每日下降1~2cm，产后10日在耻骨联合上方扪不到子宫底。产后哺乳者，新生儿吸吮乳头可反射性地引起缩宫素分泌增加，促进子宫收缩。每日应在同一时间评估产妇的子宫底高度。评估前，嘱产妇排尿后平卧，双膝稍屈曲，腹部放松，解开会阴垫，注意遮挡及保暖。先按摩子宫使其收缩后，再测耻骨联合上缘至子宫底的距离。正常子宫圆而硬，位于腹部中央。子宫质地软应考虑是否有产后宫缩乏力；子宫偏向一侧应考虑是否有膀胱充盈。子宫不能如期复原常提示异常。②恶露，每日应观察恶露的量、颜色及气味。常在按压子宫底的同时观察恶露的情况（表3-1）。正常恶露有血腥味，但无臭味，一般持续4~6周，总量为250~500ml。若子宫复旧不全、胎盘或胎膜残留或感染，可使恶露时间延长，并有臭味。③会阴，阴道分娩者产后会阴有轻度水肿，一般在产后2~3天自行消退。会阴部有缝线者，出现疼痛加重、局部红肿、硬结及分泌物应考虑会阴伤口感染。④宫缩痛，评估产妇疼痛反应程度。

表 3-1 正常恶露性状

	血性恶露	浆液恶露	白色恶露
持续时间	产后最初 3 日	产后 4~14 日	产后 14 日以后
颜色	红色	淡红色	白色
内容物	大量血液、少量胎膜、坏死蜕膜组织	少量血液、坏死蜕膜、宫颈黏液、细菌	坏死退化蜕膜、表皮细胞、大量白细胞和细菌

4）排泄：①排尿，评估产后 4 小时排尿情况。第 1 次排尿后需评估尿量，如尿量少，应再次评估膀胱的充盈情况，预防尿潴留。充盈的膀胱可影响有效的子宫收缩，引起子宫收缩乏力，导致产后出血。此外，顺评估剖宫产术后产妇尿管是否通畅，尿量及性状是否正常。②排便，产妇在产后 1~2 日多不排大便，主要是因为产前接受了灌肠，产后卧床时间长，加之进食较少，但也要评估是否有产后便秘的症状。

5）乳房：①乳房的类型，评估有无乳头平坦、内陷及乳头皲裂。②乳汁的质和量，初乳呈淡黄色，质稠，产后 3 日每次哺乳可吸出初乳 2~20ml。过渡乳和成熟乳呈白色。乳量是否充足主要根据两次喂奶之间，婴儿是否满足、安静，婴儿尿布每日湿几次（正常 24 小时湿 6 次以上），大便每日几次，体重增长情况等内容。③乳房胀痛及乳头皲裂，评估乳房出现胀痛的原因，当触摸乳房时有坚硬感，并有明显触痛，提示产后哺乳延迟或没有及时排空乳房。评估乳头皲裂的原因，当初产妇因孕期乳房护理不良或哺乳方法不当，或在乳头上使用肥皂及干燥剂等，容易发生乳头皲裂。产后 1~3 日如未及时哺乳或排空乳房，产妇可有乳房胀痛。当乳房出现局部红、肿、热、痛时，或有痛性结节，可能患有乳腺炎。

（3）心理-社会状况：产妇在产后 2~3 日内发生轻度或中度的情绪反应称为产后压抑。产后压抑的发生可能与产妇体内的雌激素、孕激素水平的急剧下降，产后的心理压力及疲劳等因素有关。因此，要注意评估产妇的以下心理状态。

1）产妇对分娩经历的感受：是舒适还是痛苦，直接影响产后母亲角色的获得。

2）产妇的自我形象：包括自己形体的恢复。孕期不适的恢复等，关系到是否接纳孩子。

3）母亲的行为：评估母亲的行为是属于适应性的还是不适应性的。母亲能满足孩子的需要并表现出喜悦，积极有效地锻炼身体，学习护理孩子的知识和技能为适应性行为。相反，母亲不愿接触孩子，不亲自喂养孩子，不护理孩子或表现出不悦、不愿交流，食欲差等为不适应性行为。

4）对孩子行为的看法：评估母亲是否认为孩子吃得好、睡得好又少哭就是好孩子，因而自己是一个好母亲；而常哭，哺乳困难，常常需要换尿布的孩子是坏孩子，因而自己是一个坏母亲。母亲能正确理解孩子的行为将有利于建立良好的母子关系。

5）其他影响因素：研究表明，产妇的年龄、健康状况、社会支持系统、经济状况、性格特征、文化背景等因素影响产妇的产后心理状态。

（4）社会支持：良好的家庭氛围，有助于家庭各成员角色的获得，有助于建立多种亲情关系。相反，各种冲突将不利于各种亲情关系的发展。

知识点 5：母乳喂养产妇的护理评估　　　　副高：熟练掌握　正高：熟练掌握

（1）健康史：包括对妊娠前、妊娠过程和分娩过程进行全面评估。

1）妊娠前：评估产妇的身体健康状况，有无慢性疾病。

2）妊娠期：评估产妇有无妊娠期并发症或合并症病史。

3）分娩期：评估产妇分娩是否顺利、产后出血量、会阴撕裂程度、新生儿出生后的 Apgar 评分等内容。

（2）身体状况：评估产妇是否有影响母乳喂养的生理因素，如：①严重的心脏病、子痫、肝炎的急性期、艾滋病。②营养不良。③会阴或腹部切口的疼痛。④使用某些药物，如麦角新碱、可待因、安乃近、地西泮（安定），巴比妥类等。⑤乳房的类型、有无乳房胀痛、乳头皲裂及乳腺炎。

（3）心理-社会状况

1）评估产妇是否有影响母乳喂养的心理因素，如：①异常的妊娠史。②不良的分娩体验。③分娩及产后的疲劳。④失眠或睡眠不佳。⑤自尊紊乱。⑥缺乏信心。⑦焦虑。⑧压抑。

2）评估产妇是否有影响母乳喂养的社会因素，如：①得不到医护人员或丈夫及家人的关心、帮助。②工作负担过重或离家工作。③婚姻问题。④青少年母亲或单身母亲。⑤母婴分离。⑥知识缺乏（营养知识、喂养知识）。通过观察其喂养动作，判断是否掌握了喂养技能。如喂养得当，喂奶时可听见吞咽声，母亲有泌乳的感觉，喂奶前乳房丰满，喂奶后乳房较柔软。

知识点 6：产褥期妇女的护理诊断　　　　副高：熟练掌握　正高：熟练掌握

（1）母乳喂养无效：与母亲知识和喂养技能不足、母乳供给不足有关。

（2）尿潴留：与分娩损伤、产后卧床、会阴伤口疼痛有关。

（3）舒适改变：与产后宫缩痛、会阴或腹部切口疼痛、褥汗及分娩疲劳有关。

（4）便秘：与分娩损伤、产后卧床、饮食有关。

（5）部分自理能力缺陷：与产后需要卧床休息或治疗限制活动有关。

（6）知识缺乏：与缺乏自我护理、新生儿护理、母乳喂养知识有关。

知识点 7：产褥期妇女的一般护理措施　　　　副高：熟练掌握　正高：熟练掌握

为产妇提供一个空气清新，通风良好，舒适、安静的病室环境；保持床单位的清洁、整齐、干净。保证产妇有足够的营养和睡眠，护理活动应不打扰产妇的休息。

（1）生命体征：每日测体温、脉搏、呼吸及血压，如体温超过 38℃，应加强观察，查找原因，并向医师汇报。

（2）饮食：产后 1 小时产妇可进流食或清淡半流饮食，以后可进普通饮食。食物应富有营养、有足够热量和水分。若哺乳，应多食蛋白质和汤汁类食物，同时适当补充维生素和铁剂，推荐补充铁剂 3 个月。

（3）排尿与排便：保持大小便通畅。特别是产后 4 小时内要鼓励产妇及时排尿，如出现排尿困难，应鼓励产妇坐起排尿，用热水熏洗外阴，用温开水冲洗会阴，热敷下腹部刺激膀胱肌收缩；也可用针灸方法促其排尿，必要时导尿，留置尿管 1~2 个月。鼓励产妇早日下床活动及做产后操，多饮水，多吃蔬菜和含纤维素食物，以保持大便通畅。

（4）活动：产后应尽早适当活动，经阴道自然分娩的产妇，产后 6~12 小时内即可起床轻微活动，于产后第 2 日可在室内随意走动，按时做产后健身操。行会阴后一侧切开或剖宫产的产妇，可适当推迟活动时间，鼓励产妇床上适当活动，预防下肢静脉血栓形成。待拆线后伤口不感疼痛时，也应做产后健身操。由于产妇产后盆底肌肉松弛，应避免负重劳动或蹲位活动，以防止子宫脱垂。

知识点 8：产褥期妇女的症状护理措施　　　　副高：熟练掌握　　正高：熟练掌握

（1）产后 2 小时的护理：产后 2 小时内严密观察生命体征、子宫收缩情况及阴道出血量，注意宫底高度及膀胱是否充盈。防止发生严重并发症，如产后出血、产后心衰、产后子痫和羊水栓塞等。在此期间应协助产妇首次哺乳。

（2）观察子宫复旧及恶露：每日在同一时间评估子宫复旧情况及恶露，测量前嘱产妇排尿。如发现异常及时排空膀胱、按摩子宫（子宫部位），按医嘱给予子宫收缩剂；每日观察恶露的量、颜色和气味，如恶露有异味，常提示有感染的可能，配合医师做好血及组织培养标本的收集和抗生素的应用。

（3）会阴及会阴伤口的护理

1）会阴及会阴伤口的冲洗：用 0.05% 聚维酮碘液擦洗外阴，每日 2~3 次；或用 2‰ 苯扎溴铵（新洁尔灭）冲洗或擦洗外阴。擦洗的原则为由上到下，从内到外，会阴切口单独擦洗，擦过肛门的棉球和镊子应丢弃。大便后，用水清洗会阴，保持会阴部清洁。

2）会阴伤口的观察：会阴部有缝线者，应每日观察伤口周围有无渗血、血肿、红肿、硬结及分泌物，并嘱产妇采取向会阴伤口对侧卧位。

3）会阴伤口异常的护理：①会阴或会阴伤口水肿的患者，可以用 50% 硫酸镁湿热敷，产后 24 小时可用红外线照射外阴。②会阴部小血肿者，24 小时后可湿热敷或远红外线灯照射，大的血肿应配合医师切开处理。③会阴伤口有硬结者，用大黄、芒硝外敷或用 95% 乙醇湿热敷。④会阴切口疼痛剧烈或产妇有肛门坠胀感，应及时报告医师，以排除阴道壁及会阴部血肿。⑤会阴部伤口缝线者，于产后 3~5 日拆线，伤口感染者，应提前拆线引流，并定时换药。

（4）乳房护理：乳房应保持清洁、干燥，经常擦洗。做到母婴同室，早接触、早吸吮。

每次哺乳前柔和地按摩乳房，刺激泌乳反射。哺乳时应让新生儿吸空乳房，如乳汁充足孩子吸不完时，应用吸乳器将剩余的乳汁吸出，避免因乳汁淤积影响乳汁分泌，并阻塞乳腺管及使两侧乳房大小不一等。

1）一般乳房护理：哺乳期建议产妇使用棉质乳罩，大小适中，避免过松或过紧。每次哺乳前，产妇应用清水将自己乳头洗净，并清洗双手。乳头处如有痂垢，应先用油脂浸软后再用温水洗净，切忌用乙醇之类擦洗，以免引起局部皮肤干燥、皲裂。如吸吮不成功，则指导产妇挤出乳汁喂养。

2）平坦及凹陷乳头护理：若乳头凹陷，婴儿很难吸吮到奶头，可指导产妇做乳头伸展练习及乳头牵拉练习，且配置乳头罩。此外，可指导产妇改变多种喂奶的姿势和使用假乳套以利于婴儿含住乳头，也可利用吸乳器进行吸引。在婴儿饥饿时可先吸吮平坦一侧。

3）乳房胀痛护理：产后 3 日内，因淋巴和静脉充盈，乳腺管不畅，乳房逐渐胀实、变硬，触之疼痛，可有轻度发热。一般于产后 1 周乳腺管畅通后自然消失。也用以下方法缓解。①尽早哺乳：产后半小时内开始哺乳，可促进乳汁畅流。②外敷乳房：哺乳前热敷乳房，可促使乳腺管畅通。在两次哺乳间冷敷乳房，可减少局部充血、肿胀。③按摩乳房：哺乳前从乳房边缘向乳头中心按摩乳房，可促进乳腺管畅通，减少疼痛。④穿戴乳罩：乳房肿胀时，产妇穿戴合适的具有支托性的乳罩，可减轻乳房充盈时的沉重感。⑤服用药物：可口服维生素 B_6 或散结通乳的中药。

4）乳腺炎护理：轻度乳腺炎时，在哺乳前湿热敷乳房 3~5 分钟，并按摩乳房，轻轻拍打和抖动乳房，哺乳时先喂患侧乳房，因饥饿时婴儿的吸吮力强，可吸通乳腺管。每次哺乳时应充分吸空乳汁，同时增加哺乳的次数，每次哺乳至少 20 分钟。哺乳后充分休息，饮食要清淡。若病情严重，需药物治疗及手术治疗。

5）乳头皲裂护理：轻者可继续哺乳。哺乳时产妇取舒适的姿势，哺乳前湿热敷乳房 3~5 分钟，挤出少许乳汁使乳晕变软，让乳头和大部分乳晕含吮在婴儿口中。哺乳后，挤出少许乳汁涂在乳头和乳晕上，短暂暴露使乳头干燥。疼痛严重者，可用吸乳器吸出喂给新生儿或用乳头罩间接哺乳；哺乳后，在皲裂处涂抗生素软膏或 10% 复方安息香酸酊，并于下次喂奶时洗净。

6）催乳护理：对于出现乳汁分泌不足的产妇，应指导其按需哺乳、夜间哺乳，调节饮食，采取催乳方法，同时鼓励产妇树立信心。

7）退乳护理：产妇因疾病或其他原因不能哺乳时，应尽早退奶。最简单的退奶方法是停止哺乳，不排空乳房，少进汤汁。若产妇感到乳房胀痛，可口服镇痛药物。目前不推荐雌激素或溴隐亭退奶。其他退奶方法：①可用生麦芽 60~90g，水煎服，每日 1 剂，连服 3~5 日。②芒硝 250g 分装于两个布袋内，敷于两侧乳房并包扎固定，湿硬后及时更换，直至乳房不胀为止。③维生素 B_6 200mg 口服，每日 3 次，共 5~7 日。

| 知识点 9：产褥期妇女的健康指导 | 副高：掌握　正高：熟练掌握 |

（1）一般指导：产妇居室应清洁通风，合理饮食保证充足的营养。注意休息，合理安排

家务及婴儿护理，注意个人卫生和会阴部清洁，保持良好的心境，适应新的家庭生活方式。

（2）适当活动：经阴道分娩的产妇，产后 6~12 小时内即可起床轻微活动，产后第 2 日可在室内随意走动。行会阴侧切或剖宫产的产妇，可适当推迟活动时间。产后 2 周时开始做膝胸卧位，可预防或纠正子宫后倾。

（3）出院后喂养指导：①强调母乳喂养的重要性，评估产妇母乳喂养知识和技能，对有关知识缺乏的产妇及时进行宣教。②保证合理的睡眠和休息，保持精神愉快并注意乳房卫生，哺乳母亲上班期间应注意摄取足够的水分和营养。③上班哺乳母亲可于上班前挤出乳汁存放于冰箱内，婴儿需要时由他人哺喂，下班后及节假日坚持自己喂养。④告知产妇及家属，如遇到喂养问题时可采取咨询方法。

（4）产后健身操：可促进腹壁、盆底肌肉张力的恢复，避免腹壁皮肤过度松弛，预防尿失禁、膀胱直肠膨出及子宫脱垂。根据产妇的情况，运动量由小到大，由弱到强循序渐进地进行练习。一般在产后第 2 天开始，每 1~2 天增加 1 节，每节做 8~16 次。出院后继续做产后健身操直至产后 6 周。

（5）计划生育指导：产后 42 天之内禁止性生活。根据产后检查情况，恢复正常性生活，并指导产妇选择适当的避孕措施，一般哺乳者宜选用工具避孕，不哺乳者可选用药物避孕。

（6）产后检查：包括产后访视及产后健康检查。

1）产后访视：由社区医疗保健人员在产妇出院后 3 天内、产后 14 天、产后 28 天分别做 3 次产后访视，通过访视可了解产妇及新生儿的健康状况，内容包括：①了解产妇饮食、睡眠及心理状况；②观察子宫复旧及恶露；③检查乳房，了解哺乳情况；④观察会阴伤口或剖宫产腹部伤口情况，发现异常给予及时指导。

2）产后健康检查：告知产妇于产后 42 天带孩子一起来医院进行一次全面检查，以了解产妇全身情况，特别是生殖器官的恢复情况及新生儿发育情况。产后健康检查包括全身检查和妇科检查。全身检查主要是测血压、脉搏，查血、尿常规等；妇科检查主要了解盆腔内生殖器是否已恢复至非孕状态。

第四节　正常新生儿的护理

知识点 1：正常新生儿的概念	副高：熟练掌握　正高：熟练掌握

正常新生儿是指胎龄超过 37 周，出生体重在 2500 克以上，身长在 47 厘米以上，并且身体没有任何畸形和疾病的活产新生儿。胎龄在 37~42 周的正常新生儿称为正常足月新生儿；胎龄大于等于 42 周的正常新生儿称为过期产儿。新生儿期是指从胎儿出生后断脐到满 28 日的这段时间。

知识点 2：正常新生儿的生理特点	副高：熟练掌握　正高：熟练掌握

（1）体温调节：新生儿体温调节中枢尚未完全成熟，以及受到周围环境的影响，易导

致体温的丧失。此外，新生儿体表面积大、皮下组织较少，皮肤层较薄，以及血管分布于近皮肤的表面，使新生儿的体温容易传送到外界环境中。

（2）皮肤黏膜：新生儿出生时体表覆盖一层白色乳酪状胎脂，它具有保护皮肤、减少散热的作用。新生儿皮肤薄嫩，易受损伤而发生感染。

（3）皮肤

1）胎脂：新生儿的表皮覆盖着一层乳酪状的白色物质，称为胎脂，可持续存在 2~3 天。因其具有隔绝及抑制细菌的作用，故不需用力去除。若胎脂呈现黄色，提示羊水中有胆红素；若呈现绿色，提示羊水中有胎粪。

2）胎毛：柔软纤细的胎毛多覆盖在胎儿的肩上、背、面颊及耳垂。胎毛过多，表示可能是早产儿；过熟的胎儿则几乎没有胎毛。身体上的胎毛会因皮肤与床单或衣服的摩擦而脱落。约 14 天后，完全消失不再长出。

3）粟粒疹：在最初的 2 周内可见脸颊、鼻尖及下颏处有白色丘疹，当皮脂腺成熟后便干燥掉落，需 2~4 周。此丘疹是一种正常现象。

4）毒性红斑：呈粉红色的丘疹，通常分布在胸、背、脸及四肢，持续 1~4 天，病变以丘疹、红斑及脓包为特征，有 30%~70% 的新生儿会在皮肤上出现，1 周内会自行消退。

5）胎记：新生儿皮肤上可见多种不同类型的胎记，如永久胎痣（又称焰色痣）、草莓状血管瘤、蒙古斑等。

6）发绀：新生儿在出生的前几个小时可能会出现四肢发绀（呈蓝紫色）的现象。观察皮肤颜色，是评估新生儿健康状况的一项重要指标。一般在出生后 24~48 小时内的四肢发绀，是一种正常现象；但如果持续，且呈现中央性的发绀（如嘴唇周围），则提示有潜在的疾病状态，应立即报告医师，做适当处理。

7）黄疸：约有 50% 的新生儿在出生后的第 2 天或第 3 天，会出现生理性黄疸的现象。

（4）呼吸系统：新生儿出生后约 10 秒钟发生呼吸运动，主要以腹式呼吸为主，呼吸浅而快，安静时 40~60 次/分，如连续超过 60 次/分称为呼吸急促，常由呼吸系统或其他系统疾病所致。新生儿呼吸道狭小，气道内比较干燥，轻度炎症即可导致严重发绀和呼吸困难。

（5）循环系统：新生儿耗氧量大，故心率较快，睡眠时平均心率为 120 次/分，醒时可增至 140~160 次/分，且易受啼哭、吸乳等因素影响而发生波动，波动范围为 90~160 次/分。新生儿血流多集中分布于躯干及内脏，因此四肢容易发冷、发绀和温度偏低。新生儿红细胞、白细胞计数较高，以后逐渐下降至婴儿正常值。

（6）消化系统：新生儿胃容量小，肠道容量相对较大，胃肠蠕动较快能适应较大量流质食物的消化；新生儿虽吞咽功能接近完善，但因食管无蠕动，胃贲门括约肌不发达，故哺乳后常易发生呕吐和溢乳。

新生儿出生后 24 小时内排墨绿色胎粪，2~3 天排完。出生后 24 小时仍不排大便，应及时检查原因。

（7）泌尿系统：新生足月儿出生时肾结构发育已完成，但功能仍不成熟，对于药物排泄较慢，应严格掌握用药指征及剂量。新生儿一般在生后 24 小时内开始排尿，少数在 48 小时内排尿。新生儿尿中含尿酸盐结晶，在尿布上有时出现红褐色粉末状物，随着哺乳量增加，排尿次数增加，可一日达 10~20 次。

（8）神经系统：新生儿大脑皮质及椎体未发育成熟，故新生儿动作慢而不协调，肌张力稍高，哭闹时可有肌强直；大脑皮质兴奋性低，睡眠时间长；眼肌活动不协调，对明暗有感觉，具有凝视和追视能力，有角膜反射及视、听反射；味觉、触觉、温觉较灵敏，痛觉、嗅觉、听觉较迟钝；有吸吮、吞咽、觅食、握持、拥抱等先天性反射活动。新生儿每日平均睡眠时间为 18~22 小时。

（9）免疫系统：新生儿在胎儿期从母体获得 IgG，故其对多种传染病有特异性免疫，从而在出生后 6 个月内对麻疹、风疹、白喉等有免疫力。但因其缺乏免疫球蛋白 IgA 抗体，易患消化道、呼吸道感染；因其自身的主动免疫力尚未发育完善，所以在日常护理工作中应做好消毒隔离，以预防感染。出生后，母乳喂养、初乳能增强婴儿的免疫力。

知识点 3：正常新生儿的临床表现 　　　　　　副高：掌握　正高：掌握

（1）体温改变：正常腋下体温为 36.0~37.2℃，体温超过 37.5℃者见于室温高、保温过度或脱水；体温低于 36℃者见于室温较低、早产儿或感染等。

（2）生理性体重下降：出生后由于体内水分丢失较多、进入量少、胎脂脱落、胎粪排出等使体重下降，约 1 周降至最低点（小于出生体重的 10%，早产儿为 15%~20%），10 天左右恢复到出生体重，称生理性体重下降。早产儿体重恢复的速度较足月儿慢。

（3）乳腺肿大及假月经：由于受胎盘分泌的雌孕激素的影响，新生儿出生后 4~7 天均可出现乳腺增大，2~3 周后自行消退，切忌挤压，以免感染。部分女婴出生后 5~7 天阴道流出少量血性分泌物，或大量非脓性分泌物，可持续 1~2 日后自然消失。

（4）生理性黄疸：50%~60% 的足月儿和 80% 的早产儿出现生理性黄疸，其特点为：①一般情况良好。②足月儿生后 2~3 天出现黄疸，4~5 天达高峰，5~7 天消退，但最迟不超过 2 周；早产儿黄疸多于出生后 3~5 天出现，5~7 天达高峰，7~9 天消退，最长可延迟到 3~4 周。③每天血清胆红素升高 $<85\mu mol/L$。

（5）螳螂嘴和马牙：新生儿及乳儿口腔颊部有坚厚的脂肪层，叫颊脂体。这种结构便于吸牢乳头，有利于吸吮动作的进行，有的新生儿出生时两块颊脂体较大，通过吸吮锻炼，就更发达而向口腔突出，即所谓"螳螂嘴"。随着小儿长大，颊脂体逐渐消失。婴儿出生不久，牙龈黏膜出现白色韧性小颗粒，类似牙齿组织，称为上皮珠，俗称"马牙"。马牙实际上是牙齿的"奠基者"，是无生命的东西，可慢慢消失，婴儿无任何不舒服感觉。千万不能强行割"螳螂嘴"和擦破"马牙"，这样可引起严重感染，导致败血症，危及婴儿生命。

知识点 4：正常新生儿的体格检查 　　　　　　副高：掌握　正高：掌握

体格检查可在各项操作中进行，如换尿布时可看到新生儿腹部、臀部和排便情况；与新生儿交流时可发现新生儿听力、视力或精神状态有无异常。若要专门检查，应选择在两次喂奶中间，采用从上到下、由前至后的顺序进行。

（1）一般检查：注意新生儿的发育、反应，观察皮肤颜色，有无瘀斑或感染灶。①体重：一般于沐浴后测裸体体重。正常体重为2500~4000g。体重超过4000g见于父母身材高大、多胎经产妇、过期妊娠或孕妇有糖尿病等；体重低于2500g见于早产儿或足月小样儿。②身长：测量头顶最高点至足跟的距离，正常为45~55cm。③体温：一般测腋下体温。正常为36~37.2℃，体温超过37.5℃见于室温高、保暖过度或脱水；体温低于36℃见于室温较低、早产儿或感染。④呼吸：在新儿安静时测1分钟，正常为40~60次/分。新生儿呼吸减慢见于母亲在产时使用了麻醉药、镇静药或新生儿有产伤；新生儿呼吸过快见于新生儿呼吸窘迫、膈疝等。⑤心率：一般通过心脏听诊获得。正常心率为120~140次/分。若心率持续增快或减慢，怀疑为先天性心脏病，应提高警惕。

（2）头面部：观察头颅大小、形状，有无产瘤、血肿及皮肤破损；检查囟门大小和紧张度，有无颅骨骨折和缺损；检查巩膜有无黄染或出血点；检查口腔外观有无唇腭裂。

（3）颈部：注意颈部对称性、位置、活动范围和肌张力。

（4）胸部：观察胸廓形态、对称性，有无畸形；检查呼吸时是否有肋下缘和胸骨上下软组织下陷；通过心脏听诊检查心率、节律，有无杂音；通过肺部听诊判断呼吸音是否清晰，有无啰音及啰音的性质和部位。

（5）腹部：观察呼吸时胸腹是否协调，外形有无异常；听诊有无肠鸣音。

（6）脐带：观察脐带残端有无出血或异常分泌物。如脐带红肿或分泌物有臭味，提示脐部感染。

（7）脊柱、四肢：检查脊柱、四肢发育是否正常，四肢是否对称，有无骨折或关节脱位。

（8）臀部：皮肤是否光滑，臀后部有无包块或红肿。肛门周围有无红肿。观察大便的次数和性状。若出生24小时后仍未排胎粪，应检查有无消化道发育异常。

（9）肌张力、活动情况：在新生儿嗜睡时，予以刺激待其啼哭后观察。观察新生儿是否表现为肌张力、哭声异常。若异常则为中枢神级受损。

（10）反射：通过观察各种反射是否存在，可以了解新生儿神经系统的发育情况。持久存在的反射有觅食反射、吸吮反射、吞咽反射等，而拥抱、握持等反射随着婴儿的发育逐渐减退，一般于出生后3~4个月消失。

（11）亲子互动：观察母亲与孩子间沟通的频率、方式及效果；评估母亲是否存在拒绝喂养新生儿的行为。

（12）其他：洗澡换衣服时观察皮肤皱褶处有无小脓点，皮肤黄疸是否已消退或加深或退后又出现；观察新生儿的精神状态；对眼睛的评估可用红球放在距双眼前30cm左右，观察新生儿双眼能否追视红球。

知识点5：正常新生儿的护理评估　　　　　副高：熟练掌握　　正高：熟练掌握

（1）健康史

1）新生儿情况：Apgar评分，新生儿标记，有无损伤及畸形，可能发生的潜在性问题。

2）母亲情况：妊娠情况、分娩过程和分娩方式。

（2）身体状况

1）生命体征：包括体温、心率、呼吸。

2）肌张力和活动。

3）皮肤有无发绀，发绀呈中心性还是周围性。

4）脐带残端有无渗血。

5）注意新生儿的啼哭、表情等情绪反应，判断新生儿是否有饥饿、不适、疼痛等。

（3）心理-社会状况：日常评估。

知识点6：正常新生儿的护理诊断	副高：熟练掌握　正高：熟练掌握

（1）体温调节无效：与体温调节中枢发育不完善、缺乏体脂及环境温度低有关。

（2）窒息的危险：与呛奶、呕吐有关。

（3）感染的危险：与新生儿免疫功能不足及皮肤黏膜屏障功能差有关。

（4）受伤的危险：与没有自我防卫能力有关。

（5）营养失调：摄入低于机体需要量，与母乳喂养不足有关。

知识点7：正常新生儿的常规护理措施	副高：熟练掌握　正高：熟练掌握

（1）保暖

1）出生后立即对新生儿采取保暖措施，如适当的衣物及包裹、戴帽等，必要时可采取母亲胸前怀抱、置入婴儿暖箱等措施对新生儿进行保暖。

2）保持母婴同室的清洁整齐，通风良好，空气清新。

3）定期监测新生儿体温以便选择不同的保暖措施。

4）母婴同室的室温应保持在22~24℃，湿度保持在55%~65%。

（2）皮肤、黏膜护理

1）出生24小时以内的新生儿可使用消毒植物油等轻轻擦去皮肤皱褶处及臀部的胎脂。

2）24小时后，脐带结扎处干燥、体温稳定后即可沐浴。医院以淋浴为主，家中以盆浴为主。沐浴时室温26~28℃，水温38~42℃。根据新生儿皮肤清洁程度决定沐浴的频率，沐浴前不要喂奶。沐浴时一个婴儿一套沐浴用品，所有婴儿沐浴后用消毒液浸泡浴池。

3）每次大便后用清水洗净臀部或用湿纸巾擦净臀部。

4）尿布松紧适度，及时更换尿布。

5）新生儿口腔不宜擦洗，可喂温开水清洗口腔。

（3）保持呼吸通畅

1）新生儿娩出后，立即迅速清除口、鼻中的羊水等，防止吸入性肺炎。

2）将新生儿卧于舒适体位。

3）避免将物品尤其是塑料袋等放在新生儿口、鼻腔附近。

（4）预防交叉感染

1）建立母婴同室消毒隔离制度。

2）工作人员入室应更换衣、鞋，接触新生儿前后均应洗手或使用快速手消毒液消毒手，避免交叉感染。

3）注意房间通风，定期用消毒机对病房进行空气消毒。

4）新生儿用品应一人一用。

（5）脐部护理

1）脐部残端应保持清洁、干燥。

2）脐带脱落以前，每次沐浴后可使用75%乙醇或其他消毒液消毒脐带残端及脐轮周围，然后用无菌纱布覆盖包扎。

3）使用尿布时，注意勿超过脐部，以免粪便污染脐部。

4）脐带脱落后，如有黏液或少量渗血，可用碘伏或其他消毒液涂抹，如有肉芽组织增生，可用2.5%硝酸银溶液烧灼，再用生理盐水棉签擦洗局部。

（6）新生儿筛查：对新生儿开展先天性甲状腺功能减退症、苯丙酮尿症等先天性代谢缺陷病的筛查，有条件的医院可开展新生儿听力筛查。

（7）预防接种：出生24小时内接种乙肝疫苗1次，以后分别于生后1个月、6个月再注射一次。

（8）抚触：通过抚触者双手对婴儿皮肤各部位进行有次序、有手法技巧的抚摩。抚触可通过婴儿皮肤温和刺激而传入中枢神经系统产生一系列生理效应，有利于新生儿生长发育。

（9）新生儿安全措施

1）出生后，向产妇确认新生儿性别后将新生儿脚印印在病历上。

2）新生儿腕带上写上母亲姓名、新生儿性别及住院号。

3）新生儿由助产人员或医生护送至母婴同室，并与主管护士交接新生儿出生时Apgar评分、羊水情况、早吸吮及其他事宜。同时，主管护士应全面核对母亲姓名、床号、新生儿性别、出生时间、腕带内容、胸牌、病历等。

4）对新生儿外观进行全面体检，检查有无畸形、产伤等。

5）新生儿床应配有围栏，床上不放危险物品，如锐角玩具、过烫的热水袋等。

6）出院时与家属一起再次确认新生儿性别、手腕标记、胸牌等。

知识点8：正常新生儿母乳喂养的护理措施　　　　副高：熟练掌握　正高：熟练掌握

（1）准备工作

1）每次喂奶前产妇应洗净双手，用清水擦洗乳房和乳头。

2）母亲可采取卧位或坐位进行喂养，但不论采取哪种姿势，都应保证母亲及婴儿处于舒适体位。若会阴伤口疼痛无法坐起哺乳，可取侧卧位，使母婴紧密相贴。

3）提倡按需哺乳。

（2）哺乳时间

1）自然分娩后半小时内，剖宫产母亲清醒后半小时内开始哺乳。

2）产后1周内，哺乳次数应频繁，每1~3小时哺乳1次，开始每次吸吮时间3~5分钟，以后逐渐延长。但一般不超过15~20分钟，以免乳头浸泽、皲裂而引起乳腺炎。

3）哺乳时，先挤压乳晕周围组织，挤出少量乳汁以刺激婴儿吸吮。

4）把乳头和大部分乳晕放在婴儿口中，用一只手托扶乳房，防止乳房堵住婴儿鼻孔。

（3）哺乳方法

1）婴儿的嘴应尽可能地覆盖乳晕而非仅仅覆盖住乳头，不恰当的乳头含接会造成产妇乳头疼痛且可能导致乳头皲裂。

2）哺乳结束时，用示指轻轻向下按压婴儿下颌，避免在口腔负压情况下拉出乳头而引起局部疼痛或皮肤损伤。

3）哺乳后，挤出少许乳汁涂在乳头和乳晕上。

4）每次哺乳时都应吸空一侧乳房后，再吸吮另一侧乳房。

（4）注意事项

1）每次哺乳后，应将婴儿抱起轻拍背部1~2分钟，排出胃内空气，以防吐奶。

2）哺乳后，产妇佩戴合适棉质乳罩。

3）哺乳期以10个月至1年为宜。

知识点9：正常新生儿人工喂养的护理措施　　　　副高：熟练掌握　　正高：熟练掌握

不宜母乳喂养者可选用人工喂养。

（1）奶品的选择

1）牛奶：是人工喂养首选的主要奶品，其含量与人乳接近，更适合新生儿的消化能力和肾功能，但酪蛋白的含量为人乳的3倍，矿物质和维生素的比例与人乳也不同，因此容易产生消化不良，不利于婴儿吸收，而且牛奶中缺乏抗体和酶。

2）羊奶：营养价值与牛奶接近，但叶酸和铁的含量较少。

3）豆浆：营养价值比牛奶和羊奶差。

4）配方奶：市售配方奶与母乳成分非常接近，其来源以牛奶和羊奶为主。标准的配方奶和母乳大约含有66kcal/100ml的热量。配方奶比母乳含有更多的蛋白质和大多数的矿物质，以补偿相对较低的吸收和利用度。配方奶在制造过程中添加或未添加铁。低铁配方奶与牛奶一样基本不含铁。贫血常见于用低铁配方奶喂养的婴儿中。对未接受母乳喂养的婴儿，1岁以内使用强化铁的配方奶喂养能够为膳食铁提供较为可靠的来源。

（2）奶量

足月新生儿出生第一天30~60ml/kg，第二天60~90ml/kg，第三天90~120ml/kg，以后每天增加10ml/kg，10天后为体重(g)的1/5。具体的奶量应根据新生儿的情况酌情增减。

（3）奶的配制

1）奶粉配制：一般按容积计算，奶粉与水以1∶4的比例配制，即1份奶粉加入4份水，这样可冲调成与鲜牛奶相同的浓度。

2）牛奶配制：用鲜牛奶稀释成3∶1的浓度，加入适量糖。

（4）注意事项

1）牛奶配制前应检查奶的质量。

2）牛奶食用前应煮沸1~3分钟，使其蛋白质、脂肪颗粒变小，有利于吸收；配方奶无须煮沸，直接使用温开水进行配制。

3）喂哺前测量奶温，避免过烫或过冷。

4）喂养时要将婴儿抱稳，不能在喂养过程中把奶瓶放在高处或无人照顾婴儿，这不仅是从安全的角度考虑，而且喂养时间对婴儿很重要。一般3~4小时喂哺一次，夜间可适当延长喂哺时间。室内温度高时，在两次喂哺之间加喂水分。

5）不要强迫婴儿摄入超过其需要的量，喂哺完毕后，将婴儿竖起轻拍其背部，使其打嗝，防止溢乳。

6）如新生儿吸吮能力低，胃纳不佳或容易溢乳，可行少量多次喂哺。

7）遇新生儿腹泻或其他不适时，应适当稀释奶浓度并减量。

8）婴儿食具应妥善保管，定时煮沸消毒，避免污染。

知识点10：正常新生儿的健康指导　　　　　　　**副高：掌握　正高：熟练掌握**

（1）对新生儿父母进行母乳喂养知识宣教，鼓励母乳喂养。

（2）向新生儿父母讲解新生儿护理要点，示范并教会换尿布、洗澡及喂奶方法。

（3）交待安全注意事项，防烫伤、防昆虫叮咬、防呛奶和窒息。防止婴儿丢失。

（4）交待新生儿日常观察要点，疫苗注射后注意事项。

（5）交待新生儿出生医学证明办理及领取方法。

第四章　异常妊娠妇女的护理

第一节　自然流产

流产是指妊娠不足 28 周、胎儿体重不足 1000g 而终止者。妊娠 12 周前终止者称早期流产，妊娠 12 周至不足 28 周终止者称晚期流产。前者较为多见。流产又分为自然流产和人工流产。自然流产的发生率占全部妊娠的 10%~15%，其中 80% 以上为早期流产。

导致流产的原因很多，除了胚胎本身原因外，还有子宫环境、内分泌状态及其他因素等。主要有以下几方面。

（1）胚胎因素：染色体异常是主要原因，尤其早期流产，染色体异常的胚胎占 50%~60%。染色体异常多为数目异常，如 X 单体、某条染色体出现 3 条，或者三倍体、多倍体等；其次为结构异常，如染色体断裂、缺失或易位。除遗传因素外，感染药物等因素也可引起染色体异常。

（2）母体因素

1）全身性疾病：严重感染高热可引起子宫收缩而发生流产；细菌毒素或病毒如巨细胞病毒通过胎盘进入胎儿血液循环，可导致胎儿死亡而发生流产；孕妇患严重贫血或心力衰竭可引起胎儿缺氧，引起流产；慢性肾炎或高血压也可致胎盘梗死而引起流产。此外，内分泌功能失调、身体或精神的创伤也可导致流产。

2）免疫因素：孕妇对胎儿免疫耐受降低可导致流产，如母胎血型抗原不合（Rh 或 A、B、O 血型系统等）、抗精子抗体存在、母体抗磷脂抗体过多、封闭抗体不足等。

3）生殖器官异常：子宫发育不良、子宫畸形、子宫肌瘤、宫腔粘连等可影响胎儿的生长发育而导致流产。子宫颈重度裂伤，宫颈内口松弛可引发胎膜早破而引起晚期流产。

4）内分泌异常：黄体功能不足、甲状腺功能减退、严重糖尿病血糖未能控制等可导致流产。

5）强烈应激与不良习惯：严重的躯体（腹部手术、直接撞击、性交过频、劳累过度）或心理（过度紧张、焦虑、恐惧、忧伤等）不良刺激及孕妇过量吸烟、酗酒、饮咖啡、吸毒等，均有导致流产的可能。

（3）胎盘因素：滋养细胞的发育和功能不全是胚胎早期死亡的重要原因。此外，胎盘内大面积梗死、前置胎盘、胎盘早剥而致胎盘血液循环障碍，胎儿死亡等可致流产。

（4）环境因素：过多接触有害的化学物质（如镉、铅、有机汞、DDT 及尼古丁、乙醇等）、物理因素（如放射性物质、噪声、振动及高温等）及生物因素（致病微生物所致的宫内感染）可直接或间接对胚胎或胎儿造成损害，引起流产。

知识点 3：流产的病理生理	副高：熟练掌握 正高：熟练掌握

流产过程是指妊娠物逐渐从子宫壁剥离，然后排出子宫。妊娠 8 周前的早期流产，胚胎多数先死亡，随后发生底蜕膜出血，造成胚胎的绒毛与蜕膜层分离，已分离的胚胎组织如同异物，引起子宫收缩而被排出。有时也可能蜕膜海绵层先出血坏死或有直栓形成，使胎儿死亡，然后排出。妊娠 8 周以内时，胎盘绒毛发育尚不成熟，与子宫蜕膜联系还不牢固，此时流产妊娠产物多数可以完整地从子宫壁分离而排出，出血不多。妊娠 8~12 周时，胎盘绒毛发育茂盛，与蜕膜联系较牢固，此时若发生流产，妊娠产物往往不易完整分离排出，常有部分组织残留宫腔内影响子宫收缩，致使出血较多。妊娠 12 周后，胎盘已完全形成，流产时往往先有腹痛，然后排出胎儿、胎盘。胎儿在宫腔内死亡过久，被血块包围可形成血样胎块引起出血不止，也可因血样胎块的血红蛋白被吸收形成肉样胎块，或纤维化与子宫壁粘连。偶有胎儿被挤压形成纸样胎儿，或发生钙化后形成石胎。

知识点 4：流产的临床表现	副高：掌握 正高：掌握

停经、腹痛及阴道流血是流产的主要临床症状。在流产发展的各个阶段，其症状发生的时间、程度不同，相应的处理原则也不同。

（1）先兆流产：指妊娠 28 周前先出现少量阴道流血，常为暗红色或血性白带，量比月经少，伴有下腹轻微疼痛，腰痛、腰部坠胀感。妇科检查：宫口未开，胎膜未破，子宫大小与停经月份大小相符。妊娠产物未排出。经过休息与治疗，如果流血停止或腹痛消失，可继续妊娠。如果流血增多或腹痛加剧，可发展成为难免流产。

（2）难免流产：指流产不可避免。在先兆流产基础上发展而来，表现为阴道流血量增多，阵发性腹痛加重，或出现阴道流液（胎膜破裂）。妇科检查：子宫大小与妊娠月份相符或略小，宫口已扩张，但组织尚未排出。晚期难免流产，有时可见胚胎组织或胎囊堵塞于宫颈口内。妊娠试验多为阴性。

（3）不全流产：由难免流产发展而来，妊娠产物已部分排出宫腔，且部分残留宫腔内或嵌顿于宫颈口处，或胎儿排出后胎盘滞留宫腔或嵌顿于宫颈口，影响子宫收缩，使阴道流血持续不止，严重时可引起失血性休克，下腹痛减轻。妇科检查：子宫一般小于停经周数，宫口已扩张，有大量血液自宫颈口内流出，有时可发现胎盘组织堵塞于子宫颈口，或部分妊娠物已排出于阴道内。

（4）完全流产：妊娠产物已完全排出，阴道流血逐渐停止，腹痛逐渐消失。妇科检查：宫颈口已关闭，子宫接近正常大小或略大。

（5）此外，流产有以下 3 种特殊情况。

1）稽留流产：又称过期流产。指胚胎或胎儿已死亡，滞留宫腔内未能及时自然排出者。典型表现为早孕反应消失，有先兆流产症状或无任何症状，子宫不再增大反而缩小。若已到妊娠中期，孕妇腹部不见增大，胎动消失。妇科检查：宫颈口未开，子宫小于妊娠周数，质地不软，听诊不能闻及胎心。

2）复发性流产：指与同一性伴侣连续发生自然流产 3 次及 3 次以上者。每次流产多发生于同一妊娠月份，其临床经过与一般流产相同。复发性流产大多数为早期流产，少数为晚期流产。

3）流产合并感染：流产过程中，若阴道流血时间长，有组织残留于宫腔内或非法堕胎，有可能引起宫腔感染，常为厌氧菌及需氧菌混合感染严重感染可扩展至盆腔、腹腔甚至全身，并发盆腔炎、腹膜炎、败血症及感染性休克等。

知识点 5：流产的辅助检查　　　　　　　　副高：掌握　　正高：掌握

（1）体格检查：测量体温、脉搏、呼吸、血压及有无贫血和感染征象。在消毒条件下进行妇科检查，进一步了解子宫颈口是否已扩张，羊膜囊是否膨出，有无妊娠产物堵塞于宫口内，子宫大小与停经月份是否相符，子宫质地及有无压痛等。同时检查双侧附件有无肿块、增厚及压痛等。

（2）实验室检查

1）人绒毛膜促性腺激素（hCG）测定：采用放射免疫方法进行 β-hCG 测定，若 β-hCG持续不升或低于正常值，提示流产不可避免。

2）激素测定：主要测定血孕酮水平，可协助诊断先兆流产的预后。

（3）B 超检查：超声显像可通过显示有无胎囊及其形态、胎动、胎心等，确定胚胎或胎儿是否存活或是否存在。不全流产及稽留流产均可借助 B 超协助确诊。

知识点 6：自然流产的治疗要点　　　　　　　副高：掌握　　正高：掌握

不同类型的流产，相应的处理原则也不同。

（1）先兆流产

1）卧床休息，禁止性生活，减少对子宫的刺激。必要时给予对胎儿危害小的镇静药。

2）黄体功能不足者，遵医嘱口服维生素 E 或肌内注射黄体酮注射液保胎。

3）及时进行 B 超检查，了解胚胎发育情况，避免盲目保胎。治疗 2 周后，若阴道流血停止，B 超提示胎儿存活者，可以继续妊娠。若临床症状加重，B 超提示胎儿发育不良，β-hCG不升或持续下降，表明流产已不可避免，应及时终止妊娠。

4）重视心理治疗，保持情绪稳定，增强信心。

（2）难免流产

1）一旦确诊，尽早使胚胎及胎盘组织完全排出，以防止出血和感染。

2）晚期流产者，子宫较大且出血多，可用缩宫素静脉滴注，促进子宫收缩。

3）妊娠产物排出后及时检查其完整性，必要时刮宫清除宫腔内残留的妊娠组织。

4）及时给予抗生素预防感染。

（3）不全流产

1）一经确诊，尽快行刮宫术或钳刮术，清除宫腔内残留组织。

2）阴道大量流血伴休克者，及时输血输液。

3）给予抗生素预防感染。

（4）完全流产：无感染征象者，不需要特殊处理。

（5）稽留流产

1）做凝血功能检查。

2）做好输血准备。

3）凝血功能正常者，口服炔雌醇 1mg，每日 2 次，连用 5 日；或者肌内注射苯甲酸雌二醇 2mg，每日 2 次，连用 3 日，以提高子宫对缩宫素的敏感性。子宫小于 12 孕周者，行刮宫术，动作轻柔，以免子宫穿孔；术中肌内注射缩宫素，对一次不能刮净者，5~7 日后再次刮宫。子宫大于 12 孕周者，静脉滴注缩宫素，促使妊娠产物排出。

4）凝血功能异常者，尽早使用肝素、纤维蛋白原或输注新鲜血液、新鲜冰冻血浆等，待凝血功能好转后，再行刮宫。

（6）复发性流产

1）预防为主，受孕前男女双方进行详细检查。

2）染色体异常夫妇，孕前进行遗传咨询，确定是否可以妊娠。

3）宫颈内口松弛者，孕前行宫颈内口修补术或者妊娠 14~16 周行宫颈内口环扎术，定期随诊，在分娩发动前拆除缝线。若环扎术后有流产征象，及时拆除缝线，以免宫颈撕裂。

4）原因不明的复发性流产女性，妊娠后卧床休息、安定情绪、禁止性生活，同时及时补充维生素 E、肌内注射黄体酮或人绒毛膜促性腺激素，用药至妊娠 10 周或超过以往发生流产的周数。

5）人类白细胞抗原（HLA）阴性者，可采用丈夫或无关个体的淋巴细胞为免疫原，以皮内注射的方式进行淋巴细胞主动免疫治疗，将丈夫或无关个体的淋巴细胞在女方前臂内侧做多点皮内注射，妊娠前注射 2~3 次，妊娠早期加强免疫 1~3 次。

（7）流产合并感染

1）控制感染的同时，尽快清除宫内残留物。

2）阴道流血不多者，先用广谱抗生素控制感染后再行刮宫。

3）阴道流血量多者，静脉滴注抗生素、输血，并用卵圆钳将宫腔内残留的大块组织夹出，以减少出血量。不可用刮匙搔刮宫腔，以免造成感染扩散。术后使用广谱抗生素，待感染控制后再彻底刮宫。

4）合并感染性休克者，积极进行抗休克治疗，病情稳定后再彻底刮宫。

5）感染严重或盆腔脓肿形成者，手术引流，必要时切除子宫。

知识点7：自然流产的护理评估　　　　副高：熟练掌握　正高：熟练掌握

（1）健康史：详细询问孕妇的停经史、早孕反应情况，阴道流血的持续时间与阴道流血量，患者有无腹痛以及腹痛的部位、性质及程度。此外，还应了解阴道有无水样排液，排液的色、量，有无臭味，以及有无妊娠产物排出等。对于既往病史，应全面了解孕妇在妊娠期间有无全身性疾病、生殖器官疾病、内分泌功能失调及有无接触有害物质等，以识别发生流产的诱因。

（2）身体状况：流产孕妇可因出血过多而出现休克，或因出血时间过长、宫腔内有残留组织而发生感染，故应全面评估孕妇的各项生命体征，判断流产类型，尤其注意与贫血及感染相关的征象。

（3）心理-社会状况：流产孕妇的心理状况常以焦虑和恐惧为特征。孕妇面对阴道流血往往会不知所措，甚至将其过度严重化，同时胎儿的健康也直接影响孕妇的情绪反应，孕妇可能会表现为伤心、郁闷、烦躁不安等。

知识点8：自然流产的护理诊断　　　　副高：熟练掌握　正高：熟练掌握

（1）有组织灌注量改变的危险：与出血致失血性休克有关。

（2）有感染的危险：与阴道流血时间过长、宫腔内有残留组织、宫腔手术等因素有关。

（3）焦虑：与担心胎儿健康等因素有关。

（4）活动无耐力：与贫血引起的疲倦有关。

（5）有受伤的危险：与贫血引起的眩晕等症状有关。

（6）知识缺乏：缺乏妊娠及流产的相关知识。

知识点9：自然流产的护理措施　　　　副高：熟练掌握　正高：熟练掌握

（1）先兆流产孕妇的护理：孕妇应减少各种刺激，卧床休息，禁止性生活、禁用肥皂水灌肠等。护士遵医嘱给孕妇对胎儿无害的适量镇静药、孕激素等。观察孕妇的病情变化，如是否腹痛加重、阴道流血是否增多等。应注意观察孕妇的情绪反应，加强心理护理，从而稳定孕妇情绪，增强保胎信心。护士还需向孕妇及家属说明保胎措施的必要性，以取得孕妇及家属的理解和配合。

（2）妊娠不能再继续者的护理：及时做好输血、输液及终止妊娠的准备，协助医师完成手术过程，使妊娠产物完全排出。严密监测孕妇的生命体征，并观察其面色、腹痛、阴道流血及与休克有关的征象。有凝血功能障碍者应予以纠正，然后再行引产或手术。给予孕妇心理支持，消除其对手术的紧张和恐惧心理。

（3）预防感染：监测患者的体温、血常规及阴道流血情况，以及分泌物的性质、颜色、气味等，并严格执行无菌操作规程，加强会阴部护理。指导孕妇使用消毒会阴垫，保持会阴部清洁，维持良好的卫生习惯。一旦发现感染征象应及时报告医师，并按医嘱进行抗感染处理。嘱患者流产后1个月返院复查，确定无禁忌证后，方可开始性生活。

（4）心理护理

1）对先兆流产需卧床休息的孕妇，护士应观察孕妇的情绪反应，加强心理护理，稳定情绪，增强保胎信心。

2）对需行吸宫术或钳刮术以清除宫腔内残留组织的产妇，给予心理支持，消除对手术的紧张和恐惧心理。

3）对失去胎儿的产妇及家属应给予同情和理解，帮助接受现实，顺利度过悲伤期。

知识点10：自然流产的健康指导	副高：掌握　正高：熟练掌握

护士应给予同情和理解，帮助患者及家属接受现实，顺利度过悲伤期。护士还应与孕妇及家属共同讨论此次流产的原因，并向他们讲解流产的相关知识，帮助他们为再次妊娠做好准备。有复发性流产史的孕妇在下一次妊娠确诊后应卧床休息，加强营养，禁止性生活，补充维生素C、B族维生素、维生素E等，治疗期必须超过以往发生流产的妊娠月份。病因明确者，应积极接受对因治疗。如黄体功能不足者，按医嘱正确使用黄体酮治疗以预防流产；子宫畸形者需在妊娠前先行矫治手术，例如宫颈内口松弛者应在未妊娠前做宫颈内口松弛修补术，如已妊娠，则可在妊娠14～16周时行子宫内口缝扎术。

第二节　早　产

知识点1：早产的概念	副高：熟练掌握　正高：熟练掌握

早产是指妊娠满28周至不足37足周分娩。此时娩出的新生儿称早产儿，出生体重多为1000～2500g（不含2500g），各器官发育尚不健全，孕周越小，体重越轻，预后越差。据统计，早产儿中约有15%于新生儿期死亡，而且，围产儿死亡中与早产有关者占75%，防止早产是降低围产儿死亡率的重要环节之一。

知识点2：早产的病因及发病机制	副高：熟练掌握　正高：熟练掌握

（1）不良生活方式：如吸烟、营养不良、孕期体重增加少及使用可卡因或乙醇等对早产及胎儿生长受限起重要作用。酗酒不仅引起早产，而且明显增加早产儿脑损伤的危险。因精液中前列腺素分泌较多或阴道出血可引起子宫收缩，故孕晚期性交过频也可致早产。引起早产的其他因素还包括孕妇年龄过小（<18岁）、过大（>40岁）、体重过轻（<45kg）、身材过矮（身高<150cm）及强体力劳动者。

（2）心理因素：心理紧张与早产有直接关系。如家庭不和睦、厌恶小孩、经济条件差等均可严重影响孕妇的情绪。其机制可能与促肾上腺激素释放激素（CRH）介导胎膜胎盘组织前列腺素释放有关。

（3）遗传因素：早产与遗传有关。有早产史的妇女不仅自己有早产复发的危险，而且这种危险还遗传给其子女。

（4）孕期感染：①绒毛膜羊膜感染，是早产十分重要的原因。感染主要源于宫颈、阴道的微生物，部分来自宫内感染。病原体包括需氧菌及厌氧菌、沙眼衣原体、支原体等。现在认为感染引起早产是由于细菌内毒素刺激胎膜产生的细胞因子促发的。②非生殖道感染性疾病，如肾盂肾炎、肺炎、疟疾、流感等的发热反应，能够激活前列腺素的活性引起宫缩，从而引起早产。

（5）胎膜早破：早产中57%是发生在胎膜早破之后，尤其是胎膜早破后并发感染者，早产发生机会更大。

（6）子宫异常：①子宫畸形，如单角子宫、双子宫、子宫纵隔等，因发育不良、宫腔过小或形态不规则而发生早产。②子宫过度膨胀，如双胎或多胎、羊水过多均可使宫腔压力增加，以致提早临产而发生早产。③宫颈内口关闭不全，在先天性宫颈发育不良患者及各种原因引起宫颈损伤或撕裂者，宫颈括约肌功能弱，孕中期以后，在峡部延伸而形成子宫下段的过程中，宫颈内口松弛或宫颈结缔组织的连续性受到破坏，而羊膜腔内压逐渐增加，宫口被动扩张，羊膜囊自宫颈管膨出而露于宫颈外口，最终因感染及宫腔内压增加导致胎膜破裂而早产。

知识点3：早产的临床表现	副高：掌握　正高：掌握

早产的主要临床表现是子宫收缩，最初为不规律宫缩，常伴有少许阴道流血或血性分泌物，逐渐发展为规律宫缩，其过程与足月临产相似。

妊娠满28周至不满37足周出现至少10分钟一次的规律宫缩，伴宫颈管缩短，可诊断为先兆早产。若20分钟宫缩≥4次，每次持续时间≥30秒，伴宫颈管缩短≥75%，宫口扩张2cm以上，可诊断为早产临产。

知识点4：早产的辅助检查	副高：掌握　正高：掌握

（1）阴道B超检查：用于检查宫颈长度及宫颈内口漏斗形成情况。若测得宫颈内口漏斗长度＞宫颈总长度的25%，或功能性宫颈管长度＜3cm，提示早产可能性大。

（2）阴道后穹隆棉拭子检测：用于检查胎儿纤维连接蛋白（fFN）。若fFN阴性，1周内不分娩的预测值为98%，2周内不分娩的预测值为95%。

知识点5：早产的治疗要点	副高：掌握　正高：掌握

若胎膜未破，胎儿存活、无胎儿窘迫，无严重妊娠并发症时，应通过药物治疗或充分休息设法抑制宫缩，尽可能维持妊娠至足月。若胎膜已破，早产不可避免时，应设法提高早产

儿的存活率。

（1）一般治疗：卧床休息，左侧卧位，注意营养。

（2）药物治疗

1）抑制宫缩的药物：硫酸镁、利托君等。

2）控制感染药物：抗生素。

3）预防新生儿呼吸窘迫综合征药物：糖皮质激素。

（3）分娩处理：一般选择经阴道分娩。临产后慎用吗啡、哌替啶等会抑制新生儿呼吸中枢的药物。产程中给予产妇吸氧，第二产程可做会阴一侧切开，预防新生儿颅内出血等。对于胎位异常的早产儿，可在权衡利弊基础上选择剖宫产术。

知识点6：早产的护理评估　　　　　　　　　　副高：熟练掌握　正高：熟练掌握

（1）健康史：评估可导致早产的高危因素，如既往有流产、早产史，或本次妊娠有阴道流血史者，发生早产的可能性大，应详细询问并记录相关情况。

（2）身体状况：观察孕妇宫缩情况、宫缩强度及间隔时间、持续时间，评估是否已达早产临产标准；通过肛查或阴道检查评估孕妇宫颈管消退或扩张的情况。若早产已不可避免，应动态观察产程进展。

（3）心理-社会状况：早产已不可避免时，孕产妇常会把一些有关事情与早产联系起来而产生自责感；由于怀孕结果不可预知，孕妇常有恐惧、焦虑、猜疑等情绪，也是早产的常见原因。

知识点7：早产的护理诊断　　　　　　　　　　副高：熟练掌握　正高：熟练掌握

（1）围产儿受损的危险：与早产儿发育不成熟，生存能力低下有关。

（2）焦虑：与担心早产儿存活率低、担心早产儿预后差有关。

（3）知识缺乏：缺乏早产相关知识。

知识点8：早产的护理措施　　　　　　　　　　副高：熟练掌握　正高：熟练掌握

（1）预防早产：做好孕期保健工作、指导孕妇加强营养，保持平静的心情。避免进行抬举重物、性生活等诱发宫缩的活动。高危孕妇必须多卧床休息，以左侧卧位为宜，可以增加子宫血液循环，改善胎儿供氧。慎做肛查和阴道检查等，积极治疗合并症，宫颈内口松弛者应于孕14~16周或更早些时间行子宫内口缝合术，可防止早产发生。

（2）药物治疗护理：抑制宫缩是治疗先兆早产的主要措施，同时应积极控制感染、治疗并发症和合并症。护理人员应明确药物的作用和用法，识别药物不良反应，应对患者做相应的健康教育。

常用的抑制宫缩的药物包括以下几种：

1）β受体激动药：其作用为激动子宫平滑肌β受体，从而抑制宫缩。副作用为心跳加快、血压下降、血糖增高、血钾降低、恶心、出汗、头痛等。常用药物利托君、沙丁胺醇等。

2）硫酸镁：镁离子直接作用于肌细胞，使平滑肌松弛，抑制子宫收缩。

3）钙通道阻滞药：阻滞钙离子进入肌细胞而抑制宫缩。用药时必须密切注意孕妇心率及血压的变化，对已用硫酸镁者应慎用。

4）前列腺素合成酶抑制剂：前列腺素可以刺激子宫收缩和软化宫颈，其抑制剂则有减少前列腺素合成的作用，从而抑制宫缩。常用药物有吲哚美辛及阿司匹林等。但此类药物可能导致动脉导管过早关闭而导致胎儿血液循环障碍，因此，临床已较少用。必要时仅在孕34周前短期（1周内）选用。

（3）预防新生儿合并症：在保胎过程中，应每日行胎心监护，教会患者自数胎动。在分娩前按医嘱给孕妇糖皮质激素等促胎肺成熟，避免发生新生儿呼吸窘迫综合征。

（4）为分娩做准备：如早产已不可避免，应尽早决定合理分娩的方式，如臀位、横位，估计胎儿成熟度低，而产程又需较长时间者，可选用剖宫产术结束分娩；经阴道分娩者，应考虑尽可能缩短产程。同时，充分做好早产儿保暖和复苏的准备，临产后慎用镇静药，避免发生新生儿呼吸抑制的情况。产程中应给孕妇吸氧。新生儿出生后，立即结扎脐带。

（5）为孕妇提供心理支持：护士可安排时间与孕妇进行开放式的讨论，帮助孕妇重建自尊，以良好的心态承担早产儿母亲的角色。

知识点9：早产的健康指导　　　　　　　　　　副高：掌握　正高：熟练掌握

（1）早产患者的出院宣教

1）休息：注意休息，避免重体力劳动。

2）饮食：进食营养丰富、易消化吸收食物，饮食多样化、粗粮细粮搭配。

3）卫生：穿棉质衣物，勤换内衣、内裤；剖宫产术后2周、顺产后24小时可淋浴；产褥期内禁止性生活、盆浴。

4）避孕：顺产后避孕半年，剖宫产后避孕2年；母乳喂养者采取工具避孕。

5）复查：如切口红肿、渗血、渗液或阴道流血超过月经量及时来院复查；如阴道流血及切口无异常，42天返院复查。

（2）新生儿的出院宣教

1）母乳喂养：无母乳喂养禁忌者，建议纯母乳喂养4~6个月，按需哺乳。

2）黄疸观察：观察皮肤、巩膜等，早产儿黄疸消退较足月儿慢，如早产儿出生后28天黄疸仍未消退或退而复现或进行性加重，及时来院就诊。

3）脐部护理：每日用碘伏消毒脐带2次，如脐部有渗血、渗液、化脓等，及时来院就诊。

4）疫苗接种：出院后携带乙肝疫苗回执单到防疫站建立疫苗接种卡，定期接种。

5）办理出生证：备好夫妻双方身份证、准生证、出院证等为新生儿办理出生证明。

6）建立儿保卡：新生儿满月后在医院或妇幼保健站建立儿保卡，定期检查。

第三节　异位妊娠

| 知识点 1：异位妊娠的概念 | 副高：熟练掌握　正高：熟练掌握 |

异位妊娠又称宫外孕，是指受精卵在子宫体腔外着床、发育，是妇产科常见的急腹症之一。异位妊娠根据受精卵在子宫体腔外种植部位不同而分为：输卵管妊娠、卵巢妊娠、腹腔妊娠、阔韧带妊娠、宫颈妊娠及子宫残角妊娠等。

输卵管妊娠占异位妊娠 95% 左右，依据发生部位不同可分为间质部、峡部、壶腹部和伞部妊娠。其中，壶腹部妊娠最为常见，约占 78%，其次为峡部、伞部，间质部妊娠较少见。本节内容主要讲述输卵管妊娠。

| 知识点 2：异位妊娠的病因及发病机制 | 副高：熟练掌握　正高：熟练掌握 |

（1）慢性输卵管炎症：是异位妊娠的主要病因。慢性炎症可引起输卵管黏膜皱褶发生粘连，致使管腔变窄；纤毛的缺损影响了受精卵在输卵管内的正常运行；输卵管周围粘连，输卵管扭曲，管腔狭窄，管壁肌蠕动减弱等，妨碍了受精卵的顺利运行。

（2）输卵管发育不良或功能异常：输卵管过长、黏膜纤毛缺乏、肌层发育差、双输卵管、有输卵管副伞等，均可造成输卵管妊娠。输卵管蠕动、纤毛活动及上皮细胞的分泌功能异常，也可影响受精卵正常运行。此外，精神因素也可引起输卵管痉挛和蠕动异常，干扰受精卵运送。

（3）输卵管手术史：有输卵管绝育史及手术史，尤其是有腹腔镜下电凝输卵管及硅胶环套术绝育史者，可因输卵管瘘或再通导致输卵管妊娠。曾因不孕接受输卵管粘连分离术、输卵管成形术者，再妊娠时输卵管妊娠的可能性亦增加。

（4）避孕失败：宫内节育器本身并不增加异位妊娠的发生率，但若宫内节育器避孕失败而受孕时，异位妊娠的概率较大。

（5）其他：神经内分泌系统功能失调、受精卵游走、子宫肌瘤或卵巢肿瘤及子宫内膜异位症等均可增加输卵管妊娠的可能性。

| 知识点 3：输卵管妊娠的病理生理 | 副高：熟练掌握　正高：熟练掌握 |

输卵管管腔狭窄，管壁薄，妊娠时不能形成完好的脱膜，受精卵植入后，无法适应孕卵的生长发育，所以当输卵管妊娠发展到一定程度，可出现以下结局。

（1）输卵管妊娠流产：多见于妊娠 8~12 周，输卵管壶腹部妊娠者。由于输卵管妊娠时管壁形成的蜕膜不完整，发育中的囊胚常向管腔突出，最终突破包膜而出血，囊胚可与管壁分离，若整个囊胚剥离落入管腔并经输卵管逆蠕动排到腹腔，即形成输卵管完全流产，此时出血一般不多。若囊胚剥离不完整，有一部分组织仍残留于管腔，则为输卵管不完全流产。此时滋养细胞继续侵蚀输卵管壁，导致反复出血，形成输卵管血肿或周围血肿，血液不断流出并积聚在子宫直肠陷窝形成盆腔血肿。量多时甚至流入腹腔，出现腹膜刺激症状且发生休克。

（2）输卵管妊娠破裂：多见于妊娠 6 周左右输卵管峡部妊娠。当囊胚生长时绒毛侵蚀管壁的肌层及浆膜，以致穿破浆膜，形成输卵管妊娠破裂。因输卵管肌层血管丰富，输卵管妊娠破裂所致的出血远比输卵管妊娠流产更加严重，短时间内即可发生腹腔内大量出血，孕妇随即发生休克。

（3）陈旧性异位妊娠：输卵管妊娠流产或破裂，若长期反复内出血形成的盆腔血肿可不消退而逐渐机化变硬，并与周围组织粘连。

（4）继发性腹腔妊娠：发生输卵管妊娠流产或破裂后，胚胎被排入腹腔或阔韧带内，偶尔也有存活者，若存活胚胎的绒毛组织继续从原部位或其他部位获得营养，则可继续生长发育形成继发性腹腔妊娠，若破裂口在阔韧带内，可发展为阔韧带妊娠。

（5）持续性异位妊娠：输卵管妊娠保守性手术中，若未完全清除妊娠物，或残留有存活滋养细胞而继续生长，致术后 β-hCG 不下降或反而上升，称为持续性异位妊娠。

输卵管妊娠和正常妊娠一样，滋养细胞产生的 hCG 维持黄体生长，使甾体激素分泌增加，因此月经停止来潮。子宫肌纤维增生肥大，子宫增大变软，但子宫增大与停经月份不相符。子宫内膜出现蜕膜反应。蜕膜的存在与孕卵的生存密切相关，若胚胎死亡，滋养细胞活力消失，蜕膜自宫壁剥离而发生阴道流血。有时蜕膜可完整剥离，随阴道流血排出三角形的蜕膜管型；有时则呈碎片排出。排出的组织见不到绒毛，组织学检查无滋养细胞。

知识点 4：异位妊娠的临床表现　　　　　副高：掌握　　正高：掌握

输卵管妊娠时，其临床表现与受精卵着床部位、有无流产或破裂以及出血量多少及时间长短等有关。

（1）症状

1）停经：多数患者有 6~8 周的停经史，停经后出现阴道流血。有些患者误将异位妊娠出现的不规则阴道流血视为月经，或因月经仅过期数日而不认为是停经。

2）腹痛：是输卵管妊娠患者的主要症状。流产或输卵管妊娠破裂前，由于胚胎在输卵管内逐渐增大，常表现为一侧下腹隐痛或酸胀感。当发生流产或输卵管妊娠破裂时，一侧下腹部突感撕裂样疼痛，常伴有恶心、呕吐。若血液局限于病变区，则疼痛的部位主要在下腹部；若血液积聚于直肠子宫陷凹处，可出现肛门坠胀感；若未得到及时处理，血液可由下腹部逐渐流向全腹，疼痛则向全腹扩散，当血液刺激膈肌时，可引起肩胛部及胸部放射性疼痛。腹痛可发生在阴道流血前或后，也可与其同时发生。

3）阴道流血：胚胎死亡后，常出现不规则阴道出血，色暗红或深褐，量少呈点滴状，一般不超过月经量。少数患者出血较多，类似月经。阴道流血时可伴有蜕膜管型或蜕膜碎片排出，系子宫蜕膜剥离所致。在病灶去除后，阴道出血常会自行停止。

4）晕厥与休克：急性腹腔内大量出血及剧烈腹痛可引起患者晕厥或休克。出血量越多、越快，症状出现也越迅速、越严重，但与阴道出血量不成比例。

5）腹部包块：输卵管妊娠流产或破裂后形成的血肿时间过长，可因血液凝固机化与周围组织（子宫、输卵管、卵巢、肠管等）发生粘连形成包块。包块较大或位置较高时，腹部可扪及。

（2）体征

1）一般情况：内出血较多时呈贫血貌，可出现面色苍白、脉搏细弱、血压下降等休克表现。体温通常正常，休克时体温略降低，腹腔内血液吸收时体温略升高，但一般不超过38℃。

2）腹部检查：输卵管妊娠流产或破裂者，下腹部可出现明显压痛和反跳痛，患侧为甚，轻度腹肌紧张；出血较多时，叩诊有移动性浊音；如出血时间较长，形成血凝块，在下腹可触及软性肿块。

3）盆腔检查：阴道内可有少许来自宫腔的血液。未发生流产或破裂时，可发现子宫略大较软，输卵管胀大及轻压痛。发生流产或输卵管妊娠破裂时，阴道后穹隆饱满、有触痛、宫颈举痛明显，是输卵管妊娠的主要体征。内出血较多时，子宫有漂浮感。

知识点5：异位妊娠的辅助检查　　　　　　　　　　　　　　　副高：掌握　　正高：掌握

（1）妊娠试验：β-hCG测定是早期诊断异位妊娠的重要方法。用放射免疫法测定血β-hCG，灵敏度高，异位妊娠的阳性率可达80%~90%，但阴性者仍不能完全排除异位妊娠。

（2）阴道后穹隆穿刺：是一种简单而可靠的诊断方法，适用于疑有腹腔内出血的患者。因为腹腔内血液最易积聚于直肠子宫陷凹，即使血量不多，也能经阴道后穹隆从上述陷凹处抽出血液。抽出暗红色不凝固血液则为穿刺阳性，说明有血腹症存在；抽出不凝固的陈旧血液或小血块，则为陈旧性异位妊娠；抽不出血液可能无内出血、内出血量少、血肿位置较高或子宫直肠陷凹有粘连，因此穿刺阴性并不能排除输卵管妊娠，如有移动性浊音，可做腹腔穿刺。

（3）B型超声检查：有助于诊断异位妊娠。阴道B型超声较腹部B型超声准确性高。但早期异位妊娠的诊断，不能单凭B型超声检查，否则可能出现误诊。需同时结合临床表现及β-hCG测定结果等，才能作出正确的诊断。

（4）腹腔镜检查：是异位妊娠诊断的金标准。适用于原因不明的急腹症鉴别及输卵管妊娠尚未流产或破裂的早期。输卵管妊娠的早期，腹腔镜下可见一侧输卵管肿大，表面紫蓝色，腹腔内无出血或仅有少量出血。若腹腔内大量出血或伴有休克，禁做腹腔镜检查。

（5）子宫内膜病理检查：目前诊刮仅适用于阴道流血量较多的患者，目的在于可通过诊断性刮宫排除同时合并宫内妊娠流产。将宫腔排出物或刮出物送做病理检查，若切片中见到绒毛，可诊断为宫内妊娠；若仅见蜕膜未见绒毛，有助于诊断异位妊娠。

知识点6：异位妊娠的治疗要点 副高：掌握 正高：掌握

（1）期待疗法：少数输卵管妊娠可发生自然流产或胚胎被吸收，症状较轻而无须手术或药物治疗。期待疗法适用于疼痛轻微且出血量少，随诊可靠，无输卵管妊娠破裂，无腹腔内出血，血 β-hCG<1000U/L 且继续下降，输卵管妊娠包块直径<3cm 或未探及的患者。在期待治疗过程中应注意患者生命体征及腹痛变化，并进行 B 超和血 β-hCG 监测。若发现患者血 β-hCG 下降不明显或升高、出现内出血征象，应及时进行药物或手术治疗。

（2）药物治疗：适用于无药物治疗禁忌，未发生输卵管妊娠破裂或流产，输卵管妊娠包块直径<4cm，血 β-hCG<2000U/L，无明显内出血的早期输卵管妊娠且要求保存生育能力的年轻患者。常用药物为甲氨蝶呤（MTX）、米非司酮或中药等。MTX 可抑制滋养细胞增生，破坏绒毛，使胚胎组织坏死、脱落、吸收。在 MTX 治疗期间，应采用 B 超和血 β-hCG 进行严密监护，用药后 14 天血 β-hCG 下降并连续 3 次阴性，腹痛缓解或消失，阴道流血减少或停止者为显效。若病情无改善，甚至发生急性腹痛或输卵管破裂症状时，应立即进行手术治疗。

（3）手术治疗：适用于：①生命体征不稳定或有腹腔内出血征象者。②诊断不明确者。③血 β-hCG 处于高水平或附件区有大包块者。④随诊不可靠者。⑤期待疗法或药物治疗有禁忌证者。手术治疗分为保守手术和根治手术。①保守手术：保留患侧输卵管，适用于有生育要求的年轻女性，特别是对侧输卵管已切除或有明显病变者。②根治手术：切除患侧输卵管，适用于无生育要求的输卵管妊娠内出血并发休克的急症患者。

知识点7：异位妊娠的护理评估 副高：熟练掌握 正高：熟练掌握

（1）健康史：详细询问病史、既往月经史，有无停经史，停经时间的长短，有无盆腔炎、子宫附件炎、子宫内膜异位症、不孕症、放置宫内节育器以及输卵管手术病史；观察患者采取何种体位，是否急性病容，意识状态如何，有无面色苍白及生命体征的变化。

（2）身体状况

1）评估腹痛的性质、部位及程度，有无腹部压痛、反跳痛，叩诊有无移动性浊音。

2）是否有腹腔内出血导致的休克症状，测量体温、脉搏、呼吸、血压。

3）有无肛门坠胀及肩部放射痛。

4）阴道流血的时间、量、颜色，有无蜕膜样组织排出。

（3）心理–社会状况：评估孕妇的恐惧程度、情绪反应，评估孕妇及家庭人员对此次妊娠的态度，是否存在自尊紊乱，对未来的受孕能力表示担心等情况。

知识点8：异位妊娠的护理诊断 副高：熟练掌握 正高：熟练掌握

（1）潜在并发症——失血性休克：与异位妊娠破裂，腹腔内出血有关。

（2）疼痛：与异位妊娠、手术伤口有关。

（3）焦虑：与相关知识缺乏有关。

（4）有感染的危险：与失血后抵抗力降低有关。

知识点9：异位妊娠的护理措施　　　　　　副高：熟练掌握　正高：熟练掌握

（1）接受手术治疗患者的护理

1）积极做好术前准备：护士在严密监测患者生命体征的同时，积极纠正患者休克症状，做好术前准备。对于出现严重内出血合并休克的患者，护士应立即开放静脉，交叉配血，做好输血输液的准备，以便配合医师积极纠正休克、补充血容量，并按急诊手术要求迅速做好术前准备。

2）加强心理护理：护士于术前简洁明了地向患者及家属讲明手术的必要性，并以亲切的态度和切实的行动赢得患者及家属的信任，保持周围环境安静、有序，减少和消除患者的紧张、恐惧心理，协助患者接受手术治疗方案。术后，护士应帮助患者以正常的心态接受此次妊娠失败的现实。

（2）接受非手术治疗患者的护理

1）严密观察病情：护士需密切观察患者的一般情况、生命体征，并重视患者的主诉，尤应注意阴道流血量与腹腔内出血量不成比例的情况。护士应协助患者正确留取血标本，以监测治疗效果。

2）加强化学药物治疗的护理：化学治疗一般采用全身用药，也可采用局部用药。在用药期间，应用 B 型超声和 β-hCG 进行严密监护，并注意患者的病情变化及药物不良反应。

3）指导患者休息与饮食：患者应卧床休息，避免腹部压力增大。在患者卧床期间，护士需提供相应的生活护理，指导患者摄取足够的营养物质，尤其是富含铁蛋白的食物，如动物肝脏、鱼肉、豆类、绿叶蔬菜以及黑木耳等，以促进血红蛋白的增加，增强患者的抵抗力。

4）监测治疗效果：护士应协助正确留取血标本，以监测治疗效果。

（3）出院指导：护士应做好患者的健康指导工作，防止发生盆腔感染。教育患者保持良好的卫生习惯，勤洗浴、勤换衣，性伴侣稳定。发生盆腔炎后须立即彻底治疗。护士需告诫患者，下次妊娠时要及时就医，并且不宜轻易终止妊娠。

知识点10：异位妊娠的健康指导　　　　　　副高：掌握　正高：熟练掌握

（1）注意休息，可从事日常活动，注意劳逸结合，适当锻炼。

（2）加强营养，尤其是富含铁蛋白的食物，如动物肝脏、豆类、绿色蔬菜、木耳等，积极纠正贫血，提高机体抵抗力。忌食辛辣煎炸的食物。

（3）注意保持外阴清洁，勤换清洁内衣裤，注意个人卫生。术后禁止性生活 1 个月，以免引起盆腔炎。

（4）生育过的患者应采取避孕措施，防止再次发生异位妊娠。

（5）未生育过的患者应避孕半年以上，同时保持乐观情绪，不背思想包袱，有利于再次受孕。

（6）再次妊娠后，孕早期及时到医院检查，判断妊娠正常与否。

第四节　双胎妊娠

知识点 1：双胎妊娠的概念　　　　　　　　　　*副高：熟练掌握　正高：熟练掌握*

一次妊娠子宫腔内同时有两个胎儿时称为双胎妊娠。其发生率在不同国家、地区、人种之间有一定差异。双胎妊娠与单胎妊娠的比例约为 1：89。近年来，随着促排卵药物的应用和辅助生殖技术的开展，双胎妊娠的发生率有增高趋势。

一般情况下，双胎妊娠的好发人群有下列特点。①遗传：孕妇或其丈夫家族中有双胎妊娠史者，双胎妊娠的发生率增加。②年龄和胎次：双胎妊娠发生率随着孕妇年龄增大而增加，尤其是35~39岁者最多。孕妇胎次越多，发生双胎妊娠的机会越多。③药物：曾因不孕症而使用了促排卵药物，导致双胎妊娠的发生率增加。

知识点 2：双胎妊娠的分类　　　　　　　　　　*副高：熟练掌握　正高：熟练掌握*

（1）双卵双胎：约占双胎妊娠的70%。两个卵子分别受精形成两个受精卵。两个卵子可来源于同一成熟卵泡，或同一卵巢的不同成熟卵泡或两侧卵巢的成熟卵泡。因此，两个卵子的遗传基因不同，其性别、血型、容貌可相同或不相同。双卵双胎各自形成自己的胎盘和胎囊，二者血液互不相通，有时胎盘紧贴在一起似融合，但两个胎囊之间仍隔有两层羊膜和两层绒毛膜，有时两层绒毛膜可融为一层。

（2）单卵双胎：即由一个卵子受精后分裂而形成的双胎妊娠，约占双胎妊娠的30%。两个胎儿的基因相同，其性别、血型一致，容貌相似。单卵双胎的每个胎儿均有 1 根脐带，其胎盘和胎囊则根据受精卵分裂时间而有差异。①若分裂发生在桑葚期（早期囊胚），即在受精的 72 小时内分裂形成两个受精卵，两个羊膜囊和两个绒毛膜，则独立着床形成各自胎盘，与双卵双胎类似，占单卵双胎的18%~36%。②若分裂发生在受精后第 4~8 天（晚期囊胚），则形成双羊膜囊、单绒毛膜的单卵双胎妊娠，共同拥有一个胎盘及绒毛膜，其中隔有两层羊膜。此类占单卵双胎的2/3。③若分裂发生在受精后9~13 天，胚胎在羊膜囊形成后分裂则各自发育成胎儿，两个胎儿共用一个胎盘，共存于一个羊膜腔内，称单羊膜囊双胎妊娠，较罕见，所占比例不足1%，且围产儿死亡率甚高。④若分裂发生在受精13 天以后，此时原始胚胎已形成，机体不能完全分裂成2 个，则可能导致不同程度、不同形式的联体儿，极其罕见。

知识点 3：双胎妊娠的临床表现　　　　　　　　　　*副高：掌握　正高：掌握*

妊娠期早孕反应较重，子宫增大快且大于妊娠孕周，尤其是妊娠 24 周以后。因子宫增大明显，使横膈抬高，妊娠晚期常引起呼吸困难；胃部受压、胀满，食欲缺乏，摄入量减少，孕妇会感到极度疲劳和腰背部疼痛，还可有下肢水肿、静脉曲张等压迫症状。孕妇自诉多处有胎动，而非固定于某一处。

知识点4：双胎妊娠的辅助检查 　　　　　　　副高：掌握　正高：掌握

（1）产前检查：有下列情况应考虑双胎妊娠。①子宫比孕周大，羊水量也较多。②孕晚期触及多个小肢体和两胎头。③胎头较小，与子宫大小不成比例。④在不同部位听到两个频率不同的胎心，同时计数1分钟，胎心率相差10次以上，或两胎心音之间隔有无音区。⑤孕中晚期体重增加过快，不能用水肿及肥胖进行解释者。

（2）B型超声检查：可以早期诊断双胎、畸胎，能提高双胎妊娠的孕期监护质量。B型超声在孕7~8周时见到两个妊娠囊，孕9周可见两个原始心管搏动，孕13周后清楚显示两个胎头光环及各自拥有的脊柱、躯干、肢体等。B型超声对中晚期的双胎诊断率几乎达100%。

（3）多普勒胎心仪：应用多普勒胎心仪在妊娠12周后听到两个频率不同的胎心音。

知识点5：双胎妊娠的治疗要点 　　　　　　　副高：掌握　正高：掌握

（1）妊娠期：及早诊断出双胎妊娠者，增加其产前检查次数，监护胎儿生长发育情况及胎位变化，注意休息，加强营养，注意预防贫血、妊娠期高血压疾病的发生，防止早产、羊水过多、产前出血等。

（2）分娩期：多数可经阴道分娩。观察产程和胎心变化，提前做好输液、输血以及抢救新生儿准备。如发现有宫缩乏力或产程延长，应及时处理。正确助产，必要时采用阴道助产术，并注意防止胎头交锁导致难产。

（3）产褥期：第二个胎儿娩出后应立即肌注或静滴缩宫素，腹部放置沙袋，防止腹压骤降引起休克，同时预防发生产后出血，尤其是产后2~4小时内的迟缓性出血。必要时使用抗生素预防感染。

知识点6：双胎妊娠的护理评估 　　　　　　　副高：熟练掌握　正高：熟练掌握

（1）健康史：询问家族中有无多胎史，孕妇的年龄、胎次，孕前是否使用促排卵药；了解本次妊娠经过及产前检查情况等。

（2）身体状况：评估孕妇的早孕反应程度，食欲、呼吸情况，以及下肢水肿、静脉曲张程度等。评估孕妇是否感到多处胎动而非某一固定部位。

（3）心理-社会状况：双胎妊娠的孕妇在孕期必须适应两次角色转变，首先是接受妊娠，其次当被告知是双胎妊娠时，必须适应第二次角色转变，即成为两个孩子的母亲。双胎妊娠属于高危妊娠，孕妇既兴奋又常常担心母儿的安危，尤其是担心胎儿的存活率。

知识点 7：双胎妊娠的护理诊断　　　　　　　副高：熟练掌握　　正高：熟练掌握

（1）营养失调：摄入低于机体需要量。与营养摄入不足，不能满足双胎妊娠需要有关。

（2）有出血的危险：与子宫肌纤维弹力下降或断裂有关。

（3）潜在并发症：早产、脐带脱垂或胎盘早剥。

知识点 8：双胎妊娠的护理措施　　　　　　　副高：熟练掌握　　正高：熟练掌握

（1）一般护理

1）增加产前检查的次数，每次监测宫高、腹围和体重。

2）注意多休息，尤其是妊娠最后 2~3 个月，要求卧床休息，防止跌伤意外。卧床时最好取左侧卧位，增加子宫、胎盘的血供，减少早产的机会。

3）加强营养，鼓励孕妇少食多餐，多进食高蛋白质、高纤维素、必需脂肪酸的食物。尤其是注意补充铁、钙、叶酸、维生素等，以满足妊娠的需要。

（2）病情观察：双胎妊娠孕妇易伴发妊娠期高血压疾病、羊水过多、前置胎盘、贫血等并发症，因此，应加强病情观察，及时发现并处理。动态监测孕妇宫高、腹围、体重，评估胎儿生长发育、胎心和胎位。

（3）症状护理：双胎妊娠的孕妇胃区受压致食欲缺乏，因此应鼓励孕妇少食多餐，满足孕期需要，必要时给予饮食指导，如增加铁、叶酸、维生素的供给。如双胎妊娠的孕妇腰背部疼痛症状较明显，应注意休息，可指导其做骨盆倾斜运动，局部热敷也可缓解症状。采取必要措施预防静脉曲张的发生。

（4）心理护理：帮助双胎妊娠的孕妇完成两次角色转变，接受成为两个孩子母亲的事实。告知双胎妊娠虽属于高危妊娠，但孕妇不必过分担心母儿的安危，说明保持心情愉快，积极配合治疗的重要性。指导家属准备双份新生儿用物。

（5）配合治疗

1）严密观察产程和胎心率变化，如发现有宫缩乏力或产程延长，及时处理。按医嘱使用抗生素。

2）第一个胎儿娩出后，立即断脐，助手协助扶正第二个胎儿的胎位，使其保持纵产式，并密切观察胎心宫缩、阴道流血情况，及时通过阴道检查了解胎位，排除脐带脱垂，及早发现胎盘早剥。通常在等待 20 分钟左右，第二个胎儿自然娩出。如等待 15 分钟仍无宫缩，则可协助人工破膜或遵医嘱静脉滴注缩宫素（催产素）促进宫缩。产程过程中应严密观察，及时发现脐带脱垂或胎盘早剥等并发症。

3）为预防产后出血的发生，产程中开放静脉通道，做好输液、输血准备；第二个胎儿娩出后应立即肌内注射或静脉滴注缩宫素，腹部放置沙袋，并以腹带紧裹腹部，防止腹压骤降引起休克。产后严密观察子宫收缩及阴道流血情况，发现异常及时配合处理。

4）双胎妊娠者如系早产，产后应加强对早产儿的观察和护理。

知识点9：双胎妊娠的健康指导　　　　副高：掌握　正高：熟练掌握

护士应指导孕妇注意休息，加强营养，注意阴道流血量和子宫复旧情况，及早识别产后出血、感染等异常情况。并指导产妇正确进行母乳喂养，选择有效的避孕措施。

胎盘
早剥

第五节　胎盘早剥

知识点1：胎盘早剥的概念　　　　副高：熟练掌握　正高：熟练掌握

妊娠20周以后或分娩期，正常位置的胎盘在胎儿娩出前，部分或全部从子宫壁剥离，称为胎盘早剥。胎盘早剥是妊娠晚期的严重并发症，具有起病急、发展快的特点。如果处理不及时可危及母儿生命。

知识点2：胎盘早剥的病因及发病机制　　　　副高：熟练掌握　正高：熟练掌握

病因目前尚不十分清楚，其发病可能与以下因素有关。

（1）孕妇血管病变：严重妊娠期高血压疾病、慢性高血压、慢性肾脏疾病或全身血管病变的患者常并发胎盘早剥。其原因是妊娠合并上述疾病时，底蜕膜螺旋小动脉痉挛或硬化，引起远端毛细血管缺血坏死以致破裂出血，血液流至底蜕膜层形成血肿，导致胎盘自子宫壁剥离。

（2）机械性因素：外伤尤其是腹部直接受撞击或挤压，摔伤或行外倒转术纠正胎位时动作粗暴等，均可造成血管破裂而发生胎盘早剥。此外，脐带过短或因脐带绕颈、绕体等导致脐带相对较短时，分娩过程中胎儿下降牵拉脐带也能造成胎盘早剥。

（3）子宫静脉压突然升高：妊娠晚期或临产后，孕妇长时间仰卧位时，可发生仰卧位低血压综合征。此时由于巨大的妊娠子宫压迫下腔静脉，回心血量减少，血压下降，而子宫静脉淤血，静脉压升高，导致蜕膜静脉床淤血或破裂，部分或全部胎盘自子宫壁剥离。

（4）子宫内压力突然下降：羊水过多时，无论是在自然或人工破膜时，如果羊水流出过快或双胎分娩第一个胎儿娩出后，均可使子宫收缩致宫腔缩小而发生胎盘错位引起剥离。

（5）其他：其他一些高危因素包括吸烟、营养不良、吸毒（如吸可卡因）、孕妇有血栓形成倾向、子宫肌瘤（尤其是胎盘附着部位肌瘤）等与发生胎盘早剥有关。另外，有胎盘早剥史者再次发生的可能性增加。

知识点3：胎盘早剥的病理生理　　　　副高：熟练掌握　正高：熟练掌握

胎盘早剥的主要病理变化是底蜕膜出血并形成血肿，使胎盘自附着处剥离。可分为以下3种类型：①如果剥离面小，血液很快凝固，临床可无明显症状；如果剥离面大，继续出血，形成胎盘后血肿。胎盘后血肿可使胎盘剥离面不断扩大，出血越来越多，当血液冲开了胎盘边缘及胎膜，沿胎膜与宫壁间经宫颈向外流出，为显性出血或外出血，即显性剥离。②如果胎盘边缘仍附着于子宫壁上，或胎膜与子宫壁未剥离，血液不向外流而积聚在胎盘与子宫壁之间，为隐性出血或内出血，即隐性剥离。③当内出血过多时，血液也可冲开胎盘边缘与胎膜，向宫颈口外流出，形成混合性出血。偶尔情况下，出血穿破羊膜流入羊水中，形成血性羊水。

大量内出血时，血液积聚于胎盘与子宫壁之间，局部压力不断增大，使血液向子宫肌层内浸润，引起肌纤维分离、断裂、变性，当血液浸入子宫浆膜层时，子宫表面出现紫蓝色瘀斑，在胎盘附着处更为明显，称为子宫胎盘卒中，又称库弗莱尔子宫。

严重的胎盘早剥者，从剥离处的胎盘绒毛和蜕膜中释放大量的组织凝血活酶进入母体循环，激活凝血系统而发生弥散性血管内凝血（DIC），最终导致凝血功能障碍。

| 知识点4：胎盘早剥的临床表现 | 副高：掌握　正高：掌握 |

胎盘早剥的临床表现主要为妊娠晚期突然发生的腹痛和阴道出血。根据病情严重程度，胎盘早剥可分为3度。

（1）Ⅰ度：以外出血为主，多见于分娩期，胎盘剥离面积小，患者常无腹痛或伴轻微腹痛，贫血体征不明显。腹部检查：子宫软，大小与妊娠月份相符，宫缩有间歇胎位清楚，胎心率正常。产后检查见胎盘母体面有凝血块及压迹。

（2）Ⅱ度：以隐性出血为主，胎盘剥离面为胎盘面积的1/3左右。主要症状为孕妇突然发生持续性腹痛、腰酸或腰背痛，疼痛程度与剥离面大小及胎盘后积血量成正比。无阴道流血或仅有少量阴道流血，贫血程度与阴道流血量不相符。腹部检查：子宫大于妊娠周数，子宫底随胎盘后血肿增大而升高。胎盘附着处压痛明显（胎盘位于后壁则不明显），宫缩有间歇，胎位可被扪及，胎儿存活。

（3）Ⅲ度：胎盘剥离超过胎盘面积的1/2，临床表现较Ⅲ度重。患者可出现恶心、呕吐、面色苍白、四肢湿冷、脉弱及血压下降等休克症状，且休克程度大多与阴道流血量不成正比。腹部检查：子宫硬如板状，子宫多处于高张状态，宫缩间歇时不能松弛，胎位扪不清，胎心消失。若患者无凝血功能障碍属Ⅲa度，有凝血功能障碍属Ⅲb度。

| 知识点5：胎盘早剥的辅助检查 | 副高：掌握　正高：掌握 |

（1）产科检查：通过四步触诊判定胎方位、胎心情况、宫高变化、腹部压痛范围和程度等。

（2）B型超声检查：正常位置的胎盘B型超声图像应紧贴子宫体部后壁、前壁或侧壁，若胎盘与子宫壁之间有血肿，在胎盘后方出现液性低回声区，暗区常不止一个，并见胎盘增厚。若胎盘后血肿较大，能见到胎盘胎儿面凸向羊膜腔，甚至能使子宫内的胎儿偏向对侧。若血液渗入羊水中，见羊水回声增强、增多，系羊水混浊所致。当胎盘边缘已与子宫壁分离，未形成胎盘后血肿，则见不到上述图像，故B型超声诊断胎盘早剥有一定的局限性。重型胎盘早剥时常伴胎心、胎动消失。

（3）实验室检查：主要了解患者贫血程度及凝血功能。Ⅲ度胎盘早剥患者应检查肾功能与二氧化碳结合力。若并发 DIC 时进行筛选试验（血小板计数、凝血酶原时间、纤维蛋白原测定），结果可疑者可做纤溶确诊试验（凝血酶时间、优球蛋白溶解时间、血浆鱼精蛋白副凝试验）。

知识点 6：胎盘早剥的治疗要点	副高：掌握　　正高：掌握

胎盘早剥的处理原则是尽早识别，及时纠正休克，及时终止妊娠。孕妇入院时，若处于休克状态，首先积极补充血容量，及时输入新鲜血液，尽快改善孕妇状况。胎盘早剥一经确诊，必须及时终止妊娠。终止妊娠的方法根据胎次、早剥的严重程度、胎儿宫内状况及宫口开大等情况而定，同时处理并发症，如弥散性血管内凝血（DIC）、急性肾衰竭、产后出血等。如果是Ⅰ度的胎盘早剥，患者一般情况好、胎儿胎心好、宫口已扩张，短时间内能结束分娩，可考虑阴道试产，但如果产程中出现胎儿窘迫时，应及时剖宫产终止妊娠。如果是Ⅱ度和Ⅲ度的胎盘早剥，应及时剖宫产终止妊娠，同时做好抢救新生儿的准备工作，做好处理产后出血及 DIC 的准备工作。预后主要取决于是否能够早期识别并及时处理。

知识点 7：胎盘早剥的护理评估	副高：熟练掌握　　正高：熟练掌握

（1）健康史：评估是否在妊娠晚期或临产时突然发生腹部剧痛，有无急性贫血或休克现象。护理人员需结合有无妊娠期高血压疾病、原发性高血压病史、胎盘早剥史、慢性肾炎史、仰卧位低血压综合征史及外伤史等进行综合评估。

（2）身体状况：重点评估孕妇腹痛的程度、性质、生命体征和一般情况。通过 B 超和胎心监测了解胎儿宫内情况。如果实验室检查出现血小板降低、血浆凝血酶原时间延长、血浆纤维蛋白原减少则提示 DIC。

（3）心理-社会状况：此类孕妇入院时，常常情况危急，母儿生命均危在旦夕，孕妇及其家属均感到高度紧张和恐惧。如果已确定胎死宫内，产妇常有内疚、失落、悲痛情绪。

知识点 8：胎盘早剥的护理诊断	副高：熟练掌握　　正高：熟练掌握

（1）潜在并发症：DIC、产后出血、急性肾衰竭、羊水栓塞等。
（2）恐惧：与母儿生命受到威胁有关。
（3）预感性悲哀：与担心切除子宫不能再生育有关。
（4）有胎儿受伤的危险：与胎盘血供减少或中断有关。

知识点 9：胎盘早剥的护理措施	副高：熟练掌握　　正高：熟练掌握

（1）病情观察：严密观察产妇的生命体征、面色及腹痛情况，注意有无休克的征象。

（2）急救护理：对处于休克状态的危重患者，应立即取头低足高位，保暖，开放两条静脉通路，迅速补充血容量，改善血液循环。抢救中给予吸氧、供暖等。遵医嘱送检标本，配合辅助检查，做好术前准备。密切监测胎儿状况。

（3）积极配合治疗，协助终止妊娠

1）经阴道分娩的轻症患者，应先行人工破膜，缓慢流出羊水，缩小子宫容积，并用腹带包扎，压迫局部使胎盘不再继续剥离。产程中继续监测产妇生命体征、宫底高度、子宫局部压痛、阴道流血和胎心变化。

2）估计在短时间内不能经阴道结束分娩者，或产程无进展、有胎儿窘迫者，应迅速施行剖宫产术，并做好产妇及新生儿的抢救工作。

3）发生子宫胎盘卒中并经治疗无效者，应做好子宫全切的手术准备工作。

（4）预防产后并发症：做好产后大出血的抢救准备，开通静脉通路，分娩后及时使用子宫收缩剂，配合按摩子宫，防止出血。防止凝血功能障碍的发生，分娩后注意有无全身出血倾向，有无出血不凝的现象。对出血较多的产妇，产后应关注尿量，防止发生肾功能损害。

（5）提供心理支持：告知患者胎盘早剥的相关知识，如病因、治疗和预后等，以及目前的情况对母儿的影响。鼓励患者说出自己内心的感受和担忧，并提供心理支持。在分娩期间多用鼓励性语言，给患者提供动力和信心。

（6）产褥期护理：密切观察生命体征、宫缩、恶露等情况、保持外阴清洁干燥，预防产褥感染。饮食上注意加强营养，多吃富含蛋白质、维生素、矿物质及膳食纤维的食物，多食水果和蔬菜。纠正贫血，适当增加补血食物的摄入，如动物肝脏、黑木耳等。根据产妇情况给予合理的母乳喂养和乳房护理的指导，如协助产妇在产后 6 小时后挤奶，并及时发现是否有乳房肿块等。

知识点 10：胎盘早剥的健康指导　　　　　　副高：掌握　正高：熟练掌握

（1）产后饮食指导：产妇应进食富含蛋白质、维生素、微量元素的食物及新鲜蔬菜和水果，特别是含铁丰富的食物，如瘦肉、猪肝、大枣等，有利于纠正贫血，避免生冷、辛辣食品。

（2）卫生指导：勤换会阴垫，保持外阴清洁，42 天内禁止盆浴及性生活。

（3）心理调适指导：与产妇及家属共同讨论此次发病及抢救经过。如果胎儿已死亡，建议家属多给予产妇心理支持，鼓励产妇休产假期间，多与家人和朋友交流，参加力所能及的社会活动。

（4）乳房护理指导：如果胎儿存活，根据产妇身体情况指导母乳喂养，保持乳汁通畅。如死产者需及时给予退乳措施。

（5）复诊指导：嘱产妇 42 天后来医院复查，如有阴道流血增多、腹部切口红肿等异常情况，随时复诊。

第六节　前置胎盘

| 知识点1：前置胎盘的概念 | 副高：熟练掌握　正高：熟练掌握 |

　　正常妊娠时，胎盘附着于子宫体的前壁、后壁或侧壁，妊娠28周后，胎盘附着于子宫下段，甚至胎盘下缘达到或覆盖宫颈内口，其位置低于胎儿的先露部，称为前置胎盘。前置胎盘是妊娠晚期的严重并发症，也是妊娠晚期出血最常见的原因，处置不当可威胁母婴安全。

| 知识点2：前置胎盘的病因及发病机制 | 副高：掌握　正高：掌握 |

　　目前尚不明确，可能与以下原因有关。

　　（1）子宫内膜病变或损伤：当子宫内膜有过损伤或瘢痕（如产褥感染、多产、剖宫产或多次刮宫、子宫内膜炎），都可引起子宫内膜炎或子宫内膜损伤，使子宫蜕膜血管生长不良，当受精卵植入时，血液供应不足，胎盘为摄取足够的营养而扩大面积，伸展到子宫下段，形成前置胎盘。

　　（2）胎盘面积过大或胎盘形状异常：由于多胎妊娠或巨大儿形成过大面积的胎盘，伸展至子宫下段或遮盖了子宫颈内口；或有副胎盘延伸至子宫下段。

　　（3）受精卵滋养层发育迟缓：受精卵到达子宫腔后，滋养层尚未发育到可以着床的阶段，继续下移到达子宫下段，并在此处着床而发育成前置胎盘。

　　（4）宫腔形态异常：子宫畸形或子宫肌瘤等原因使宫腔的形态改变致胎盘附着在子宫下段。

　　（5）其他原因：有报道，吸烟、吸毒可引起胎盘的血流减少，缺氧使胎盘代偿性增大，从而增加前置胎盘的危险性。

| 知识点3：前置胎盘的临床表现 | 副高：掌握　正高：掌握 |

　　（1）症状：妊娠晚期或临产时，发生无诱因、无痛性的反复阴道流血是前置胎盘的典型症状。由于妊娠晚期或临产后子宫下段逐渐伸展，宫颈管消失，宫颈扩张，但附着于子宫下段或宫颈内口的胎盘不能相应地伸展，从而导致前置部分的胎盘自其附着处剥离，血窦破裂出血。初次发生阴道流血的时间、出血量的多少、反复发作的次数与前置胎盘的类型有关。①完全性前置胎盘：胎盘组织完全覆盖宫颈内口。初次出血的时间早，在妊娠28周左右，称为"警戒性出血"，反复出血的次数频繁，出血量较多，有时一次大量出血可使患者休克。②边缘性前置胎盘：胎盘附着于子宫下段，边缘达到宫颈内口但未超越。初次出血时间较晚，多于妊娠37~40周或临产后，量较少。③部分性前置胎盘：胎盘组织部分覆盖宫颈内口。出血量和初次出血时间介于以上二者之间。

（2）体征：患者情况与出血量有关，大量出血呈面色苍白、脉搏增快且微弱、血压下降等休克表现。产科检查：子宫软，无压痛，大小与停经月份一致。由于子宫下段有胎盘占据，影响胎先露部入盆，故胎先露高浮，易并发胎位异常。前置胎盘位于子宫下段前壁时，可于耻骨联合上方听到胎盘血管杂音。若已临产，宫缩为阵发性，宫缩间歇期子宫肌肉可以完全放松。

知识点 4：前置胎盘的辅助检查　　　　　　　　　　副高：掌握　　正高：掌握

（1）B 型超声检查：B 型超声可清楚看到子宫壁、胎先露、宫颈和胎盘的位置，胎盘定位准确率达 95% 以上，且可反复检查，是目前最安全、最有效的首选方法。

（2）阴道检查：目前一般不主张应用。只有在近预产期且出血不多时，终止妊娠前为排除其他出血原因或明确诊断决定分娩方式前考虑采用。要求阴道检查操作必须在输血、输液和做好手术准备的情况下方可进行。怀疑前置胎盘者，切忌肛查。

（3）产后检查：胎盘的前置部分可见陈旧性血块附着，呈黑紫色或暗红色。如这些改变位于胎盘的边缘，而且胎膜破口处距胎盘边缘 <7cm，则为前置胎盘。如行剖宫产术，术中可直接了解胎盘附着的部位确立诊断。

知识点 5：前置胎盘的治疗要点　　　　　　　　　　副高：掌握　　正高：掌握

抑制宫缩、止血、纠正贫血和预防感染。根据出血量、有无休克、妊娠周数、产次、胎位、胎儿是否存活、是否临产及前置胎盘类型等作出决定，制定具体方案。

（1）期待疗法：其目的是在保证孕妇安全的前提下使胎儿能达到或更接近足月，从而提高围生儿成活率。适用于妊娠 34 周以前或估计胎儿体重 <2000g，阴道出血量不多，孕妇全身情况良好，胎儿存活者。住院期间严密观察病情变化，为孕妇提供全面优质护理是期待疗法的关键措施。

（2）终止妊娠：适用于下列情况。胎龄达孕 36 周以上，孕妇反复发生多量出血甚至休克者；胎儿肺成熟者；胎龄未达孕 36 周，出现胎儿窘迫征象或胎心异常者；出血量多危及胎儿；胎儿已死亡或出现难以存活的畸形者。剖宫产术能迅速结束分娩，既能提高胎儿存活率又能迅速减少或制止出血，是处理前置胎盘最有效最安全的方法，也是处理前置胎盘大出血的急救手段。阴道分娩仅适用于边缘性前置胎盘，胎先露为头位、临产后产程进展顺利并估计能在短时间内结束分娩者。完全性前置胎盘必须以剖宫结束分娩，部分性前置胎以及边缘性前置胎盘的初产妇，近年也倾向于行剖宫产。

知识点 6：前置胎盘的护理评估　　　　　　　　副高：熟练掌握　　正高：熟练掌握

（1）健康史：除个人健康史外，在孕产史中尤其注意识别有无剖宫史、人工流产史及子宫内膜炎等前置胎盘的易发因素；此次妊娠过程中，特别是孕 28 周后是否出现无痛性、无诱因、反复阴道流血症状，并详细记录具体治疗经过。

（2）身体状况：产科检查可见子宫软，无压痛，大小与妊娠周数相符，胎先露部高浮，胎心可以正常，也可因孕妇失血过多致胎心异常或消失。前置胎盘位于子宫下段前壁时，可于耻骨联合上方听到胎盘血管杂音。临产后，宫缩为阵发性，间歇期子宫肌肉可以完全放松。

（3）心理-社会状况：孕妇及其家属可因突然阴道流血而感到恐惧或焦虑，既担心孕妇的健康，又担心胎儿的安危，导致恐惧紧张、手足无措等情绪。

知识点7：前置胎盘的护理诊断　　　　副高：熟练掌握　　正高：熟练掌握

（1）组织灌流改变：与前置胎盘所致出血导致循环血量下降有关。

（2）胎儿有受伤的危险：与出血导致胎盘供血不足有关。

（3）有感染的危险：与大出血导致机体抵抗力下降及胎盘剥离面靠近子宫颈口，细菌易经阴道上行感染有关。

（4）焦虑：与担心自身及胎儿的安危有关。

知识点8：前置胎盘的护理措施　　　　副高：熟练掌握　　正高：熟练掌握

（1）病情观察：严密观察出血量和性质，保留会阴垫，便于估计出血量。观察宫缩频率及强度，监听胎心或行胎心监护，监测孕妇血压、脉搏、呼吸、体温、尿量、意识变化，及时发现休克征象。禁止肛检和阴道检查。

（2）抗休克护理：取平卧位或头低位，给予氧气吸入，同时注意保暖。建立静脉通道，抽血、配血、输液，先给予平衡液或遵医嘱输入羟乙基淀粉。

（3）终止妊娠的护理：行术前准备，交待产妇禁食禁水，备皮，导尿，做好母婴急救准备。

（4）预防产后出血和感染的护理：胎儿娩出后，尽早使用缩宫药，以预防产后大出血。产妇回病房休息时严密观察产妇的生命体征、阴道流血情况，发现异常及时报告医生，以防止或减少产后出血；及时更换会阴垫，以保持会阴部清洁、干燥。严密观察产妇生命体征、恶露、子宫复旧、阴道流血、白细胞计数及分类等。

（5）期待疗法的护理

1）抑制宫缩药物的护理：抑制宫缩能有效减少前置胎盘的出血，延长孕周。目前常用的药物有盐酸利托君和硫酸镁。盐酸利托君会使心率增快，硫酸镁使用过量会出现镁中毒症状。因此，需严密观察药物的不良反应。

2）一般护理：绝对卧床休息，尤以左侧卧位为适宜，止血后方可轻微活动；定时吸氧，每日2次，每次20~30分钟；使用消毒会阴垫并保留，以便估计出血量。保持外阴清洁，保持大便通畅。

3）纠正贫血：除口服补血药物、输血等措施外，需加强饮食指导，建议孕妇多食用高蛋白质以及含铁丰富的食物。

　　4）胎儿监测：听胎心每日6次，无应激试验（NST）每日1~2次。

　　5）严密观察病情变化：阴道流血量增多，立即报告医生，配合处理。有休克体征时，应积极抗休克，及时终止妊娠。

　　6）心理护理：多与孕妇交流，增加孕妇的信任感、安全感。根据孕妇爱好，选择听轻音乐、看书、看电视等活动分散精力，提供积极的心理支持，减轻焦虑和恐惧感。

知识点9：前置胎盘的健康指导　　　　　　　　副高：掌握　　正高：熟练掌握

　　（1）自我监护指导：向孕妇讲解前置胎盘的出血特点，教会孕妇自数胎动的方法，告诉孕妇如出现阴道流血、胎动异常、规律宫缩、阴道流水等情况应立即报告医护人员。

　　（2）活动指导：左侧卧位休息，吸氧20~30分钟，每日2次，避免诱发宫缩的活动，如抬举重物、性生活。保持排便通畅，避免便秘而诱发阴道流血。指导孕妇主动活动双下肢，建议使用抗血栓压力带，预防下肢血栓的形成。

　　（3）用药指导：讲解在非手术治疗期间，如使用盐酸利托君时出现心悸症状是正常现象，在孕妇能耐受的情况下需坚持用药。如使用硫酸镁静脉滴注，要告诉孕妇监测呼吸、膝反射和尿量的意义，配合护士观察病情。

　　（4）饮食指导：指导孕妇进食富含蛋白质、维生素、微量元素的食物，多食用富含粗纤维的新鲜蔬菜和水果，多饮水，在保证母儿营养的同时要防止便秘。

第七节　胎儿窘迫

知识点1：胎儿窘迫的概念　　　　　　　　副高：熟练掌握　　正高：熟练掌握

　　胎儿窘迫是指胎儿在子宫内因急性或慢性缺氧而危及胎儿健康和生命的一种综合征，发生率为2.7%~38.5%。急性胎儿窘迫多发生在分娩期；慢性胎儿窘迫常发生在妊娠后期，但在临产后也常表现为急性胎儿窘迫。

知识点2：胎儿窘迫的病因及发病机制　　　　副高：熟练掌握　　正高：熟练掌握

　　母体血液含氧量不足、母儿间血氧运输或交换障碍及胎儿自身异常因素等均可导致胎儿窘迫。

　　（1）母体因素：①妊娠期高血压疾病、慢性肾炎、糖尿病等可使子宫胎盘血管硬化、狭窄、梗死，使绒毛间隙血液灌注不足，导致胎儿窘迫。②合并先天性心脏病或伴心功能不全、肺部感染、慢性肺功能不全、哮喘反复发作及中度贫血等，可导致母体血液含氧量不足，影响对胎儿的供氧。③羊水过多和多胎妊娠等可导致子宫过度膨胀，引起子宫胎盘血运受阻，导致胎儿窘迫。④各种原因引起的休克可导致母体严重血液循环障碍致胎盘灌注急剧减少，导致胎儿窘迫。⑤胎膜早破、产程过长、过期妊娠等也可导致胎儿窘迫发生。

（2）胎儿因素：胎儿患有严重的心血管系统疾病（如严重的先天性心血管疾病）、呼吸系统疾病、颅内出血、胎儿畸形、母儿血型不合及胎儿宫内感染等，均可导致胎儿窘迫。

（3）脐带、胎盘因素：脐带和胎盘功能障碍影响胎儿不能获得所需氧气和营养物质，脐带异常如脐带长度异常、缠绕、打结；胎盘异常如胎盘植入异常、形状异常、发育障碍和循环障碍等。

知识点 3：胎儿窘迫的病理生理	副高：掌握　正高：掌握

胎儿窘迫的基本病理生理变化是缺血、缺氧引起的一系列变化。缺氧早期或者一过性缺氧，机体主要通过减少胎盘和自身耗氧量代偿，胎儿则通过减少对肾与下肢血供等方式来保证心脑血流量，不产生严重的代偿障碍及器官损害。重度缺氧则可引起严重并发症。缺氧初期通过自主神经反射，兴奋交感神经，肾上腺儿茶酚胺及皮质醇分泌增多，血压上升及心率加快等方式，使胎儿的大脑、肾上腺、心脏及胎盘血流增加，而肾、肺、消化系统等血流减少，出现羊水减少、胎儿发育迟缓等。若缺氧继续加重，则转为兴奋迷走神经，血管扩张，有效循环血量减少，主要脏器的功能由于血流不能保证而受损，于是胎心率减慢。缺氧继续发展下去，可引起严重的脏器功能损害，尤其可以引起缺血缺氧性脑病，甚至胎死宫内。此过程基本是低氧血症至缺氧，然后至代谢性酸中毒，主要表现为胎动减少，羊水少，胎心监护基线变异差，出现晚期减速，甚至出现呼吸抑制。由于缺氧时肠蠕动加快，肛门括约肌松弛引起胎粪排出。此过程可以形成恶性循环，更加重母儿的危险。

知识点 4：胎儿窘迫的临床表现	副高：掌握　正高：掌握

胎儿窘迫的主要表现为胎心音改变、胎动异常及羊水胎粪污染或羊水过少，严重者胎动消失。根据其临床表现，可以分为急性胎儿窘迫和慢性胎儿窘迫。①急性胎儿窘迫：多发生在分娩期，主要表现为胎心率加快或减慢，宫缩应激试验（CST）或者缩宫素激惹试验（OCT）等出现频繁的晚期减速或变异减速；羊水胎粪污染和胎儿头皮血 pH 下降，出现酸中毒。羊水胎粪污染可以分为 3 度：Ⅰ度为浅绿色，Ⅱ度为黄绿色并混浊，Ⅲ度为棕黄色，稠厚。②慢性胎儿窘迫：常发生在妊娠末期，往往延续至临产并加重，主要表现为胎动减少或消失，NST 基线平直，胎儿生长受限，胎盘功能减退，羊水胎粪污染等。

知识点 5：胎儿窘迫的辅助检查	副高：掌握　正高：掌握

（1）胎盘功能检查：出现胎儿窘迫的孕妇一般 24 小时尿雌三醇（E_3）< 10mg 或连续监测急剧减少 > 30%，或于妊娠末期连续多次测定在 10mg/24h 以下。

（2）胎心监测：若胎动时胎心率加速不明显，基线变异率 < 3 次/分，出现晚期减速、

变异减速等，均提示存在胎儿窘迫。评估胎心改变不能只凭一次确定，应多次检查并改变体位为侧卧位之后，再持续监测数分钟。

（3）胎儿头皮血血气分析：诊断胎儿窘迫 pH < 7.2（正常值 7.25 ~ 7.35），PO_2 < 10mmHg（正常值 15 ~ 30mmHg），PCO_2 > 60mmHg（正常值 35 ~ 55mmHg），可诊断为代谢性酸中毒。

（4）胎儿生物物理评分：用于判断胎儿宫内安危。8 ~ 10 分提示胎儿健康；5 ~ 7 分提示可疑胎儿窘迫。

（5）羊膜镜检查：见羊水混浊呈黄染至深褐色，有助于胎儿窘迫的诊断。

（6）超声多普勒血流测定：包括子宫动脉血流测定、胎儿大脑中动脉血流测定、胎儿脐动脉血流测定。

知识点 6：胎儿窘迫的治疗要点　　　　　　　　副高：掌握　　正高：掌握

（1）改变孕妇体位：建议孕妇左侧卧位，避免平卧，争取胎盘供血改善，延长孕周数。

（2）吸氧：高流量吸氧，持续 30 分钟，观察胎心变化。

（3）降低宫缩的频率和强度：如因缩宫素使宫缩过强造成胎心率减慢者，应立即停止静脉滴注，必要时使用宫缩抑制药。

（4）改善孕妇的血液循环：如孕妇有脱水、血容量不足的情况，应予补液、补血，纠正低血压状态。

（5）纠正酸中毒和电解质紊乱。

（6）急性胎儿窘迫者，如宫口开全，胎先露部已达坐骨棘平面以下 3cm 者，应尽快阴道助产娩出胎儿；慢性胎儿窘迫者应根据孕周、胎儿成熟度和胎儿缺氧程度决定处理方案。病情紧迫或经上述处理无效者，立即剖宫产结束分娩。

知识点 7：胎儿窘迫的护理评估　　　　　　副高：熟练掌握　　正高：熟练掌握

（1）健康史：了解孕妇的年龄、生育史、内科疾病史如高血压、慢性肾炎、心脏病等；本次妊娠经过如妊娠期高血压疾病、胎膜早破、子宫过度膨胀（如羊水过多和多胎妊娠）；分娩经过如产程延长（特别是第二产程延长）、缩宫素使用不当。了解有无胎儿畸形、胎盘功能异常情况。

（2）身体状况：①急性胎儿窘迫：评估是否在产时有胎心率异常、羊水胎粪污染、胎动异常、酸中毒情况。破膜后羊水流出，可直接观察羊水的性状。若未破膜可经羊膜镜窥视，透过胎膜以了解羊水的性状。②慢性胎儿窘迫：评估是否有胎动减少或消失、电子胎儿监护异常、胎儿生物物理评分低、脐动脉多普勒超声血流异常。

（3）心理-社会状况：孕产妇夫妇因为胎儿的生命遭遇危险而产生焦虑，对需要手术结束分娩产生犹豫、无助感。对于胎儿不幸死亡的孕产夫妇，感情上受到强烈的创伤，通常会经历否认、愤怒、抑郁、接受的过程。

知识点8：胎儿窘迫的护理诊断　　　　　副高：熟练掌握　正高：熟练掌握

（1）气体交换受损（胎儿）：与胎盘子宫的血流改变、血流中断（脐带受压）或血流速度减慢（子宫-胎盘功能不良）有关。

（2）焦虑：与胎儿宫内窘迫状态有关。

（3）预期性悲哀：与胎儿可能死亡有关。

知识点9：胎儿窘迫的护理措施　　　　　副高：熟练掌握　正高：熟练掌握

（1）孕妇左侧卧位，减少子宫收缩频率，降低子宫内压，改善子宫—胎盘循环，增加胎儿血氧分压。间断吸氧，通过面罩或鼻导管给氧，提高胎儿血氧饱和度。严密监测胎心变化，一般每15分钟听1次胎心或进行胎心监护，注意胎心变化形态。

（2）为手术者做好术前准备，如宫口开全、胎先露部已达坐骨棘平面以下3cm者，应尽快手术助产娩出胎儿。

（3）做好新生儿抢救和复苏的准备。

（4）分娩期护理：宫口开全，胎先露部已达坐骨棘平面以下3cm者，应尽快助产娩出胎儿。宫口尚未完全扩张，胎儿窘迫情况不严重者，可予以吸氧，同时指导产妇采取左侧卧位，观察10分钟，若胎心率变为正常，可继续观察。若因使用缩宫素造成胎心率异常者，应立即停止滴注，继续观察能否转为正常。病情紧迫或经上述处理无效者，应立即行剖宫产。

（5）心理护理

1）一般心理护理：向孕产妇夫妇提供相关信息，将真实情况告知，有助于孕产夫妇减轻焦虑，也可帮助他们面对现实。必要时陪伴他们，对他们的疑虑给予适当的解释。

2）胎儿死亡父母的心理护理：护士可安排一个远离其他婴儿和产妇的单人房间，陪伴他们或安排家人陪伴他们，勿让他们独处。鼓励他们诉说悲伤，接纳其哭泣及抑郁的情绪，陪伴在旁提供支持及关怀。如果他们愿意，可让他们看看死婴并同意他们为死产婴儿做一些事情，包括沐浴、更衣、命名、拍照或举行丧礼。但事先应向他们描述死婴的情况，使之有心理准备。解除"否认"的态度而进入下一个阶段。提供足印卡、床头卡等作纪念。帮助他们使用适合自己的压力应对技巧和方法。

知识点10：胎儿窘迫的健康指导　　　　　副高：掌握　正高：熟练掌握

（1）休息：注意休息，避免重体力劳动。

（2）饮食：进食营养丰富、易消化吸收食物；饮食多样化、粗粮细粮搭配。

（3）卫生：穿棉质衣物，勤换内衣、内裤；剖宫产术后2周、顺产后24小时可淋浴；产褥期内禁止性生活、盆浴。

（4）避孕：顺产后避孕半年，剖宫产后避孕 2 年；母乳喂养者应采取工具避孕。

（5）复查：如切口红肿、渗血、渗液或阴道流血超过月经量及时来院复查；如阴道流血及切口无异常，42 天返院复查。

第八节 胎膜早破

<table>
<tr><td>知识点 1：胎膜早破的概念</td><td>副高：熟练掌握 正高：熟练掌握</td></tr>
</table>

胎膜早破（PROM）是指临产前胎膜发生自然破裂，是妊娠晚期常见的并发症。临床上，及时诊断并有效处理该并发症非常必要。依据发生时所在的孕周分为足月 PROM 和未足月 PROM。前者指满 37 周后发生者；后者指在妊娠 20 周以后，未满 37 周发生者。足月 PROM 的发生率为 10%，未足月 PROM 的发生率为 2.0%~3.5%。PROM 可导致早产、脐带脱垂及母婴感染等，若破膜时间超过 24 小时，感染率可增加 5~10 倍，且孕周越小，危害越大，预后越差。

<table>
<tr><td>知识点 2：胎膜早破的病因及发病机制</td><td>副高：熟练掌握 正高：熟练掌握</td></tr>
</table>

（1）生殖道感染：可由细菌、病毒或弓形虫上行感染引起胎膜炎，使胎膜局部抗张能力下降而破裂。

（2）胎膜受力不均：胎先露部高浮、头盆不称、胎位异常可使胎膜受压不均导致破裂。由于手术创伤或先天性宫颈组织结构薄弱，宫颈内口松弛，前羊膜囊楔入，受压不均；宫颈过短或宫颈功能不全，宫颈锥形切除，胎膜接近阴道，缺乏宫颈黏液保护，易受病原微生物感染，导致胎膜早破。

（3）羊膜腔内压力升高：宫内压力增加导致覆盖于宫颈内口处的胎膜成为薄弱环节而易破裂。常见于多胎妊娠、羊水过多等。

（4）营养因素：缺乏维生素 C、锌及铜，可使胎膜张力下降而引起胎膜破裂。

（5）宫颈内口松弛：由于先天性或创伤使宫颈内口松弛、前羊水囊楔入、受力不均及胎膜发育不良而发生胎膜早破。

（6）其他高危因素：细胞因子白介素（IL）-1、IL-6、IL-8、肿瘤环死因子（TNF）-α 升高，可激活溶酶体酶，破坏羊膜组织导致胎膜早破。过度负重、腹部受碰撞。

创伤或妊娠后期性交等也可导致胎膜早破。

<table>
<tr><td>知识点 3：胎膜早破的临床表现</td><td>副高：掌握 正高：掌握</td></tr>
</table>

孕妇突感有较多液体从阴道流出，有时可混有胎脂及胎粪，继而少量间断性排出，无腹痛等其他产兆。肛诊时将胎先露部上推，可见阴道流液量增加。阴道窥器检查见阴道后穹隆有羊水积聚或有羊水自宫口流出，即可确诊胎膜早破。伴羊膜腔感染时，阴道流液有臭味，

并伴有发热、母儿心率增快、子宫压痛、白细胞计数增高、C反应蛋白升高等急性感染表现。隐匿性羊膜腔感染时，虽无明显发热，但常出现母儿心率增快。患者在流液后，常很快出现宫缩及宫口扩张。

知识点4：胎膜早破的辅助检查　　　　　　　　副高：掌握　正高：掌握

（1）阴道液酸碱度检查：正常阴道液呈酸性，pH为4.5~5.5；羊水的pH为7.0~7.5；尿液的pH为5.5~6.5。用pH试纸检查，若流出液pH>6.5时，视为阳性，准确率可达90%。要注意阴道液标本受血液、尿液、宫颈黏液、精液及细菌污染时出现的假阳性。

（2）阴道液涂片检查：阴道液干燥片检查有羊齿植物叶状结晶出现为羊水。但是，精液和宫颈黏液可造成假阳性。用苏丹Ⅲ染色见黄色脂肪小粒，确定羊水准确率可达95%。

（3）羊膜镜检查：可直视胎先露部，看不到前羊膜囊，即可确诊为胎膜早破。

（4）胎儿纤维结合蛋白（fFN）测定：fFN是胎膜分泌的细胞外基质蛋白。当宫颈及阴道分泌物内fFN含量>0.05mg/L时，胎膜抗张能力下降，易发生胎膜早破。

（5）羊膜腔感染监测：①羊水细菌培养。②羊水涂片革兰染色检查细菌。③羊水IL-6的测定：IL-6≥7.9ng/ml，提示羊膜腔感染；④血C反应蛋白>8mg/L，提示羊膜腔感染。

知识点5：胎膜早破的治疗要点　　　　　　　　副高：掌握　正高：掌握

（1）胎膜早破的治疗原则：①妊娠<24周的孕妇应终止妊娠。②妊娠24~27^{+6}周且要求继续妊娠者可期待治疗，但应充分告知风险；妊娠28~33^{+6}周且无继续妊娠禁忌，可行期待治疗。③若胎肺成熟或有明显感染时，应立即终止妊娠。④妊娠34~36^{+6}周者，如明确诊断绒毛膜羊膜炎、胎儿窘迫、胎盘早剥等，应终止妊娠。

（2）期待疗法：适用于妊娠28~35周、无感染征象、羊水池深度≥3cm者。

1）一般处理：绝对卧床，保持外阴清洁，避免不必要的肛查及阴道检查，密切观察产妇的体温、宫缩、阴道流液的性状和血白细胞计数。

2）预防感染：破膜超过12小时，应给予抗生素预防感染。B族链球菌感染用青霉素；支原体或衣原体感染选择红霉素或罗红霉素。如感染的微生物不明确，可选用美国食品药品监督管理局（FDA）分类为B类的广谱抗生素，常用β-内酰胺类抗生素。可间断给药，如开始给氨苄西林或头孢菌素类静脉滴注，48小时后改为口服。若破膜后长时间不临产，且无明显临床感染征象，则停用抗生素，进入产程时继续用药。

3）抑制宫缩：对无继续妊娠禁忌证的患者，可考虑应用宫缩抑制剂预防早产。如无明显宫缩，可口服利托君；有宫缩者，静脉给药，待宫缩消失后，口服维持用药。

4）促胎肺成熟：妊娠35周前的胎膜早破，应给予倍他米松12mg静脉滴注，每日1次，共2次；或地塞米松10mg静脉滴注，每日1次，共2次。

5）纠正羊水过少：羊水池深度≤2cm，妊娠<35周，可行经腹羊膜腔输液，有助于胎肺发育，避免产程中脐带受压（CST显示频繁变异减速）。

（3）发生在 36 周后的胎膜早破的治疗：可先观察 12~24 小时，大多数发生在 36 周后的胎膜早破患者可自然临产。临产后观察患者的体温、心率、宫缩、羊水流出量、性状及气味，必要时行 B 型超声检查了解羊水量，胎儿电子监护进行宫缩应激试验，了解胎儿宫内情况。若羊水减少，且 CST 显示频繁变异减速，应考虑羊膜腔输液；如变异减速改善，产程进展顺利，则等待自然分娩。否则，行剖宫产术。

若未临产，但发现有明显羊膜腔感染体征，应立即使用抗生素，并终止妊娠。如检查正常，破膜后 12 小时，给予抗生素预防感染，破膜 24 小时仍未临产且无头盆不称，应考虑引产。

（4）终止妊娠方法

1）阴道分娩：适用于胎肺成熟、妊娠满 35 周、宫颈成熟者。

2）剖宫产：适用于胎肺成熟、胎头高浮、胎位异常、宫颈不成熟、有感染征象，伴胎儿宫内窘迫者。

知识点 6：胎膜早破的护理评估　　　　副高：熟练掌握　　正高：熟练掌握

（1）健康史：在收集一般病史时，尤其要仔细询问产妇阴道流液发生的时间。了解与阴道流液相关的病史，如宫颈手术史、阴道及宫颈慢性炎症史。了解破膜前有无过度劳累、外伤史，有无性交史，既往有无孕产史。本次妊娠中，有无异常病史，如胎位异常、双胎或多胎、羊水过多等。有无维生素缺乏的症状和体征等。

（2）身体状况：观察孕妇阴道液体流出的色、量，有无异味，在腹压增加的情况下有无液体流出或流出量增加，监测体温、脉搏、呼吸、血常规，监测胎心音的变化，以判断有无感染、脐带脱垂、胎儿窘迫的存在。注意评估有无子宫收缩及阴道血性分泌物流出等先兆早产的征象。

（3）心理-社会状况：注意孕妇及家属因突然发生不可自控的阴道流液而可能产生的惊慌情绪及心理状况，了解其是否因对病情及胎儿的担心而产生焦虑、恐惧等。

知识点 7：胎膜早破的护理诊断　　　　副高：熟练掌握　　正高：熟练掌握

（1）有胎儿受伤的危险：与脐带脱垂和早产儿肺部不成熟有关。

（2）躯体移动障碍：与绝对卧床有关。

（3）有感染的危险：与胎膜早破造成羊膜腔为感染有关。

（4）焦虑：与环境改变、知识缺乏有关。

（5）潜在并发症：早产、脐带脱垂、胎盘早剥。

知识点 8：胎膜早破的护理措施　　　　副高：熟练掌握　　正高：熟练掌握

（1）观察

1）记录破膜时间，及时监听胎心。

2）观察羊水的色、质、量并记录。

3）无宫缩时每小时听取胎心，若胎心出现异常时，及时报告医生，并用胎心电子监护仪连续监护。

4）每天测量产妇体温 2 次，如体温 > 37.5℃，每 4 小时测量 1 次，并报告医生，及时遵医嘱留取血常规标本送检。

（2）对症护理

1）保持会阴清洁，勤换消毒会阴垫，每日会阴护理 2 次。

2）对破膜 > 12 小时者应预防性使用抗生素，预防感染。

3）为减少刺激，应避免腹压增加的动作，如减少不必要的肛查和阴道检查。护理与治疗时，动作应轻柔。

4）对胎先露未入盆或胎位异常者，应抬高孕妇臀部，绝对卧床休息，预防脐带脱垂。同时应积极预防因卧床时间太长而导致的血栓形成、肌肉萎缩等并发症。护士应协助做好孕妇的基本生活需求，如协助孕妇床上排泄等。

5）胎儿出生后，遵医嘱使用抗生素预防感染。如早产不可避免时，应做好新生儿的抢救准备工作。

知识点 9：胎膜早破的健康指导	副高：掌握　正高：熟练掌握

（1）加强孕期卫生宣教，积极预防和治疗下生殖道感染。妊娠晚期避免性生活，避免腹压突然增加。还应避免重体力劳动和活动。

（2）加强产前检查，发现异常胎位者，应及时纠正。不能纠正或有头盆不称者，在接近临产时，应卧床休息，减少活动，减少不必要的阴道检查。

（3）孕妇若宫颈内口松弛，应卧床休息，并于妊娠 14~16 周行宫颈环扎术。

（4）加强孕期营养，补充足量的维生素、钙、锌及铜等营养素。

（5）一旦发生突然性阴道流液，应及时就诊。阴道流液量大时，取臀高卧位，及时送医。

（6）宫颈内口松弛者，妊娠 14~18 周行宫颈环扎术并卧床休息。

羊水
异常

第九节　羊水异常

一、羊水过多

知识点 1：羊水过多的概念	副高：熟练掌握　正高：熟练掌握

凡在妊娠任何时期内羊水量超过 2000ml 者，称为羊水过多。羊水的外观和性状与正常无异样。多数孕妇羊水增多缓慢，在较长时间内形成，称为慢性羊水过多；少数孕妇可在数日内羊水急剧增加，称为急性羊水过多。其发生率为 0.5%~1.0%，妊娠合并糖尿病者可达 20%。

知识点 2：羊水过多的病因及发病机制　　　　　副高：熟练掌握　正高：熟练掌握

正常妊娠时，羊水量随着孕周的增加而增多，妊娠最后 2~4 周开始逐渐减少，足月时羊水量约 1000ml。对羊水过多的确切原因目前还不十分清楚，临床常见于以下几种情况。

（1）多胎妊娠：多胎妊娠并发羊水过多者是单胎妊娠者的 10 倍，尤以单卵双胎居多。因为单卵双胎之间血液循环相互沟通，占优势的胎儿（其中体重较重的一个胎儿）循环血量较多，尿量增加，以致羊水增多。

（2）胎儿畸形：羊水过多孕妇中，约 25% 合并胎儿畸形，其中以中枢神经系统和上消化道畸形最为常见。如无脑儿、脊柱裂胎儿，因为脑脊膜裸露，脉络膜组织增殖，渗出液增加，导致羊水过多；严重脑积水胎儿、无脑儿，由于缺乏中枢吞咽功能、无吞咽反射及缺乏抗利尿激素致尿量增多而引起羊水过多；食管或小肠闭锁时不能吞咽羊水而导致羊水过多。

（3）孕妇因素：糖尿病孕妇的胎儿血糖也增高，胎儿多尿而排入羊水中。ABO 或 Rh 血型不合的孕妇，由于血型不合时胎儿免疫性水肿、胎盘绒毛水肿影响液体交换，导致羊水过多。文献报道，胎盘重量超过 800g 时，40% 的孕妇合并羊水过多。此外，妊娠期高血压疾病、急性肝炎、孕妇严重贫血等均可致羊水过多。

（4）胎盘脐带病变：胎盘绒毛血管瘤直径 >1cm 时，15%~30% 合并羊水过多。巨大胎盘、脐带帆状附着也可引起羊水过多。

（5）特发性羊水过多：约有 30% 孕妇存在原因不明的羊水过多。

知识点 3：羊水过多的临床表现　　　　　　　　　副高：掌握　正高：掌握

通常羊水量超过 3000ml 时才出现症状。

（1）急性羊水过多：较少见，多发生在妊娠 20~24 周。羊水急速增多，子宫于数日内明显增大，产生一系列压迫症状。患者感腹部胀痛，行动不便，表情痛苦，因横膈抬高出现呼吸困难，甚至发绀，不能平卧。检查见腹壁皮肤紧绷发亮，严重者皮肤变薄，皮下静脉清晰可见。巨大子宫压迫下腔静脉，影响静脉回流，出现下肢及外阴部水肿、静脉曲张。子宫明显大于妊娠月份，胎位不清，胎心遥远或听不清。

（2）慢性羊水过多：较多见，多发生于妊娠晚期。羊水可在数周内逐渐增多，症状较缓和，孕妇多能适应，仅感腹部增大较快，临床上无明显不适或仅出现轻微压迫症状。测量子宫长度及腹围大于同期妊娠。腹壁皮肤发亮、变薄，检查时感子宫张力大，有液体震颤感，胎位不清，胎心遥远或听不到。

羊水过多孕妇容易并发妊娠期高血压疾病、胎位不正、早产等。破膜后因子宫突然缩小，引起胎盘早剥。产后可引起子宫收缩乏力而致产后出血。羊水过多导致胎位异常增多；破膜时多量羊水流出可引起脐带脱垂、胎儿窘迫及早产。

知识点 4：羊水过多的辅助检查　　　　　　　　　　　　副高：掌握　正高：掌握

（1）B 超检查：是羊水过多的重要辅助检查方法。B 超诊断羊水过多的标准有两个：①测量羊水最大暗区垂直深度（AFV）>7cm 即可考虑为羊水过多，有学者认为 AFV >8cm 才能诊断为羊水过多。②计算羊水指数（AFI），将孕妇腹部经脐横线与腹白线作为标志线，分为 4 个区，4 个区羊水最大暗区垂直深度之和，即为羊水指数。国内资料显示，AFI >18cm 提示羊水过多。

（2）甲胎蛋白（AFP）测定：母血、羊水中 AFP 值明显增高提示胎儿畸形。胎儿神经管畸形（无脑儿、脊柱裂）、上消化道闭锁等羊水 AFP 呈进行性增加。羊水 AFP 平均值超过同期正常妊娠平均值 3 个标准差以上；孕妇血清 AFP 平均值超过同期正常妊娠平均值 2 个标准差以上，有助于临床诊断。

（3）孕妇血型及血糖检查：检查孕妇 Rh、ABO 血型，排除母儿血型不合溶血引起的胎儿水肿。必要时行葡萄糖耐量试验，以排除妊娠期糖尿病。

（4）胎儿染色体检查：需排除胎儿染色体异常时，可做羊水细胞培养，或采集胎儿血培养，做染色体核型分析，了解染色体数目、结构有无异常。

知识点 5：羊水过多的治疗要点　　　　　　　　　　　　副高：掌握　正高：掌握

（1）羊水过多合并胎儿畸形：处理原则为确诊后及时终止妊娠。先经腹羊膜腔穿刺放出部分羊水，使压力减低后再做人工破膜，可避免胎盘早剥。

1）经腹羊膜腔穿刺引产：慢性羊水过多孕妇的一般情况尚好，无明显心肺压迫症状，经腹羊膜腔穿刺放出适量羊水后，注入依沙吖啶 50~100mg 引产。

2）人工破膜引产：采用高位破膜器，自宫颈口沿胎膜向上送 15~16cm 刺破胎膜，使羊水以每小时 500ml 的速度缓慢流出，以免宫腔内压力骤减引起胎盘早剥。破膜放羊水过程中注意血压、脉搏及阴道流血情况。放羊水后，腹部放置沙袋或加压包扎防止休克。破膜后 12 小时仍无宫缩，需用抗生素并适当应用硫酸普拉酮钠促宫颈成熟，或用缩宫素、前列腺素引产。

（2）羊水过多合并正常胎儿：应根据羊水过多的程度与胎龄而决定处理方法。

1）症状严重无法忍受（胎龄不足 37 周）者，应穿刺放羊水，用 15~18 号腰椎穿刺针行羊膜腔穿刺，以每小时 500ml 的速度放羊水，一次不超过 1500ml，以症状缓解为度。放出羊水过多可引起早产。放羊水应在 B 超监测下进行，防止损伤胎盘及胎儿。严格消毒防止感染，酌情用镇静保胎药以防早产。3~4 周后可重复以减低宫腔内压力。

2）前列腺素抑制药治疗：吲哚美辛（消炎痛）有抗利尿的作用，可抑制胎儿排尿，治疗羊水过多。具体用量为 2.0~2.2mg/（kg·d），用药时间 1~4 周，羊水再次增加可重复应用。用药期间，每周做 1 次 B 超进行监测。妊娠晚期羊水主要由胎尿形成，孕妇服用吲哚美辛后 15 分钟即可在胎血中检出。鉴于吲哚美辛有使动脉导管闭合的不良反应，故不宜广泛应用。

3）妊娠已近37周，在确定胎儿已成熟的情况下，行人工破膜，终止妊娠。

4）症状较轻者可以继续妊娠，注意休息，低盐饮食，酌情使用镇静药，严密观察羊水量的变化。

无论选用何种方式放羊水，均应从腹部固定胎儿为纵产式，严密观察宫缩，注意胎盘早剥症状与脐带脱垂的发生，胎儿娩出后及时应用宫缩剂预防产后出血。

知识点6：羊水过多的护理评估　　　　　副高：熟练掌握　正高：熟练掌握

（1）健康史：详细询问病史，了解孕妇年龄、有无妊娠并发症、有无先天畸形家族史及生育史。

（2）身体状况：观察孕妇的生命体征，定期测量孕妇腹围、宫高、体重，判断病情进展，了解孕妇有无因羊水过多引发症状，如呼吸困难、腹痛、食欲缺乏等不适。

（3）心理-社会状况：评估孕妇是否因子宫迅速、异常增大，压迫症状严重、活动受限而烦躁不安。是否因担心胎儿会有某种畸形，产生焦虑情绪，甚至产生恐惧。

知识点7：羊水过多的护理诊断　　　　　副高：熟练掌握　正高：熟练掌握

（1）有受伤的危险：与宫腔压力增加易致早产、胎膜早破、脐带脱垂等有关。

（2）潜在并发症：早产、胎盘早剥、产后出血。

（3）焦虑：与胎儿畸形有关。

（4）低效性呼吸型态：与腹部过度膨胀，膈肌上升，胸腔体积减小有关。

知识点8：羊水过多的护理措施　　　　　副高：熟练掌握　正高：熟练掌握

（1）一般护理：向孕妇及其家属介绍羊水过多的原因及注意事项。包括指导孕妇摄取低钠饮食，防止便秘。减少增加腹压的活动以防胎膜早破。

（2）病情观察：观察孕妇的生命体征，定期测量宫高、腹围和体重，判断病情进展，并及时发现并发症。观察胎心、胎动及宫缩，及早发现胎儿宫内窘迫及早产的征象。人工破膜时应密切观察胎心和宫缩，及时发现胎盘早剥和脐带脱垂的征象。产后应密切观察子宫收缩及阴道流血情况，防止产后出血。

（3）配合治疗：积极寻找原因。腹腔穿刺放羊水时应防止速度过快、量过多，一次放羊水量不超过1500ml，放羊水后腹部放置沙袋或加腹带包扎以防血压骤降发生休克。腹腔穿刺放羊水注意无菌操作，防止发生感染，同时按医嘱给予抗感染药物。

（4）随访及预防：确诊的患者应定期随访，每1~2周B超监测羊水情况，每2周一次NST。在多数情况下，尚缺乏有效预防羊水过多的措施，但羊水过多又是一种相对常见的产科并发症，所以应该严密监测病程，尽可能及早明确病因，及时处理以减少不良妊娠结局。

知识点9：羊水过多的健康指导　　　　　　副高：掌握　正高：熟练掌握

（1）低盐饮食，除饮食中少放食用盐外，还应考虑食物中含钠的海产品、味精、调味品等食物的含钠量。多食蔬菜和水果，防止便秘。

（2）饮食以高蛋白、高热量、高维生素及富含矿物质为宜，少食多餐，保证胎儿生长发育所需的营养素。

（3）适当减少水的摄入，饮食中减少汤类及饮料。

（4）适当卧床休息，左侧卧位。尽量避免增加腹压的体力劳动或便秘、咳嗽等，以免发生羊水早破。

（5）向孕妇解释羊水过多对胎儿的影响，帮助其减轻焦虑、恐惧心理。

二、羊水过少

知识点10：羊水过少的概念　　　　　　副高：熟练掌握　正高：熟练掌握

羊水过少是指妊娠晚期羊水量少于300ml者。羊水过少的发生率为0.4%~4.0%。羊水过少严重影响围产儿预后，胎儿畸形、死亡率均增高，如羊水量少于50ml，围产儿病死率可高达88%。

知识点11：羊水过少的病因及发病机制　　　　副高：熟练掌握　正高：熟练掌握

羊水过少主要与羊水产生减少或羊水外漏增加有关，常见原因如下。

（1）胎儿畸形：许多先天畸形特别是泌尿系统畸形与羊水过少有关，如先天性肾缺如、肾发育不良、多囊肾和尿道狭窄或闭锁等引起少尿或无尿，导致羊水过少。

（2）胎盘功能减退：过期妊娠、胎儿生长受限、妊娠期高血压疾病、胎盘退行性病变均能导致胎盘功能减退，胎儿宫内慢性缺氧引起胎儿血液重新分配，为保障胎儿脑和心脏血供，肾流量降低，胎儿尿生成减少导致羊水过少。

（3）羊膜病变：某些原因不明的羊水过少与羊膜本身病变可能有关。

（4）胎膜早破：羊水外漏的速度大于羊水再产生速度，常出现继发性羊水过少。

（5）孕妇因素：孕妇脱水、血容量不足时，孕妇血浆渗透压增高能使胎儿血浆渗透压相应增高，尿液形成减少。此外，孕妇长时间服用某些药物（如利尿剂、吲哚美辛等），也能引起羊水过少。

知识点12：羊水过少的临床表现　　　　　　副高：掌握　正高：掌握

羊水过少的临床症状多不典型。孕妇于胎动时感到腹痛，胎盘功能减退时常有胎动减少。检查发现腹围、宫高增长缓慢，均较同期妊娠者小，子宫敏感性高，轻微刺激可引起宫缩。临产后阵痛剧烈，宫缩多不协调，宫口扩张缓慢，产程延长。若羊水过少发生在妊娠早期，胎膜可与胎体粘连，造成胎儿畸形，甚至肢体短缺；若发生在妊娠中晚期，子宫四周的压力直接作用于胎儿，容易引起肌肉骨骼畸形，如斜颈、曲背、手足畸形。现已证实，妊娠时吸入少量羊水有助于胎肺的膨胀和发育，羊水过少可致肺发育不全。也有学者提出，对过期妊娠、胎儿宫内发育迟缓、妊娠期高血压疾病的孕妇，在正式临产前已有胎心变化，应考虑有羊水过少的可能。羊水过少还容易发生胎儿窘迫与新生儿窒息，增加围产儿病死率。

知识点 13：羊水过少的辅助检查　　　　　　副高：掌握　正高：掌握

（1）B 超检查：妊娠 28~40 周期间，B 超测定羊水最大暗区垂直深度（AFV），若 AFV ≤2cm 为羊水过少；AFV≤1cm 为严重羊水过少。目前多采用羊水指数法（AFI）诊断羊水过少。AFI≤8cm 为诊断羊水过少的临界值，以 AFI≤5cm 作为诊断羊水过少的绝对值。除羊水测量外，B 超还可判断胎儿有无畸形，羊水与胎儿的交界情况等。

（2）羊水直接测量：以破膜时羊水量少于 300ml 为诊断羊水过少的标准。羊水过少者羊水性质黏稠、混浊、暗绿色。另外，在羊膜表面可见多个圆形或卵圆形结节，直径 2~4mm，淡灰黄色、不透明，内含复层鳞状上皮细胞及胎脂可支持诊断。本方法不能做到早期发现。

（3）胎心监护：羊水过少的主要威胁是脐带及胎盘受压，使胎儿储备力减低，无应激试验（NST）呈无反应型，一旦子宫收缩脐带受压加重，则出现胎心变异减速和晚期减速。

知识点 14：羊水过少的治疗要点　　　　　　副高：掌握　正高：掌握

根据胎儿有无畸形及孕周大小选择治疗方案。

（1）羊水过少合并胎儿畸形者，应尽早终止妊娠。可选用 B 超引导下经腹羊膜腔穿刺注入依沙吖啶引产。

（2）羊水过少合并正常胎儿者，寻找并去除病因；增加补液量，改善胎盘功能，抗感染；严密监测胎儿宫内情况。①对于妊娠已足月、胎儿可宫外存活者，应及时终止妊娠。合并胎盘功能不良、胎儿窘迫或破膜时羊水少且胎粪严重污染，估计短时间不能结束分娩者，应行剖宫产术。②对于妊娠未足月、胎肺未成熟者，可行增加羊水量期待治疗，延长孕周。可选用羊膜腔输液补充羊水，常用经腹羊膜腔输液和经宫颈羊膜腔输液这两种方法。

知识点 15：羊水过少的护理评估　　　　　　副高：熟练掌握　正高：熟练掌握

（1）健康史：详细询问病史，了解孕妇月经生育史、用药史、有无妊娠并发症、有无先天畸形家族史等，同时了解孕妇感觉到的胎动情况。

（2）身体状况：评估产妇生命体征，产科检查评估宫高、腹围、胎心、胎儿贮备情况，胎膜已破的患者评估羊水的性状及量。

（3）心理-社会状况：评估患者及家属对羊水过少相关知识的了解程度，当胎儿发生宫内窘迫时，评估患者及家属的焦虑程度。

知识点16：羊水过少的护理诊断　　　　　　　副高：熟练掌握　正高：熟练掌握

（1）有感染的危险：与机体抵抗力下降有关。

（2）有胎儿受伤的危险：羊水过少使胎儿内环境受损，有发生胎儿窘迫的可能。

（3）焦虑：与担心自身与胎儿的安全有关。

知识点17：羊水过少的护理措施　　　　　　　副高：熟练掌握　正高：熟练掌握

（1）一般护理：向孕妇及家属介绍羊水过少的相关知识；指导孕妇休息时取左侧卧位，改善胎盘血供；教会孕妇自我检测胎儿宫内情况的方法；积极预防胎膜早破。

（2）病情观察：观察孕妇的生命体征，定期测量宫高、腹围和体重，及时判断病情进展。依据胎盘功能测定结果，结合胎动、胎心监测和宫缩情况，及时发现并发症。密切关注B超动态监测的羊水量，并注意观察有无胎儿畸形。胎儿出生后应认真全面评估、识别畸形。

（3）协助相关检查：羊水过少者宫高、腹围增长缓慢。通过B超测定羊水最大暗区垂直深度（AFV）≤2cm为羊水过少，≤1cm为严重羊水过少；羊水指数（AFI）≤5cm为羊水过少，≤8cm为羊水偏少。检测有无胎儿畸形。破膜时直接测量羊水量少于300ml即可诊断。胎儿电子监护可观察胎盘储备功能。羊水细胞或胎儿脐带血细胞培养、聚合酶链反应（PCR）等可检测胎儿染色体是否异常。

（4）治疗护理：合并胎盘功能不良、胎儿窘迫或破膜时羊水少且胎粪污染严重者，估计短时间内不能结束分娩时，做好剖宫产准备。无明显宫内缺氧、人工破膜羊水清亮者，可以阴道试产，但需密切观察产程进展，连续监测胎心变化，有异常及时报告医师处理。增加羊水量期待治疗者，若采用羊膜腔灌注液体法，应注意严格无菌操作，防止发生感染，同时按医嘱给予抗感染治疗。

知识点18：羊水过少的健康指导　　　　　　　副高：掌握　正高：熟练掌握

（1）适当增加水的摄入，饮食中注意汤类及食物中的含水量，尽量减少干性食物。

（2）适当卧床休息，左侧卧位。避免外力作用于腹部，特别注意不宜到人多拥挤的地方。

（3）向孕妇解释羊水过少对胎儿的影响，帮助其减轻焦虑、恐惧心理。

（4）多食水果、蔬菜以增加维生素及矿物质的摄入。

（5）减少引起宫缩的食物，如桂圆、荔枝、山楂、人参等。

第五章　妊娠特有疾病妇女的护理

第一节　妊娠期高血压疾病

妊娠期高血压疾病是妊娠期特有的疾病，以高血压、蛋白尿为主要特征。本病包括妊娠期高血压、子痫前期、子痫、慢性高血压并发子痫前期以及妊娠合并慢性高血压，其中妊娠期高血压、子痫前期和子痫既往统称为妊娠高血压综合征。本病命名强调生育年龄妇女发生高血压、蛋白尿症状和妊娠之间的因果关系。多数病例在妊娠期出现一过性高血压、蛋白尿症状，分娩后随即消失。该病临床表现多样，严重影响母婴健康，是孕产妇及围产儿发病及死亡的主要原因之一。

（1）异常滋养层细胞侵入子宫肌层：研究认为，子痫前期患者胎盘有不完整的滋养层细胞侵入子宫动脉，蜕膜血管与血管内滋养母细胞并存，子宫螺旋动脉发生血管内皮损伤、组成血管壁的原生质不足、肌内膜细胞增殖及脂类聚集的变化，最终发展为动脉粥样硬化，进而导致动脉瘤性扩张和螺旋动脉腔狭窄、闭锁，引起胎盘血流量灌注减少，引发妊娠期高血压疾病一系列症状。

（2）神经内分泌机制：肾素–血管紧张素–前列腺素系统的平衡失调可能与本病的发生有一定关系。研究证实，妊娠期高血压疾病患者对肾素、血管紧张素 II 敏感性增高，从而使血管收缩，血压升高。近年又发现有两种前列腺素类似物，即前列环素（PGI_2）和血栓素 A_2（TXA_2）对妊娠期高血压的发病可能更具有重要意义。PGI_2 具有抑制血小板凝集及增强血管扩张的作用；而 TXA_2 则具有诱发血小板凝集及增强血管收缩的作用。正常妊娠时二者处于平衡状态。妊娠期高血压疾病时，PGI_2 明显下降，而 TXA_2 却增高，从而使血管收缩，血压升高，并可引起凝血功能障碍。

（3）免疫机制：妊娠是成功的自然同种异体移植。正常妊娠的维持有赖于母胎之间免疫平衡的建立和稳定。免疫学观点认为：妊娠期高血压疾病是由于胎盘某些抗原物质诱发了变态反应，但与免疫的复杂关系还有待进一步证实。

（4）遗传因素：研究发现，血管紧张素原基因变异 T_{235} 妇女的妊娠期高血压疾病的发生率较高。也有发现，妇女纯合子基因突变有异常滋养细胞浸润。遗传性血栓形成可能发生子痫前期。

（5）营养缺乏：已发现，低蛋白血症以及钙、镁、锌、硒等缺乏与子痫前期发生发展有关。研究发现，妊娠期高血压疾病患者细胞内钙离子升高，血清钙下降，导致血管平滑肌细胞收缩，血压上升。对有高危因素的孕妇，自孕20周起每日补钙2g可降低妊娠期高血压疾病的发生率。若自孕16周开始每日补充维生素E 400U和维生素C 100mg可使妊娠期高血压疾病的发生率下降18%。

（6）胰岛素抵抗：研究发现，妊娠期高血压疾病患者存在胰岛素抵抗，高胰岛素血症可导致一氧化氮（NO）合成下降及脂质代谢紊乱，影响前列腺素E_2的合成，增加外周血管的阻力，升高血压。

知识点3：妊娠期高血压疾病的高危因素　　　　副高：熟练掌握　正高：熟练掌握

流行病学调查发现，以下因素与妊娠期高血压疾病的发生有密切关系。①孕妇年龄≥40岁。②子痫前期病史。③抗磷脂抗体阳性。④高血压、慢性肾炎、糖尿病。⑤初次产检时体重指数（BMI）≥35kg/m²。⑥子痫前期家族史（母亲或姐妹）。⑦本次妊娠为多胎妊娠、首次怀孕、妊娠间隔时间≥10年以及孕早期收缩压≥130mmHg或舒张压≥80mmHg。

知识点4：妊娠期高血压疾病的病理生理　　　　副高：熟练掌握　正高：熟练掌握

全身小血管痉挛是本病的基本病理生理变化。由于小血管痉挛，造成管腔狭窄，周围阻力增大，内皮细胞损伤，通透性增加，体液和蛋白质渗漏，临床表现为水肿、血压上升、蛋白尿等。因缺血、缺氧全身各组织器官受到不同程度损害，严重时可导致抽搐、昏迷、脑水肿、脑出血、心肾衰竭、肺水肿、肝细胞坏死及被膜下出血，胎盘绒毛退行性变、出血和梗死，胎盘早剥以及凝血功能障碍等，病情危重者可导致母体及胎儿死亡。

知识点5：妊娠期高血压疾病的临床表现　　　　　　副高：掌握　正高：掌握

（1）妊娠期高血压：妊娠期首次出现血压（BP）≥140/90mmHg，并于产后12周内恢复正常；尿蛋白（－）；少数患者可伴有上腹部不适或血小板减少。产后方可确诊。

（2）子痫前期：①轻度，妊娠20周后出现BP≥140/90mmHg；尿蛋白≥0.3g/24h或随机尿蛋白（＋）；可伴有上腹部不适、头痛、视物模糊等症状。②重度，BP≥160/110mmHg；尿蛋白≥2.0g/24h或随机尿蛋白≥（＋＋）；血清肌酐＞106μmol/L，血小板＜100×10⁹/L；乳酸脱氢酶（LDH）升高；血清丙氨酸转氨酶（ALT）或天冬氨酸转氨酶（AST）升高；持续性头痛或其他脑神经或视觉障碍；持续性上腹不适。

（3）子痫：在子痫前期的基础上发生抽搐且不能用其他原因解释。子痫可发生于不断加重的子痫前期基础上，也可发生于血压升高不显著、无蛋白尿的病例。子痫分产前、产时及产后子痫，多发生于产前，约25%发生于产后48小时内，是造成母儿死亡的最主要原因。

子痫前驱症状短暂，可有不断加剧的头痛、视物模糊。子痫抽搐的典型表现为患者首先出现眼球固定、上翻，瞳孔散大，牙关紧闭，随即肌肉强直，双手紧握，双臂伸直，进入强直性痉挛期，此时期易发生唇舌咬伤。10~20 秒后发展为典型的全身高张阵挛性抽搐，期间呼吸暂停，面色逐渐发绀，此时期易发生窒息及意外受伤。持续约 1.0~1.5 分钟后抽搐停止，恢复呼吸，意识逐渐恢复，但易激惹、烦躁。

患者苏醒后，如未能得到及时有效治疗，上述过程可能反复发作且抽搐持续时间延长，从而加重大脑缺血缺氧，出现吸入性肺炎、肺水肿、脑出血、心肺功能衰竭、深度昏迷等各种严重并发症，甚至孕产妇死亡。

（4）慢性高血压并发子痫前期：高血压孕妇在妊娠前无蛋白尿，妊娠 20 周后出现尿蛋白 $\geq 0.3g/24h$；或妊娠前有蛋白尿，妊娠 20 周后尿蛋白明显增加、血压进一步升高，或出现血小板 $< 100 \times 10^9/L$。

（5）妊娠合并慢性高血压：妊娠前或妊娠 20 周前血压 $\geq 140/90mmHg$，但妊娠期无明显加重；或妊娠 20 周后首次诊断高血压并持续到产后 12 周后。

知识点6：妊娠期高血压疾病的辅助检查　　　　　副高：掌握　　正高：掌握

（1）尿液检查：应测尿比重、尿常规，当尿比重 ≥ 1.020 时说明尿液浓缩，尿蛋白（+）时尿蛋白含量 300mg/24h，当尿蛋白（++++）时尿蛋白含量 5g/24h。尿蛋白检查在重度子痫前期患者应每日 1 次。

（2）血液检查：测定血红蛋白、血细胞比容、血浆黏度、全血黏度以了解血液浓缩程度；重症患者应测定血小板计数、凝血时间，必要时测定凝血酶原时间、纤维蛋白原和鱼精蛋白副凝试验（3P 试验）等，以了解有无凝血功能异常。测定血电解质及二氧化碳结合力，以及时了解有无电解质紊乱及酸中毒。

（3）肝、肾功能测定：如进行 ALT、AST、血尿素氮、肌酐及尿酸等测定。肝细胞功能受损时 ALT、AST 升高，可出现白蛋白缺乏为主的低蛋白血症，白/球比值倒置。肾功能受损时，血清肌酐、尿素氮、尿酸升高，肌酐升高与病情严重程度相平行。尿酸在慢性高血压患者中升高不明显，因此可用于本病与慢性高血压的鉴别诊断。重度子痫前期与子痫应测定电解质与二氧化碳结合力，以早期发现酸中毒并纠正。

（4）眼底检查：眼底视网膜小动脉的痉挛变化是反映妊娠期高血压疾病严重程度的重要参考指标，对评估病情有重要意义。可见视网膜小动脉痉挛、视网膜水肿、渗出或出血，甚至视网膜剥离，出现视物模糊或失明。

（5）其他：可行心电图、超声心动图、胎盘功能、胎儿成熟度检查、CT 或 MRI 检查（疑有脑出血）等检查，视病情而定。

知识点7：妊娠期高血压疾病的治疗要点　　　　　副高：掌握　　正高：掌握

妊娠期高血压疾病的基本处理原则是镇静、解痉、降压、利尿，适时终止妊娠以达到预防子痫的目的，降低孕产妇及围产儿发病率、病死率及严重后遗症的目的。

（1）妊娠期高血压

1）休息：保证充足睡眠，取左侧卧位，休息不少于10小时。

2）镇静：对于精神紧张、焦虑或睡眠欠佳者可给予镇静药。如地西泮2.5~5.0mg，每日3次，或5mg睡前服用。

3）密切监护母儿状态：询问孕妇是否出现头痛、视力改变、上腹不适等症状。嘱患者每日监测体重及血压，每2日复查尿蛋白。定期监测血液、胎儿发育状况和胎盘功能。血压继续增高，按轻度子痫前期治疗。

4）间断吸氧：可增加血氧含量，改善全身主要脏器和胎盘的氧供。

5）饮食：应包括充足的蛋白质、热量，不限盐和液体，但对于全身水肿者适当限制盐的摄入。

（2）子痫前期：需住院治疗，积极处理，防止发生子痫及并发症。治疗原则为解痉、降压、镇静，合理扩容及利尿，密切监测母胎状态，适时终止妊娠。

1）解痉药物：首选硫酸镁。硫酸镁有预防子痫和控制子痫发作的作用，适用于先兆子痫和子痫。用药指征：控制子痫抽搐及防止再抽搐；预防重度子痫前期发展成为子痫；子痫前期临产前用药预防抽搐。

2）镇静药物：镇静药兼有镇静和抗惊厥作用，适当镇静可消除患者的焦虑和精神紧张，达到降低血压，缓解症状及预防子痫发作的作用。常用地西泮和冬眠合剂，可用于硫酸镁有禁忌或疗效不明显者，分娩期应慎用，以免药物通过胎盘抑制胎儿的神经系统。

3）降压药物：降血压的目的是为了延长孕周或改变围生期结局。不作为常规，仅用于血压≥160/110mmHg，或舒张压≥110mmHg或平均动脉压≥140mmHg者，以及原发性高血压妊娠前已用降压药者。选用的药物以对胎儿无不良反应，不影响心排血量、肾血流量及子宫胎盘灌注量，不致血压急剧下降或下降过低为宜。常用药物有肼屈嗪、卡托普利等。妊娠期一般不使用利尿药降压，以防血液浓缩、有效循环血量减少和出现高凝倾向。不推荐使用阿替洛尔和哌唑嗪；硫酸镁不可作为降压药使用；禁止使用血管紧张素转换酶抑制药（ACEI）和血管紧张素Ⅱ受体拮抗药（ARB）。

4）扩容药物：一般不主张扩容治疗，仅用于严重的低蛋白血症、贫血的患者。采用扩容治疗应严格掌握其适应证和禁忌证，并应严密观察患者的脉搏、呼吸、血压及尿量，防止肺水肿和心力衰竭的发生。常用的扩容剂有：人血白蛋白、全血、平衡液和低分子右旋糖酐。子痫前期患者出现少尿如无肌酐升高不建议常规补液，持续性少尿不推荐使用多巴胺或呋塞米。

5）利尿药物：一般不主张应用，仅用于全身性水肿、急性心力衰竭、肺水肿、脑水肿或血容量过多且伴有潜在性脑水肿者。用药过程中应严密监测患者的水和电解质平衡情况以及药物的不良反应。常用药物有呋塞米、甘露醇。严重低蛋白血症有腹水者，应补充白蛋白后再应用利尿药效果更好。

6）适时终止妊娠：是彻底治疗妊娠期高血压疾病的有效措施。其指征包括：①子痫前期孕妇经积极治疗24~48小时无明显好转者。②子痫前期孕妇的孕龄<34周，但胎盘功能

减退，胎儿估计已成熟者。③重度子痫前期孕妇的孕龄＞34周，经治疗好转者。④子痫控制后2小时可考虑终止妊娠。终止妊娠的方式：①引产，适用于病情控制后，宫颈条件成熟者。②剖宫产，适用于有产科指征者，宫颈条件不成熟，不能在短时间内经阴道分娩，引产失败，胎盘功能减退，或已有胎儿窘迫征象者。延长妊娠的指征：①孕龄不足32周经治疗症状好转，无器官功能障碍或胎儿情况恶化。②孕龄32~34周，24小时尿蛋白定量＜5g；轻度胎儿生长受限、胎儿监测指标良好；羊水轻度过少，彩色多普勒超声测量显示无舒张期脐动脉血反流；重度子痫前期经治疗后血压下降；无症状、仅有实验室检查提示胎儿缺氧经治疗后好转者。分娩期间的注意事项有：①注意观察自觉症状变化。②检测血压并继续降压治疗，应将血压控制在≤160/110mmHg。③检测胎心变化。④积极预防产后出血。⑤产时不可使用任何麦角新碱类药物。

（3）子痫：子痫是本疾病最严重的阶段，直接关系到母儿安危，应积极处理。处理原则为：控制抽搐，纠正缺氧和酸中毒，在控制血压、抽搐的基础上终止妊娠。

1）一般急诊处理：子痫发作时需保持气道通畅，维持呼吸、循环功能稳定，密切观察生命体征、尿量（应留置导尿管监测）等。避免声、光等刺激。预防坠地外伤、唇舌咬伤。

2）控制抽搐：治疗子痫及预防复发的首选药物是硫酸镁。但如果患者存在硫酸镁应用禁忌或硫酸镁治疗无效时，可考虑应用地西泮、苯妥英钠或冬眠合剂控制抽搐。子痫患者产后需继续应用硫酸镁24~48小时，至少住院密切观察4天。

3）控制血压：脑血管意外是子痫患者死亡的最常见原因。当收缩压持续≥160mmHg，舒张压≥110mmHg时，要积极降压以预防心脑血管并发症。

4）纠正缺氧和酸中毒：面罩和气囊吸氧，根据二氧化碳结合力及尿素氮值，给予适量4%碳酸氢钠纠正酸中毒。

5）适时终止妊娠：子痫患者抽搐控制2小时后可考虑终止妊娠。对于早发型子痫前期治疗效果较好者，可适当延长孕周，但须严密监护孕妇和胎儿。

知识点8：妊娠期高血压疾病的护理评估　　　　副高：熟练掌握　　正高：熟练掌握

（1）健康史：详细询问患者于孕前及妊娠20周前有无高血压、蛋白尿和/或水肿及抽搐等征象。既往病史中有无原发性高血压、慢性肾炎及糖尿病等；有无家族史。此次妊娠经过出现异常现象的时间及治疗经过。特别应注意有无头痛、视力改变、上腹不适等症状。

（2）身体状况：护士除评估患者一般健康状况外，需重点评估患者的血压、尿蛋白、水肿、自觉症状以及抽搐、昏迷等情况。在评估过程中应注意以下内容。

1）初测血压有升高者，需休息1小时后再测。同时不要忽略测得血压与其基础血压的比较。而且也可经过翻身试验（ROT）进行判断。

2）留取24小时尿进行尿蛋白检查。凡24小时尿蛋白定量≥0.3g者为异常。

3）水肿的轻重并不一定反映病情的严重程度。但是水肿不明显者，也有可能迅速发展为子痫，应引起重视。此外，还应注意水肿不明显，但体重于1周内增加超过0.5kg的隐性水肿。

4）孕妇出现头痛、视物模糊、胸闷、恶心、呕吐等自觉症状时提示病情的进一步发展，即进入子痫前期阶段，护士应高度重视。

5）抽搐与昏迷是最严重的表现，因此护士应特别注意发作状态、频率、持续时间、间隔时间、神志情况以及有无唇舌咬伤、摔伤甚至骨折、窒息或吸入性肺炎等。

（3）心理-社会状况：评估孕妇及其家属是否将该病误认为是高血压或肾病而没有给予足够的重视。评估孕妇对自身及胎儿预后过分担忧和恐惧而终日心神不宁。孕妇是否产生否认、愤怒、自责、悲观、失望等情绪。

知识点9：妊娠期高血压疾病的护理诊断　　　　　副高：熟练掌握　　正高：熟练掌握

（1）体液过多：与下腔静脉受增大子宫压迫使血液回流受阻或营养不良性低蛋白血症有关。

（2）有受伤的危险：与发生抽搐有关。

（3）潜在并发症：有并发胎盘早剥、肾衰竭的可能。

（4）焦虑：与担心自身与胎儿安危有关。

知识点10：妊娠期高血压疾病的护理措施　　　　　副高：熟练掌握　　正高：熟练掌握

（1）妊娠期高血压疾病的预防和护理

1）加强健康教育：护士应重视孕期健康教育工作，使孕妇及家属了解妊娠期高血压疾病的知识及其对母儿的危害，从而自觉于妊娠早期开始接受产前检查，并且主动坚持定期检查。

2）指导孕妇休息及合理饮食：采取左侧卧位休息，以便增加胎盘血液供应。同时保持心情愉快，也有助于妊娠期高血压疾病的预防。合理饮食，减少脂肪摄入，不过分限制盐和液体摄入，增加蛋白质、维生素以及富含铁、钙、锌的食物摄入，多食新鲜蔬菜和水果。从妊娠20周开始，每天补充钙剂1~2g，可降低本病的发生。

3）加强产前保健：适当增加产前检查次数，加强母儿监测措施，防止发展为重症。同时向孕妇及家属讲解妊娠期高血压疾病相关知识，并督促孕妇每天自数胎动，监测体重。

（2）子痫前期患者的护理

1）心理护理：为孕妇提供与病情有关的信息，解释治疗及护理计划，可减轻孕妇及家属因不了解病情而产生的焦虑，并能在异常情况发生时及时得到处理。

2）住院治疗：采取左侧卧位卧床休息。保持病室安静，避免各种刺激。护士应准备好呼叫器、床档、急救车、吸引器、氧气、开口器、产包，以及急救药品，如硫酸镁、葡萄糖酸钙等。

3）密切注意病情变化：每天监测尿蛋白、血压、水肿状况，异常时及时与医师联系、尽快处理；注意患者的主诉，如出现头晕、头痛、目眩等自觉症状，则应提高警惕，防止子痫的发生。

4）胎儿护理：注意胎心变化，以及胎动有无改变。

5）饮食护理：重度患者适当限制食盐入量，每天少于3g。监测体重，记出入量，监测 24 小时尿蛋白定量及肝肾功能变化。

6）用药护理：硫酸镁为目前治疗子痫前期和子痫的首选解痉药物。

用药方法如下。①肌内注射，25% 硫酸镁溶液 20ml（5g），臀部深部肌内注射，每日 1~2 次。通常于用药 2 小时后血药浓度达高峰，且体内浓度下降缓慢，作用时间长，但局部刺激性强。注射时应使用长针头、深部肌内注射，也可加利多卡因于硫酸镁溶液中，以缓解疼痛刺激，必要时可行局部按揉或热敷，促进肌肉组织对药物的吸收，注射后注意预防注射部位感染。②静脉滴注或推注，25% 硫酸镁溶液 20ml + 10% 葡萄糖 20ml，静脉注射，5~10 分钟内推注；或 25% 硫酸镁溶液 20ml + 5% 葡萄糖 200ml，静脉滴注（1~2g/h），1 日 4 次。静脉用药后可使血药浓度迅速达到有效水平，用药后约 1 小时血药浓度可达高峰，停药后血药浓度下降较快，但可避免肌内注射引起的不适。临床多采用两种方式互补长短，以维持体内有效浓度。

毒性反应：硫酸镁的治疗浓度和中毒浓度相近。应严格控制硫酸镁的入量。通常主张硫酸镁的滴注速度以 1g/h 为宜，不超过 2g/h。每天用量 15~20g。硫酸镁过量会使呼吸及心肌收缩功能受到抑制甚至危及生命。中毒现象首先表现为膝反射减弱或消失，随着血镁浓度的增加可出现全身肌张力减退、呼吸困难、复视、语言不清，严重者可出现呼吸肌麻痹，甚至呼吸停止、心搏骤停。

注意事项：在用药前及用药过程中均应监测孕妇血压，同时还应检测以下内容：①膝腱反射必须存在。②呼吸不少于 16 次/分。③尿量每 24 小时不少于 600ml，或每小时不少于 25ml。④随时备好 10% 的葡萄糖酸钙注射液，以便出现毒性反应时及时予以解毒。⑤10% 的葡萄糖酸钙 10ml 在静脉推注时宜在 3 分钟以上推完，必要时可每小时重复 1 次，直至呼吸、排尿和神经抑制恢复正常，但 24 小时内不超过 8 次。肾功能不全时应减量或停用硫酸镁；产后 24~48 小时停药。

（3）子痫患者的护理

1）控制抽搐：患者一旦发生抽搐，应尽快遵医嘱采取药物控制抽搐，硫酸镁为首选药物，必要时可加用强有力的镇静药、降压药等，注意在抽搐时切忌选用硫酸镁注射，因为疼痛刺激可能诱发抽搐。

2）专人护理：子痫发生后，应保持呼吸道通畅，立即给氧，用开口器或于上、下磨牙间放置一缠好纱布的压舌板，用舌钳固定，以防咬伤唇舌或致舌后坠的发生。患者取头低左侧卧位，以防呼吸道吸入黏液或舌头阻塞呼吸道，同时也可避免低血压综合征的发生。必要时，用吸引器吸出喉部黏液或呕吐物，以免窒息。在患者昏迷或未完全清醒时，禁止给予饮食和口服药，防止误入呼吸道而导致吸入性肺炎的发生。

3）减少刺激，避免诱发抽搐：患者应安置于单人暗室，避免声、光刺激，保持绝对安静；一切治疗活动和护理操作尽量轻柔且相对集中，避免干扰患者。

4）严密监护：密切监测血压、脉搏、呼吸、体温等生命体征的变化，密切观察尿量，并记录出入量。及时进行必要的血、尿化验和特殊检查，及早发现脑出血、肺水肿、急性肾衰竭等并发症。

5）做好终止妊娠的准备：子痫发作后多自然临产，若经治疗病情得以控制但仍未临产者，应在孕妇清醒后 24~48 小时内引产，或子痫患者经药物控制后 6~12 小时，需考虑终止妊娠。护士应做好终止妊娠的准备。

（4）妊娠期高血压孕妇的产时及产后护理

1）产程护理：在第一产程中，应密切监测患者的血压、脉搏、尿量、胎心及子宫收缩情况以及有无自觉症状；血压升高时应及时与医师联系。在第二产程中，应尽量缩短产程，避免产妇用力，初产妇可行会阴侧切并用产钳或胎吸助产。在第三产程中，必须预防产后出血，在胎儿娩出前肩后立即静推缩宫素，禁用麦角新碱，及时娩出胎盘并按摩宫底，观察血压变化，重视患者的主诉。

2）开放静脉，测量血压：病情较重者于分娩开始即开放静脉。胎儿娩出后测血压，病情稳定后方可送回病房。在产褥期仍需继续监测血压，产后 48 小时内应至少每 4 小时观察 1 次血压。

3）加强用药护理：重症患者产后应继续硫酸镁治疗 1~2 天。产后 24 小时至 5 天内，发生子痫的可能性仍然存在，因此不要放松治疗及护理措施。另外，产前未发生抽搐的患者在产后 48 小时内，也有发生抽搐的可能，因此产后 48 小时内仍应继续硫酸镁的治疗和护理。使用大量硫酸镁的孕妇，产后易发生子宫收缩乏力，恶露较常人多，因此应严密观察子宫复旧情况，严防产后出血。

知识点 11：妊娠期高血压疾病的健康指导　　副高：掌握　正高：熟练掌握

（1）告知指导

1）告知孕妇和家属妊娠、分娩、产褥期的一般常识；详细说明妊娠期高血压疾病发生、发展、转归以及对孕妇和胎儿的影响。

2）孕妇做 B 超、心电图、胎儿监护、眼底检查等之前，护士均要说明该项检查的目的、意义和注意事项。患者应如何配合，并由专人将孕妇送到检查科室，以消除紧张心理。

（2）自我观察的指导

1）休息：保证充足睡眠，每晚不少于 8 小时，且保证每日有 1~2 小时的午休时间。中度高血压以上者卧床休息，减少刺激，切忌情绪激动，活动量过大。重度者应安置暗室，避免声光刺激。

2）左侧卧位：告知孕妇休息及睡眠取左侧卧位，可纠正右旋子宫，减轻下腔静脉受压，增加回心血量，改善子宫、胎盘血液循环。

3）自数胎动：嘱孕妇早、中、晚自数胎动 1 小时，正常为每小时 3~5 次，3 次胎动次数相加乘以 4 即为 12 小时胎动次数，不少于 30 次为正常。

4）饮食：低盐饮食（每日盐的摄入量不超过 6g，减轻水钠潴留），注意应摄入足够蛋白质、蔬菜、水果，补充铁和钙剂。

5）体重：每周测 1 次，每次要穿基本上相同重量的衣服；若每周增长大于 0.5kg，说明体内有水分的潴留，应增加测体重次数，隔日或每周测 2 次体重，了解水肿程度。

6）留取尿标本：留尿前清洁外阴，防止阴道分泌物混入尿中，影响检查结果。

（3）特殊用药指导

1）硫酸镁为治疗妊娠期高血压疾病的首选药物，能扩张血管、解痉、降压，可有效预防和控制子痫发作。

2）硫酸镁静滴时可出现皮肤潮红、发热、恶心、四肢麻木等。为了减少其毒性，滴速不宜过快，应控制在 15~30 滴/分，不可随意调快滴速。硫酸镁深部肌内注射后，可做局部热敷，以便加快药物吸收，减轻药物对局部的刺激。

3）告知孕妇及家属硫酸镁的中毒反应及注意事项，定时检查膝腱反射、呼吸及尿量。如出现四肢无力、呼吸减慢 <16 次/分、尿量 <600ml/24h，应及时告知医生协同处理。

4）长时间使用利尿、脱水药时，要注意有无乏力、腹胀、肌张力减弱等低钾血症、脱水的情况，出现上述症状要告诉医生协同及时处理。

（4）加强产前、产时、产后的监护，防止子痫发生

1）严密监测血压、脉搏、呼吸、尿量、宫缩及胎心情况。子痫前期重度患者应置于单间暗室，保持室内空气流通，尽量减少声光刺激，保持安静，治疗和护理操作相对集中，避免干扰，防止受伤和坠床。

2）当患者出现规律宫缩，腹部阵痛、阴道流血等临产征兆时，护士要做好心理护理。解除其紧张、恐惧心理，密切观察生命体征、神志及尿量。宫口开全后尽量不让产妇用力，应手术助产尽快结束分娩。第三产程注意宫缩及阴道流血情况，重视患者的主诉。

（5）产后指导：产后绝对卧床休息，待血压稳定在正常范围，体力恢复后才能逐渐下床活动和哺乳。

第二节　妊娠期肝内胆汁淤积症

知识点1：妊娠期肝内胆汁淤积症的概念　　　　副高：熟练掌握　正高：熟练掌握

妊娠期肝内胆汁淤积症（ICP）是妊娠中、晚期特有的并发症，主要发生在妊娠晚期，少数发生在妊娠中期，临床上以皮肤瘙痒和黄疸为特征，主要危害胎儿及新生儿，可引起胎膜早破、自发性早产、胎儿生长受限、胎儿窒息、新生儿颅内出血及神经系统后遗症等，使围产儿发病率和死亡率明显增高。本病具有复发性，本次分娩后可迅速消失，再次妊娠或口服雌激素避孕药时常会复发。ICP 仅为孕妇发生，产后迅速消失，发病率冬季高于夏季，且有明显的家族倾向。

知识点2：妊娠期肝内胆汁淤积症的病因　　　　副高：熟练掌握　正高：熟练掌握

目前尚不清楚，可能与女性激素、遗传因素、环境因素及服用某些药物等因素有关。其中，遗传因素决定患者的易感性，非遗传因素决定 ICP 的严重程度。

（1）激素作用：妊娠期胎盘合成雌激素，孕妇体内雌激素水平大幅增加，雌激素可使 Na^+-K^+-ATP 酶活性下降，能量提供减少，导致胆酸代谢障碍；雌激素使肝细胞膜中胆固醇

与磷脂比例上升，流动性降低，影响对胆酸的通透性，使胆汁流出受阻；雌激素作用于肝细胞表面的雌激素受体，改变肝细胞蛋白质合成，导致胆汁回流增加。上述因素综合作用可导致 ICP 的发生。

（2）遗传和环境因素：流行病学研究发现，ICP 发病率与季节有关，冬季高于夏季。在母亲或姐妹中有 ICP 病史的妇女中，ICP 的发生率明显增高，其完全外显及母婴垂直传播的特性符合孟德尔遗传定律。

（3）药物：一些减少胆小管转运胆汁的药物，如肾移植后服用的硫唑嘌呤可引起 ICP。

知识点3：妊娠期肝内胆汁淤积症的临床表现　　　　副高：掌握　正高：掌握

（1）瘙痒：孕晚期无皮肤损伤的瘙痒为本病的首发症状，约80%患者在妊娠30周后出现，有的甚至更早。瘙痒程度不一，常呈持续性。一般先从手掌和脚掌开始，然后逐渐向肢体近端延伸，甚至可发展到面部，但极少侵犯黏膜，有昼轻夜重现象，多于分娩后 24~48 小时缓解，少数在1周或1周以上缓解。

（2）黄疸：多发生在瘙痒发生数日至数周内，部分患者黄疸与瘙痒同时发生，于分娩后数日内消退。发生黄疸时，患者尿色变深，粪便色变浅。ICP 孕妇有无黄疸与胎儿预后关系密切。

（3）其他症状：严重瘙痒时引起失眠和疲劳、恶心、呕吐、食欲缺乏及脂肪痢。

（4）体征：患者四肢皮肤可见抓痕。患者无急慢性肝病体征，肝大但质地软，有轻度压痛。

知识点4：妊娠期肝内胆汁淤积症的辅助检查　　　　副高：掌握　正高：掌握

（1）血清胆酸测定：ICP 患者血清胆酸浓度在妊娠30周时突然升高，较正常可增加 10~100 倍，并持续至产后下降，5~8 周可恢复正常。因血清胆酸升高是肝内胆汁淤积症最特异的指标，并且与胎儿预后关系密切，其水平越高，则病情越重。因此，动态地监测孕妇血清胆酸值是判断病情严重程度和胎儿预后的最敏感指标。

（2）肝功能测定：多数患者天冬氨酸转氨酶（AST）、丙氨酸转氨酶（ALT）表现为轻至中度升高，高于正常值 2~10 倍。ICP 患者的 ALT 较 AST 更为敏感。部分患者血清胆红素轻至中度升高，一般不超过 85.5 μmol/L，其中直接胆红素占 50% 以上。

（3）病理检查：ICP 患者肝组织活检见肝细胞无明显炎症或变性表现，仅肝小叶中央区胆红素轻度淤积，毛细胆管胆汁淤积及胆栓形成。电镜切片发现毛细胆管扩张合并微绒毛水肿或消失。

知识点5：妊娠期肝内胆汁淤积症的治疗要点　　　　副高：掌握　正高：掌握

（1）一般处理：适当卧床休息，取左侧卧位以增加胎盘血流量，给予吸氧、高渗葡萄糖、维生素类及能量合剂，既保肝又可提高胎儿对缺氧的耐受性。定期复检肝功能、血胆酸了解病情。

（2）药物治疗：减轻孕妇临床症状，改善胆汁淤积的生化指标和围产儿预后。常用药物有：①腺苷蛋氨酸，为治疗 ICP 的首选药物。该药对雌激素代谢物起灭活作用，防止雌激素升高所引起的胆汁淤积，保护肝脏，改善症状，延缓病情发展。②熊去氧胆酸：抑制肠道对疏水性胆酸重吸收，降低胆酸，改善胎儿胎盘单位的代谢环境从而延长胎龄。停药后症状和生化指标如果有波动，继续用药仍然有效。③地塞米松：可减少胎儿肾上腺脱氢表雄酮的分泌，降低雌激素的产生，减轻胆汁淤积；能促进胎肺成熟，避免早产儿发生呼吸窘迫综合征，可使瘙痒症状缓解甚至消失。④苯巴比妥：增加胆汁流量，改善瘙痒症状，但生化参数变化不明显。

（3）辅助治疗

1）护肝治疗：在降胆酸治疗的基础上使用护肝药物。

2）改善瘙痒症状：炉甘石洗液、薄荷类和抗组胺药物对瘙痒有缓解作用。

3）维生素 K 的应用：当伴发明显的脂肪痢或凝血酶原时间延长时，为预防产后出血，应及时补充维生素 K，每日 5~10mg，口服或肌内注射。

4）中药：如茵陈、川芎等降黄药物治疗 ICP 有一定效果。

（4）产科处理

1）产前监护：从孕 34 周开始每周行无激惹试验（NST），必要时行胎儿生物物理评分，以便及早发现隐性胎儿缺氧。NST 基线胎心率变异消失可作为预测 ICP 胎儿缺氧的指标。定期行 B 超检查，警惕羊水过少的发生。

2）适时终止妊娠：可在足月后尽早终止妊娠，防止继续待产突然出现的死胎风险。①终止妊娠指征：孕妇出现黄疸症状，胎龄已达 36 周；羊水量逐渐减少；无黄疸，妊娠已足月或胎肺已成熟。②终止妊娠方式：以剖宫产为好。因经阴道分娩可加重胎儿缺氧，甚至导致死亡，也可能发生新生儿颅内出血。

知识点 6：妊娠期肝内胆汁淤积症的护理评估　　副高：熟练掌握　正高：熟练掌握

（1）健康史：询问病史时，应重点了解患者发生皮肤瘙痒及黄疸开始的时间、持续时间、部位，以及是否伴随恶心、呕吐、失眠等症状，评估既往有无不良孕产史，如流产、早产、死胎、死产、围产儿死亡及低体重儿等；既往妊娠或家庭中有无类似病史；口服避孕药后有无胆汁淤积病史等。

（2）身体状况：评估患者皮肤是否有抓痕。重点评估瘙痒发生的时间、程度、有无黄疸、尿色加深、粪色变浅等症状；同时重点评估胎儿宫内发育情况，有无胎儿生长受限、宫内缺氧及早产征象等。

（3）心理-社会状况：因严重瘙痒可引起失眠和情绪变化，因此，应评估孕妇的心理耐受程度，有无焦虑感以及孕妇及家属对疾病的认知程度。

知识点 7：妊娠期肝内胆汁淤积症的护理诊断　　　副高：熟练掌握　　正高：熟练掌握

（1）有胎儿受损的危险：与 ICP 致胎儿宫内缺氧、早产有关。

（2）有产后出血的危险：与凝血因子不足有关。

（3）有皮肤完整性受损的危险：与皮肤瘙痒而致患者不断抓挠有关。

（4）知识缺乏：缺乏疾病对胎儿影响的相关知识。

（5）焦虑：与担心胎儿安全有关。

知识点 8：妊娠期肝内胆汁淤积症的护理措施　　　副高：熟练掌握　　正高：熟练掌握

（1）一般护理

1）嘱患者适当卧床休息，取左侧卧位以增加胎盘血流量。给予吸氧、高渗葡萄糖、维生素及能量，既可保肝又可提高胎儿对缺氧的耐受性。

2）保持病室安静、舒适、温湿度适宜，床铺整洁。指导孕妇选择宽松、舒适、透气性及吸水性良好的纯棉内衣、裤子、袜子，并保持良好的卫生习惯。

3）避免挠抓加重瘙痒和皮肤损伤，可压、拍局部以减轻痒感，保持手部清洁。禁用过热的水洗浴，勿使用肥皂擦洗。

4）有计划地安排好护理活动，减少对孕妇睡眠的影响。如因瘙痒严重影响睡眠时，可遵医嘱给予抗组胺类或镇静催眠类药物，并观察疗效。

5）指导孕妇饮食宜清淡，禁食辛辣刺激性食物及蛋白含量高的食物，多食水果和蔬菜，补充各种维生素及微量元素。

（2）加强母儿监护，预防并发症发生

1）增加产前检查的次数，定期测定孕妇血中胆酸、转氨酶及胆红素水平，动态了解病情变化。孕 34 周后每周行 NST 检查，并将基线胎心率变异消失作为预测 ICP 胎儿窘迫的指标。结合胎动，必要时采用胎儿生物物理评分法，以早期发现隐性胎儿窘迫。

2）对于在 32 周内发病的 ICP 患者，伴有黄疸、妊娠期高血压疾病或双胎妊娠或既往有死胎、死产等不良孕产史者，应立即住院监护，每日吸氧 2 次，每次 30～60 分钟。适当增加休息时间，取左侧卧位，改善胎盘循环。同时遵医嘱给予高渗葡萄糖、维生素及能量合剂，既达到保肝作用又可提高胎儿对缺氧的耐受性，从而改善妊娠结局。

3）及时终止妊娠：出现黄疸的孕妇，胎龄达 36 周；无黄疸、妊娠足月或胎肺已成熟者；胎盘功能减退或胎儿宫内窘迫者应及时终止妊娠，降低围产儿病死率。因阴道分娩会加重胎儿缺氧，以剖宫产为宜，以减少母儿并发症。于分娩前遵医嘱补充维生素 K_1，防止产后出血。

4）在分娩期和产后，由于产妇维生素 K 的吸收量较少，所以应注意缩短第二产程，胎儿娩出后积极按医嘱给孕妇注射止血药物，预防产后出血的发生。

（3）药物治疗：药物可改善孕妇瘙痒症状和围产儿预后，减轻胆汁淤积。临床中常用药物有考来烯胺、苯巴比妥、地塞米松、熊去氧胆酸等。①因考来烯胺影响脂溶性维生素A、维生素 D、维生素 K 及脂肪的吸收，用药时注意补充维生素。②苯巴比妥可增加新生儿呼吸抑制的危险，因此临近产前不宜应用。③地塞米松遵医嘱每日 12mg，连用 1 周，在后 3日内应逐渐减量至停药，以防止不良反应的发生。

（4）心理护理：孕妇常因瘙痒影响休息而心情烦躁，担心胎儿及新生儿预后而焦虑。护理人员应耐心倾听孕妇的叙述和提问，评估瘙痒程度及睡眠质量，详细讲解疾病的相关知识，及时提供其所需的信息，帮助孕妇及家人认识疾病并保持良好心态，积极配合治疗。同时发挥家庭支持系统作用，减轻其心理应激，增加孕妇的心理耐受性和舒适感，使其顺利地度过妊娠期和分娩期。

> **知识点9：妊娠期肝内胆汁淤积症的健康指导**　　　　副高：掌握　　正高：熟练掌握

（1）疾病知识指导：向产妇讲解 ICP 的基本知识，使孕妇及家属了解本病的特点，积极配合治疗。

（2）饮食指导：孕妇宜清淡饮食，避免辛辣刺激性强的食物，以免加重瘙痒症状。

（3）卫生指导：勤换内衣，保持局部清洁，增加舒适感。清洗局部，水温不可过高。可采取预防性的皮肤保护，如告诉孕妇不可留长指甲，戴柔软的棉质手套，避免抓破皮肤。

（4）自我监护指导：教会孕妇自数胎动的方法，发现胎动过多、过少都应及时报告医护人员。

第六章　妊娠合并症妇女的护理

第一节　妊娠合并心脏病

妊娠合并心脏病是严重的妊娠合并症。妊娠期、分娩期及产褥期均可使心脏负荷加重而诱发心力衰竭，是孕产妇死亡的重要原因之一。在我国，孕产妇死因中心脏病高居第 2 位，占非直接死亡的首位。在妊娠合并心脏病患者中，先天性心脏病位居第一，其次为风湿性心脏病，妊娠期高血压疾病性心脏病、围产期心脏病、贫血性心脏病及心肌炎等。

（1）妊娠、分娩对心脏病的影响

1）妊娠期：随着妊娠的进展，胎盘循环的建立，母体在血容量和血流动力学方面均发生变化。自妊娠第 6 周开始，母体血容量开始增加，妊娠 32~34 周达到高峰，此后维持在较高水平，较妊娠前增加 30%~45%，于产后 2~6 周恢复正常。血容量增加可引起心排血量增加和心率加快。心排血量受孕妇体位影响，5% 的孕妇可因体位改变导致心排血量减少，出现"仰卧位低血压综合征"。分娩前 1~2 个月，孕妇心率每分钟增加 10 次左右，以适应血容量增多。加之妊娠晚期增大的子宫引起膈肌上升，心脏向左上方移位，心尖搏动向左移位 2.5~3.0cm，导致出入心脏的大血管扭曲，机械性地加重了心脏的负担，此期血流限制性损害的心脏病患者，如肥厚型心肌病、二尖瓣狭窄等可能会出现明显的症状甚至发生心力衰竭。

2）分娩期：分娩期是心脏负担最重的时期。第一产程时，每次宫缩心排血量约增加 24%，且有 250~500ml 的血液被挤入体循环，使血容量增加；第二产程中，腹肌、膈肌同时参与收缩，回心血量和外周阻力进一步增加，加之产妇屏气用力增加了肺循环的阻力，故第二产程是心脏负担最重的时期；第三产程，胎儿、胎盘娩出后，子宫突然缩小，胎盘循环中止，腹内压力骤然下降，大量血液向内脏灌注，回心血量急剧下降，而宫缩时大量血液进入体循环，回心血量又迅速增加，造成血流动力学的急剧变化，患心脏病的孕妇此时极易发生心力衰竭。

3）产褥期：产后 72 小时内仍是心脏负担较重的时期，除了宫缩导致部分血液进入体循环外，孕期组织间潴留的液体也开始回流入体循环，使循环血量暂时性增加，心脏病患者此期仍应警惕心力衰竭的发生。

因此，妊娠 32~34 周、分娩期（第一产程末、第二产程）及产后 3 日内，是患有心脏病孕产妇最危险的时期，应严密监护，确保母婴安全。

（2）妊娠合并心脏病的类型及其对妊娠的影响

1）先天性心脏病：占妊娠合并心脏病患者的 35%~50%，位居第一。①无发绀型心脏病，如房间隔缺损、室间隔缺损、动脉导管未闭等，除个别症状严重外，一般均能安全度过妊娠、分娩和产褥期。②发绀型心脏病，如法洛四联症、艾森曼格综合征等，对妊娠期血流量增加和血流动力学改变的耐受性极差，妊娠时母亲和胎儿的死亡率可高达 30%~50%。若发绀严重，自然流产率可高达 80%，所以这类心脏病妇女不宜妊娠，如已妊娠应该尽早终止妊娠。经手术治疗后心功能为 I~II 级者，可在严密观察下继续妊娠。

2）风湿性心脏病：①二尖瓣狭窄，最多见，占风湿性心脏病的 2/3~3/4。由于血流从左心房流入左心室受阻，妊娠期血容量增加和心率加快，舒张期左室充盈时间缩短，可发生肺淤血和肺水肿。无明显血流动力学改变的轻症患者，可在严密的监护下妊娠。二尖瓣狭窄越严重，妊娠的危险性越大，能否妊娠应根据心功能情况慎重考虑。②二尖瓣关闭不全，由于妊娠期外周阻力下降，使二尖瓣反流程度减轻，故一般能较好耐受妊娠及分娩。③主动脉瓣狭窄及关闭不全，妊娠期外周阻力降低可使主动脉反流减轻，一般可以耐受妊娠。主动脉瓣狭窄增加左心射血阻力，严重者应手术矫正后再考虑妊娠。

3）妊娠期高血压疾病性心脏病：既往无心脏病史和体征的妊娠期高血压疾病孕妇，突然发生以左心衰竭为主的全心衰竭者称妊娠期高血压疾病性心脏病，系因冠状动脉痉挛、心肌缺血、周围小动脉阻力增加、水钠潴留及血黏度增加等因素加重了心脏负担而诱发急性心力衰竭。合并中、重度贫血时，更易发生心肌受累。这种心脏病在发生心力衰竭之前，常有干咳，夜间明显，易误认为上呼吸道感染或支气管炎而延误诊疗时机。若诊断及时，经积极治疗，大多数能度过妊娠和分娩期，产后随着病因消除，病情会逐渐缓解。

4）围产期心脏病：是发生于妊娠期后 3 个月至产后 6 个月内的扩张型心肌病。确切病因不清，可能与病毒感染、免疫、高血压、肥胖、营养不良及遗传因素有关。发生于妊娠晚期者占 10%；发生于产褥期及产后 3 个月内者最多，约占 80%；发生于产后 3 个月以后者占 10%。其特征为既往无心血管疾病史的孕妇，出现心肌收缩功能障碍和充血性心力衰竭。主要表现为呼吸困难、心悸、咯血、胸痛、肝大、水肿、端坐呼吸等心力衰竭的症状，结合胸部 X 线片、超声心动图、心电图，诊断并不困难。初次心衰经早期治疗后，1/3~1/2 患者可完全康复，但再次妊娠可能复发。曾患围产期心脏病心力衰竭且遗留心脏扩大者，应避免再次妊娠。

5）心肌炎：为心肌本身局灶性或弥漫性炎性病变。可发生于妊娠任何阶段，病因主要认为是病毒感染及细菌、真菌、原虫、药物、毒性反应或中毒。急慢性心肌炎临床表现差异较大，诊断较困难。主要表现为既往无心瓣膜病、冠心病或先天性心脏病，在病毒感染后 1~3 周内出现发热、咽痛、咳嗽、恶心、呕吐、乏力、心悸、呼吸困难和心前区不适。急性心肌炎病情控制良好者，可在密切监护下继续妊娠。

（3）妊娠合并心脏病对胎儿的影响：不宜妊娠的心脏病患者一旦妊娠，或妊娠后心功能恶化者，流产、早产、死胎、胎儿宫内发育迟缓、胎儿窘迫及新生儿窒息的发生率均明显增高。围产儿死亡率是正常妊娠的2~3倍。某些治疗心脏病的药物对胎儿也存在潜在的毒性反应，如地高辛可以通过胎盘到达胎儿体内。多数先天性心脏病为多基因遗传，国外报道，双亲中任何一方患有先天性心脏病，其后代先天性心脏病及其他畸形的发生率较对照组增加5倍，如室间隔缺损、肥厚型心肌病、马方综合征等均具有较高的遗传性。

| 知识点3：妊娠合并心脏病的临床表现 | 副高：掌握　正高：掌握 |

妊娠合并心脏病的症状和病情轻重有关，轻症者孕期可能无任何症状，重症者会出现心悸、呼吸困难、胸闷、疲劳、食欲缺乏、体重不增、活动后乏力、咳嗽、胸痛、咯血、水肿等症状。

（1）早期心力衰竭的临床表现：出现以下症状和体征应考虑为早期心力衰竭。

1）轻微活动后即有胸闷、心悸、气短。

2）休息时心率>110次/分，呼吸>20次/分。

3）夜间常因胸闷而需坐起，或需到窗口呼吸新鲜空气。

4）肺底部出现少量持续性湿啰音，咳嗽后不消失。

（2）左心衰竭的临床表现：以肺淤血及心排血量降低为主要表现。

1）不同程度的呼吸困难。劳力性呼吸困难为最早出现的症状，还可有端坐呼吸、夜间阵发性呼吸困难。严重者可有哮鸣音（心源性哮喘、急性肺水肿），是左心衰竭呼吸困难最严重的表现。

2）急性肺水肿：咳嗽、咳粉红色泡沫痰、咯血。

3）疲倦、乏力、头晕、心悸。

4）少尿及肾功能损害症状。

5）体征：心率快，左室扩张，心尖部收缩期杂音、舒张期奔马律、双肺底湿啰音，发绀，交替脉。

（3）右心衰竭的临床表现：以体循环淤血为主要表现。

1）体循环静脉压升高：颈静脉怒张，肝大、压痛，双下肢水肿，胸腔积液、晚期腹水，发绀。

2）劳力性呼吸困难。

3）体征：心率加快，胸骨右缘3~4肋间可闻及舒张期奔马律，右心显著扩大者可在心尖部闻及收缩期杂音，吸气时加强。

（4）全心衰竭的临床表现：右心衰竭继发于左心衰竭而形成全心衰，右心衰竭后阵发性呼吸困难等肺淤血症状有所减轻。而左心衰竭以心排血量减少的相关症状和体征为主，如疲劳、无力、头晕。

（5）纽约心脏病协会（NYHA）依据患者日常生活能力状况，将心脏病孕妇的心功能分为四级。

Ⅰ级：一般体力活动不受限制。

Ⅱ级：一般体力活动轻度受限制，活动后心悸、轻度气短，休息时无症状。

Ⅲ级：一般体力活动明显受限制，休息时无不适，轻微日常工作即感不适、心悸、呼吸困难，或既往有心力衰竭史。

Ⅳ级：一般体力活动严重受限制，不能进行任何体力活动，休息时有心悸、呼吸困难等心力衰竭表现。

这种分级方案简便易行，但主要依据为主观症状，与客观检查存在一定的差异。故 NY-HA 对心脏病心功能分级进行了多次修订，还可根据心电图、负荷试验、X线、超声心动图等客观检查结果，评估心脏病的严重程度。此方案将心脏功能分为 A～D 级：

A级：无心血管病的客观依据。

B级：客观检查表明属于轻度心血管病患者。

C级：客观检查表明属于中度心血管病患者。

D级：客观检查表明属于重度心血管病患者。

其中轻、中、重没有作出明确规定，由医生根据检查进行判断。

以上两种方案可单独应用，也可联合应用，如心功能Ⅱ级C、Ⅰ级B等。

知识点4：妊娠合并心脏病的辅助检查 　　副高：掌握　正高：掌握

（1）心电图检查：是最常用的检查。可见心房颤动、心房扑动、房室传导阻滞、ST段改变和T波异常等。24小时动态心电图（Holter）能够检查心脏在活动和安静状态下的心电图变化，对于心脏隐匿病变有一定的诊断作用。

（2）X线检查：严重患者可见不同情况的心房、心室扩大，左右心缘、主动脉及肺动脉影像改变，部分患者可出现肺影像异常。

（3）超声心动图：通过实时观察心脏和大血管结构、各心腔大小的变化以及心瓣膜结构及功能情况，了解心脏病变。

（4）胎儿电子监护：胎儿基线率改变、NST及OCT结果异常提示胎儿窘迫。

（5）心肌酶学和肌钙蛋白检测：可提示有无心肌损伤。脑钠肽的检测可作为有效的心力衰竭筛查和判断预后的指标。血常规、肝肾功能、凝血功能、血气分析等，根据病情可酌情选择。

知识点5：妊娠合并心脏病的治疗要点 　　副高：掌握　正高：掌握

心脏病变较轻，心脏代偿功能Ⅰ～Ⅱ级，无心力衰竭病史，无其他并发症者，可以妊娠。妊娠后须加强监护。心脏病变较重者，如心功能Ⅲ～Ⅳ级、既往有心力衰竭病史、肺动脉高压、严重心律失常、风湿热活动期、急性心肌炎和发绀型先天性心脏病等，不宜妊娠。不宜妊娠者一旦受孕，则应尽早终止妊娠。若妊娠到中期再行引产术，其危险性不亚于继续妊娠。

（1）妊娠期

1）加强孕期保健，发现异常均应及时住院治疗。

2）减轻心脏负担，及时去除心衰诱因。

3）积极控制心衰。

4）于预产期前 1~2 周入院待产。

5）凡妊娠 12 周以内者，有以下情况时应考虑人工流产终止妊娠：①心功能Ⅲ级及Ⅲ级以上或曾有心力衰竭病史。②风湿性心脏病伴有肺动脉高压、慢性心房颤动、高度房室传导阻滞或近期并发细菌性心内膜炎。③先天性心脏病有明显发绀或肺动脉高压。④合并肾炎、重度高血压、肺结核等其他较严重的疾病。

妊娠 12 周以上者，应与内科医师配合，在严格监护下行钳刮术或中期引产。

（2）分娩期：心功能Ⅰ~Ⅱ级，胎儿不大，胎位正常，宫颈条件良好者，可考虑在严密监护下经阴道分娩。在分娩过程中，注意各产程的处理，预防心力衰竭的发生。凡胎儿偏大，产道条件不佳及心功能Ⅲ~Ⅳ级者，均应择期行剖宫产结束妊娠。剖宫产可减少产妇因长时间宫缩所引起的血流动力学改变，减轻心脏负担。手术时以选择连续硬膜外阻滞麻醉为宜，麻醉剂中不应加肾上腺素，麻醉平面不宜过高。为防止仰卧位低血压综合征，可采取左侧卧位 15°，上半身抬高 30°。术中、术后应严格限制输液量。不宜再妊娠者，应建议同时行输卵管结扎术。

（3）产褥期

1）继续严密监测患者生命体征和心力衰竭征象。

2）产后 1 周内，尤其是产后 3 日内，应卧床休息并严密观察。

3）继续应用广谱抗生素预防感染，直至产后 1 周左右无感染征象时停药。

4）心功能Ⅲ级以上者不宜哺乳，应及时退奶。

5）产前、产时有心力衰竭者，产后继续用强心药。

6）产后至少住院 2 周，如无心力衰竭，一般情况尚好，可酌情提前出院。

7）不宜妊娠者，应严格避孕或行绝育术。

知识点 6：妊娠合并心脏病的护理评估　　　　　　副高：熟练掌握　　正高：熟练掌握

（1）健康史：应详细、全面地了解孕妇的产科病史和既往病史。判断患者有无诱发心力衰竭的潜在因素。

（2）身体状况

1）确定孕产妇的心功能。

2）评估呼吸状况、心率快慢、有无早期心力衰竭症状。①妊娠期：评估胎儿宫内健康状况，孕妇睡眠、活动、休息、饮食、出入量的情况。②分娩期：评估宫缩及产程进展情况。③产褥期：评估母体适应情况、产后症状及体征，注意识别心衰先兆。

（3）心理-社会状况：随着妊娠进展，心脏负担逐渐加重，孕妇因担心不能承受妊娠与分娩的压力，担心自身与胎儿的生命安全而焦虑。

知识点7：妊娠合并心脏病的护理诊断　　　　　副高：熟练掌握　　正高：熟练掌握

（1）活动无耐力：与活动时血流加快、心脏负担加重有关。

（2）自理能力缺陷：与心功能Ⅲ级，须卧床休息及严格限制活动有关。

（3）知识缺乏：缺乏心脏病的保健知识。

（4）焦虑：与疾病对日常生活的干扰，对治疗、预后缺乏了解，害怕死亡，担心胎儿受伤，无法承受手术有关。

（5）母乳喂养中断：与疾病致新生儿窒息，新生儿转儿科治疗，以致母婴分离有关。

（6）有心力衰竭的危险：与心脏负荷过重有关。

（7）体液过多：与心脏功能不良有关。

知识点8：妊娠合并心脏病的护理措施　　　　　副高：熟练掌握　　正高：熟练掌握

（1）非孕期：根据孕妇心脏病的类型、病变程度、心功能状态及是否有手术矫治史等具体情况，综合判断其是否适宜妊娠。对不宜妊娠者，应指导其采取严格的避孕措施。

（2）妊娠期

1）加强孕期保健：心脏病患者应从确定妊娠时即开始进行产前检查，检查的次数及间隔时间与普通孕妇有所不同。妊娠＜20周时每2周1次，＞20周时每周1次，检查时除一般产科检查外，还需重点检查心功能情况，尤其是32周后。若心功能在Ⅲ级或以上，有心力衰竭者，均应立即入院治疗。心功能Ⅰ～Ⅱ级者，应在妊娠36～38周入院待产。

2）保证休息：保证孕妇每天至少8小时睡眠。保持生活规律，根据心功能情况，减轻工作量甚至停止工作，限制活动，避免过度劳累及精神压力，休息时宜取半卧位或左侧卧位。

3）合理营养：摄入高蛋白、高维生素、低盐、低脂肪饮食，整个孕期体重增加不超过10kg。自妊娠4个月开始限盐，盐的摄入每天不超过5g。少食多餐，注意纤维素的摄入，预防便秘发生。限制体重过度增长，每周增长不应超过0.5kg，妊娠期以增长不超过12kg为宜。

4）积极预防和控制诱发心力衰竭的潜在因素：常见诱发心力衰竭的因素有情绪激动、上呼吸道感染、心律失常、贫血等。所以，合并心脏病的孕妇应努力保持良好的情绪，注意保暖，保持良好的卫生习惯，尽可能避免出入公共场所，增强机体抵抗力，积极治疗贫血等。

5）指导孕妇及家属掌握自我监护技巧：如每天测心率和呼吸、称体重、记出入液量及计数胎动等。向孕妇和家属介绍妊娠合并心脏病的相关知识及注意事项，识别早期心力衰竭的症状，便于及时就医；告之预防心力衰竭的方法以及发生心力衰竭后的急救措施，以减轻其紧张及恐惧心理。

6）急性心力衰竭的紧急处理：①体位，患者取半卧位或端坐位，双腿下垂，减少静脉血回流。②吸氧，立即高流量鼻导管吸氧，根据动脉血气分析结果进行氧流量调整，严重者采用无创呼吸机持续加压（CPAP），增加肺泡内压，加强气体交换，对抗组织液向肺泡内渗透。③开放静脉通道，按医嘱用药。注意观察用药时的毒性反应。对妊娠晚期，有严重心力衰竭者，宜与内科医师联系，在控制心力衰竭的同时，紧急行剖宫产术取出胎儿，以减轻心脏负担，挽救孕妇的生命。

（3）分娩期

1）第一产程：鼓励产妇进食，消除紧张情绪。必要时遵医嘱给予地西泮（安定）、哌替啶（度冷丁）等镇静剂。半卧位、高浓度面罩吸氧。预防感染，进行治疗护理操作时严格按无菌操作规程进行，防止医源性感染，按医嘱使用抗生素至产后1周。严密观察产妇和胎儿状况，进行心电监护，观察产妇的心率、脉搏、呼吸、血压等生命体征变化；询问产妇有无胸闷、气短等不适；观察产程进展情况。

2）第二产程：密切观察母儿情况，严密观察产妇的生命体征、自觉症状以及胎心变化。宫口开全时避免屏气增加腹压，及时行会阴侧切术，必要时可用产钳助产，以缩短第二产程，减轻产妇心脏负担。胎儿娩出后，立即在产妇腹部放置1kg重的沙袋持续24小时，防止腹压骤减而诱发心力衰竭。做好新生儿抢救的准备工作。

3）第三产程：①防止产后出血。胎儿娩出后应立即给产妇肌内注射或静脉滴注缩宫素，但禁用麦角新碱，防止静脉压增高而发生心力衰竭；及时娩出胎盘并按摩子宫以促进子宫收缩。②输血、输液时应及时调整滴速，随时评估心脏功能。密切观察产妇的生命体征，测血压、脉搏。肌内注射吗啡或哌替啶，保证产妇得到休息。③产后2小时内尽量不要搬动产妇。心功能Ⅲ~Ⅳ级者在产房观察6小时，待情况稳定后送休养室。一切操作应严格遵循无菌操作规程，并按医嘱给予抗生素、预防感染。

（4）产褥期：①产后72小时严密监测生命体征，如心率、呼吸、血压、体温改变，取半卧位或左侧卧位。②在心功能允许的情况下，鼓励产妇下床适度活动，以减少血栓的形成。饮食宜清淡、易消化、少食多餐，防止便秘，以免因用力排便引起心力衰竭或血栓脱落。③输液量不超过每天1500ml，滴速不超过30滴/分或遵医嘱。④提供心理支持，稳定其情绪，必要时使用小剂量镇静剂，继续抗生素预防感染。⑤心功能Ⅰ~Ⅱ级者及此次分娩未发生心力衰竭者，可以母乳喂养，但应避免过劳，保证充足的睡眠和休息；心功能Ⅲ级以上者应及时回奶。⑥采取适宜的避孕方式。⑦注意避免发生洋地黄中毒，如口服地高辛者服药前测脉搏1分钟，如脉搏在60次/分以下，应报告医生并停药。用药期间应注意有无恶心、呕吐、黄视等药物中毒症状。

知识点9：妊娠合并心脏病的健康指导　　　　副高：掌握　正高：熟练掌握

（1）用药指导

1）如需服用洋地黄制剂如地高辛者，在使用前要数脉搏，如脉搏<60次/分，应停药。当发现有恶心、呕吐、腹痛、黄视等毒性反应时，应及时报告医生并停药。

2）使用利尿药如螺内酯、氢氯噻嗪等，应注意补钾。

3）服用抗凝剂如华法林、阿司匹林等，预防血栓栓塞时，应注意出血倾向，如出现皮肤瘀斑、鼻出血及牙龈出血，及时告诉医护人员。

4）静脉输液时，速度不宜过快，以每分钟不超过 30 滴为宜，不要随意调整输液速度，以免诱发心衰。

（2）心理指导：让孕妇了解妊娠期、分娩期、产褥期的一般常识。详细说明疾病发生、发展对孕妇和胎儿的影响。保持良好心态，克服焦虑、恐惧等情绪，因精神紧张、情绪激动、焦虑不安等不良心理状态，可使体内儿茶酚胺释放增加，心率加快，心脏负担加重，诱发和加重病情。

（3）临产分娩指导：患者出现有规则的子宫收缩，腹部阵痛、阴道流血，多为临产，应按临产分娩知识指导患者。

（4）产后指导

1）同产褥期护理。

2）产后 3 天绝对卧床休息。遵医嘱预防性应用抗生素至产后 1 周左右。

3）心功能 Ⅰ、Ⅱ 级可以考虑哺乳，心功能 Ⅲ、Ⅳ 级不宜哺乳。

4）产褥期宣教知识指导患者。不宜再妊娠者，嘱其严格避孕或采取绝育措施。

（5）饮食指导

1）低盐饮食，2~3g/d。

2）少食多餐，以减少心脏负担。

3）使用利尿药如螺内酯、氢氯噻嗪等，应注意补钾，多食含钾高的食物如橘子、香蕉、韭菜等。保证摄入充足的营养，增加机体抵抗力。

4）为保持大便通畅，可进适量的蔬菜、水果等粗纤维食物，因粗纤维可促进肠蠕动起到预防便秘的作用。

（6）休息活动指导：保证充足的睡眠，每晚睡眠不少于 8 小时，且保证每日有 1~2 小时午休时间。采取左侧卧位或半卧位。病室环境要安静，告诉家属减少探视人员、次数。心功能 Ⅰ、Ⅱ 级者可适当活动，心功能 Ⅲ、Ⅳ 级者须绝对卧床休息。

第二节 妊娠合并糖尿病

知识点 1：妊娠合并糖尿病的概念 　　　　　　　副高：熟练掌握　正高：熟练掌握

妊娠合并糖尿病属高危妊娠。妊娠期间的糖尿病包括以下两种情况：①糖尿病合并妊娠，是指在原有糖尿病（DM）的基础上合并妊娠者，或者非妊娠期为隐性糖尿病，妊娠后发展为临床糖尿病，即出现糖尿病表现在先，妊娠在后。也称为孕前糖尿病。②妊娠期糖尿病（GDM），是指妊娠期首次发现或发病的糖尿病，即妊娠在先，出现糖尿病表现在后。糖尿病孕妇中 90% 以上为 GDM，多数患者血糖于产后恢复正常，但将来患 2 型糖尿病的概率增加。

知识点 2：妊娠对糖尿病的影响　　　　　　　　　副高：掌握　正高：掌握

妊娠可使糖尿病患者病情加重，使隐性糖尿病显性化，妊娠前无糖尿病的孕妇可发生 GDM。

（1）妊娠期：正常妊娠时，孕妇本身代谢增强，加之胎儿从母体摄取葡萄糖增加，使葡萄糖需要量较非孕时增加；孕早期，由于早孕反应，孕妇进食减少，严重者甚至导致饥饿性酮症酸中毒，或低血糖昏迷，孕妇体内雌激素、孕激素可增加母体对葡萄糖的利用；同时，妊娠期肾血流量及肾小球滤过率增加，造成肾糖阈降低，致使尿糖不能正确反映血糖水平。

（2）分娩期：分娩过程中，子宫收缩消耗大量糖原，产妇进食量减少，易发生低血糖。若未及时调整胰岛素使用剂量，则易导致产妇低血糖症状的发生。另外，临产后孕妇紧张及疼痛又可能引起血糖发生较大波动，使得胰岛素用量不易掌握，因此在产程中应严密观察血糖变化，根据孕妇血糖水平调整胰岛素用量。

（3）产褥期：胎盘娩出后，胎盘所产生的具有拮抗胰岛素作用的激素和细胞因子迅速消失，全身内分泌变化逐渐恢复到非孕水平，若不及时调整胰岛素用量，极易发生低血糖。

妊娠合并糖尿病的孕产妇，在妊娠期、分娩期、产褥期体内糖代谢复杂多变，应用胰岛素治疗时，如果未及时调整胰岛素用量，可能部分患者会出现血糖过低或过高的情况，严重者还有可能导致低血糖昏迷及酮症酸中毒，护士应注意观察。

知识点 3：糖尿病对孕妇的影响　　　　　　　　　副高：掌握　正高：掌握

（1）流产：高血糖可使胚胎发育异常甚至死亡，流产发病率高，可达 15%~30%，糖尿病患者宜在血糖控制正常后再妊娠。

（2）妊娠期并发症：妊娠期高血压疾病发生率高，为正常孕妇的 2~4 倍，GDM 并发妊娠高血压疾病可能与存在严重胰岛素抵抗状态及高胰岛素血症有关。糖尿病孕妇因糖尿病导致广泛血管病变，使小血管内皮细胞增厚及管腔变窄，组织供血不足。糖尿病合并肾血管病变时，妊娠期高血压疾病的发病率可高达 50%。糖尿病孕妇一旦并发高血压，病情较难控制，对母儿极不利。

（3）感染：是糖尿病的主要并发症。糖尿病时白细胞有多种功能缺陷，趋化性、吞噬作用、杀菌作用均显著降低，未能很好控制血糖的孕妇易发生感染。感染亦可增加糖尿病代谢紊乱，甚至诱发酮症酸中毒等急性并发症。与妊娠期糖尿病有关的感染有：外阴阴道假丝酵母菌病、肾盂肾炎、无症状菌尿、产褥感染及乳腺炎等。

（4）羊水过多：发生率较非糖尿病孕妇高 10 倍左右。原因可能与羊水中含糖量过高，刺激羊膜分泌有关，也可能与胎儿高糖、高渗性利尿致胎儿尿量增多有关。孕期越晚，糖尿病孕妇血糖水平越高，羊水过多越常见。如果血糖得到控制，羊水量也能逐渐转为正常。

（5）产后出血：因巨大儿发生率明显增高，难产、产道损伤、手术产概率增高，产程延长易发生产后出血。

（6）糖尿病酮症酸中毒：对母儿危害大，是糖尿病孕妇死亡的主要原因，且发生在孕早期还有致畸作用，发生在妊娠中晚期易导致胎儿窘迫及胎死宫内。

（7）GDM 孕妇再次妊娠患 GDM 的风险：孕妇再次妊娠时，复发率达 30%~50%。远期患糖尿病概率增加，17%~63% 将发展为 2 型糖尿病。同时，远期心血管系统疾病的发生率也高。

知识点 4：糖尿病对胎儿及新生儿的影响　　　　副高：掌握　正高：掌握

（1）巨大儿：发生率可达 25%~42%。其原因为血糖可通过胎盘，而胰岛素不能通过胎盘，孕妇血糖高使胎儿长期处于高血糖状态，刺激胎儿胰岛 B 细胞增生，产生大量胰岛素，活化氨基酸转移系统，促进蛋白、脂肪合成和抑制脂肪脂解作用，导致躯干过度发育。GDM 孕妇过胖或体重指数（BMI）过大是发生巨大儿的重要危险因素。

（2）胎儿畸形：发生率高于正常孕妇，严重畸形发生率为正常妊娠的 7~10 倍，与早孕时血糖过高或治疗糖尿病的药物有关。以神经系统和心血管系统的畸形最常见。

（3）胎儿生长受限（FGR）：发生率为 21%，孕早期高血糖有抑制胚胎发育的作用，导致孕早期胚胎发育落后。糖尿病合并微血管病变者，胎盘血管常出现异常，影响胎儿发育。

（4）早产：发生率为 10%~25%。原因有羊水过多、妊娠期高血压疾病、胎儿窘迫以及其他严重并发症，常需提前终止妊娠。

（5）死胎及新生儿死亡：发生率高。糖尿病常伴有严重的血管病变或产科并发症，影响胎盘血供，引起死胎、死产。新生儿主要由于母体血糖供应中断而高胰岛素血症仍存在，如不及时补充糖，易发生低血糖，严重可导致新生儿死亡。另外，高胰岛素血症具有拮抗糖皮质激素、促进肺泡 II 型细胞表面活性物质合成及释放的作用，使胎儿肺表面活性物质产生及分泌减少，胎肺成熟延迟，导致新生儿呼吸窘迫综合征发生率增加，增加了新生儿的死亡率。

知识点 5：妊娠合并糖尿病的临床表现　　　　副高：掌握　正高：掌握

（1）妊娠期体重可骤增、明显肥胖，或出现"三多一少"的症状。
（2）部分患者也可出现外阴瘙痒、阴道及外阴假丝酵母菌感染等。
（3）重症时可出现酮症酸中毒伴昏迷，甚至危及生命。

知识点 6：GDM 的高危因素　　　　副高：熟练掌握　正高：熟练掌握

GDM 的高危因素包括以下内容。
（1）孕妇因素：年龄 ≥35 岁、妊娠前超重或肥胖、糖耐量异常、多囊卵巢综合征。
（2）家族史：糖尿病家族史。

（3）妊娠分娩史：不明原因的死胎、死产、流产史、巨大儿分娩史、胎儿畸形和羊水过多史、GDM史。

（4）本次妊娠因素：妊娠期发现胎儿大于孕周、羊水过多；反复外阴阴道假丝酵母菌病。

知识点7：妊娠合并糖尿病的辅助检查　　　　　　　　　　副高：掌握　正高：掌握

（1）血糖测定：两次或两次以上空腹血糖测定≥5.8mmol/L，可诊断为糖尿病。

（2）糖筛查试验：妊娠24~28周进行。50g葡萄糖粉溶于200ml水中，5分钟内服完，服后1小时血糖≥7.8mmol/L为糖筛查阳性。阳性者应行空腹血糖测定。空腹血糖正常者则考虑行葡萄糖耐量试验。

（3）葡萄糖耐量试验（OGTT）：我国多采用口服75g葡萄糖耐量试验。禁食12小时后，口服葡萄糖75g，其正常值上限为：空腹5.6mmol/L，1小时10.3mmol/L，2小时8.6mmol/L，3小时6.7mmol/L，其中任何两项或两项以上达到或超过正常值，即可诊断为妊娠期糖尿病。一项异常则诊断为糖耐量异常。

（4）糖化血红蛋白检查：一般认为糖化血红蛋白测定可以反映前8~12周的血糖水平，它可以用来弥补空腹血糖只反映瞬时血糖值的不足，监测病情的控制情况。糖化血红蛋白与血糖控制的关系为：糖化血红蛋白4%~6%时血糖正常，6%~7%时为比较理想，7%~8%时控制一般，8%~9%时为不理想。

（5）胎儿监测

1）胎儿超声心动图检查：胎儿发育的监测尤其注意检查胎儿中枢神经系统和心脏的发育；妊娠晚期应每4~6周进行1次超声检查，尤其注意监测胎儿腹围和羊水量的变化。

2）无应激试验（NST）：需要应用胰岛素或口服降糖药物者，应自妊娠32周起，每周行1次NST检查，36周后每周2次，了解胎儿宫内储备能力，可疑胎儿生长受限时尤其应严密监测。

3）胎盘功能测定：连续动态测定孕妇尿雌三醇及血中人胎盘催乳素（HPL）值，及时判定胎盘功能。

（6）肝肾功能检查：24小时尿蛋白定量，尿酮体及眼底等相关检查。

知识点8：妊娠合并糖尿病的治疗要点　　　　　　　　　　副高：掌握　正高：掌握

（1）期待疗法

1）孕期检查：包括了解胎儿生长，孕36周起行胎儿电子监护，B超生物物理评分、多普勒测定胎儿脐血流等。

2）饮食治疗：严格执行和长期坚持饮食控制。低糖、低盐，每日能量约125kJ/kg（30kcal/kg），补充维生素、钙和铁剂，以控制血糖水平且孕妇无饥饿感为宜，辅以适量运动。如血糖仍控制不佳，则需药物治疗。

3）药物治疗：使用胰岛素控制血糖。常采用速效胰岛素或速效中效混合制剂，应从小剂量开始，根据血糖水平调节。随孕周增加，胰岛素用量应不断增加，高峰时间在妊娠32～33周，一部分患者妊娠晚期胰岛素用量减少；产程中，孕妇血糖波动大，应停用所有皮下注射胰岛素，每1～2小时检测一次血糖；产褥期，随胎盘排出，体内抗胰岛素物质急骤减少，胰岛素用量应减少至产前的1/3～1/2，并根据产后空腹血糖调整用量。妊娠合并糖尿病酮症酸中毒时，应立即给予小剂量胰岛素持续静滴降低血糖，纠正代谢紊乱，补液改善循环血容量和组织灌注，纠正电解质紊乱，去除诱因，酮体转阴后可改为胰岛素皮下注射。

（2）终止妊娠：糖尿病经治疗后不能有效控制，或伴有先兆子痫、羊水过多、眼底动脉硬化、肾功能减退时，应考虑终止妊娠。孕38周左右终止妊娠对胎儿有利。如决定阴道分娩者，应制定产程中分娩计划，产程中密切监测孕妇血糖、宫缩、胎心变化，避免产程过长。临产时情绪紧张及疼痛可使血糖波动，胰岛素用量不易掌握，严格控制产时血糖水平对母儿均十分重要。产程中一般应停用皮下注射胰岛素，孕前患糖尿病者静脉输注0.9%氯化钠注射液加胰岛素，根据产程中测得的血糖值调整静脉输液速度。产程不宜过长，否则会增加酮症酸中毒、胎儿缺氧和感染危险。

知识点9：妊娠合并糖尿病的护理评估　　　　　　副高：熟练掌握　　正高：熟练掌握

（1）健康史：询问患者有无糖尿病病史及糖尿病家族史；有无复杂性外阴阴道假丝酵母菌病；有无不良孕产史，如习惯性流产、死胎、死产、胎儿畸形、新生儿死亡等；本次妊娠的经过情况、临床表现及其出现的时间等。还应评估有无肾脏、心血管系统及视网膜病变等合并症的症状及体征。

（2）身体状况

1）症状与体征：是否出现代谢紊乱及产科并发症，如"三多一少"症状（即多饮、多食、多尿、体重减轻）、皮肤瘙痒尤其是外阴瘙痒，有无视物模糊现象等。确定胎儿宫内发育情况，注意有无胎儿生长受限或巨大儿。

妊娠期：评估孕妇有无糖尿病及产科并发症，如低血糖、酮症酸中毒、妊娠期高血压疾病、羊水过多、感染等。评估胎儿的宫内健康情况。

分娩期：主要评估产妇有无低血糖发生，如孕妇出现面色苍白、心悸、出汗、颤抖、饥饿感、视物模糊甚至昏迷等，需及时给予处理。监测产程进展、子宫收缩、胎心率、孕妇生命体征有无异常等。

产褥期：因体内激素的迅速变化，主要评估产妇有无高血糖或低血糖的症状，控制输入液体的含糖量，监测血糖的变化。注意评估产妇有无与感染有关的征象。

2）妊娠合并糖尿病的分期：目前普遍使用White分类法，根据糖尿病的发病年龄、病程、是否存在血管合并症等进行分类，有助于判断病情的严重程度及预后。

A级：妊娠期出现或发现的糖尿病。

A1级：经饮食控制，空腹血糖<5.3mmol/L，餐后2小时血糖<6.7mmol/L。

A2级：经饮食控制，空腹血糖≥5.3mmol/L，餐后2小时血糖≥6.7mmol/L。

B级：显性糖尿病，20岁以后发病，病程＜10年。

C级：发病年龄10~19岁，或病程为10~19年。

D级：10岁以前发病，或病程≥20年，或合并单纯性视网膜病变。

F级：糖尿病肾病。

R级：眼底有增生性视网膜病变或玻璃体出血。

H级：冠状动脉粥样硬化性心脏病。

T级：有肾移植史。

（3）心理-社会状况：评估孕产妇及家属对疾病的认知程度，对妊娠合并糖尿病知识的掌握情况，是否积极配合检查和治疗，是否存在焦虑等不良情绪以及社会支持情况等。

知识点10：妊娠合并糖尿病的护理诊断　　　　　　　　副高：掌握　正高：掌握

（1）营养失调——低于或高于机体需要量：与糖代谢异常有关。

（2）有感染的危险：与孕妇对感染的抵抗力下降有关。

（3）有胎儿受伤的危险：与糖尿病引起巨大儿、胎儿畸形、死胎、死产有关。

（4）知识缺乏：缺乏血糖监测、糖尿病饮食控制及妊娠合并糖尿病自我管理的相关知识。

知识点11：妊娠合并糖尿病的护理措施　　　　　　　　副高：掌握　正高：掌握

（1）妊娠期

1）加强孕期检查：妊娠20周后，遵医嘱B超检查胎儿有无畸形，必要时配合医师检查孕妇的血、尿及羊水，监测胎儿发育、胎盘功能、胎儿成熟度。妊娠30周后进行胎动计数、胎心监护。

2）控制血糖：纠正营养失调，控制饮食。摄入足够的热量和蛋白质，维持血糖在正常水平。碳水化合物应多选择血糖指数（GI）较低的粗粮，增加含铬丰富及降糖食物的摄入量，不宜摄入各种糖、饮料、果汁、糖制糕点等（易出现高血糖），不宜吃含高胆固醇的食物及动物脂肪（易升高血脂发生动脉粥样硬化），不宜饮酒。补充维生素、钙及铁剂，适当限制食盐的摄入量。以使空腹血糖控制在5.8mmol/L以下，而孕妇又没有饥饿感为宜，否则需辅以降糖药物（胰岛素）治疗。

3）加强母儿监护：妊娠35周后应住院严密监护，注意胎心、体重及病情变化，如糖尿病有合并症或并发症宜提早入院。①孕妇监护：除常规产前检查内容外，还应进行糖尿病相关检查，降低并发症的发生。血糖监测包括自我血糖监测（SMBG）、连续动态血糖监测（CGM）和糖化血红蛋白（HbA1c）监测、肾功能监测及眼底检查。②胎儿监测：如超声和血清学筛查胎儿畸形、胎动计数、无激惹试验、胎盘功能测定。

4）自我监护：指导孕妇正确自测血糖。如不能达标，及时报告医生。

5）适度活动：避免孕妇体重增长过快。对于孕期体重增长，妊娠前肥胖或超重的女性减轻体重后妊娠。妊娠前体重指数（BMI）25.0~29.9 的孕妇应增重 7.0~11.5kg，中晚孕期平均每周增重 0.28kg（0.23~0.33kg）；妊娠前 BMI > 30.0 的孕妇，妊娠期应增重 5~9kg。运动方式可选择散步、中速步行等，一般每天至少 1 次，每次 20~40 分钟，于餐后 1 小时进行。每日运动时间和量基本不变，通过饮食和适度运动，使孕期体重增加控制在 10~12kg 比较理想。

（2）分娩期

1）分娩时机的选择：①不需要胰岛素治疗的 GDM 孕妇，无母儿并发症的情况下，39 周左右收入院，严密监测至预产期，未自然临产者采取措施终止妊娠。②妊娠前糖尿病及需用胰岛素治疗的 GDM 者，如血糖控制良好，妊娠 37~38 周收入院，在严密监测下，妊娠 38~39 周终止妊娠；血糖控制不满意者及时收入院。③有母儿合并症者，血糖控制不满意，伴血管病变、合并重度子痫前期、严重感染、胎儿生长受限、胎儿窘迫，及时收入院，在严密监护下，适时终止妊娠，必要时抽羊水，了解胎肺成熟情况，完成促胎肺成熟。

2）分娩方式的选择：妊娠合并糖尿病本身不是剖宫产的指征。决定阴道分娩者应提前制订分娩计划。产程中密切监测孕妇血糖、宫缩、胎心变化，避免产程过长。选择性剖宫产指征：糖尿病伴微血管病变及其他产科指征，如怀疑巨大儿、胎盘功能不良、胎位异常等产科指征者。妊娠期血糖控制不好，胎儿偏大或者既往有死胎、死产史者，应适当放宽剖宫产手术指征。

3）分娩期护理：①阴道分娩：临产后注意休息、镇静、给予适当饮食、严密观察血糖、尿糖及酮体变化，一般应停用皮下注射胰岛素。产程中应密切监测宫缩、胎心变化，产程应控制在 12 小时内。②剖宫产：在手术前一天停用晚餐前使用精蛋白锌胰岛素，手术日停用皮下注射胰岛素，通常在手术日早晨监测血糖及尿酮体，根据患者空腹血糖水平及每日胰岛素用量，改为小剂量胰岛素持续静脉滴注。输液一般按 3~4g 葡萄糖加 1U 胰岛素比例配制葡萄糖注射液，并按每小时静脉输入 2~3U 胰岛素速度持续静滴，每 1~2 小时测血糖 1 次，尽可能使术中血糖维持在 6.7~10.0mmol/L。术后每 2~4 小时测血糖 1 次，直至饮食恢复。③分娩时做好新生儿抢救准备：新生儿出生后留脐血检查血糖，新生儿无论体重大小均按早产儿处理，注意保暖、吸氧，尽早进行早吸吮工作。密切观察新生儿，防止发生低血糖、呼吸窘迫综合征。母亲哺乳期间接受胰岛素治疗，不会对新生儿产生不良影响。④预防产后出血：产后及时注射子宫收缩剂。

（3）产褥期

1）密切观察：①观察产妇有无低血糖表现。②保持皮肤和会阴部清洁，注意保暖，防止感染发生。③密切观察有无感染发生，如发热、恶露异常、子宫压痛等。④如无其他特殊情况，鼓励母亲进行母乳喂养，做到早吸吮和按需哺乳，增加新生儿抵抗力。⑤继续监测血糖变化，根据血糖值调整胰岛素用量。⑥产后定期接受内科和产科复查。

2）胰岛素用量调整：产褥期胎盘排出后，体内抗胰岛素物质迅速减少，大部分 GDM 患者在分娩后即不再需要使用胰岛素，仅少数患者仍需胰岛素治疗。胰岛素用量应减少至分娩前的 1/3~1/2，并根据产后空腹血糖值调整用量。多数在产后 1~2 周胰岛素用量逐渐恢复至孕前水平。妊娠期无须胰岛素治疗的 GDM 产妇，产后可恢复正常饮食，但应避免高糖及高脂饮食。

3）预防产褥感染：糖尿病患者抵抗力下降，易合并感染，应早期识别患者的感染征象并给予及时的处理。

4）加强新生儿观察和护理：新生儿无论体重大小均按早产儿护理。新生儿娩出后送新生儿室观察，娩出30分钟后开始每小时滴喂25%葡萄糖10ml，每次喂糖水前测外周血血糖，直到血糖＞2.2mmol/L后再观察2小时，无异常情况可送回母亲病房。

（4）心理支持：鼓励孕妇说出内心感受，保持乐观情绪。向孕妇及家属介绍有关知识，如妊娠合并糖尿病对母儿的影响取决于糖尿病病情及血糖控制水平，只要病情稳定，血糖水平控制良好，不会对母儿造成较大危害。鼓励孕妇及家属以积极的心态面对压力，帮助纠正其错误的观念和行为。

知识点12：妊娠合并糖尿病的健康指导　　　　　　副高：掌握　正高：熟练掌握

（1）疾病知识指导：向孕妇讲解妊娠合并糖尿病的特点及危害，提高其配合治疗的积极性。

（2）饮食、运动指导：强调饮食与运动对控制血糖的意义，为孕妇制订明确的运动方案，确保产妇掌握饮食与运动的具体方法。

（3）自我监测指导：教会孕妇自我监测血糖的方法，掌握各时段血糖的正常值，发现异常要及时与医生取得联系。教会孕妇自数胎动，3次/天，每次1小时，将3次的胎动计数相加再乘以4，即为12小时胎动数。若12小时胎动数＞30次为正常，＜10次，或胎动数减少超过原来胎动数的50%而不能恢复时，表示胎儿有宫内缺氧，应及时就诊。

（4）用药指导：对需要使用胰岛素的孕妇，要教会孕妇正确使用和保存胰岛素的方法。

（5）卫生指导：保持个人卫生，尤其是口腔、皮肤、会阴部卫生，勤换内衣裤，如有皮肤瘙痒，勿抓挠，以免感染。注意保暖，避免上呼吸道感染。

（6）出院指导：产妇定期接受产科及内科复查，产后1周复查空腹血糖，最迟不应超过6周，如有异常，则应诊断为孕前糖尿病。如空腹正常，应在产后6~12周进行口服葡萄糖耐量试验，异常则为漏诊的孕前糖尿病，正常者应1~3年检测1次血糖，以尽早发现非胰岛素依赖型糖尿病。鼓励母乳喂养，产后坚持长期避孕，但不宜用药物及宫内避孕器。产后42天常规复查。

第三节　妊娠合并贫血

知识点1：妊娠合并贫血的概念　　　　　　　　副高：熟练掌握　正高：熟练掌握

贫血是妊娠期最常见的合并症，属高危妊娠的范畴。妊娠期间，血容量增加，回血浆的增加比红细胞增加相对要多，故血液被稀释，产生"生理性贫血"。常以血红蛋白（Hb）浓度作为诊断标准。孕妇外周血＜100g/L及血细胞比容＜0.33为妊娠期贫血。其中，Hb≤

60g/L 为重度贫血。贫血在妊娠各期对母儿都可造成一定危害，在贫血严重的国家和地区，是孕产妇死亡的主要原因之一。在妊娠期各种类型贫血中，缺铁性贫血最常见，占妊娠期贫血的 95%。

知识点 2：妊娠合并贫血的病因及发病机制　　副高：熟练掌握　正高：熟练掌握

（1）缺铁性贫血：妊娠期铁的需要量增加是孕妇缺铁的主要原因。孕期需铁约 1000mg，每日需铁至少 4mg，但早孕常因胃肠功能失调致恶心、呕吐、食欲缺乏或腹泻而影响铁的摄入和吸收。每日饮食中含铁 10~15mg，吸收利用率仅为 10%，即 1.0~1.5mg，妊娠后半期铁的最大吸收率可达 40%，但仍不能满足需求，若不给予铁剂治疗，容易耗尽体内储存铁造成贫血。

（2）巨幼细胞贫血：本病 95% 是叶酸缺乏，少数因维生素 B_{12} 缺乏而发病。引起叶酸或维生素 B_{12} 缺乏的原因有：来源缺乏或吸收不良；妊娠期需要量增加；叶酸排泄增多。

（3）再生障碍性贫血：因骨髓造血干细胞数量减少和质量缺陷导致造血障碍，引起外周全血细胞减少为主要表现的一组综合征。

知识点 3：妊娠合并贫血对妊娠的影响　　副高：掌握　正高：掌握

（1）对母体的影响：妊娠期合并贫血，即使是轻度贫血，也可增加女性妊娠和分娩期间的风险。贫血时机体抵抗力低下，对分娩、手术和麻醉的耐受能力降低。重度贫血可导致贫血性心脏病、妊娠期高血压疾病性心脏病、产后出血、失血性休克及产褥感染等并发症，危及孕产妇生命。

（2）对胎儿影响：孕妇骨髓和胎儿在竞争摄取孕妇血清铁的过程中，胎儿组织占优势，加之铁通过胎盘由孕妇运至胎儿的运输是单向性的，一般情况下，胎儿缺铁程度不会太严重。孕妇发生严重缺铁时，贫血导致胎盘供氧和营养物质供给不足，可导致胎儿生长受限、胎儿窘迫、早产、死胎或死产等不良后果。

知识点 4：妊娠合并贫血的临床表现　　副高：掌握　正高：掌握

（1）妊娠合并缺铁性贫血：早期或轻者无明显症状，此时仅有皮肤、口唇黏膜和睑结膜稍苍白；重者可有乏力、头晕、耳鸣、心悸、气短、食欲缺乏、腹胀、腹泻、皮肤黏膜苍白，可有口腔炎、舌炎、皮肤毛发干燥、脱发、指甲脆薄等。

（2）妊娠合并巨幼细胞贫血：①贫血。多发生于妊娠中、晚期，起病较急，多为中、重度。表现为乏力、头晕、心悸、气短、皮肤黏膜苍白等。②消化道症状。食欲缺乏、恶心、呕吐、腹胀、腹泻、舌炎、舌乳头萎缩而致表面光滑（牛肉舌）等。③周围神经炎症状。手足麻木、针刺或冰冷等感觉异常，行走困难等。④其他。低热、水肿、脾大、表情淡漠等。

（3）妊娠合并再生障碍性贫血：主要表现为进行性贫血、皮肤及内脏出血及反复感染。

知识点 5：妊娠合并缺铁性贫血的辅助检查　　　　　副高：了解　正高：掌握

（1）血常规：外周血涂片为小细胞低色素性贫血，血红蛋白 <110g/L，血细胞比容 < 0.33 或红细胞 <3.5×10^{12}/L，即可诊断为贫血，白细胞计数及血小板计数均在正常范围。

（2）血清铁测定：血清铁 <$6.5\mu mol$/L（正常成年妇女血清铁 $7\sim27\mu mol$/L）即可诊断为缺铁性贫血。血清铁下降可以出现在血红蛋白下降以前，是缺铁性贫血的早期表现。

（3）骨髓检查：诊断困难时可做骨髓检查，骨髓象为红系增生活跃，中、晚幼红细胞增多。骨髓铁染色可见细胞内外均减少，细胞外铁减少明显。

（4）其他检查：根据病情、临床表现，选择做 B 超、心电图、生化全项等检查。

知识点 6：妊娠合并巨幼细胞贫血的辅助检查　　　　　副高：了解　正高：掌握

（1）血常规：外周血常规为大细胞性贫血。

（2）骨髓检查：骨髓象显示红细胞系统呈巨幼细胞增生，不同成熟期的巨幼细胞系列占骨髓细胞总数的 30%~50%，核染色质疏松，可见核分裂。

（3）叶酸和维生素 B_{12}：血清叶酸 <6.8nmol/L，红细胞叶酸 <227nmol/L 提示叶酸缺乏。血清维生素 B_{12} <90pg，提示维生素 B_{12} 缺乏。

知识点 7：妊娠合并再生障碍性贫血的辅助检查　　　　　副高：了解　正高：掌握

（1）血常规：贫血呈正细胞型、全血细胞减少。

（2）骨髓检查：骨髓象见多部位增生减低或严重减低，有核细胞甚少，幼粒细胞、幼红细胞、巨核细胞均减少，淋巴细胞相对较高。

知识点 8：妊娠合并缺铁性贫血的治疗要点　　　　　副高：掌握　正高：掌握

（1）病因治疗：尽可能去除导致缺铁的病因。如改善饮食，积极治疗消化系统疾病。

（2）补铁治疗：治疗性铁剂有无机铁和有机铁两类。前者以硫酸亚铁最常用，还有右旋糖酐铁、葡萄糖酸亚铁、山梨醇铁、富马酸亚铁及琥珀酸亚铁等。铁剂补充首选口服铁剂。如硫酸亚铁 0.3g，每日 3 次，可同时服维生素 C 0.3g 及 10% 稀盐酸 0.5~2ml，以促进铁的吸收。口服铁剂不能耐受或胃肠铁吸收存在障碍时，可采用铁剂肌内注射。右旋糖酐铁肌内注射最为常用，其用法为：第 1 天，首先注射 0.5ml 行过敏试验，观察 1 小时，无过敏反应者，给予 50mg，以后每日或隔日 100mg，直至总需量。15~20 天为 1 个疗程。注射用铁的总需量（mg）=（需要达到的血红蛋白浓度 − 患者的血红蛋白浓度）×0.33 × 患者体重（kg）。

（3）输血：多数缺铁性贫血孕妇经补充铁剂后血常规很快改善，无须输血。当血红蛋白<60g、接近预产期或短期内需行剖宫产术者，应少量多次输血，速度宜慢，并应预防输血反应。

（4）产时及产后处理：中、重度贫血产妇于临产后应配血备用。分娩时应尽量减少出血，防止产程延长、产妇疲乏及产后出血，必要时可阴道助产以缩短第二产程。积极预防产后出血，当胎儿前肩娩出后，肌内注射或静脉注射缩宫素10～20U。如无禁忌证，胎盘娩出后可肌内注射或静脉注射麦角新碱0.2mg，同时用缩宫素20U加入5%葡萄糖注射液中静脉滴注，持续至少2小时。出血多时应及早输血。产程中严格无菌操作，产时及产后应用广谱抗生素预防感染。

知识点9：妊娠合并巨幼细胞贫血的治疗　　　　副高：掌握　正高：掌握

（1）确诊为巨幼细胞贫血的孕妇，应补充叶酸，每日口服叶酸15mg，或每日肌内注射叶酸10～30mg，直至症状消失、贫血纠正。

（2）维生素B_{12} 100～200μg肌内注射，每日1次，2周后改为每周2次，直至血红蛋白值恢复正常。

（3）血红蛋白<60g/L时，应少量间断输新鲜血或红细胞悬液。

（4）分娩时避免产程延长，预防产后出血，预防感染。

知识点10：妊娠合并再生障碍性贫血的治疗　　　　副高：掌握　正高：掌握

（1）妊娠期：再生障碍性贫血（再障）患者在病情未缓解之前应避孕，若已妊娠，在妊娠早期应做好输血准备同时行人工流产。妊娠中、晚期，因终止妊娠有较大危险，应加强支持治疗，在严密监护下妊娠直至足月分娩；注意休息，增加营养，间断吸氧，少量、间断、多次输新鲜血，提高全血细胞，使血红蛋白>60g/L；有明显出血倾向者给予肾上腺皮质激素或蛋白合成激素治疗；选用对胎儿无影响的广谱抗生素预防感染。

（2）分娩期：尽量经阴道分娩，缩短第二产程，防止用力过度造成脑等重要脏器出血或胎儿颅内出血。可适当助产，但要防止产伤。产后仔细检查软产道，认真缝合伤口，防止产道血肿形成。有产科手术指征者，行剖宫产术时一并将子宫切除为宜，以免引起产后出血及产褥感染。

（3）产褥期：继续支持疗法，应用宫缩药加强宫缩，预防产后出血，广谱抗生素预防感染。

知识点11：妊娠合并贫血的护理评估　　　　副高：熟练掌握　正高：熟练掌握

（1）健康史：询问有无慢性失血性疾病，如月经过多、寄生虫病或消化系统疾病史，有无长期偏食、胃肠道功能紊乱导致的营养不良病史。

（2）身体状况：轻度贫血者多无明显症状，只有皮肤、口唇黏膜和睑结膜苍白。严重贫血者可有乏力、头晕、心悸、气短、食欲缺乏、腹胀、水肿等表现。检查可见皮肤黏膜苍白、皮肤毛发干燥、脱发、指甲脆薄等，并可伴发口腔炎、舌炎。

（3）心理-社会状况：评估孕妇对妊娠合并贫血的了解程度，对妊娠合并贫血注意事项的了解程度以及对药物的用法、作用和不良反应的了解程度；评估焦虑的程度，贫血对母儿可造成不利影响，孕妇及家属多有焦虑不安等心理。

知识点 12：妊娠合并贫血的护理诊断　　　　　副高：熟练掌握　正高：熟练掌握

（1）活动无耐力：与贫血导致的组织缺氧有关。
（2）有胎儿受伤的危险：与母亲贫血使胎盘供氧不足造成胎儿发育不良有关。
（3）知识缺乏：缺乏妊娠合并贫血的保健知识及对孕期服用铁剂的重要性的了解。
（4）有感染的危险：与贫血导致血红蛋白低、机体抵抗力降低有关。
（5）营养失调：低于机体需要量：与含铁食物摄入不足影响血红蛋白合成有关。
（6）便秘：与每日服用铁剂有关。

知识点 13：妊娠合并贫血的护理措施　　　　　副高：熟练掌握　正高：熟练掌握

（1）妊娠期护理

1）生活护理：加强休息，增加营养，纠正偏食及挑食不良饮食习惯，建议孕妇摄取高铁、高蛋白质及高维生素 C 食物，如动物肝脏、瘦肉、蛋类、葡萄干以及富含维生素 C 的深色蔬菜，以促进铁的吸收和利用。注意饮食搭配，避免蔬菜、谷类、茶叶中的磷酸盐和鞣酸等影响铁的吸收。

2）补铁护理：指导孕妇遵医嘱正确补充铁剂。注意观察有无不良反应，口服铁剂对胃黏膜有刺激作用，可引起恶心、呕吐、胃部不适等症状，应指导孕妇饭后或餐中服用铁剂。此外，铁与肠内硫化氢作用可形成黑色便，护士应予以解释。对于妊娠末期重度缺铁性贫血或口服铁剂胃肠反应转重者，可用注射法。注射法补充铁剂应行深部肌内注射法。

（2）分娩期护理：在临产前给予止血药维生素 K_1、卡巴克洛（安络血）、维生素 C 等药物，并配新鲜血备用，必要时可考虑输血。产前输血以浓缩红细胞为最好，输血不可过多、过快，以防止发生急性左心衰竭。严密观察产程，加强胎心监护，第二产程酌情给予阴道助产，减少产妇的体力消耗，防止产程过长；胎儿前肩娩出时，立即遵医嘱肌内注射或静脉注射宫缩剂，加强宫缩，预防产后出血。

（3）产褥期护理：产后密切观察子宫收缩及阴道流血，遵医嘱使用缩宫素促进子宫收缩，防止产后出血；加强会阴部护理同时给予抗生素防治感染。产前贫血未纠正者应继续补铁治疗贫血；严重贫血或有严重并发症者，不宜哺乳，指导产妇退奶；加强新生儿监护，吸氧，注意保暖，降低围产儿的死亡率。

（4）心理护理：加强护患沟通，耐心倾听患者主诉，缓解孕产妇紧张情绪，告知医疗和护理计划，增加孕产妇的安全感和自信心。及时向孕妇家属通报病情，减轻家庭成员的焦虑，取得其配合。

知识点14：妊娠合并贫血的健康指导　　　　副高：掌握　　正高：熟练掌握

（1）休息：注意休息，依据贫血的程度安排工作及活动量，避免重体力劳动。

（2）避孕：顺产后避孕半年，剖宫产后避孕2年；母乳喂养者采取工具避孕。

（3）卫生：穿棉质衣物，勤换内衣、内裤；产褥期内禁止性生活、盆浴。

（4）复查：如切口红肿、渗血、渗液或阴道流血超过月经量及时来院复查；如阴道流血及切口无异常，42天返院复查。

（5）饮食：注意加强营养。多摄入高蛋白、高热量饮食；多进食富含蛋白、维生素及铁的食物，纠正贫血。

第四节　妊娠合并急性病毒性肝炎

知识点1：妊娠合并急性病毒性肝炎的概念　　　　副高：熟练掌握　　正高：熟练掌握

孕妇并发的最常见的肝脏疾病是病毒性肝炎，妊娠期感染可严重地危害孕妇及胎儿，病原发病率为非妊娠期女性的6~9倍，急性重型肝炎发生率为非妊娠期女性的65.5倍。常见的病原体有甲型（HAV）、乙型（HBV）、丙型（HCV）、丁型（HDV）和戊型（HEV）五种病毒。这些病毒在一定条件下都可造成严重肝功能损害甚至肝衰竭。其中以乙型病毒性肝炎最常见，主要经血液传播，母婴传播也是其重要的途径。HBV可发生在妊娠各期，以妊娠晚期发生率最高，是孕产妇死亡的主要原因之一。

知识点2：妊娠合并急性病毒性肝炎的影响　　　　副高：掌握　　正高：掌握

（1）妊娠和分娩对病毒性肝炎的影响

1）妊娠期孕妇免疫功能改变，孕妇易感染肝炎病毒。

2）妊娠期新陈代谢增加，肝内糖原储备降低，大量雌激素、孕激素等需在肝内灭活，同时胎儿代谢产物需在母体肝内解毒，导致肝负担增加，加重原有的肝炎病情，甚至发展为重型肝炎。

3）分娩时体力消耗、出血及手术等加重了对肝的损害，易发生急性肝坏死。

（2）病毒性肝炎对妊娠、分娩的影响

1）对母体的影响：妊娠早期合并病毒性肝炎，可使早孕反应加重，甚至出现妊娠剧吐，而剧吐导致的水电解质紊乱，可损伤肝脏；妊娠晚期易并发妊娠期高血压疾病，可能与体内肝功能下降，醛固酮的灭活能力下降有关；分娩期因肝功能受损，凝血因子合成减少，产妇易发生产后出血。与非妊娠期相比，妊娠合并肝炎易发展成为重型肝炎，以HBV和

HEV 多见。妊娠合并重型肝炎的病死率可高达 60%。

2）对胎儿和新生儿的影响：肝炎病毒可通过胎盘进入胎儿体内，妊娠早期合并病毒性肝炎，胎儿畸形发生率约为正常的 2 倍；胚胎及胎儿感染后则易导致流产、早产、死胎、死产及新生儿感染，使围产儿死亡率明显增高；妊娠期胎儿垂直传播而感染肝炎病毒者，以乙型病毒为多见。围产期感染的婴儿，有部分可转为慢性病毒携带状态，可能发展为肝硬化或原发性肝癌。

（3）乙型肝炎病毒的母婴传播

1）宫内传播：HBV 通过胎盘传播给胎儿。

2）产时传播：是 HBV 母婴传播的主要途径，占 40%~60%。胎儿通过产道接触母血、羊水、阴道分泌物或子宫收缩使胎盘绒毛破裂，母血进入胎儿血液循环，导致新生儿感染。一般认为，母血清 HBV DNA 含量越高，产程越长，感染率越高。目前还没有足够证据支持剖宫产可降低母婴传播风险。

3）产后传播：可能与新生儿密切接触母亲的唾液和乳汁有关。关于母乳喂养问题，多年来一直争议较多。近年来有证据显示，新生儿经主动免疫、被动免疫后，母乳喂养是安全的。

知识点 3：妊娠合并急性病毒性肝炎的病理生理　　副高：熟练掌握　正高：熟练掌握

妊娠期肝组织结构无明显改变，大小形态亦无改变，肝血流量不增多，肝糖原稍有增加。孕晚期肝功能检查：因血液稀释，约 50% 孕妇的血清总蛋白值低于 60g/L。白蛋白降低，球蛋白轻度升高，白蛋白与球蛋白的比例下降。球蛋白增多系网状内皮系统功能亢进所致。血清丙氨酸转氨酶（ALT）和天冬氨酸转氨酶（AST）多在正常范围内，少数在妊娠晚期略有升高。碱性磷酸酶（ALP）升高，可能主要来自胎盘。血浆纤维蛋白原及部分凝血因子增加，凝血酶原时间正常。妊娠期雌激素水平升高，部分孕妇出现"肝掌""蜘蛛痣"，并随妊娠进展加重，分娩后 4~6 周消失。

知识点 4：妊娠合并急性病毒性肝炎的临床表现　　副高：掌握　正高：掌握

甲型病毒性肝炎的潜伏期为 2~7 周（平均 30 天），具有起病急、病程短、恢复快的特点。而乙型病毒性肝炎的潜伏期为 1.5~5 个月（平均 60 天），具有病程长、恢复慢、易发展成为慢性的特点。

（1）孕妇常出现不明原因的食欲减退、恶心、呕吐、腹胀、厌油腻、乏力、肝区叩击痛等消化系统症状，不能用妊娠反应或其他原因加以解释。

（2）重型肝炎多见于妊娠末期，起病急，病情重，表现为畏寒发热，皮肤巩膜黄染，尿色深黄，食欲极度减退，频繁呕吐，腹胀，腹水，肝臭气味，肝进行性缩小，急性肾衰竭及不同程度的肝性脑病症状，例如嗜睡、烦躁、神志不清甚至昏迷。

（1）肝功能检查：ALT 是反映肝细胞损伤程度最常用的敏感指标。血清 ALT 增高，如能除外其他原因，特别是数值很高（大于正常 10 倍以上）、持续时间较长、对病毒性肝炎有诊断价值。血清胆红素在 17μmol/L（1mg/dl）以上，尿胆红素阳性、凝血酶原时间的测定等，均有助于肝炎的诊断。胆红素持续上升而转氨酶下降，称为"胆酶分离"，提示重型肝炎的肝细胞坏死严重，预后不良。凝血酶原时间百分活度（PTA）<40%（正常值 80%~100%）是诊断重型肝炎的重要指标之一。

（2）病原学检测

1）甲型病毒性肝炎：急性期患者血清中抗 HAV-IgM 在发病第 1 周即可阳性，1~2 个月抗体滴度和阳性率下降，于 3~6 个月后消失，对早期诊断十分重要，特异性高。

2）乙型病毒性肝炎：①HBsAg 阳性是 HBV 感染的特异性标志。②抗-HBs 阳性提示有过 HBV 感染，是保护性抗体，表示机体有免疫力。③HBeAg 是核心抗原的亚成分，其阳性和滴度反映 HBV 复制及传染性的强弱。急性乙型肝炎时 HBeAg 短暂阳性，如持续阳性提示转为慢性。在慢性 HBV 感染时，HBeAg 阳性表示肝细胞内有 HBV 活动性复制。当 HBeAg 转阴伴有抗-HBe 出现时，表示 HBV 复制停止。④HBcAg 为乙肝病毒的核心抗原，阳性关于 HBV 在体内复制。

3）丙型病毒性肝炎：血清中出现抗-HCV 抗体可诊断为 HCV 感染。PCR 技术检测 HCV-RNA 阳性是病毒血症的直接证据。

4）丁型肝炎：急性感染时抗-HDV IgM 出现阳性，一般持续 2~4 周，随后抗-HDV IgG 阳性。慢性感染时抗-HDV IgM 持续阳性。

5）戊型肝炎：急性期血清内可检测出高滴度的抗-HEV IgM，恢复期血清内可检测出低水平的抗-HEV IgG。

（3）影像学检查：主要是 B 超检查，必要时可行磁共振成像（MRI）检查，主要观察肝脾大小，有无肝硬化存在，有无腹水，有无肝脂肪变性等。

（4）凝血功能及胎盘功能检查：包括凝血酶原时间，人胎盘催乳素（HPL）及孕妇血或尿雌三醇检测等。

病毒性肝炎患者原则上不宜妊娠。妊娠合并病毒性肝炎的患者与非孕期的病毒性肝炎患者处理原则相同：注意休息，加强营养，给予高蛋白质、高维生素、足量糖类和低脂肪饮食。积极采用中西医结合治疗方案，注意保护肝功能，避免使用损害肝的药物，预防感染和产后出血。有黄疸者应住院治疗，按重型肝炎处理。治疗期间严密监测肝功能、凝血功能等指标。患者经治疗后病情好转，可继续妊娠。治疗效果不好、肝功能及凝血功能指标继续恶化的孕妇，应考虑终止妊娠。分娩方式以产科指征为主，但对于病情较严重者或血清胆汁酸明显升高的患者可考虑剖宫产。

对重型肝炎患者，应预防并治疗肝性脑病，如限制蛋白质摄入、保持大便通畅、应用保肝降氨药物和制剂，积极预防并治疗弥散性血管内凝血（DIC），因DIC是妊娠期重症肝炎的主要死因，故应进行凝血功能检查。积极防治肝肾综合征。应严密监测病情变化，包括肝功能、凝血功能、生化、血常规等指标，尤其是注意凝血酶原时间百分活度、总胆红素、转氨酶、白蛋白、纤维蛋白原、肌酐等指标。监测中心静脉压、每小时尿量、24小时出入水量、水及电解质变化、酸碱平衡、胎儿宫内情况。根据实验室指标与患者病情变化，及时调整血制品与药品的使用顺序与剂量。

妊娠合并重型肝炎孕妇宜主动选择有利时机采用剖宫产方式终止妊娠。妊娠合并重型肝炎常发生产时产后出血，这是患者病情加重与死亡的主要原因之一。必要时剖宫产同时行子宫次全切除术。对部分患者，如病情较轻，并发症少，特别是凝血功能较好、PTA经治疗后接近40%，子宫收缩良好、术中出血不多，探查肝脏缩小不明显者，也可考虑保留子宫。若子宫保留，术中及术后应采取足够措施减少及预防出血，如子宫动脉结扎、B-lynch缝合、促子宫收缩药物应用等。

分娩期准备好新鲜血液，宫口开全后可行胎头吸引术助产，缩短第二产程，注意新生儿隔离和特殊处理。产褥期选用对肝损害小的广谱抗生素控制感染，以防肝炎病情恶化。不宜哺乳，可口服生麦芽、敷芒硝退奶。新生儿出生后立即注射乙型肝炎免疫球蛋白，24小时内接种乙肝疫苗，防止发病。急性期禁止哺乳。乙型病毒性肝炎等存在垂直传播的肝炎不宜哺乳。

知识点7：妊娠合并急性病毒性肝炎的护理评估　　副高：熟练掌握　正高：熟练掌握

（1）健康史：评估有无与病毒性肝炎患者密切接触史或半年内曾输血、注射血制品史，有无病毒性肝炎家族史及当地流行病史等。重型肝炎需评估其诱发因素，同时评估患者的治疗、用药情况及家属对病毒性肝炎相关知识的知晓程度。

（2）身体状况

1）观察全身皮肤、巩膜有无黄染，检查肝大小，有无触痛、叩击痛等。

2）监测胎心、子宫收缩、产妇的生命体征，以了解产程进展并及早发现异常情况，评估产妇出血倾向。

3）产褥期评估子宫收缩及阴道流血情况，及早发现因凝血功能障碍引起的产后出血，注意观察生命体征、恶露量等。

（3）心理-社会状况：评估孕妇及家人对疾病的认知程度及家庭社会支持系统是否完善。由于担心感染胎儿，孕妇会产生焦虑、矛盾及自卑心理，应重点评估。

知识点8：妊娠合并急性病毒性肝炎的护理诊断　　副高：熟练掌握　正高：熟练掌握

（1）营养失调：低于机体需要量，与摄入不足和呕吐有关。

（2）预感性悲哀：与肝炎病毒感染造成的母婴损害有关。

（3）潜在并发症：肝性脑病、产后出血，与重症肝炎造成凝血功能障碍有关。

（4）知识缺乏：缺乏有关病毒性肝炎感染途径、传播方式、母儿危害及预防保健等知识。

知识点9：妊娠合并急性病毒性肝炎的护理措施 副高：熟练掌握 正高：熟练掌握

（1）加强卫生宣教，普及防病知识：重视围婚期保健，提倡生殖健康。已患肝炎的育龄妇女应避孕。患急性肝炎者应于痊愈后半年，最好2年后在医师指导下妊娠。

（2）妊娠合并轻型肝炎患者的护理：与非孕期肝炎患者相同，更需注意增加休息，避免体力劳动。加强营养，增加优质蛋白、高维生素、富含糖类、低脂肪食物的摄入。保持大便通畅。定期产前检查，防止交叉感染。阻断乙型肝炎的母婴传播，孕妇于妊娠28周起每4周肌内注射1次乙型肝炎免疫球蛋白（HBIG）200U，直至分娩。

（3）妊娠合并重症肝炎患者的护理：需保护肝脏，积极防治肝性脑病。保持大便通畅，并严禁肥皂水灌肠。严密观察有无性格改变、行为异常、扑翼样震颤等肝性脑病的前驱症状。并严密监测生命体征，记出入量。注意观察有无出血倾向。预防产后出血，产前4小时及产后12小时内不宜使用肝素治疗。

（4）分娩期护理：分娩期密切观察产程进展，避免各种不良刺激，防止并发症发生。并监测凝血功能。于临产前1周开始服用维生素K、维生素C，临产后备新鲜血。阴道助产缩短第二产程，严格执行操作程序。胎儿娩出后，正确应用缩宫素、止血药，预防产后出血。严格执行消毒隔离制度，应用广谱抗生素预防其他感染性疾病的发生。

（5）产褥期护理：产褥期观察子宫收缩及阴道出血，加强基础护理，并继续遵医嘱给予对肝脏损害较小的抗生素预防感染。指导母乳喂养时注意，目前认为如乳汁中HBV–DNA阳性不宜哺乳，母血HBsAg、HBeAg及抗-HBc三项阳性及后二项阳性产妇均不宜哺乳。对新生儿接受免疫，母亲为携带者（仅HBsAg阳性），建议母乳喂养。对不宜哺乳者，应回乳，注意不宜使用雌激素。新生儿出生后6小时和1个月时各肌内注射1ml的HBIG，出生后24小时内、生后1个月、生后6个月分别注射乙型肝炎疫苗。继续保肝治疗，加强休息和营养，指导避孕措施。

知识点10：妊娠合并急性病毒性肝炎的健康指导 副高：掌握 正高：熟练掌握

（1）休息：注意休息，避免重体力劳动。

（2）饮食：注意加强营养，多摄入高蛋白、高热量饮食；多进食富含蛋白、维生素及铁的食物，纠正贫血。

（3）卫生：穿棉质衣物，勤换内衣、内裤；产褥期内禁止性生活、盆浴。

（4）避孕：顺产后避孕半年，剖宫产后避孕2年；母乳喂养者采取工具避孕。

（5）复查：如切口红肿、渗血、渗液或阴道流血超过月经量及时来院复查；如阴道流血及切口无异常，42天返院复查。

第五节　妊娠合并肺结核

知识点1：妊娠合并肺结核的概念　　　　副高：熟练掌握　正高：熟练掌握

　　肺结核是由结核分枝杆菌在肺部引起的急、慢性感染性疾病，通常侵害生育年龄妇女。根据肺结核与妊娠的关系可分为肺结核合并妊娠和妊娠合并肺结核两种。妊娠合并肺结核是女性孕期常见的并发症，是指女性在怀孕期间受到结核分枝杆菌侵入而引起肺结核，可以分为活动性和非活动性两种。非活动性肺结核对妇女妊娠经过和胎儿发育并无多大影响，且妊娠对肺结核的病情也无明显影响，故不需要刻意性治疗；活动性肺结核病变范围较大，且易发生流产和早产，故需要及时的采取治疗措施。妊娠合并肺结核需要与肺结核合并妊娠进行区别。肺结核合并妊娠是指患有肺结核病的患者发生妊娠，是患者先有肺结核病，后妊娠。

知识点2：妊娠合并肺结核的病因及发病机制　　　副高：熟练掌握　正高：熟练掌握

　　（1）结核分枝杆菌主要通过呼吸道传播，首先在肺内引起感染，根据患者的抵抗力及治疗情况，可以呈急性发作或转为慢性。孕产期自主神经功能失调，体内内分泌及代谢功能紊乱，机体免疫力降低。同时，卵巢激素增加，肺呈充血状态，甲状腺功能亢进，代谢率增加，血液中胆固醇增高，肾上腺皮质激素分泌显著增多等，导致孕产期易发生结核分枝杆菌感染、播散，导致妊娠期和产褥期合并肺结核同时伴有肺外结核。

　　（2）近年来结核菌耐药及获得性免疫缺陷综合征的增加，使结核感染在世界范围内又呈增多趋势，妊娠合并肺结核时有发生。

知识点3：妊娠合并肺结核的互相影响　　　　　　　副高：掌握　正高：掌握

　　（1）妊娠对肺结核的影响：说法不一，近年研究显示，妊娠及分娩对肺结核多无不利影响。妊娠一般不改变肺结核的性质，孕期、产后妇女与同龄未孕妇女比较，预后基本相同。

　　（2）肺结核对妊娠的影响：肺结核患者除非同时有生殖器结核，一般不影响受孕。非活动性结核或病变范围大、肺功能无改变者，对妊娠经过和胎儿发育多无大影响；而活动性肺结核的妇女，妊娠后流产、胎死宫内、早产、低体重儿的可能性增大。肺结核的治疗药物对母儿带来不良作用的可能性存在。孕妇可在产前、产时及产后将结核分枝杆菌传给下一代。有活动性结核未经治疗的母亲，其新生儿在生后第1年内感染的可能性为50%。因此，母亲有活动性肺结核病变，新生儿产后需隔离。

知识点4：妊娠合并肺结核的临床表现　　　　　　　副高：掌握　正高：掌握

妊娠期肺结核的临床表现差异较大，依据肺结核活动程度和播散范围，可表现为无症状、有轻微症状和严重全身症状。根据肺结核与妊娠的关系分为肺结核合并妊娠和妊娠合并肺结核，包括妊娠期感染和诱发的静止期肺结核扩散或活动。肺结核合并妊娠多以咳嗽、低热等肺结核的临床表现为主，查体时肺部可闻及中小水泡音、胸膜摩擦音等，可伴有母体孕期体重增加过缓、胎儿生长受限及早产等产科表现。妊娠合并肺结核多以急性发病，中高热伴不同程度的中毒症状，查体时肺部可闻及双肺呼吸音增粗，偶可闻及细湿啰音，普通抗生素治疗效果不佳，可有或无产科表现。

知识点5：妊娠合并肺结核的辅助检查　　　　　　　副高：掌握　正高：掌握

（1）血常规检查：白细胞计数明显增多、红细胞沉降率增快。

（2）痰涂片及痰培养：在患者痰液中找到结核分枝杆菌以及发现结核分枝杆菌的 DNA 片段，有利于及时、早期确诊肺结核。

（3）结核菌素试验（PPD）：是目前筛查结核病的最佳方法，不会对孕妇和婴儿造成不良影响。如患者结核菌聚合酶链反应（PCR）呈阳性，基本上可以诊断。

（4）胸部影像学检查：包括胸部 X 线检查、CT 检查及 MRI 检查等。妊娠期考虑到放射线检查对胚胎的影响，只有在高度怀疑肺结核，胸部影像学检查作为肺结核治疗前的重要临床指标时，经患者知情同意后才能做该检查。其中，胸部 MRI 或 CT 检查适用于早期发现胸内隐匿部位结核，且 CT 检查的诊断价值优于胸部 X 线检查，而在妊娠早期 MRI 替代 CT 检查可避免放射线照射对胚胎发育的影响。胸部 X 线检查既可以判断肺结核的部位、范围，还可以诊断出病变的性质以及发展程度，为治疗方案以及预后提供重要的意义。

知识点6：妊娠合并肺结核的治疗要点　　　　　　　副高：掌握　正高：掌握

（1）患肺结核的妇女，在结核活动期应避免妊娠；若已妊娠，则应在妊娠 8 周内行人工流产，1~2 年后再考虑妊娠。

（2）妊娠合并活动性肺结核的治疗和处理原则同非妊娠妇女。原则为早期治疗、联合用药、适量用药，完善、规律及全程用药是治疗的关键。首选药物为口服异烟肼、利福平。异烟肼可通过胎盘，但目前尚不能肯定有致畸作用，该药有肝毒性，用药期间应定期检查肝功能，当转氨酶高于正常值 5 倍时必须停药，用药的同时应服用维生素 B_6 以减轻神经毒性。利福平也可通过胎盘，有引起胎儿低纤维蛋白原血症的报道。

（3）产科处理：对妊娠合并肺结核患者的处理需要兼顾抗结核治疗和围产期保健两个方面，以最大程度保障母婴安全、降低疾病及治疗带来的风险。多数学者认为，肺结核并非终止妊娠的指征，但有以下情况时应建议终止妊娠。

1）严重肺结核伴有肺功能减低，不能耐受继续妊娠及分娩者。

2）活动性肺结核需要及时进行抗结核治疗，考虑药物对胎儿不良影响难以避免者。

3）合并其他系统疾病不能继续妊娠者。

4）艾滋病患者妊娠合并结核病。

5）有产科终止妊娠的指征者。

6）高龄、体质虚弱、经济条件差或无法随诊并已有子女的经产妇，应劝告终止妊娠并实施绝育。

对经治疗后病情稳定的肺结核孕妇，应在预产期前1~2周住院待产。如无产科手术指征，应鼓励经阴道试产。在第一产程，应补足液体和营养需要，保证休息，密切观察产程进展和母体情况。第二产程，避免用力屏气导致肺泡破裂和病灶扩散，可适当助产缩短第二产程。第三产程预防产后出血等。产褥期应延长休假时间，注意增加营养，心情愉快，并按结核病完成复查和随诊。

（4）新生儿处理：新生儿出生后，留脐带和胎盘检查是否感染结核分枝杆菌。对母亲患活动性肺结核者，新生儿应检查PPD、胸部X线片、腰椎穿刺和结核分枝杆菌的涂片及培养，实行母婴隔离，禁止哺乳。若肺结核孕妇分娩时痰结核分枝杆菌涂片为阴性，新生儿需接种卡介苗，但不必预防性治疗；如分娩时结核分枝杆菌涂片仍为阳性，且婴儿情况良好，则建议给予婴儿3个月的预防性治疗，不接种卡介苗。3个月后PPD试验如转为阴性，可停用异烟肼，接种卡介苗；如仍为阳性，再治疗3个月，PPD试验转为阴性可给婴儿接种卡介苗。若婴儿有结核中毒症状，出现低热、吃奶少、咳嗽、消瘦等症状时，应给予全程抗结核治疗，以预防结核性脑膜炎的发生。产后需用氟喹诺酮类和氨基糖苷类治疗的产妇禁止哺乳，服用其他药物的产妇可根据产后情况决定，如产妇情况稳定可哺乳，喂奶前戴口罩防护，但母婴均需定期随访观察。

知识点7：妊娠合并肺结核的护理评估　　　　副高：熟练掌握　　正高：熟练掌握

（1）健康史：需了解孕妇有无结核病史及其治疗情况，有无家族史及与结核病患者密切接触史。

（2）身体状况：全身表现及呼吸系统表现。

（3）心理-社会状况：患者对结核病缺乏正确认识，担心患病后影响生活和工作，常出现自卑、多虑。结核病是慢性传染性疾病，由于住院隔离治疗，患者不能与家人和朋友密切接触，加上疾病带来的痛苦，常感到孤独。长期服药进展不大时，易产生悲观情绪，当出现咯血时，患者又因此而感紧张，恐惧。

知识点8：妊娠合并肺结核的护理诊断　　　　副高：熟练掌握　　正高：熟练掌握

（1）活动无耐力：与疾病引起的过度消耗有关。

（2）体温过高：与结核病有关。

（3）焦虑：与担心自身及胎儿的安危有关。

知识点9：妊娠合并肺结核的护理措施 　　　　　副高：熟练掌握　正高：熟练掌握

（1）产后护理常规

1）一般护理：①单病房隔离，空气定时消毒，防止交叉感染。手术患者了解麻醉方式及术中情况。②助产分娩患者了解分娩过程。监测生命体征及神志、面色、尿量等；持续吸氧、心电监护；记录24小时出入量。密切观察体温、咳嗽、咳痰情况，有异常随时报告医生。③密切注意子宫收缩及阴道流血情况，有无出血不止等现象。④产妇的用物、痰及分泌物应按感染性医疗废物处理。⑤保持会阴部清洁、干燥。⑥遵医嘱及时、准确应用抗生素。

2）新生儿护理：①新生儿出生时有窒息者转入新生儿重症监护治疗病房（NICU）隔离病房观察。②活动性肺结核产妇严禁哺乳，并隔离新生儿，以减少母体消耗和新生儿感染。③新生儿及时接种卡介苗，防止感染。

3）切口护理：①观察会阴部或腹部切口有无红肿、渗血、渗液等。②会阴部有切口者，采取健侧卧位。③腹部有切口者，敷料覆盖并常规压沙袋6小时，若切口有异常及时通知医生处理。

4）管道护理：①保持输液管通畅，留置针妥善固定，注意观察穿刺部位皮肤。②保留尿管者，按照尿管护理常规进行。

5）疼痛护理：①评估患者疼痛情况。②有镇痛泵患者，注意检查管道是否通畅，评价镇痛效果是否满意。③遵医嘱给予镇痛药物。④提供安静、舒适的环境。

6）饮食护理：①术后6小时禁饮食，之后进流质、半流质饮食，如汤类、果汁、鸡蛋羹、稀饭等，忌辛辣刺激、产气食物（牛奶、豆浆、甜食等），肛门排气后饮食可多样化，多摄入高蛋白、高热量饮食。②产后鼓励产妇多进食富含高蛋白、高能量及富含维生素及铁的食物，如多吃蔬菜、水果，忌辛辣刺激性食物。③产褥期加强营养，注意休息。

7）体位与活动：①产后因失血活动无耐力，应多卧床休息。②术后6小时内平卧，头偏向一侧。③咳嗽严重者取半卧位为佳，以便于排痰。

8）基础护理：做好尿管护理、口腔护理、协助翻身、患者清洁卫生等工作。

（2）尿管护理

1）固定：①妥善固定，每班检查。②告知患者安置尿管的重要性，若尿管不慎脱出，应立即通知医护人员。

2）通畅：①勿折叠、扭曲、压迫管道。②及时倾倒尿液。

3）观察：观察尿液的性状、颜色、量；根据医嘱记录尿量，如有异常，及时处理。

4）拔管：术后根据医嘱和病情拔管，一般拔管6小时后能自解小便。

知识点 10：妊娠合并肺结核的健康指导　　　　　　　　副高：掌握　正高：熟练掌握

（1）休息：注意休息，避免重体力劳动。

（2）饮食：①注意加强营养，多摄入高蛋白、高热量饮食。②减少辛辣、过咸、刺激性食物，减少呼吸道刺激，防止诱发咳嗽。

（3）卫生：①穿棉质衣物，勤换内衣、内裤。②产褥期内禁止性生活、盆浴。

（4）避孕：①顺产后避孕半年，剖宫产后避孕 2 年。②母乳喂养者采取工具避孕。

（5）复查：遵医嘱定期复查胸部 X 线片及肝肾功能，了解治疗效果和病情变化。

第七章　异常分娩妇女的护理

第一节　产力异常

决定分娩能否顺利进行的因素包括产力、产道、胎儿及产妇的精神心理因素。这些因素在分娩过程中相互影响，其中任何一个或一个以上的因素发生异常，或这些因素之间不能协调、适应而使分娩进展受到阻碍，称为异常分娩，俗称难产。

产力是分娩的动力，包括子宫收缩力、腹肌和膈肌收缩力以及肛提肌收缩力，其中以子宫收缩力为主，子宫收缩力贯穿于分娩全过程。

若子宫收缩的节律性、对称性及极性不正常或强度、频率有改变，称为子宫收缩力异常，简称产力异常。在无其他因素影响的作用下，有效的产力能够使宫口扩张，胎先露下降，产程不断进展；相反，若受到来自胎儿、产道或待产妇精神心理因素的影响，即可出现产力异常。临床上将子宫收缩力异常分为子宫收缩乏力和子宫收缩过强两类，每类又分为协调性子宫收缩与不协调性子宫收缩两种。

（1）精神因素：多见于初产妇，尤其是35岁以上的高龄初产妇。由于缺少产前健康教育和分娩经历，对分娩知识不甚了解，因此对分娩有恐惧心理，精神过度紧张，干扰了中枢神经系统正常功能而影响子宫收缩。

（2）产道与胎儿因素：临产后，当骨盆异常或胎位异常时，由于胎儿先露部下降受阻，不能紧贴子宫下段及子宫颈部，不能有效刺激子宫阴道神经丛引起有力的反射性子宫收缩，是导致继发性子宫收缩乏力的最常见原因。

（3）子宫因素：子宫肌纤维过度伸展（如双胎、羊水过多、巨大儿妊娠等）使子宫肌纤维失去正常收缩能力；多次妊娠分娩（经产妇）及子宫的急慢性炎症使子宫肌纤维变性、结缔组织增生，影响子宫收缩；子宫肌瘤、子宫发育不良、子宫畸形（如双角子宫）等也均能影响子宫收缩乏力。

（4）内分泌失调：临产后，产妇体内雌激素、缩宫素、前列腺素合成及释放减少，一方面使子宫平滑肌间隙连接蛋白数量减少，另一方面缩宫素受体量减少，综合以上各因素均可直接导致子宫收缩乏力；临产后孕激素下降缓慢，使得子宫对乙酰胆碱的敏感性降低，从而影响子宫肌兴奋阈，也是导致子宫收缩乏力的原因之一；子宫平滑肌细胞钙离子浓度的降低、肌浆蛋白轻链激酶及 ATP 酶不足，均可影响肌细胞收缩，导致宫缩乏力。

（5）药物影响：临产后，不适当地使用大剂量镇静药、镇痛药及麻醉药，如吗啡、哌替啶、氯丙嗪、硫酸镁、苯巴比妥钠等，均可不同程度使子宫收缩受到抑制，导致宫缩乏力。

（6）其他：营养不良、贫血和一些慢性疾病所致体质虚弱者，临产后进食与睡眠不足、过多的体力消耗、水及电解质紊乱、产妇过度疲劳、膀胱直肠充盈、前置胎盘影响先露下降等均可导致宫缩乏力。

知识点3：子宫收缩乏力的临床表现	副高：掌握　正高：掌握

临床子宫收缩乏力分为协调性和不协调性两种类型，根据发生时间又分为原发性和继发性。类型不同，其临床表现也不同。

（1）协调性子宫收缩乏力：特点为子宫收缩具有正常的节律性、对称性和极性，但收缩力弱。宫缩时宫腔内压力低，常 <15mmHg，持续时间短，间歇时间长且不规律，宫缩 <2 次/10 分；在收缩的高峰期，宫体不隆起和变硬，用手指按压宫底部肌壁仍可出现凹陷，所以又称为低张性子宫收缩乏力。

此种宫缩乏力多属继发性宫缩乏力，即产程开始时子宫收缩正常，于第一产程活跃期后期或第二产程时宫缩减弱，常见于中骨盆与骨盆出口平面狭窄、持续性枕横位或枕后位等，因使胎先露部下降受阻，表现为子宫收缩力较弱、产程进展缓慢，可使产程延长甚至停滞。

（2）不协调性子宫收缩乏力：多见于初产妇，其特点为子宫收缩的极性倒置，宫缩的兴奋点不是起自两侧子宫角部，而是来自子宫下段的一处或多处冲动；子宫收缩波由下向上扩散，收缩波小而不规律、频率高、节律不协调；宫腔内压力达 20mmHg，宫缩时宫底压力不强，而是子宫中段或下段强，宫缩间歇期子宫壁也不能完全松弛，所以又称为高张性子宫收缩乏力。这种宫缩不能使宫口如期扩张，胎先露部不能如期下降，属于无效宫缩。此种宫缩乏力多属于原发性宫缩乏力，故需与假临产相鉴别。鉴别方法是给予强镇静药哌替啶 100mg 肌内注射。能使宫缩停止者为假临产，不能使宫缩停止者为原发性宫缩乏力。此种宫缩容易使产妇自觉宫缩强，持续腹痛，拒按，精神紧张，烦躁不安，体力消耗，产程延长或停滞，严重者出现脱水、电解质失常、肠胀气、尿潴留。由于胎儿-胎盘循环障碍，可出现胎儿宫内窘迫。

（3）产程曲线异常：产程进展的标志是宫口扩张和胎先露部下降。临床上对以上两个指标监护和识别的重要手段主要依赖于产程图。分娩过程中，将动态监护宫口扩张及胎先露下降的记录连线所形成的曲线图称为产程曲线。观察产程曲线，可以监护产程和及时识别难产。宫缩乏力导致的产程曲线异常有以下 7 种。

1）潜伏期延长：从临产规律宫缩开始至宫口开大 3cm 称为潜伏期。初产妇潜伏期正常约需 8 小时，最大时限 16 小时，超过 16 小时称为潜伏期延长。

2）活跃期延长：从宫口开大 3cm 开始至宫口开全称为活跃期。初产妇活跃期正常约需 4 小时，最大时限 8 小时，超过 8 小时称为活跃期延长。

3）活跃期停滞：进入活跃期后，宫口不再扩张达 4 小时以上，称为活跃期停滞。

4）第二产程延长：未进行硬膜外麻醉镇痛分娩时第二产程初产妇超过 3 小时、经产妇超过 2 小时尚未分娩，称为第二产程延长。

5）胎头下降延缓：活跃期晚期及第二产程，胎头下降速度初产妇每小时小于 1cm，经产妇每小时小于 2cm，称为胎头下降延缓。

6）胎头下降停滞：活跃期晚期胎头停留在原处不下降达 1 小时以上，称为胎头下降停滞。

7）滞产：指总产程超过 24 小时者。

以上 7 种产程进展异常情况，可以单独存在，也可以合并存在。临床上应密切注意产程进展，认真绘制产程图。出现产程进展异常情况应积极寻找原因，及时处理。

知识点 4：子宫收缩乏力对母儿的影响	副高：掌握　正高：掌握

（1）对产妇的影响

1）体力损耗：由于产程延长，产妇休息不好，进食少，再加上体力消耗及过度换气，可引起产妇精神疲惫、全身疲乏无力、肠胀气、排尿困难；严重者会引起脱水、酸中毒、低钾血症，加重宫缩乏力。

2）产伤：因为第二产程延长，膀胱或尿道较长时间被压迫于胎先露（特别是胎头）与耻骨联合之间，可导致组织缺氧、缺血、水肿、坏死脱落，以致形成尿道阴道瘘或膀胱阴道瘘。

3）产后出血：子宫收缩乏力影响胎盘剥离、娩出和子宫壁的血窦关闭，引起产后出血。

4）产后感染：产程进展慢、滞产、体力消耗、多次肛查或阴道检查、胎膜早破、产后出血等均增加了产后感染的机会。

（2）对胎儿的影响

由于产程延长、子宫收缩不协调而致胎盘血液循环受阻，供氧不足；或因胎膜早破脐带受压或脐带脱垂易发生胎儿窘迫，新生儿窒息或死亡；因产程延长，导致手术干预概率增多，产伤增加，新生儿颅内出血发病率和病死率增加。

知识点 5：子宫收缩乏力的辅助检查	副高：掌握　正高：掌握

（1）胎心电子监护：胎儿监护仪不仅可以连续记录胎心率的变化，还可以同时观察胎动、宫缩对胎心率的影响，能较全面、客观地反映宫缩的节律性、强度及频率的变化。根据宫缩变化的特点，胎心电子监护可区别是协调性还是不协调性子宫收缩乏力。

（2）产程图：根据描绘的产程曲线了解产程进展情况，对产程延长者及时查找原因并进行处理。

（3）多普勒胎心听诊仪：可及时发现胎心率的变化。协调性子宫收缩乏力者胎心率变化出现较晚，不协调性子宫收缩乏力者胎心率变化出现较早。

（4）实验室检查：血液生化检查可见血清钾、钠、氯等电解质的改变，甚至二氧化碳结合力降低。尿液检查可出现尿酮体阳性。

（5）Bishop宫颈成熟度评分：可以利用Bishop宫颈成熟度评分法（表7-1），判断引产和加强宫缩的成功率。该评分法满分为13分。若产妇得分≤3分，人工破膜多失败，应该用其他方法；4~6分的成功率约为50%；7~9分的成功率约为80%；≥10分引产成功。

表7-1 Bishop宫颈成熟度评分

指标	分数			
	0	1	2	3
宫口开大（cm）	0	1~2	3~4	≥5
宫颈管消退%（未消退为3cm）	0~30	40~50	60~70	≥80
先露位置（坐骨棘水平=0）	−3	−2	−1~0	+1~+2
宫颈硬度	硬	中	软	—
宫口位置	后	中	前	—

<table>
<tr><td>知识点6：子宫收缩乏力的治疗要点</td><td>副高：掌握　正高：掌握</td></tr>
</table>

治疗原则：①排除产道、胎儿性难产，制订分娩方式。②估计能从阴道分娩者须增强产妇体力，加强子宫收缩。③有头盆不称，或胎儿窘迫者，应及早手术。④情况改善后预防产后出血和感染。

（1）协调性子宫收缩乏力：首先要寻找原因，不论是原发性还是继发性子宫收缩乏力，均要针对原因进行恰当处理。

（2）不协调性子宫收缩乏力：原则是首先恢复不协调性子宫收缩的正常节律性和极性，然后按协调性子宫收缩乏力处理。但在子宫收缩恢复协调性之前，严禁应用缩宫素。

（3）第二产程进展缓慢或延长，应及时行阴道检查，胎先露在坐骨棘下3cm以下时，手转胎头至枕前位，自然分娩或阴道助产。

（4）胎先露位置较高，旋转阻滞，宫缩乏力，除外头盆不称后，慎用缩宫素静脉滴注加强宫缩，严密监测产程进展，如无进展，需剖宫产结束分娩；胎先露高，产瘤大，胎头变形明显，摸不清胎耳，估计产钳助产有困难，应及时行剖宫产。

（5）产程一旦出现停滞，应积极寻找原因，不可盲目使用促宫缩药。寻找原因时应注意首先除外头盆不称，其次是产道异常。若产力异常可先行人工破膜，及时了解羊水性状和监测胎儿宫内安危，部分孕妇破膜后，产程进展较快，应避免使用药物促宫缩。人工破膜无明显效果时，可选择缩宫素小剂量静脉滴注。一般破膜后观察1小时，若无有效宫缩可使用缩宫素。

知识点7：子宫收缩乏力的护理评估　　　　副高：熟练掌握　　正高：熟练掌握

（1）健康史：通过产前检查评估产妇的一般情况，重点了解产妇的身体发育状况、身高与骨盆测量值、胎儿大小及头盆关系，还要注意既往史、妊娠史、分娩史及妊娠合并症。

（2）身体状况：①产力方面，评估子宫收缩的节律性（持续时间、间隔时间和强度）、对称性和极性、宫口开大及胎先露下降情况，从而了解产程的进展。②产道方面，通过阴道检查评估宫颈条件、宫口扩张情况、尾骨活动度、骶尾关节、坐骨棘等，从而了解是否存在骨产道、软产道的异常。

（3）心理-社会状况：重点评估产妇精神状态及其影响因素，了解产妇是否对分娩高度焦虑、恐惧；家人和产妇的生育观念及对新生儿的看法；产妇对分娩相关知识的了解程度；产妇是否有良好的社会支持系统等。

知识点8：子宫收缩乏力的护理诊断　　　　副高：熟练掌握　　正高：熟练掌握

（1）焦虑：与产程延长、担心自身和胎儿安危有关。
（2）疲乏：与产程延长、孕妇体力消耗有关。
（3）有感染的危险：与产程延长、胎膜早破等有关。

知识点9：协调性子宫收缩乏力产妇的护理措施　　副高：熟练掌握　　正高：熟练掌握

无论是原发性还是继发性宫缩乏力，首先均应寻找病因，检查是否有头盆不称或胎位异常，阴道检查了解宫颈和胎先露下降情况。如果发现有头盆不称或胎位异常以及骨盆狭窄等，估计不能经阴道分娩者，需及时做好剖宫产的术前准备。可经阴道分娩者，需做好以下护理措施。

（1）第一产程的护理

1）一般护理：①设置安静、舒适的待产及分娩环境。给予产妇情感支持和促进舒适，以消除其精神紧张与恐惧心理。②对产程长、产妇过度疲劳或烦躁不安者可遵医嘱给予镇静药，如地西泮10mg缓慢静脉推注或哌替啶100mg肌内注射，充分休息后使其体力和子宫收缩力得到恢复。③鼓励产妇多进食易消化、高热量饮食，对入量不足者遵医嘱静脉补充营养。④对有酸中毒者应补充5%碳酸氢钠。对有低钾血症者应给予氯化钾缓慢静脉滴注。补充钙剂，可提高子宫肌球蛋白和腺苷酶的活性，增加间隙连接蛋白的数量，增强子宫收缩。⑤保持膀胱和直肠的空虚状态，自然排尿有困难者先行诱导法，必要时导尿排空膀胱。

2）加强子宫收缩：①刺激乳头，可增强子宫收缩。②针刺穴位，针刺合谷、三阴交、太冲、关元等穴位，强刺激留针20~30分钟。③人工破膜，宫口扩张≥3cm、无头盆不称、除外脐带先露、胎头已衔接者，可在宫缩间歇、下次宫缩将开始时进行人工破膜。破膜后胎头直接紧贴子宫下段及宫颈内口，可引起反射性子宫收缩，加速产程进展。④静脉滴注缩宫素。适用于产程延长且协调性宫缩乏力、胎心良好、胎位正常、头盆相称者。在用缩宫素静脉滴注时，必须专人监护，监测宫缩、胎心、血压及产程进展等状况。通过触诊子宫、电子胎儿监护和宫腔内导管测量子宫收缩力的方法，评估宫缩强度。随时调节剂量、浓度和滴速，若10分钟内宫缩≥5次、宫缩持续1分钟以上或胎心率异常，应立即停止滴注缩宫素。避免因子宫收缩过强而发生子宫破裂或胎儿窘迫等严重并发症。⑤静脉推注地西泮。地西泮可以使子宫颈平滑肌松弛，软化宫颈，促进宫口扩张，而不影响宫体肌纤维收缩，适用于宫口扩张缓慢及宫颈水肿时。常用剂量为10mg，缓慢静脉推注，与缩宫素联合应用效果更好。

3）剖宫产术前准备：经上述处理，产程仍无进展或出现胎儿宫内窘迫，产妇体力衰竭时，应立即配合医生做好剖宫产的术前准备。

（2）第二产程护理：对于在第二产程期间出现子宫收缩乏力者，若无头盆不称，应加强宫缩，给予缩宫素静脉滴注促进产程进展。密切观察胎心、宫缩与胎先露下降情况，做好阴道助产和抢救新生儿的准备。如果胎头双顶径已通过坐骨棘平面，等待自然分娩或行阴道助产结束分娩。如果胎头仍然未衔接或出现胎儿窘迫征象时，及时行剖宫产。

（3）第三产程护理：注意预防产后出血及感染。当胎儿前肩娩出时可遵医嘱给予产妇静脉推注麦角新碱0.2mg或静脉推注（或肌内注射）缩宫素10U，并同时静脉滴注缩宫素10~20U，加强子宫收缩，预防产后出血。对破膜>12小时、总产程>24小时，直肠指检或阴道检查次数多者，应遵医嘱给予抗生素预防感染；同时密切监测子宫收缩、宫底高度、阴道流血情况及生命体征。注意产后保暖，及时补充易消化、高热量饮食，使产妇得以休息和恢复。

知识点10：不协调性子宫收缩乏力产妇的护理措施　　副高：熟练掌握　　正高：熟练掌握

处理原则是调节子宫收缩，使其恢复正常节律性和极性。医护人员应关心患者，耐心细致地向产妇解释疼痛的原因，指导产妇宫缩时做深呼吸、腹部按摩及放松，稳定其情绪，减轻疼痛，缓解其不适。遵医嘱给予镇静药，地西泮10mg缓慢静脉推注或哌替啶100mg肌内注射，产妇充分休息后，多能恢复为协调性子宫收缩，使产程得以顺利进展。若宫缩不能恢复为协调性或出现胎儿窘迫、头盆不称等，应及时通知医生并配合处理。若已纠正不协调性宫缩，但宫缩仍较弱时，按协调性子宫收缩乏力处理。

知识点11：子宫收缩乏力的健康指导　　副高：掌握　　正高：熟练掌握

（1）生活指导：指导产妇采取左侧卧位，鼓励进行适当的活动，有利于加强宫缩。

（2）增加营养：告知产妇宫缩乏力与饮食、休息的关系，鼓励产妇增加营养，提高身体素质，以防宫缩乏力。

（3）产程配合：对于子宫收缩乏力的产妇，告知灌肠和及时排空膀胱的目的，有利于加强宫缩；对于已发生产程进展过速的产妇，可指导产妇于每次宫缩时放松，不使用腹压，减缓分娩速度。

（4）预防损伤：有急产史的产妇提前2周住院待产，以防院外分娩，造成损伤和意外。

（5）卫生指导：保持外阴清洁，宫缩乏力、产程延长者容易发生产褥感染，应指导产妇每日擦洗外阴，勤换内裤，同时学会观察恶露，发现异常情况及时就诊。

知识点 12：子宫收缩过强的病因　　　副高：熟练掌握　正高：熟练掌握

子宫收缩过强的病因尚不十分清楚，但可能与下列因素有关。

（1）缩宫素使用不当：如个体对缩宫素过于敏感或缩宫素使用方法不当，剂量过大等。

（2）分娩发生梗阻或胎盘早剥：血液浸润子宫肌层，使子宫强力收缩。

（3）阴道内操作过多或不当：粗暴或多次宫腔内操作均可引起子宫壁某部位肌肉痉挛性收缩，导致不协调性宫缩过强。

（4）其他：如产妇精神过度紧张、经产妇、遗传因素等。

知识点 13：子宫收缩过强的临床表现　　　副高：掌握　正高：掌握

（1）协调性子宫收缩过强：子宫收缩的节律性、对称性和极性均正常，仅子宫收缩力过强（宫腔压力≥60mmHg）、过频（10 分钟内 5 次或以上）。若此时产道无阻力，无头盆不称及胎位异常情况，宫颈口会在短时间内迅速开全，分娩即会在短时间结束。初产妇宫口扩张速度≥5cm/h，经产妇宫口扩张速度≥10cm/h，总产程 <3 小时结束分娩，称为急产，多见于经产妇。急产产妇往往有痛苦面容、大声喊叫，若此时伴有头盆不称、胎位异常或瘢痕子宫，有可能出现病理性缩复环或发生子宫破裂。

（2）不协调性子宫收缩过强

1）强直性子宫收缩：通常不是子宫肌组织功能异常所致，几乎均由外界因素异常造成，例如临产后由于不适当地应用缩宫素，或对缩宫素敏感，以及胎盘早剥血液浸润子宫肌层等，使子宫强力收缩，宫缩间歇期短或无间歇，均可引起宫颈口以上部分的子宫肌层出现强直性痉挛性收缩。产妇烦躁不安、持续腹痛、拒按。胎方位触诊不清，胎心音听不清。有时可在脐下或平脐处见一环状凹陷，即病理性缩复环。有时可见先兆子宫破裂的征象。

2）子宫痉挛性狭窄环：子宫壁局部肌肉呈痉挛性、不协调性子宫收缩所形成的环状狭窄，持续不放松，称为子宫痉挛性狭窄环。狭窄环发生在宫颈、宫体的任何部位，多在子宫上下段交界处，也可在胎体某一狭窄部，以胎颈、胎腰处多见。多因产妇精神紧张、疲劳过度、不适当应用缩宫药物或粗暴进行阴道内操作所致。产妇出现持续性腹痛、烦躁、宫颈扩张缓慢、胎先露下降停滞、胎心律不规则。此环与病理性缩复环不同，其特点是不随宫缩上升。阴道检查时在宫腔内触及较硬而无弹性的狭窄环。

知识点 14：子宫收缩过强对母儿的影响　　　副高：掌握　正高：掌握

（1）对母体的影响：子宫收缩过强、过频，产程过快，可造成初产妇宫颈、阴道和会阴部撕裂伤，若有梗阻甚至可发生子宫破裂危及产妇生命。宫缩过强使宫腔内压力增高，增加了羊水栓塞的风险。接产时来不及消毒可致产褥感染。胎儿娩出后子宫肌纤维缩复不良易发生胎盘滞留或产后出血。子宫痉挛性狭窄环会引起产程延长，产妇极度痛苦、疲乏无力，手术产机会增多。

（2）对胎儿及新生儿的影响：宫缩过强、过频影响子宫胎盘的血液循环，胎儿在子宫内缺氧易发生胎儿窘迫，甚至胎死宫内及窒息。若胎儿娩出过快，胎头在产道内压力突然解除可引起新生儿颅内出血。若不及时消毒则分娩，新生儿易发生感染。若坠地，可引起新生儿骨折、外伤等。

知识点15：子宫收缩过强的辅助检查　　　　副高：掌握　　正高：掌握

（1）一般检查：检查产妇的生命体征、身体发育情况、骨盆及胎儿大小和头盆关系等。

（2）产科检查：表现为子宫收缩持续时间长、宫内压高、宫体硬、间歇时间短、触诊胎方位不清、听诊胎心音不清。若产道无梗阻，则产程进展快，胎头下降迅速。若产程梗阻，腹部可出现病理性缩复环，子宫局部肌肉强直性收缩时围绕胎颈、胎腰可形成环状狭窄。子宫下段压痛明显，膀胱充盈或有血尿等先兆子宫破裂的征象。

知识点16：子宫收缩过强的治疗要点　　　　副高：掌握　　正高：掌握

（1）凡有急产史的产妇，在预产期前1~2周不宜外出，宜提前住院待产。

（2）产兆开始即应做好接生及抢救新生儿窒息的准备。胎儿娩出时嘱产妇勿向下屏气。产后仔细检查宫颈、阴道、外阴，如有撕裂应及时缝合，并给予抗生素预防感染。

（3）如发生早产，新生儿应肌内注射维生素 K_1 10mg 预防颅内出血，并尽早肌内注射破伤风抗毒素1500U和抗生素预防感染。

（4）如有强直性子宫收缩，应及时给予宫缩抑制药，如25%硫酸镁20ml加入5%葡萄糖20ml内缓慢静脉推注，或肾上腺素1mg加入5%葡萄糖250ml内静脉滴注。如属梗阻性原因，应立即行剖宫产术。

（5）如有子宫痉挛性狭窄环，应首先寻找原因，及时给予纠正。停止一切刺激，如禁止阴道内操作、停用缩宫素等。如无胎儿窘迫征象，可给予镇静药，如哌替啶100mg或吗啡10mg肌内注射，一般可消除异常宫缩。当子宫收缩恢复正常时，可行阴道助产或等待自然分娩。如经上述处理不能缓解，宫口未开全，胎先露部高，或伴有胎儿窘迫征象，均应行剖宫产术。

知识点17：子宫收缩过强的护理评估　　　　副高：熟练掌握　　正高：熟练掌握

（1）健康史：评估产妇的一般情况，包括骨盆测量值、胎儿情况及妊娠并发症等。重点了解家族或经产妇有无急产史。

（2）身体状况：重点评估临产时间、宫缩频率、强度及胎心、胎动情况。评估临产后是否使用过缩宫素，有无宫腔内操作史。

（3）心理-社会状况：产妇因急产无思想准备或胎先露下降受阻，产程进展缓慢，担心自己及胎儿的安危，情绪极度恐惧和无助。

知识点 18：子宫收缩过强的护理诊断　　副高：熟练掌握　正高：熟练掌握

（1）恐惧：与疼痛及母儿安危受到威胁有关。
（2）疼痛：与子宫收缩过频、过强有关。
（3）有新生儿受伤的危险：与产程过速、急产或手术有关。

知识点 19：子宫收缩过强的护理措施　　副高：熟练掌握　正高：熟练掌握

（1）预防宫缩过强对母儿的损伤：有急产史的妊娠妇女，在预产期前 1~2 周应提前住院待产。加强巡视，嘱其勿远离病房。严格掌握缩宫素的使用指征及剂量，避免粗暴、多次宫腔内操作。有急产先兆时，如宫缩过强、过频及产程进展快等，要迅速做好接产及抢救新生儿的准备。临产后禁止灌肠，应卧床休息，取左侧卧位；待产妇有便意时，应先了解宫口大小及胎先露下降情况，以防紧急分娩造成意外伤害。

（2）临产期护理：密切观察产程进展及产妇情况，检测宫缩、胎心及产妇的生命体征变化，发现异常及时通知医生，迅速准确执行医嘱。鼓励产妇深呼吸，嘱其不要向下屏气，以减慢分娩过程。①一旦确诊为强直性子宫收缩，应遵医嘱及时给予宫缩抑制剂，如 25% 硫酸镁 5g（20ml）加入 25% 葡萄糖液 20ml 内缓慢静脉推注，推注时间不少于 5 分钟。②若属梗阻性原因，应立即行剖宫产术。③若出现子宫痉挛性狭窄环，应认真寻找原因，及时纠正，停止阴道内操作及注射缩宫素。若无胎儿窘迫征象，可遵医嘱给予镇静药如哌替啶 100mg、吗啡 10mg 肌内注射，也可给予宫缩抑制剂如沙丁胺醇 4.8mg 口服、静脉推注硫酸镁。当宫缩恢复正常时，可行阴道助产或等待自然分娩。若经处理子宫痉挛性狭窄环不能缓解，宫口未开全，胎先露部高，或伴有胎儿窘迫征象，应立即行剖宫产术。

（3）分娩期及新生儿的护理：对于分娩时急产来不及消毒及新生儿坠地者，应遵医嘱为新生儿肌内注射维生素 K_1 10mg 预防颅内出血，并尽早肌内注射精制破伤风抗毒素 1500U。分娩时尽可能行会阴侧切术，防止会阴撕裂。遇有软产道撕裂伤时，应及时发现并缝合。

（4）产后护理：观察产后宫缩情况、宫底高度、阴道流血量、会阴及阴道有无血肿及生命体征变化。如新生儿出现意外，需协助产妇及家属顺利度过悲伤期。向产妇进行健康教育及出院指导，并提供出院后的避孕指导。

知识点 20：子宫收缩过强的健康指导　　副高：掌握　正高：熟练掌握

有急产史的孕妇，在预产期前 1~2 周应提前住院待产。告知产妇子宫收缩过强的表现及并发症，让产妇体现做好心理准备，一旦出现产兆，及时告知医护人员。告知孕妇有便意时需先告知医护人员，不可随意如厕，以防分娩在厕所内，造成意外伤害。指导产妇在第二产程宫缩时做深呼吸，不向下屏气，以减慢分娩过程，嘱产妇产后保持外阴清洁，有阴道出血增多、会阴切口疼痛、体温升高时应及时就诊。

第二节　产道异常

知识点1：产道异常的概念	副高：熟练掌握　正高：熟练掌握

产道异常包括骨产道（骨盆腔）异常和软产道（子宫下段、宫颈、阴道、外阴）异常。产道异常可使胎儿娩出受阻，临床上以骨产道异常常见。

知识点2：骨产道异常的临床表现	副高：掌握　正高：掌握

骨盆径线过短或形态异常，致使骨盆腔小于胎先露部可通过的限度，阻碍胎先露部下降，影响产程顺利进展，称为狭窄骨盆。狭窄骨盆可以为一个径线过短或多个径线同时过短，也可以是一个平面狭窄或多个平面同时狭窄。狭窄骨盆的分类如下。

（1）骨盆入口平面狭窄：常见于扁平骨盆，以骨盆入口平面前后径狭窄为主，其形态呈横扁圆形。入口平面狭窄分为3级。①Ⅰ级：为临界性狭窄，对角径11.5cm，入口前后径10.0cm，绝大多数可以经阴道自然分娩。②Ⅱ级：为相对性狭窄，对角径10.0~11.0cm，入口前后径8.5~9.5cm，需经试产后才能决定是否可以经阴道分娩。③Ⅲ级：为绝对性狭窄，对角径≤9.5cm，入口前后径≤8.0cm，必须以剖宫产结束分娩。

扁平骨盆常见的有单纯性扁平骨盆和佝偻病性扁平骨盆两种。若骨盆入口平面狭窄，于妊娠末期胎头衔接受阻，即使已经临产胎头仍不能入盆，检查示胎头入盆不均或胎头跨耻征阳性（胎头骑跨在耻骨联合上方）。常出现胎膜早破，其发生率为正常骨盆的4~6倍。若胎头迟迟不入盆，不能紧贴宫颈内口诱发反射性宫缩，常出现继发性宫缩乏力、潜伏期及活跃期延长、宫颈扩张缓慢，甚至导致梗阻性难产，强行经阴道分娩可致子宫破裂。

（2）中骨盆及骨盆出口平面狭窄：可分为3级。①Ⅰ级：为临界性狭窄，坐骨棘间径10.0cm，坐骨结节间径7.5cm。②Ⅱ级：为相对性狭窄，坐骨棘间径8.5~9.5cm，坐骨结节间径6.0~7.0cm。③Ⅲ级：为绝对性狭窄，坐骨棘间径≤8.0cm，坐骨结节间径≤5.5，常见于漏斗骨盆和横径狭窄骨盆。

1）漏斗骨盆（男型骨盆）：骨盆入口平面各径线正常，两侧骨盆壁向内倾斜，状似漏斗。特点是中骨盆及骨盆出口平面均明显狭窄，使坐骨棘间径、坐骨结节间径缩短，耻骨弓角度<90°。坐骨结节间径与出口后矢状径之和<15cm。

2）横径狭窄骨盆（类人猿型骨盆）：骨盆入口、中骨盆及骨盆出口横径均缩短，前后径长，坐骨切迹宽，骶耻外径正常，但髂棘间径及髂嵴间径均缩短。中骨盆及骨盆出口平面狭窄，临产后胎先露部入盆不困难，产程早期无头盆不称征象，潜伏期及活跃早期进展顺利。当胎头下降至中骨盆时，因为内旋转受阻，胎头双顶径被阻于中骨盆狭窄部位之上，形成持续性枕横位或枕后位，引起继发性宫缩乏力、活跃晚期及第二产程延长，甚至第二产程停滞，若单纯出口平面狭窄者，第一产程进展顺利，当胎头达盆底受阻时，常引起第二产程停滞，继发性宫缩乏力，胎头双顶径不能通过出口横径。强行阴道助产可导致软产道、骨盆底肌肉及会阴严重损伤，致使胎儿严重产伤，对产妇及胎儿危害较大。

（3）骨盆3个平面狭窄：骨盆外形属于女型骨盆，形态正常，但骨盆3个平面的各径线均小于正常值2cm或更多，称为均小骨盆。此型多见于身材矮小、体形匀称的女性。若估计胎儿不大、胎位正常、头盆相称、产力好，可以试产。若估计胎儿在中等大小以上，经阴道分娩有困难，应尽早行剖宫产术。

（4）畸形骨盆：是指骨盆失去正常形态及对称性，见于骨软化症骨盆和偏斜骨盆两种。前者是钙、磷、维生素D以及紫外线照射不足使骨质脱钙、疏松、软化所致，骨盆入口呈凹三角形，现已罕见。后者是一侧髂骨与髋骨发育不良所致，一般不能经阴道分娩。

知识点3：软产道异常的临床表现　　　　　　　　　　副高：掌握　正高：掌握

（1）子宫下段异常：是剖宫产术后并发症，表现为子宫下段切口感染，瘢痕较大，血管闭塞，血供障碍，子宫下段组织硬韧。遇到梗阻性难产可发生子宫下段破裂。分娩时可有病理性缩复环出现及血尿。

（2）宫颈异常

1）宫颈外口黏合：多在分娩受阻时发现。当宫颈管已消失而宫口却不扩张，仍为一很小的孔，通常用手指稍加压力分离黏合的小孔，宫口即可在短时间内开全。

2）宫颈水肿：多见于扁平骨盆、持续性枕后位或滞产，宫口未开全过早使用腹压，致使宫颈前唇长时间被压于胎头与耻骨联合之间，血液回流受阻引起水肿，影响宫颈扩张。

3）宫颈坚韧：常见于高龄初产妇，宫颈缺乏弹性或精神过度紧张使宫颈挛缩，宫颈不易扩张。

4）宫颈瘢痕：宫颈锥形切除术后、宫颈裂伤修补术后感染、宫颈深部电烙术后等所致的宫颈瘢痕，虽于妊娠后软化，若宫缩很强，宫口仍不扩张。

5）宫颈癌：宫颈硬而脆，缺乏伸展性，临产后影响宫口扩张，若经阴道分娩，有发生大出血、裂伤、感染及癌扩散等危险。

6）宫颈肌瘤：生长在子宫下段及宫颈部位的较大肌瘤，可占据盆腔或阻塞在骨盆入口处，影响胎先露部进入骨盆入口；或位于骨盆入口以上，不阻塞产道。

（3）阴道异常

1）阴道横膈：横膈较坚韧，多位于阴道上、中段。在横膈中央或稍偏一侧常有一小孔，易被误认为宫颈外口。若仔细检查，在小孔上方可触及逐渐开大的宫口边缘，而该小孔的直径并不变大。

2）阴道纵隔：阴道纵隔若伴有双子宫、双宫颈，位于一侧子宫内的胎儿下降，通过该侧阴道分娩时，纵隔被推向对侧，分娩多无阻碍；当阴道纵隔发生于单宫颈时，有时纵隔位于胎先露部的前方，胎先露部继续下降，若隔膜较薄可因先露扩张和压迫自行断裂，隔膜过厚可影响胎儿娩出。阴道瘢痕性狭窄轻者因妊娠后组织变软，不影响分娩。若瘢痕广泛、部位高者可影响先露下降。

3）阴道囊肿和肿瘤：阴道壁囊肿较大时，阻碍胎先露部下降，此时可行囊肿穿刺抽出其内容物，待产后再选择时机进行处理。阴道内肿瘤阻碍胎先露部下降而又不能经阴道切除者，均应行剖宫产术，原有病变待产后再行处理。

（4）外阴异常

1）会阴坚韧：多见于初产妇，尤其35岁以上高龄初产妇更多见。由于组织坚韧，缺乏弹性，会阴伸展性差，使阴道口狭窄，在第二产程常出现胎先露部下降受阻，且可于胎头娩出时造成会阴严重裂伤。

2）外阴水肿：妊娠期高血压疾病、重度贫血、心脏病及慢性肾炎孕妇在全身水肿的同时，可有重度外阴水肿，分娩时妨碍胎先露部下降，造成组织损伤、感染和愈合不良等。

知识点4：产道异常对母儿的影响　　　　　　　副高：掌握　　正高：掌握

（1）对母体的影响：若为骨盆入口平面狭窄，影响胎先露部衔接，容易发生胎位异常，引起继发性子宫收缩乏力，导致产程延长或停滞。若中骨盆平面狭窄，影响胎头内旋转，容易发生持续性枕横位或枕后位。胎头长时间嵌顿于产道内，压迫软组织引起局部缺血、水肿、坏死、脱落，于产后形成生殖道瘘；胎膜早破及手术助产增加感染概率。严重梗阻性难产若不及时处理，可导致先兆子宫破裂，甚至子宫破裂，危及产妇生命。

（2）对胎儿的影响：头盆不相称容易发生胎膜早破、脐带脱垂，导致胎儿窘迫，甚至胎儿死亡；产程延长，胎头受压，缺血缺氧容易发生颅内出血；产道狭窄，手术助产概率增大，易发生新生儿产伤及感染。

知识点5：产道异常的辅助检查　　　　　　　副高：掌握　　正高：掌握

（1）一般检查：应特别注意妊娠妇女的体形、身高、步态、有无脊柱弯曲及髋关节畸形、米氏菱形窝是否对称、有无尖腹及悬垂腹等。若待产妇身高在145cm以下，应警惕均小骨盆；体形粗壮、颈部较短者，警惕男型漏斗骨盆；跛行者，警惕偏斜骨盆。

（2）腹部检查

1）观察腹型：若初产妇呈尖腹、经产妇呈悬垂腹，提示可能为均小骨盆。尺测子宫底高度和腹围，估计胎儿大小。

2）胎位检查：骨盆入口狭窄常导致臀先露、面先露或肩先露。中骨盆狭窄常导致持续性枕横位或枕后位。

3）估计头盆关系：正常情况下，部分初产妇在预产期前2周，经产妇于临产后胎头入盆。若已临产而胎头仍未入盆，则应充分估计头盆关系，即跨耻征检查。方法：产妇排空膀胱，仰卧，两腿伸直，检查者将手放于耻骨联合上方，将浮动的胎头向骨盆方向推压。若胎头低于耻骨联合平面表示胎头可以入盆，头盆相称，称为跨耻征阴性；若胎头与耻骨联合在同一平面，为跨耻征可疑阳性；若胎头高于耻骨联合平面，则表示头盆明显不称，为跨耻征阳性。

4）骨盆测量：包括骨盆外测量和骨盆内测量，可确定有无均小骨盆、单纯扁平骨盆及漏斗骨盆等，以及是否存在中骨盆狭窄与骨盆出口平面狭窄。可通过测量出口后矢状径及检查骶尾关节活动度，估计出口平面的狭窄程度。

5）检查软产道：了解软产道有无异常。

6）B超检查：观察胎先露与骨盆的关系，通过测量胎头双顶径、腹径、胸径、股骨长度预测胎儿大小，从而判断胎儿能否顺利通过骨产道。

知识点6：产道异常的治疗要点 　　　　　　　　副高：掌握　　正高：掌握

（1）骨产道异常：狭窄骨盆分娩时的处理原则是明确狭窄骨盆的类别和程度，了解胎位、胎儿大小、胎心、宫缩强弱、宫颈扩张程度、破膜与否，结合年龄、产次、既往分娩史综合判断，决定分娩方式。

1）一般处理：分娩过程中，应安慰产妇，使其精神舒畅，信心倍增，保证营养及水分的摄入，必要时补液。产妇应注意休息，监测宫缩强弱，听胎心及检查胎先露部下降程度。

2）骨盆入口平面狭窄的处理：不同情况处理如下。①明显头盆不称（绝对性骨盆狭窄）：骶耻外径 < 16cm，骨盆入口前后径 < 8.5cm 者，足月活胎不能入盆，不能经阴道分娩，应在接近预产期或临产后行剖宫产术结束分娩。②轻度头盆不称（相对性骨盆狭窄）：骶耻外径 16~18cm，骨盆入口前后径 8.5~9.5cm，足月活胎体重 < 3000g，胎心率正常，应在严密监护下试产。试产过程中若出现宫缩乏力，胎膜未破，可在宫口扩张 3cm 时行人工破膜。若破膜后宫缩较强，产程进展顺利，多数能经阴道分娩。若试产 2~4 小时，胎头仍迟迟不能入盆，或伴有胎儿窘迫征象，应及时行剖宫产术结束分娩。若胎膜已破，为了减少感染，应适当缩短试产时间。③中骨盆及骨盆出口平面狭窄：分娩过程中，胎儿易发生持续性枕横位或枕后位，若宫口开全，胎头双顶径达坐骨棘水平或更低，可经阴道助产；若胎头双顶径未达坐骨棘水平，或出现胎儿窘迫征象，应行剖宫产术结束分娩。④骨盆三个平面均狭窄：主要是均小骨盆。若估计胎儿不大，头盆相称，可以试产；若胎儿较大，有绝对性头盆不称，胎儿不能通过产道，应尽早行剖宫产术。⑤畸形骨盆：应根据畸形骨盆的种类、狭窄程度、胎儿大小、产力等情况具体分析。若畸形严重，头盆不称明显者，应及时行剖宫产术。

（2）软产道异常

1）宫颈水肿：若宫口停滞在 5~6cm 不继续开大，应行剖宫产术。若宫口近开全，水肿范围不大，可在行阴道检查时上推胎头，调整胎头位置，解除胎头与耻骨之间的压迫，用手指轻轻把水肿部分的宫颈上推，使其消退，有时可经阴道分娩。

2）宫颈瘢痕：如因瘢痕妨碍宫口继续扩大，不宜久等，即行剖宫产术为宜，以防宫颈裂伤。宫颈坚韧者少见，多合并有其他并发症，也宜剖宫产结束分娩。

3）子宫颈癌：若在妊娠期发现，应行剖宫取胎终止妊娠，若已近妊娠晚期或临产时更应剖宫产，后给予放射治疗。若病变范围许可也可行根治手术。

4）子宫肌瘤：若在子宫下段且充塞部分盆腔阻塞产道，应行剖宫产。若不影响产道须预防产后出血。子宫肌瘤挖除术后，妊娠足月者须严密观察，以防宫缩引起子宫瘢痕破裂。

5）卵巢肿瘤：如在妊娠早期，要严密观察，待妊娠 14~18 周时行手术切除。卵巢肿瘤若占据骨盆腔一部分者阻塞产道，可行剖宫产，并手术切除肿瘤。

6）宫颈坚韧：可静脉推注地西泮 10mg。也可于宫颈两侧各注入 0.5% 利多卡因 5~10ml，若不见缓解，应行剖宫产术。

7）阴道横膈：阴道横膈影响胎先露部下降，当横膈被撑薄，此时可在直视下自小孔处将膈做 X 形切开。待分娩结束再切除剩余的膈，用可吸收线间断或连续锁边缝合残端。若横膈高而坚厚，阻碍胎先露部下降，则需行剖宫产术结束分娩。

8）阴道纵隔：若纵隔厚阻碍胎先露部下降时，须在纵隔中间剪断才能分娩。

9）阴道囊肿和肿瘤：阴道壁囊肿较大时，阻碍胎先露部下降，此时可行囊肿穿刺抽出其内容物，待产后再选择时机进行处理。阴道内肿瘤阻碍胎先露部下降而又不能经阴道切除者，均应行剖宫产术，原有病变待产后再行处理。

10）产道畸形：尽可能在孕期确诊，并估计对分娩影响的程度，临产时做相应的处理。若为残角子宫妊娠，应行剖宫产术，并切除其残角子宫。双角子宫经 Strassmann 手术后妊娠者，分娩时应严密观察，预防瘢痕破裂，应放宽剖宫产指征。

11）会阴部水肿：严重者可在无菌条件下行多点穿刺放水肿液，分娩后预防感染。预防阴部静脉瘤破裂，一旦破裂，应压迫和缝扎止血，并在分娩后做适当处置。会阴坚韧者适时做会阴切开术，以减轻会阴裂伤。

知识点 7：产道异常的护理评估　　　　　　　　副高：熟练掌握　　正高：熟练掌握

（1）健康史：重点了解产妇有无佝偻病、脊柱和髋关节结核及外伤史，评估骨盆各径线测量值，协助产妇决定分娩方式。如果为经产妇，需重点了解既往分娩史及难产发生的原因，以及新生儿是否有产伤等。

（2）身体状况：评估本次妊娠过程是否顺利，妊娠早、中、晚期的经过，是否有病理妊娠问题与妊娠并发症的发生。

（3）心理-社会状况：评估产妇的身体反应、心理状态及社会支持系统等情况。

知识点 8：产道异常的护理诊断　　　　　　　　副高：熟练掌握　　正高：熟练掌握

（1）焦虑和恐惧：与知识缺乏，分娩过程的结果未知有关。

（2）有感染的危险：与胎膜早破、产程延长、手术操作有关。

（3）有新生儿窒息的危险：与胎膜早破、脐带脱垂、产道异常、产程延长有关。

（4）潜在并发症：包括子宫破裂、胎儿窘迫、产后出血、生殖道瘘等。

| 知识点9：产道异常的护理措施 | 副高：熟练掌握　正高：熟练掌握 |

（1）一般护理：在分娩过程中，应保证产妇的营养及水分的摄入，必要时遵医嘱静脉补充水、电解质、维生素C。注意让产妇适当休息，以保持良好的体力。尽量减少直肠指检及阴道检查次数，胎膜破裂后慎行阴道检查，禁止灌肠。

（2）骨产道异常的护理

1）骨盆入口平面狭窄：有明显头盆不称、不能从阴道分娩者，遵医嘱做好剖宫产手术准备。

2）中骨盆平面狭窄：中骨盆平面狭窄者，胎头俯屈及内旋转受阻，易发生持续性枕横位或枕后位。如果宫口已开全，胎头双顶径已达坐骨棘水平或更低，可经阴道徒手旋转胎头为枕前位，待其自然分娩。可行阴道助产术，并做好新生儿抢救准备；如果胎先露在坐骨棘水平以上，或出现胎儿窘迫征象应尽快行剖宫产，配合医生做好相应的术前准备及抢救新生儿的准备。

3）骨盆出口平面狭窄：骨盆出口平面狭窄者，不宜进行试产。若出口横径与出口后矢状径之和＞15cm时，正常大小的胎儿多可经阴道分娩，有时需行产钳术或胎头吸引助产术，应做较大的会阴后一侧切开，以免会阴严重撕裂；两者之和为13～15cm者，多数需阴道助产；两者之和＜13cm者，足月胎儿不易经阴道分娩。

4）密切观察产程进展及胎儿情况，专人守护；监测胎心音；破膜后立即听胎心，并注意观察胎心、羊水的性质；若胎头未衔接，破膜后应抬高床尾；注意观察胎先露部下降及宫口扩张情况。试产过程一般不使用镇静药。监测子宫收缩情况：把手放在产妇腹部或用胎儿电子监护仪监测子宫收缩及胎心率变化，若有异常立即停止试产，同时通知医师及早处理，预防子宫破裂。若试产2～4小时，胎头仍未入盆，或出现胎儿窘迫，则应停止试产，及时行剖宫产术结束分娩。

（3）软产道异常的护理

1）对于会阴坚韧、有外阴瘢痕者，分娩时应行预防性会阴侧切术。对于外阴水肿者，在临产前，可局部用50%硫酸镁液湿热敷；临产后可在严格消毒下进行多点针刺皮肤放液，分娩时行会阴侧切术。

2）阴道纵隔、阴道横隔阻碍分娩时可剪开，产后缝合。若横隔高且坚厚，阻碍胎先露部下降，则行剖宫产术结束分娩。

3）对于宫颈水肿、坚韧者，可于宫颈两侧各注入0.5%利多卡因5～10ml或地西泮10mg静脉推注；宫颈瘢痕虽然于妊娠后软化，但若宫缩很强，宫口仍不扩张，需行剖宫产术结束分娩。

4）阴道肿瘤或囊肿：如在孕早期、孕中期时发现，估计产时可阻碍胎头下降者，应行肿瘤切除。如在孕晚期或产时才发现，应先行剖宫产，随即切除肿块，切除的肿块送冰冻切片病检，以决定是否须进一步治疗。

（4）其他

1）预防产后出血及感染：胎儿娩出后遵医嘱准确、及时使用子宫收缩剂和抗生素；保持外阴清洁，每天冲（擦）洗外阴 2 次，使用消毒会阴垫。胎先露长时间压迫阴道或出现血尿时，应留置导尿管 8~12 天。对于留置导尿管者，必须确保导尿管通畅，以防止发生生殖道瘘。定期更换一次性引流袋，防止感染。

2）新生儿护理：分娩前做好抢救新生儿的准备。胎头在产道压迫时间长或手术助产的新生儿，护理时动作应轻柔，并尽量减少被动活动，严密观察颅内出血或其他损伤的情况，遵医嘱使用预防颅内出血的药物。

3）提供心理支持：向产妇及家属解释当前的情况与产程进展，说明相关检查及治疗程序，使其解除对未知的焦虑和恐惧心理，积极合作，安全度过分娩。

> **知识点 10：产道异常的健康指导**　　　　　　　副高：掌握　正高：熟练掌握

（1）病情观察：向产妇及家属说明如出现持续性腹痛、腰背痛、阴道流水等情况应告知医护人员。

（2）复诊指导：嘱产妇 42 天后来院复查，如有阴道流血增多、会阴部切口红肿等异常情况，随时复诊。

（3）活动指导：指导产妇在孕后期避免重体力劳动。

（4）饮食指导：嘱产妇进食软热、易消化、高蛋白质食品；保持外阴清洁，42 天内禁止盆浴及性生活。

（5）心理支持：与产妇及家属共同讨论分娩计划及对策。产程中及时沟通，以减轻紧张、焦虑情绪。

第三节　胎位异常

> **知识点 1：胎位异常的概念**　　　　　　　　　副高：熟练掌握　正高：熟练掌握

胎位异常包括胎头位置异常、臀先露及肩先露，以头先露的胎头位置异常最常见，常见于持续性枕后位或枕横位，是造成难产的常见因素。

（1）持续性枕后位、枕横位：在分娩过程中，胎头以枕后位或枕横位衔接。在下降过程中，胎头枕部因强有力宫缩绝大多数能向前转 135°或 90°，转成枕前位自然分娩。仅有 5%~10% 胎头枕骨持续不能转向前方，直至分娩后期仍位于母体骨盆后方或侧方，致使分娩发生困难者，称持续性枕后位。

（2）胎头高直位：胎头以不屈不仰姿势衔接于骨盆入口，其矢状缝与骨盆入口前后径相一致，称胎头高直位。胎头枕骨向前靠近耻骨联合者称胎头高直前位，又称枕耻位；胎头枕骨向后靠近骶岬者称胎头高直后位，又称枕骶位。胎头高直位对母儿危害较大，应妥善处理。

（3）面先露：胎头以面部为先露时称为面先露，多于临产后发现。面先露以颏骨为指示点，有颏左前、颏左横、颏左后、颏右前、颏右横、颏右后 6 种胎位，以颏左前及颏右后位较多见。经产妇多于初产妇。

（4）臀先露：是最常见的异常胎位，占妊娠足月分娩总数的 3%~4% 。多见于经产妇。因胎头比胎臀大，分娩时后出胎头无明显变形，往往娩出困难，加之脐带脱垂较多见，使围产儿死亡率增高，是枕先露的 3~8 倍。臀先露以骶骨为指示点，有骶左前、骶左横、骶左后、骶右前、骶右横、骶右后 6 种胎位。以单臀先露最多见，其次为完全臀先露或混合臀先露。

（5）肩先露：胎体纵轴与母体纵轴相垂直为横产式。胎体横卧于骨盆入口之上，先露部为肩，称肩先露，占妊娠足月分娩总数的 0.25% ，是对母儿最不利的胎位。除死胎及早产儿胎体可折叠娩出外，足月活胎不可能经阴道娩出。若不及时处理，容易造成子宫破裂，威胁母儿生命。根据胎头在母体左侧或右侧和胎儿肩胛朝向母体前方或后方，有肩左前、肩左后、肩右前、肩右后 4 种胎位。

（6）复合先露：胎先露部伴有肢体同时进入骨盆入口，称复合先露。临床以一手或一前臂沿胎头脱出最常见，多发生于早产者。

（7）前不均倾位：指枕横位入盆的胎头前顶骨先入盆。前不均倾位时，因耻骨联合后面直而无凹陷，前顶骨紧紧嵌顿于耻骨联合后，使后顶骨无法越过骶岬而入盆，需行剖宫产术。

| 知识点 2：胎位异常的病因及发病机制 | 副高：熟练掌握 正高：熟练掌握 |

（1）持续性枕后位、枕横位

1）骨盆异常：常发生于男型骨盆或类人猿型骨盆。这两类骨盆的特点是骨盆入口平面前半部较狭窄，不适合胎头枕部衔接，后半部较宽，胎头容易以枕后位或枕横位衔接。这类骨盆常伴有中骨盆平面及骨盆出口平面狭窄，影响胎头在中骨盆平面向前旋转，为适应骨盆形态而成为持续性枕后位或持续性枕横位。由于扁平骨盆前后径短小，均小骨盆各径线均小，而骨盆入口横径最长，胎头常以枕横位入盆，由于骨盆偏小，胎头旋转困难，胎头便持续在枕横位。

2）胎头俯屈不良：若以枕后位衔接，胎儿脊柱与母体脊柱接近，不利于胎头俯屈，胎头前囟成为胎头下降的最低部位，而最低点又常转向骨盆前方，当前囟转至前方或侧方时，胎头枕部转至后方或侧方，形成持续性枕后位或持续性枕横位。

3）子宫收缩乏力：影响胎头下降、俯屈及内旋转，容易造成持续性枕后位或枕横位。

4）头盆不称：头盆不称使内旋转受阻，而呈持续性枕后位或枕横位。

5）其他：前壁胎盘、膀胱充盈、子宫下段宫颈肌瘤均可影响胎头内旋转，形成持续性枕横位或枕后位。

（2）胎头高直位：病因尚不清楚，可能与下述因素有关。

1）头盆不称、骨盆入口平面狭窄、胎头过大或过小及长圆形胎头极易发生。

2）腹壁松弛及腹直肌分离，胎背易朝母体前方，胎头高浮，当宫缩时易形成胎头高直位。

3）胎膜突然破裂，羊水迅速流出，宫缩时胎头矢状缝易固定于骨盆入口前后径上，形成胎头高直位。

（3）面先露

1）骨盆狭窄：有可能阻碍胎头俯屈的因素均可能导致面先露。胎头衔接受阻，阻碍胎头俯屈，导致胎头极度仰伸。

2）头盆不称：临产后胎头衔接受阻，造成胎头极度仰伸。

3）腹壁松弛：经产妇悬垂腹时胎背向前反曲，胎儿颈椎及胸椎仰伸形成面先露。

4）脐带异常：脐带过短或脐带绕颈，使胎头俯屈困难。

5）畸形：无脑儿因无顶骨，可自然形成面先露。先天性甲状腺肿，胎头俯屈困难，也可导致面先露。

（4）臀先露：妊娠30周以前，臀先露较多见，妊娠30周以后多能自然转成头先露。临产后持续为臀先露的原因尚不十分明确，可能的因素有以下几种。

1）胎儿在宫腔内活动范围过大：羊水过多、经产妇腹壁松弛以及早产儿羊水相对偏多，胎儿易在宫腔内自由活动形成臀先露。

2）胎儿在宫腔内活动范围受限：子宫畸形（如单角子宫、双角子宫等）、胎儿畸形（如无脑儿、脑积水等）、双胎妊娠及羊水过少等，容易发生臀先露。胎盘附着在宫底宫角部易发生臀先露（占73%），而头先露仅占5%。

3）胎头衔接受阻：狭窄骨盆、前置胎盘、肿瘤阻塞骨盆腔及巨大胎儿等，也易发生臀先露。

（5）肩先露：发生原因与臀先露相似。

（6）复合先露：胎先露部不能完全充填骨盆入口或在胎先露部周围有空隙均可发生。以经产妇腹壁松弛、临产后胎头高浮、骨盆狭窄、胎膜早破、早产、双胎妊娠及羊水过多等为常见原因。

（7）前不均倾位：发生原因尚不清楚，常发生于头盆不称、扁平骨盆、骨盆倾斜度过大、腹壁松弛及悬垂腹时。因胎体向前倾斜，使胎头前顶骨先入盆，胎儿脊柱与骨盆轴相交成角而使前顶骨低于后顶骨，形成前不均倾位。

知识点 3：胎位异常的临床表现　　　　　　　　　　　　　　　副高：掌握　　正高：掌握

（1）持续性枕后位、枕横位：临产后胎头衔接较晚及俯屈不良，由于枕后位的胎先露部不易紧贴子宫下段及宫颈内口，常导致协调性宫缩乏力及宫口扩张缓慢。因枕骨持续位于骨盆后方，压迫直肠，产妇自觉肛门坠胀及排便感，致使宫口尚未开全时过早使用腹压，容易导致宫颈前唇水肿和产妇疲劳，影响产程进展。持续性枕后位常致活跃期晚期及第二产程延长。若在阴道口已见到胎发，但历经多次宫缩时屏气却不见胎头继续顺利下降时，可能是持续性枕后位。

（2）胎头高直位：由于临产后胎头不俯屈，进入骨盆入口的胎头径线增大，胎头迟迟不衔接，使胎头不下降或下降缓慢，宫口扩张也缓慢，致使产程延长，常感耻骨联合部位疼痛。

（3）面先露：胎头以面部为先露，胎儿枕部与胎背部接触，胎头呈极度仰伸的姿势通过产道。

（4）臀先露：孕妇常感觉肋下或上腹部有圆而硬的胎头，因胎臀无法紧贴子宫下段及子宫颈，常导致子宫收缩乏力，产程延长，剖宫产机会增多。胎臀形状不规则，对前羊膜囊压力不均匀，也容易导致胎膜早破。

1）单臀先露或腿直臀先露：胎儿双髋关节屈曲，双膝关节直伸，以臀部为先露。最多见。

2）完全臀先露或混合臀先露：胎儿双髋关节及双膝关节均屈曲，有如盘膝坐，以臀部和双足为先露。较多见。

3）不完全臀先露：以一足或双足、一膝或双膝，或一足一膝为先露。膝先露是暂时的，产程开始后转为足先露。较少见。

（5）肩先露：胎先露部胎肩不能紧贴子宫下段及宫颈内口，缺乏直接刺激，容易发生宫缩乏力。胎肩对宫颈压力不均，容易发生胎膜早破。破膜后羊水迅速外流，胎儿上肢或脐带容易脱出，导致胎儿窘迫甚至死亡。随着宫缩不断加强、胎肩及胸廓一部分被挤入盆腔内，胎体折叠弯曲，胎颈被拉长，上肢脱出于阴道口外，胎头和胎臀仍被阻于骨盆入口上方，形成忽略性肩先露。子宫收缩继续增强，子宫上段越来越厚，子宫下段被动扩张越来越薄，由于子宫上下段肌壁厚薄相差悬殊，形成环状凹陷，并随宫缩逐渐升高，甚至可以高达脐上，形成病理性缩复环，是子宫破裂的先兆，若不及时处理，将发生子宫破裂。

（6）复合先露：仅胎手露于胎头旁，或胎足露于胎臀旁，多能顺利经阴道分娩。只有在破膜后，上臂完全脱出则能阻碍分娩。下肢和胎头同时入盆，直伸的下肢也能阻碍胎头下降，若不及时处理可致梗阻性难产，威胁母儿生命。

（7）前不均倾位：临床表现为产程延长，胎头迟迟不衔接，即使衔接也难以顺利下降，多在宫口扩张至3～5cm时即停滞不前，因前顶骨紧嵌于耻骨联合后方压迫尿道及宫颈前唇，导致尿潴留、宫颈前唇水肿及胎膜早破。胎头受压过久，可出现胎头水肿。

知识点4：胎位异常的辅助检查　　　　　　　　副高：掌握　　正高：掌握

（1）持续性枕后位、枕横位

1）腹部检查：在宫底部触及胎臀，胎背偏向母体后方或侧方，在对侧明显触及胎儿肢体。若胎头已衔接，有时可在胎儿肢体侧耻骨联合上方扪到胎儿颏部。胎心在脐下一侧偏外方听得最响亮，枕后位时因胎背伸直，前胸贴近母体腹壁，胎心在胎儿肢体侧的胎胸部位也能听到。

2）肛门检查或阴道检查：若为枕后位，感到盆腔后部空虚，查明胎头矢状缝位于骨盆左斜径上。前囟在骨盆右前方，后囟（枕部）在骨盆左后方则为枕左后位，反之为枕右后位。查明胎头矢状缝位于骨盆横径上，后囟在骨盆左侧方，则为枕左横位，反之为枕右横位。当出现胎头水肿、颅骨重叠、囟门触不清时，需行阴道检查，借助胎儿耳郭及耳屏位置及方向判定胎位，若耳郭朝向骨盆后方，诊断为枕后位；若耳郭朝向骨盆侧方，诊断为枕横位。

　　3）B超检查：根据胎头颜面及枕部位置，能准确探清胎头位置以明确诊断。

　　（2）胎头高直位

　　1）腹部检查：胎头高直前位时，胎背靠近腹前壁，不易触及胎儿肢体，胎心位置稍高在近腹中线听得最清楚。胎头高直后位时，胎儿肢体靠近腹前壁，有时在耻骨联合上方可清楚触及胎儿下颏。

　　2）阴道检查：因胎头位置高，肛查不易查清，此时应做阴道检查。发现胎头矢状缝与骨盆入口前后径一致，后囟在耻骨联合后，前囟在骶骨前，为胎头高直前位，反之为胎头高直后位。

　　3）B超检查：可探清胎头双顶径与骨盆入口横径一致，胎头矢状缝与骨盆入口前后径一致。

　　（3）面先露

　　1）腹部检查：因胎头极度仰伸，入盆受阻，胎体伸直，宫底位置较高。颏前位时，在孕妇腹前壁容易扪及胎儿肢体，胎心由胸部传出，故在胎儿肢体侧的下腹部听得清楚。颏后位时，于耻骨联合上方可触及胎儿枕骨隆突与胎背之间有明显凹沟，胎心较遥远而弱。

　　2）肛门检查及阴道检查：可触到高低不平、软硬不均的颜面部，若宫口开大时可触及胎儿口、鼻、颧骨及眼眶，并依据颏部所在位置确定其胎位。

　　3）B超检查：可以明确面先露并能探清胎位。

　　（4）臀先露

　　1）临床表现：孕妇常感肋下有圆而硬的胎头。由于胎臀不能紧贴子宫下段及宫颈内口，常导致宫缩乏力，宫口扩张缓慢，致使产程延长。

　　2）腹部检查：子宫呈纵椭圆形，胎体纵轴与母体纵轴一致。在宫底部可触到圆而硬、按压时有浮球感的胎头；若未衔接，在耻骨联合上方触到不规则、软而宽的胎臀，胎心在脐左（或右）上方听得最清楚。衔接后，胎臀位于耻骨联合之下，胎心听诊以脐下最明显。

　　3）肛门检查及阴道检查：肛门检查时，触及软而不规则的胎臀或触到胎足、胎膝。若胎臀位置高，肛查不能确定时，需行阴道检查。阴道检查时，了解宫口扩张程度及有无脐带脱垂。若胎膜已破，能直接触到胎臀、外生殖器及肛门，此时应注意与颜面相鉴别。若为胎臀，可触及肛门与两坐骨结节连在一条直线上，手指放入肛门内有环状括约肌收缩感，取出手指可见胎粪。若为颜面，口与两颧骨突出点呈三角形，手指放入口内可触及牙龈和弓状的下颌骨。触及胎足时，应与胎手相鉴别。

　　4）B超检查：能准确探清臀先露类型以及胎儿大小、胎头姿势等。

　　（5）肩先露

　　1）腹部检查：子宫呈横椭圆形，子宫长度低于妊娠周数，子宫横径宽。宫底部及耻骨联合上方较空虚，在母体腹部一侧触到胎头，另侧触到胎臀。肩前位时，胎背朝向母体腹壁，触之宽大平坦；肩后位时，胎儿肢体朝向母体腹壁，触及不规则的小肢体。胎心在脐周两侧最清楚。根据腹部检查多能确定胎位。

　　2）肛门检查或阴道检查：胎膜未破者，因胎先露部浮动于骨盆入口上方，肛查不易触及胎先露部。若胎膜已破、宫口已扩张者,阴道检查可触到肩胛骨或肩峰、肋骨及腋窝。腋窝尖端指向胎儿头端,据此可决定胎头在母体左侧或右侧。肩胛骨朝向母体前或后方,可决定肩前位或肩后位。例如胎头在母体右侧,肩胛骨朝向后方,则为肩右后位。胎手若已脱出于阴道口外,可用握手法鉴别是胎儿左手或右手,因检查者只能与胎儿同侧的手相握。例如肩右前位时左手脱出,检查者用左手与胎儿左手相握,余类推。

3)B超检查:能准确探清肩先露,并能确定具体胎位。

(6)复合先露:当产程进展缓慢时,行阴道检查发现胎先露部旁有肢体即可明确诊断。

(7)前不均倾位

1)腹部检查:前不均倾位的胎头不易入盆。在临产早期,于耻骨联合上方可扪到胎头前顶部。随产程进展,胎头继续侧屈,使胎头与胎肩折叠于骨盆入口处,因胎头折叠于胎肩之后使胎肩高于耻骨联合平面,于耻骨联合上方只能触到一侧胎肩而触不到胎头,易误认为胎头已入盆。

2)阴道检查:胎头矢状缝在骨盆入口横径上,向后移靠近骶岬,同时前后囟一起后移。前顶骨紧嵌于耻骨联合后方,产瘤大部分位于前顶骨,因后顶骨的大部分尚在骶岬之上,致使盆腔后半部空虚。

知识点5:胎位异常的护理评估　　　　副高:熟练掌握　正高:熟练掌握

(1)健康史:评估产妇的身高、胎方位以及骨盆测量值。估计胎儿大小、羊水量、有无前置胎盘及盆腔肿瘤等。询问既往分娩史,注意有无头盆不称、糖尿病史。了解是否有分娩巨大儿、畸形儿等家族史。评估待产过程中产程进展、胎头下降等情况。

(2)身体状况:胎位异常或胎儿发育异常均可导致产程延长、继发宫缩乏力,或出现胎膜早破、脐带先露或脐带脱垂的危险,导致胎心不规则,甚至窒息、死亡。

(3)心理-社会状况:产妇因产程时间过长,极度疲乏,失去信心而产生急躁情绪,同时也十分担心自身及胎儿的安危。

知识点6:胎位异常的护理诊断　　　　副高:熟练掌握　正高:熟练掌握

(1)有新生儿窒息的危险:与分娩因素异常有关。

(2)恐惧:与难产及胎儿发育异常的结果有关。

知识点7:持续性枕后位、枕横位的治疗要点　　副高:熟练掌握　正高:熟练掌握

持续性枕后位、枕横位在骨盆无异常、胎儿不大时,可以试产。试产时应严密观察产程,注意胎头下降、宫口扩张程度、宫缩强弱及胎心有无改变。

(1)第一产程

1)潜伏期:需保证产妇充分营养与休息。若有情绪紧张,睡眠不好,可给予哌替啶或

地西泮，争取自然纠正胎方位。让产妇朝向胎背的对侧方向侧卧，以利胎头枕部转向前方。若宫缩欠佳，应尽早静脉滴注缩宫素。

2）活跃期：宫口开大3~4cm产程停滞，除外头盆不称可行人工破膜。若产力欠佳，静脉滴注缩宫素加以纠正。若宫口开大每小时1cm以上，伴胎先露部下降，多能经阴道分娩。在试产过程中，出现胎儿窘迫征象，应行剖宫产术结束分娩。若经过上述处理效果不佳，每小时宫口开大＜1cm或无进展时，则应剖宫产结束分娩。宫口开全之前，嘱产妇不要过早屏气用力，以免引起宫颈前唇水肿，影响产程进展。

（2）第二产程：若第二产程进展缓慢，初产妇已近2小时，经产妇已近1小时，应行阴道检查。当胎头双顶径已达坐骨棘平面或更低时，可先徒手将胎头枕部转向前方，使矢状缝与骨盆出口前后径一致，或自然分娩，或阴道助产（低位产钳术或胎头吸引术）。若转成枕前位有困难时，也可向后转成正枕后位，再以产钳助产。若以枕后位娩出时，需做较大的会阴后斜切开，以免造成会阴裂伤。若胎头位置较高，疑有头盆不称，需行剖宫产术，中位产钳禁止使用。

（3）第三产程：因产程延长，容易发生产后宫缩乏力，胎盘娩出后应立即静脉注射或肌内注射子宫收缩药，以防发生产后出血。有软产道裂伤者，应及时修补。新生儿应重点监护，做好复苏抢救准备。凡行手术助产及有软产道裂伤者，应及时修补，产后应给予抗生素预防感染。

知识点8：胎头高直位的治疗要点　　　　　副高：熟练掌握　正高：熟练掌握

（1）高直前位：胎儿枕部若能向一侧转45°至枕左前位或枕右前位，即有可能正常分娩。一般可通过加强宫缩，使其自然转位，但必须是骨盆正常，头盆相称。经检查后，严密观察1~2小时的产程进展，如试产失败则行剖宫产术。

（2）高直后位：胎头若向一侧转45°至枕左后位或枕右后位，一旦确诊，应行剖宫产术。

为预防胎头高直位的发生，在妊娠晚期或临产早期，令孕产妇取侧卧位。

知识点9：面先露的治疗要点　　　　　　副高：熟练掌握　正高：熟练掌握

面先露均在临产后发生。如出现产程延长及停滞时，应及时行阴道检查。颏前位时，若无头盆不称，产力良好，有可能自然分娩；若出现继发性宫缩乏力，第二产程延长，可用产钳助娩，但会阴后斜切开要足够大。若有头盆不称或出现胎儿窘迫征象，应行剖宫产术。持续性颏后位时，难以经阴道分娩，应行剖宫产术结束分娩。若胎儿畸形，无论颏前位或颏后位，均应在宫口开全后行穿颅术结束分娩。颏横位若能转成颏前位，可以经阴道分娩，持续性颏横位常出现产程延长和停滞，应行剖宫产术。

| 知识点 10：臀先露的治疗要点 | 副高：熟练掌握　正高：熟练掌握 |

（1）妊娠期：于妊娠 30 周前，臀先露多能自行转为头先露。若妊娠 30 周后仍为臀先露应予矫正。常用的矫正方法有以下几种。

1）让孕妇排空膀胱，松解裤带，做胸膝卧位姿势，每日 2 次，每次 15 分钟，连做 1 周后复查。这种姿势可使胎臀退出盆腔，借助胎儿重心改变，使胎头与胎背所形成的弧形顺着宫底弧面滑动而完成胎位矫正。

2）激光照射或艾灸至阴穴：近年多用激光照射两侧至阴穴，也可用艾条灸，每日 1 次，每次 15~20 分钟，5 次为 1 个疗程。

3）应用上述矫正方法无效者，于妊娠 32~34 周时，可行外转胎位术，因有发生胎盘早剥、脐带缠绕等严重并发症的可能，应用时要慎重，术前半小时口服沙丁胺醇 4.8mg。行外转胎位术时，最好在 B 超监测下进行。孕妇平卧，两下肢屈曲稍外展，露出腹壁。查清胎位，听胎心率。操作步骤包括松动胎先露部、转胎。动作应轻柔，间断进行。若术中或术后发现胎动频繁而剧烈或胎心率异常，应停止转动并退回原胎位观察半小时。

（2）分娩期：应根据产妇年龄、胎产次、骨盆类型、胎儿大小、胎儿是否存活、臀先露类型以及有无合并症，于临产初期作出正确判断，决定分娩方式。

1）择期剖宫产的指征：狭窄骨盆、软产道异常、胎儿体重 >3500g、胎儿窘迫、高龄初产、有难产史、不完全臀先露等，均应行剖宫产术结束分娩。

2）决定经阴道分娩的处理

第一产程：产妇应侧卧，不宜站立走动。少做肛查，不灌肠，尽量避免胎膜破裂。一旦破膜，应立即听胎心。若胎心变慢或变快，应行肛查，必要时行阴道检查，了解有无脐带脱垂。若有脐带脱垂，胎心尚好，宫口未开全，为抢救胎儿，需立即行剖宫产术；若无脐带脱垂，可严密观察胎心及产程进展。若出现协调性宫缩乏力，应设法加强宫缩。当宫口开大 4~5cm 时，胎足即可经宫口脱出至阴道。为了使宫颈和阴道充分扩张，消毒外阴之后，使用"堵"外阴方法。当宫缩时，用无菌巾以手掌堵住阴道口，让胎臀下降，避免胎足先下降，待宫口及阴道充分扩张后才让胎臀娩出。此法有利于后出胎头的顺利娩出。在"堵"的过程中，应每隔 10~15 分钟听胎心 1 次，并注意宫口是否开全。宫口已开全再堵易引起胎儿窘迫或子宫破裂。宫口近开全时，要做好接产和抢救新生儿窒息的准备。

第二产程：接产前，应导尿排空膀胱。初产妇应做会阴后斜切开术。有以下 3 种分娩方式。①自然分娩：胎儿自然娩出，不做任何牵拉。极少见，仅见于经产妇、胎儿小、宫缩强、骨盆腔宽大者。②臀助产术：当胎臀自然娩出至脐部后，胎肩及后出胎头由接产者协助娩出。脐部娩出后，一般应在 2~3 分钟娩出胎头，最长不能超过 8 分钟。后出胎头娩出有主张用单叶产钳，效果佳。③臀牵引术：胎儿全部由接产者牵拉娩出，此种手术对胎儿损伤大，一般情况下应禁止使用。

第三产程：产程延长易并发子宫收缩乏力性出血。胎盘娩出后，应肌内注射缩宫素或麦角新碱，防止产后出血。行手术操作及有软产道损伤者，应及时检查并缝合完好，给予抗生素预防感染。

知识点 11：肩先露的治疗要点　　　　　副高：熟练掌握　　正高：熟练掌握

（1）妊娠期：妊娠 30 周以后仍为横位或斜位者，可采用膝胸卧位、仰卧臀高位或艾灸至阴穴，促使胎儿自行转为头先露。如未成功，可试行腹部外倒转术转成头先露，并包裹腹部固定胎儿为纵产式。若外倒转术失败，应提前在孕 35～38 周住院，住院后重点监护临产征兆及胎膜早破，行选择性剖宫产。

（2）分娩期：根据胎产次、胎儿大小、胎儿是否存活、宫口扩张程度、胎膜是否破裂、有无并发症等，综合判断决定分娩方式。

1）足月活胎，伴有产科指征（如狭窄骨盆、前置胎盘、有难产史等），应于临产前行择期剖宫产术结束分娩。

2）初产妇、足月活胎，临产后应行剖宫产术。

3）经产妇、足月活胎，也可行剖宫产术。若宫口开大 5cm 以上，破膜不久，羊水未流尽，可在乙醚深麻醉下行内转胎位术，转成臀先露，待宫口开全后助产娩出。若双胎妊娠第二胎儿为肩先露，可行内转胎位术。

4）出现先兆子宫破裂或子宫破裂征象，无论胎儿是否存活，均应立即行剖宫产术。术中若发现宫腔感染严重，应将子宫一并切除。

5）胎儿已死亡，无先兆子宫破裂征象，若宫口近开全，在全身麻醉下行断头术或碎胎术。术后应常规检查子宫下段、宫颈及阴道有无裂伤。若有裂伤应及时缝合。注意产后出血，给予抗生素预防感染。

知识点 12：复合先露的治疗要点　　　　　副高：熟练掌握　　正高：熟练掌握

发现复合先露，首先应查清有无头盆不称。若无头盆不称，让产妇向脱出肢体的对侧侧卧，肢体常可自然缩回。脱出肢体与胎头已入盆，待宫口近开全或开全后上推肢体，将其回纳，然后经腹部下压胎头，便胎头下降，以产钳助娩。若头盆不称明显或伴有胎儿窘迫征象，应尽早行剖宫产术。

知识点 13：胎位异常的护理措施　　　　　副高：熟练掌握　　正高：熟练掌握

胎位异常应加强分娩期的监测与护理，减少母儿并发症。

（1）有明显头盆不称、胎位异常或确诊为巨大胎儿的产妇，按医嘱做好剖宫产术的术前准备。

（2）选择阴道分娩的产妇应做好如下护理。

1）鼓励待产妇进食，保持产妇良好的营养状况，必要时给予补液，维持电解质平衡；指导产妇合理用力，避免体力消耗。枕后位者，嘱产妇不要过早屏气用力，以防宫颈水肿及疲乏。

2）防止胎膜早破。产妇在待产过程中应少活动，尽量少做肛查，禁灌肠。一旦胎膜早破，立即观察胎心，抬高床尾，如胎心有改变，及时报告医师，并立即行肛查或阴道检查，及早发现脐带脱垂情况。

3）协助医师做好阴道助产及新生儿抢救的物品准备，必要时为缩短第二产程可行阴道助产。新生儿出生后应仔细检查有无受伤。第三产程应仔细检查胎盘、胎膜的完整性及母体产道的损伤情况。按医嘱及时应用子宫收缩剂与抗生素，预防产后出血与感染。

（3）心理护理：针对产妇及家属的疑问、焦虑与恐惧，护士在执行医嘱及护理照顾时，应给予充分的解释。将评估后的产妇及胎儿状况及时告诉产妇及家属。提供使产妇在分娩过程中有舒适感的措施，如松弛身心、抚摸腹部等持续的关照。鼓励产妇更好地与医护配合，以增强其对分娩的自信心，安全度过分娩期。

第八章 分娩期并发症妇女的护理

第一节 产后出血

知识点1：产后出血的概念	副高：熟练掌握 正高：熟练掌握

产后出血是指胎儿娩出后24小时内阴道分娩者出血量≥500ml，剖宫产者≥1000ml，是分娩期的严重并发症，是产妇死亡的重要原因之一，在我国居产妇死亡原因首位，其中80%以上发生在产后2小时之内。主要表现为胎儿娩出后产妇出现阴道流血，严重者可出现失血性休克、严重贫血等相应症状。但本病在一定程度上可以预防，如可通过孕期合理营养、规范产前检查、产时避免过度紧张和产后监测阴道出血等降低产后出血的发生率。

知识点2：产后出血的病因及发病机制	副高：熟练掌握 正高：熟练掌握

临床上引起产后出血的主要原因有子宫收缩乏力、胎盘因素、软产道损伤及凝血功能障碍等，产后出血既可由以上单一因素所致，也可由以上因素相互影响、互为因果并存。

（1）子宫收缩乏力：最常见，占产后出血总数的70%~80%。胎儿娩出后，子宫平滑肌的收缩和缩复对肌束间的血管起到有效的压迫作用，故影响子宫平滑肌收缩及缩复功能的任何因素均可引起子宫收缩乏力性出血。常见的因素有以下几种。

1）全身因素：产妇对分娩过于紧张、恐惧，尤其对阴道分娩缺乏足够信心；产程时间过长或难产，造成产妇体力消耗过多乃至衰竭使身体虚弱；临产后过多使用镇静药、麻醉药或子宫收缩抑制药；产妇合并慢性全身性疾病等。

2）局部因素：①子宫过度膨胀，如多胎妊娠、巨大儿、羊水过多使子宫肌纤维过度伸展失去弹性。②子宫肌纤维发育不良，如妊娠合并子宫肌瘤或子宫畸形，影响子宫肌正常收缩。③子宫肌壁损伤，如剖宫产史、子宫肌瘤剔除术后、产次过多、急产等均可造成子宫肌纤维损伤。④子宫肌水肿或渗血，如妊娠期高血压疾病、严重贫血、宫腔感染等产科并发症可使子宫平滑肌水肿或渗血，引起子宫收缩乏力。⑤胎盘早剥导致子宫胎盘卒中，以及前置胎盘等。

（2）胎盘因素：根据胎盘剥离情况，导致产后出血的胎盘因素有以下几种。

1）胎盘滞留：胎儿娩出后，胎盘应在15分钟内娩出，若30分钟仍未娩出者，胎盘剥离面血窦不能正常关闭而导致产后出血。常见以下情况。①膀胱充盈：阻碍已剥离胎盘下降，导致胎盘滞留于宫腔影响子宫收缩而出血。②胎盘嵌顿：使用子宫收缩剂不当，宫颈内口附近子宫平滑肌出现环形收缩，使已剥离的胎盘嵌顿于宫腔内。③胎盘剥离不全：第三产程过早牵拉脐带或按压子宫，影响胎盘正常剥离导致胎盘剥离不全，剥离面血窦开放致出血。

2）胎盘粘连或植入：胎盘绒毛全部或部分穿入子宫壁表层不能自行剥离者称为胎盘粘连。胎盘绒毛穿透子宫壁表层而植入子宫肌层者称为胎盘植入。完全性胎盘粘连或植入者，因胎盘未剥离而无出血；部分胎盘粘连或植入者，因胎盘部分剥离导致子宫收缩不良，已剥离面血窦开放发生致命性出血。

3）胎盘部分残留：当胎盘小叶、副胎盘或部分胎膜残留于宫腔时影响子宫收缩而出血。

（3）软产道裂伤：分娩过程中软产道裂伤，常与下列因素有关。

1）外阴组织弹性差，如子宫收缩过强、产程进展过快、软产道未经充分的扩张。

2）急产、产力过强、巨大儿。

3）阴道分娩助产操作不规范，如产钳助产、胎头吸引术、臀牵引术等。

4）会阴切开缝合时止血不彻底，宫颈或阴道穹窿的裂伤未能及时发现等。软产道裂伤常见于会阴、阴道、宫颈裂伤，严重者裂伤可达阴道穹窿、子宫下段甚至盆壁，形成腹膜后血肿、阔韧带内血肿而致大量出血。

（4）凝血机制障碍：任何原因的凝血功能障碍均可引起产后出血。临床包括两种情况：①妊娠合并凝血功能障碍性疾病，如血小板减少症、白血病、再生障碍性贫血、重型肝炎等，因凝血功能障碍而导致手术创面及子宫剥离面出血。②妊娠并发症导致凝血功能障碍，如重度妊娠期高血压疾病、重度胎盘早剥、羊水栓塞、死胎滞留过久等均可影响凝血功能，发生弥散性血管内凝血（DIC）。凝血功能障碍所致的产后出血常为难以控制的大量出血，特征是血液不凝。

知识点 3：产后出血的临床表现　　　　　　　　　副高：掌握　　正高：掌握

胎儿娩出后，阴道流血及出现失血性休克、严重贫血等相应症状，是产后出血的主要临床表现。不同原因所致的产后出血临床表现不同。

（1）宫缩乏力

1）症状：在分娩过程中已有宫缩乏力表现，产程延长，出血特点是胎盘剥离延缓，在未剥离前阴道不流血或仅有少许流血，胎盘剥离后因子宫收缩乏力使子宫出血不止，流出的血液能凝固，按摩子宫及使用子宫收缩剂后子宫收缩变硬，阴道流血停止或减少。产妇可出现失血性休克表现：如面色苍白、出冷汗、口渴、心悸、头晕、脉细弱及血压下降等。

2）体征：检查腹部时常感到子宫轮廓不清，松软如袋状，摸不到宫底或宫底升高。

（2）软产道裂伤

1）症状：胎儿娩出后立即发生阴道流血，血液鲜红，能自凝。阴道壁血肿的产妇会有尿频或肛门坠胀感，且有排尿疼痛。

2）体征：子宫收缩良好，检查宫颈有裂伤，个别产妇可裂伤至子宫下段。阴道裂伤多在阴道侧壁、后壁和会阴部。

（3）胎盘因素：胎儿娩出后，胎盘剥离缓慢、未剥离或剥离不全，30分钟后胎盘仍未娩出，伴有阴道大量流血。若有胎盘和/或胎膜残留，可在胎盘娩出后仔细检查胎盘、胎膜时，发现胎盘母体面有缺损或胎膜有缺损而边缘有断裂的血管。

（4）凝血功能障碍

1）症状：孕前或妊娠期已有全身性出血倾向。

2）体征：胎盘剥离或产道有损伤时，出现凝血功能障碍，血不凝，不易止血。

知识点4：产后出血的辅助检查 　　　　　　　　　　　副高：掌握　正高：掌握

（1）评估产后出血量：注意观察阴道流血是否凝固，同时估计出血量。判断出血量不推荐目测法，该法评估的失血量往往明显少于实际出血量。推荐使用以下方法。①容积法：使用带有刻度的量具收集并测定出血量，可简便了解出血量，但测值不准确。临床主要用于阴道分娩过程中，第二产程结束后在产妇臀下放置接血器，以计量产时出血量。②面积法：按照敷料被血浸湿的面积计算出失血量。按血染面积10cm×10cm（4层纱布）时出血量约为10ml计算。此法简便易行，但也不准确。③称重法：失血量（ml）=［胎儿娩出后接血敷料湿重（g）－接血前敷料干重（g）］/1.05（血液比重g/ml）。此法虽操作复杂但可准确地评估出血量。④休克指数法（SI）：休克指数=脉率/收缩压（mmHg），SI=0.5时为正常；SI=1时为轻度休克；1.0~1.5时，失血量为全身血容量的20%~30%；1.5~2.0时，失血量为全身血容量的30%~50%；若2.0以上，失血量约为全身血容量的50%以上，重度休克。

（2）测量生命体征和中心静脉压：观察血压下降情况；呼吸短促，脉细数。体温开始可低于正常，随后也可以升高，通过观察体温变化情况以识别感染征象。中心静脉压如＜2cmH_2O，常提示右心房充盈压力不足，即静脉回流不足，血容量不足。

（3）实验室检查：检查产妇的血常规、出血时间、凝血时间、凝血酶原时间及纤维蛋白原测定等。根据红细胞计数减少，血红蛋白水平下降程度来初步判断贫血和失血情况。其中，血红蛋白每下降10g/L，估计出血量400~500ml。但应注意，因血液浓缩，产后出血早期血红蛋白值常常无法准确反映实际出血量。

知识点5：产后出血的治疗要点 　　　　　　　　　　　副高：掌握　正高：掌握

针对出血原因迅速止血，补充血容量，纠正失血性休克，防治感染。

（1）因产后子宫收缩乏力造成的大出血，可以通过使用子宫收缩剂、按摩子宫、宫腔内填塞纱布条或结扎盆腔血管等方法达到止血的目的。

1）按摩子宫：为常用的有效方法。包括经腹按摩子宫（单手按摩法）、腹部-阴道双手按摩子宫（双手按摩法）及剖宫产术中直接按摩子宫，配合使用宫缩剂。

2）应用子宫收缩剂：可根据产妇情况，采用肌内注射、静脉滴注或宫体直接注射子宫收缩剂。

3）填塞宫腔：应用无菌纱布条填塞宫腔，有明显局部止血作用。填塞后24小时取出纱布条，取出前应先肌内注射子宫收缩剂。宫腔填塞纱布条后，应密切观察生命体征及宫底高度和大小，注意预防感染。

4）结扎盆腔血管止血：可结扎子宫动脉或髂内动脉，必要时可行子宫次全切除术。子宫动脉结扎适用于难治性产后出血；髂内动脉结扎术适用于宫颈或盆底渗血、宫颈或阔韧带出血、腹膜后血肿、保守治疗无效的产后出血，结扎前后需准确辨认髂外动脉和股动脉，勿损伤髂内静脉。

（2）软产道撕裂伤造成的大出血，止血的有效措施是及时、准确地修复、缝合伤口。若为阴道血肿所致，要先切开血肿，清除血块，缝合止血，同时注意补充血容量。宫颈裂伤<1cm且无活动性出血，不需缝合。若裂伤>1cm且有活动性出血应缝合，缝合第一针应超过裂口顶端0.5cm，常用间断缝合。若裂伤累及子宫下段，缝合时应避免损伤膀胱和输尿管，必要时可经腹修补。修补阴道和会阴裂伤时，需按解剖层次缝合各层，缝合第一针应超过裂伤顶端，不留死腔，避免缝线穿透直肠黏膜。

（3）胎盘因素导致的大出血，要及时将胎盘取出，并做好必要的刮宫准备。①胎盘已剥离未排出时，膀胱过度膨胀应导尿排空膀胱，用手按摩使子宫收缩，另一手轻轻牵拉脐带协助胎盘娩出。②胎盘剥离不全或胎盘粘连伴阴道流血时，应徒手剥离胎盘。③胎盘植入时，若剥离胎盘困难，切忌强行剥离，应考虑行子宫切除术。若出血不多，需保留子宫者，可保守治疗，目前用甲氨蝶呤（MTX）治疗，效果较好。④胎盘、胎膜残留时，可行钳刮术或刮宫术。⑤胎盘嵌顿在子宫狭窄环以上时，可在静脉全身麻醉下，待子宫狭窄环松解后再用手取出胎盘。

（4）凝血功能障碍所致的出血，应针对不同病因、疾病种类进行治疗，如对于血小板减少症、再生障碍性贫血等患者，应输注新鲜血液或成分输血；如发生DIC，应进行抗凝与抗纤溶治疗，全力抢救。

（5）失血性休克的处理：产妇因血容量急剧下降而发生低血容量性休克。对于失血较多尚未有休克征象者，应及时补充血容量；对于发生失血性休克者，应立即输血，以补充同等血量为原则。为患者提供安静、舒适的环境，保持平卧，给予吸氧、保暖。密切观察并记录患者的意识状态、皮肤颜色、血压、脉搏、呼吸和尿量。观察子宫收缩情况及恶露的色、量及气味。抢救过程中，应注意无菌操作，并给予大剂量广谱抗生素预防感染。

知识点6：产后出血的护理评估　　　　　副高：熟练掌握　　正高：熟练掌握

（1）健康史：护士除收集一般病史外，尤其要注意收集与诱发产后出血有关的病史，如孕前患有出血性疾病、重型肝炎、子宫肌瘤；多次人工流产史及产后出血史；妊娠期合并妊娠期高血压疾病、前置胎盘、胎盘早剥、多胎妊娠、羊水过多；分娩期产妇精神过度紧张，过多使用镇静药、麻醉药；产程过长，产妇衰竭或急产以及软产道损伤等。

（2）身体状况：①观察阴道流血是否凝固，同时估计出血量。②观察血压下降情况，若改变体位时收缩压下降>10mmHg，脉率增加>20次/分，提示血容量丢失20%~25%；还可有呼吸急促、脉细数，体温开始可低于正常随后也可增高。

（3）心理-社会状况：一旦发生产后出血，产妇会表现出异常惊慌、恐惧、手足无措，担心自己的生命安危，把全部希望寄托于医护人员，但由于出血过多与精神过度紧张，有些产妇很快进入休克、昏迷状态。

知识点7：产后出血的护理诊断　　　　　　副高：熟练掌握　正高：熟练掌握

（1）潜在并发症：失血性休克。
（2）有感染的危险：与失血后抵抗力降低及手术操作有关。
（3）恐惧：与阴道大出血担心自身安危有关。
（4）疲乏：与失血性贫血、产后体质衰弱有关。

知识点8：产后出血的护理措施　　　　　　副高：熟练掌握　正高：熟练掌握

（1）预防产后出血
1）产前预防：做好孕前及孕期保健，孕早期即开始产前检查监护，不宜妊娠者应及时在早孕期终止妊娠。
2）高危预防：高危产妇及时治疗，并提前住院待产。
3）产时预防：①第一产程中密切观察产程进展，必要时给予镇静药以保证产妇的休息，注意水和营养的补充。②第二产程中严格执行无菌技术，指导产妇正确使用腹压，避免胎儿娩出过快、过急。有适应证者做会阴侧切术，胎头、胎肩娩出要慢，胎肩娩出后立即肌内注射或静脉滴注缩宫素。③第三产程中正确处理胎盘娩出和测量出血量，胎盘未剥离前，不可过早牵拉脐带或按摩、挤压子宫，待胎盘剥离征象出现后，及时协助胎盘娩出，并仔细检查胎盘、胎膜是否完整。检查软产道有无裂伤和血肿。准确收集和测量出血量。
（2）配合医生抢救，迅速止血，纠正失血性休克及控制感染
1）针对病因迅速止血。①产后宫缩乏力所致出血：通过腹壁节律性按摩子宫底，遵医嘱肌内注射或静脉推注缩宫素，需要纱布条填塞宫腔时应配合医师完成。②软产道裂伤所致出血：对有复杂裂伤者，配合医师准备好会阴缝合包，及时、准确地修补、缝合裂伤以有效止血。③胎盘因素所致出血：适时协助胎盘娩出，并仔细检查胎盘、胎膜是否完整。有胎盘、胎膜残留时应行刮宫术或钳刮术。④凝血功能障碍所致出血：针对不同病因、疾病种类进行护理。
2）失血性休克的护理：对失血过多但无休克征象者，应及早补充血容量；为患者提供安静、舒适的环境，保持平卧、吸氧、保暖；严密观察并详细记录患者的意识状态、皮肤颜色、血压、脉搏、呼吸及尿量，以便及时发现早期休克；观察子宫收缩情况及阴道流血量等。抢救过程中，注意无菌操作，按医嘱给予抗生素预防感染。
3）预防感染：①保持环境整洁、卫生。②严格无菌操作。③检测感染征象，给予抗生素防治感染。④保持会阴清洁，观察恶露及会阴伤口情况。

（3）指导工作

1）做好产妇及家属的安慰、解释工作。

2）鼓励产妇进食营养丰富易消化饮食，多食富含铁、蛋白质、维生素的食物，注意少食多餐。

3）做好会阴护理，保持会阴清洁。

知识点9：产后出血的健康指导　　　　副高：掌握　　正高：熟练掌握

（1）产后饮食指导：产妇应进食富含蛋白质、维生素、微量元素的食物及新鲜蔬菜和水果，特别是含铁丰富的食物，如瘦肉、猪肝、大枣等，有利于纠正贫血，避免生冷、辛辣食物。

（2）产后活动指导：嘱产妇充分休息，病情好转后逐步增加活动量，告知产妇在活动期间，如果出现心悸、口渴、头晕、恶心、呕吐等不适，应暂停活动，及时通知医护人员。

（3）卫生指导：嘱产妇勤换会阴垫，保持外阴清洁，讲解子宫复旧的过程和恶露的变化。42天内禁止盆浴及性生活。

（4）母乳喂养指导：根据产妇身体情况指导母乳喂养，保持乳汁通畅，建议产妇纯母乳喂养6个月以上。

（5）复诊指导：嘱产妇常规42天后来院复查，如出现阴道流血量增多、体温升高、恶露有异味等异常情况，应随时复诊。

（6）产妇分娩24小时后，于产褥期内发生大量子宫出血，称为晚期产后出血，最常发生于产后1~2周内，但也有迟至产后6周左右发病者。为防止发生严重后果，应给予高度重视。

第二节　羊水栓塞

羊水栓塞

知识点1：羊水栓塞的概念　　　　副高：熟练掌握　　正高：熟练掌握

羊水栓塞（AFE）是指在分娩过程中羊水进入母体血液循环引起急性肺栓塞、变应性休克、DIC、多器官功能衰竭或猝死等一系列严重分娩并发症的综合征。羊水栓塞也可发生在足月分娩和妊娠10~14周钳刮术时，起病急骤、病情凶险，死亡率高达60%以上，是孕产妇死亡的主要原因之一。研究认为，羊水栓塞主要是变态反应（过敏反应），建议命名为"妊娠变态反应综合征"。

知识点2：羊水栓塞的病因及发病机制　　　　副高：熟练掌握　　正高：熟练掌握

一般认为羊水栓塞是由羊水中的有形物质（胎儿毳毛、角化上皮、胎脂、胎粪）进入母体血液循环引起。目前认为与下列因素有关：①羊膜腔内压力过高，临产后，尤其是第二产程子宫收缩时，羊膜腔压力过高，羊水被挤入破损的微血管而进入母体血液循环。②母胎屏障破坏，血窦开放，分娩过程中，各种原因引起宫损伤羊水通过病理性开放的子宫血窦进入母体血液循环。③胎膜破裂，大部分羊水栓塞发生于胎膜破裂之后，羊水可从子宫蜕膜或宫颈管破损的小血管进入母体血液循环。

所以，导致羊水栓塞发生的基本条件是胎膜破裂、羊膜腔内压力过高、宫颈或宫体损伤处有开放的静脉或血窦。高龄初产、经产妇（易发生子宫损伤）、子宫收缩过强、急产、胎膜早破、前置胎盘、子宫破裂、剖宫产等是羊水栓塞的诱发因素。

知识点3：羊水进入母体的途径　　　　　　　副高：熟练掌握　正高：熟练掌握

（1）宫颈内静脉：产程中宫颈扩张使宫颈内静脉有可能撕裂，或者在手术扩张宫颈、剥离胎膜时、安置内监护器引起宫颈内静脉损伤，静脉壁的破裂、开放，是羊水进入母体的一个重要途径。

（2）胎盘附着处或其附近：胎盘附着处有丰富的静脉窦，若胎盘附着处附近胎膜破裂，羊水则有可能通过此裂隙进入子宫静脉。

（3）胎膜周围血管：如胎膜已破裂，胎膜下蜕膜血窦开放，强烈的宫缩有可能将羊水挤入血窦而进入母体循环。另外，剖宫产子宫切口也可能成为羊水进入母体的重要途径之一。

知识点4：羊水栓塞的病理生理　　　　　　　副高：熟练掌握　正高：熟练掌握

羊水进入母体血液循环后，通过阻塞肺小动脉引起变态反应和凝血机制异常而导致机体发生一系列复杂而严重的病理生理变化。

（1）肺动脉高压：羊水内有形成分如上皮细胞、胎脂、胎粪及毳毛在肺内直接形成栓子。羊水内含有大量激活凝血系统的物质，能使小血管内形成广泛的血栓，进一步阻塞肺小血管，反射性引起迷走神经兴奋，加重肺小支气管痉挛和支气管分泌物增多，使肺通气、换气量减少。肺小血管阻塞引起的肺动脉高压导致急性右心衰竭，继而呼吸循环功能衰竭、休克，甚至迅速死亡。

（2）变应性休克：羊水中胎儿有形成分作为变应原，作用于母体引起变态反应，所导致的变应性休克多在羊水栓塞后立即发生，多数患者表现为血压骤降甚至消失。休克后出现心肺衰竭。

（3）弥散性血管内凝血（DIC）：妊娠时母体血液呈高凝状态，由多种凝血因子及纤维蛋白原增加所致，羊水中含大量促凝物质可激活外源性凝血系统，在血管内产生大量的微血栓，消耗大量凝血因子及纤维蛋白原，发生DIC。同时羊水中也含有纤溶激活酶，而纤维蛋白原下降同时可激活纤溶系统，由于大量凝血物质的消耗和纤溶系统的激活，产妇血液由高凝状态迅速转变为纤溶亢进，血液不凝，极易发生产后出血及失血性休克。

（4）急性肾衰竭：由于休克和DIC，肾急性缺血，导致肾功能障碍和衰竭。

知识点5：羊水栓塞的临床表现 　　　　　副高：掌握　正高：掌握

（1）典型的羊水栓塞：以骤然的血压下降（血压与失血量不符）、组织缺氧和消耗性凝血病为特征的急性综合征。典型临床表现分为以下3个阶段，通常按顺序出现，有时也可不完全出现。

1）心肺衰竭和休克：在分娩过程中，尤其是刚刚破膜不久，产妇突然发生寒战、呛咳、气急、烦躁不安、呕吐等前驱症状，继而发生呼吸困难、发绀、抽搐、昏迷、血压急剧下降。急性肺水肿时有咳嗽、咳粉红色泡沫痰、心率快、血压下降甚至消失，肺部可闻及啰音等。少数病例只发出一声尖叫或者抽搐一下后因呼吸心跳骤停而于数分钟内死亡。

2）DIC引起的出血：部分羊水栓塞患者经抢救度过了呼吸循环衰竭时期，继而出现DIC，表现为以大量阴道流血为主的全身出血倾向，如黏膜、皮肤有出血点及瘀斑，切口渗血及血尿等，且血液不凝。但是部分羊水栓塞病例在临床上缺少呼吸、循环系统的症状，起病即以产后不易控制的阴道流血为主要表现。

3）急性肾衰竭：由于休克和DIC的发生导致肾急性缺血，患者出现少尿、尿闭、血尿、氮质血症，可因肾衰竭而死亡。

（2）不典型的羊水栓塞

1）有些患者病情发展缓慢，症状隐匿。如缺乏急性呼吸循环系统症状或症状较轻。

2）有些患者羊膜腔破裂时突然一阵呛咳，之后缓解；也有些患者无明显症状，仅表现为寒战，几小时后出现阴道大量流血不止、血液不凝，酱油色血尿时才被诊断。

知识点6：羊水栓塞的辅助检查 　　　　　副高：掌握　正高：掌握

（1）实验室检查：痰涂片和血涂片可找到羊水中的有形物质，DIC各项血液检查指标阳性。

（2）心电图：提示右心房、右心室扩大。

（3）胸部X线片：约90%的患者可见肺部双侧弥漫性点状、片状浸润影，沿肺门周围分布，伴轻度肺不张及心脏扩大。

（4）尸检：①肺水肿、肺泡出血，在主要脏器如肺、心、胃、脑等组织及血管中找到羊水有形物质。②心脏内血液不凝固，离心后镜检找到羊水有形物质。③子宫或阔韧带血管内可见羊水有形物质。

知识点7：羊水栓塞的治疗 　　　　　副高：掌握　正高：掌握

及时确诊后应立即抢救产妇，主要原则是抗过敏、纠正呼吸循环功能衰竭和改善低氧血症；抗休克，纠正凝血障碍，防止DIC和肾衰竭。

（1）抗过敏：早期应用抗过敏药物糖皮质激素，可稳定溶酶体膜，保护细胞，抗过敏，同时也有解除痉挛作用。

（2）纠正呼吸循环衰竭

1）吸氧：加压给氧，取半坐位或抬高肩部卧位，必要时行气管插管或气管切开，以保证供氧，减轻肺水肿，改善脑缺氧。

2）纠正肺动脉高压：为阻断迷走神经反射引起的肺血管痉挛及支气管痉挛，应立即应用解痉药物。

3）防治心衰：为防止心力衰竭，心率快者应及早应用强心药，加强心肌收缩，增加心搏量。为减轻右心负荷，可用测血压袖带分别缚于四肢，加压至收缩压与舒张压之间，以阻断部分静脉回流。应用利尿药有利于消除肺水肿。

（3）抗休克：在抢救过程中，应尽快输新鲜全血和血浆以补充血容量。在补充血容量时，注意不要补充过量的晶体，要以补充血液，特别是凝血因子和纤维蛋白原为主。应用升压药时，根据血压情况调整滴速。在抢救过程中应及时作动脉血气分析及血清电解质测定。若有电解质紊乱，应及时纠正。

（4）防治DIC：在发病后10分钟内使用肝素钠治疗羊水栓塞早期的高凝状态。应及时输新鲜全血或血浆、纤维蛋白原等补充凝血因子。使用抗纤溶药物抑制纤溶激活酶，使纤溶酶原被激活，从而抑制纤维蛋白的溶解。

（5）防治肾衰竭：羊水栓塞患者经抢救度过了肺动脉高压及右心衰竭、凝血功能障碍等几个阶段后，常常因肾缺血时间长、肾血管栓塞而导致肾小管肾小球坏死、肾功能障碍，故在抢救过程中应随时观察尿量，使每小时尿量不少于30ml，24小时尿量不少于400ml。当血容量补足后，仍少尿者应选用呋塞米20~40mg静脉注射，或20%甘露醇250ml快速静脉滴注（10ml/min），扩张肾小球动脉（有心衰时慎用）预防肾衰竭，无效者提示急性肾衰竭，应尽早采取血液透析等急救处理。

知识点8：羊水栓塞的护理评估　　　　　　副高：熟练掌握　　正高：熟练掌握

（1）健康史：评估发生羊水栓塞的各种诱因，如是否有胎膜早破或人工破膜、前置胎盘或胎盘早剥、宫缩过强或强直性宫缩、中期妊娠引产术或钳刮术、羊膜腔穿刺术等病史。

（2）身体状况：患者破膜后，多于第一产程末、第二产程宫缩较强时，或在胎儿娩出后的短时间内，突然出现烦躁不安、呛咳、气急、呼吸困难、发绀、面色苍白、四肢厥冷、咳泡沫样痰、心率加快，并迅速出现循环衰竭，进入休克和昏迷状态；还表现为全身黏膜出血，消化道、阴道大出血且不凝；切口渗血不止，继而出现少尿、无尿等肾衰竭表现。少数患者可无任何先兆症状，产妇窒息样惊叫一声或打一哈欠后随即进入昏迷，呼吸心脏骤停。

（3）心理-社会状况：羊水栓塞往往导致产妇死亡甚至胎儿死亡，家属通常无法接受这样的结果，而在情绪上会比较激动，甚至否认、愤怒。

知识点9：羊水栓塞的护理诊断　　　　　　副高：熟练掌握　正高：熟练掌握

（1）气体交换受损：与肺动脉高压导致肺血管阻力增加和肺水肿有关。

（2）组织灌注无效：与失血及 DIC 有关。

（3）潜在并发症：休克、DIC、肾衰竭、胎儿窘迫等。

（4）恐惧：与病情危重、有濒死感有关。

（5）有窒息的危险：与羊水栓塞、母体呼吸循环衰竭有关。

知识点10：羊水栓塞的护理措施　　　　　　副高：熟练掌握　正高：熟练掌握

（1）羊水栓塞的预防：加强产前检查，注意诱发因素，及时发现前置胎盘、胎盘早破等并发症并及时处理。严密观察产程进展，正确掌握缩宫素的使用方法。行人工破膜时应在宫缩间歇期，并控制羊水的流出速度。中期引产者，行羊膜腔穿刺的次数不能超过 3 次，钳刮术时，先破膜让羊水流尽后再钳夹胎块。

（2）羊水栓塞紧急处理的护理

1）首要处理：纠正缺氧，改善低氧血症，解除肺动脉高压，防止心力衰竭，抗过敏，抗休克。①吸氧：立即予半卧位，面罩或气管插管正压给氧，必要时行气管切开正压给氧。②抗过敏：在改善缺氧的同时，迅速进行抗过敏治疗。③解除肺动脉高压：罂粟碱为解除肺动脉高压的首选药物；心率慢时应用 1mg 阿托品，10~20 分钟静脉滴注，直至患者面色潮红，微循环改善；与罂粟碱合用效果佳。④氨茶碱：可扩张冠状动脉及支气管平滑肌。⑤酚妥拉明：有抗休克作用。

2）抗休克：①补充血容量，用低分子右旋糖酐静脉滴注（每天量不超过 1000ml），抗休克时滴速为 20~40ml/min，并应补充新鲜血液和血浆。②升高血压，多巴胺开始滴速为20 滴/分（每分钟滴入 75~100μg），根据血压情况调整滴速；间羟胺，滴速为 20~30 滴/分。③纠正酸中毒，可用 5% 碳酸氢钠 250ml 静脉滴注。④纠正心衰，用毛花苷 C 加于葡萄糖液中静脉推注。

3）预防疾病与感染。①防治 DIC，尽早应用抗凝剂是控制 DIC 发展的关键。②预防肾衰竭，在抢救过程中应注意尿量。当血容量补足后若患者仍少尿，遵医嘱给予 20% 甘露醇静脉滴注，有心力衰竭者慎用。尿量仍少，可给予呋塞米加于葡萄糖液中静脉缓慢推注。③预防感染，选用广谱抗生素。

4）产科处理：原则上应在产妇明显改善了呼吸循环功能状况，并已纠正凝血功能障碍后再处理分娩。①产程的监测与观察：在第一产程发病者，应立即考虑行剖宫产术结束分娩；在第二产程发病者，可以在条件允许的情况下阴道助产结束分娩；密切观察出血量、血凝情况，若有产后大出血，做好子宫切除的术前准备。②在中期妊娠钳刮术或羊膜腔穿刺时发生者应立即终止手术，进行抢救。③发生羊水栓塞时如正在滴注缩宫素，应立即停止，同时严密监测患者的生命体征变化并记录，做好出入液量记录。

5）提供心理支持：若患者神志清醒，给予鼓励，使其增强信心。理解家属的恐惧情绪并给予安慰，适当时允许家属陪伴患者，向家属介绍病情，以取得配合。病情稳定后制订康复计划。

<table>
<tr><td>知识点11：羊水栓塞的健康指导</td><td>副高：掌握　正高：熟练掌握</td></tr>
</table>

（1）自我监测指导：产妇清醒后，告诉其如有胸闷、心悸或阴道流血量增多等情况要及时报告医护人员；向产妇讲解保持管道通畅的重要性，嘱其翻身、活动时注意保持各管道通畅。

（2）家属指导：本病病情危急，患者多处于昏迷状态，医护人员应向家属详细交待病情，请家属积极配合抢救和治疗。

（3）心理指导：待产妇病情稳定后，鼓励其说出发病前后的心理感受，给予心理疏导。如果产妇因病情需要行子宫切除，告知产妇以后会没有月经，但不影响性生活和女性特征，减轻其焦虑、恐惧情绪。

（4）活动指导：疾病早期，可床上翻身；待病情好转后，逐渐床上坐起、床边活动、下地活动，如有头晕、心悸要暂停活动。

子宫
破裂

第三节　子宫破裂

<table>
<tr><td>知识点1：子宫破裂的概念</td><td>副高：熟练掌握　正高：熟练掌握</td></tr>
</table>

子宫破裂是指在分娩期或妊娠期子宫体部或子宫下段发生破裂，是产科严重的并发症之一，如果未及时诊治可导致胎儿及产妇死亡。近年来，因为我国孕期保健及产科技术的提高，其发病率已有显著下降。

子宫破裂多发生于难产、高龄多产及子宫曾经手术或有过损伤的产妇。

<table>
<tr><td>知识点2：子宫破裂的病因及发病机制</td><td>副高：熟练掌握　正高：熟练掌握</td></tr>
</table>

子宫破裂根据破裂原因分为自然破裂和损伤性破裂。自然破裂可发生在梗阻性难产致子宫下段过度延伸而破裂，也可发生在子宫手术后的切口瘢痕处；损伤性破裂是指难产手术操作不规范所致。

（1）梗阻性难产：最常见的原因。由于骨盆狭窄、头盆不称、胎位异常、胎儿异常、软产道阻塞（宫颈瘢痕、肿瘤或阴道横隔等）等，均可使胎先露部下降受阻，为克服阻力子宫强烈收缩，使子宫下段过度拉长变薄超过最大限度，引起子宫破裂。

（2）瘢痕子宫：较常见的原因。剖宫产或子宫肌瘤剔除术后的子宫肌壁留有瘢痕，妊娠晚期或分娩期子宫收缩牵拉及宫腔内压力升高而致瘢痕破裂。宫体部瘢痕常在妊娠晚期自发破裂，多为完全性破裂；子宫下段瘢痕破裂多发生于临产后，多为不完全性破裂。近年由于剖宫产率增高，瘢痕子宫破裂发生率有上升的趋势。

（3）子宫收缩药物使用不当：在分娩前肌注缩宫素或过量静脉滴注缩宫素，前列腺素栓剂及其他子宫收缩药物使用不当或子宫对宫缩剂过于敏感，均可引起宫缩过强，加之先露下降受阻时可发生子宫破裂。

（4）产科手术创伤：多发生于不适当或粗暴的阴道助产手术，如宫口未开全行产钳或臀牵引术常可发生宫颈撕裂，严重时可波及子宫下段，发生子宫下段破裂。穿颅术、内倒转术操作不慎，或植入胎盘强行剥离，也可造成子宫破裂。

知识点 3：子宫破裂的临床表现　　　　　　　　　　副高：掌握　正高：掌握

子宫破裂大多数发生在分娩过程中，也可发生在妊娠晚期尚未临产时，通常是渐进发展的过程，多数可分为先兆子宫破裂和子宫破裂两个阶段。临床表现与破裂的时间、部位、范围、内出血的量、胎儿及胎盘娩出的情况以及子宫肌肉收缩的程度等有关。

（1）先兆子宫破裂：主要临床表现是子宫形成病理性缩复环、下腹部压痛、胎心率改变及血尿。

1）症状：常见于发生梗阻性难产的产妇。在临产过程中，当子宫收缩加强、胎儿下降受阻时，产妇烦躁不安、疼痛难忍、下腹部拒按、表情极其痛苦、呼吸急促、脉搏加快。由于胎先露部紧压膀胱使之充血，出现排尿困难，甚至形成血尿。

2）体征：先兆子宫破裂阶段子宫呈强直性收缩，胎心表现为先加快后减慢或听不清，胎动频繁。由于子宫收缩过频，胎儿供血受阻，表现为胎儿窘迫。强有力的宫缩使子宫下段拉长变薄，而宫体更加增厚变短，两者间形成明显的环状凹陷，此凹陷逐渐上升达脐部或脐部以上，称为病理性缩复环。子宫下段压痛明显，甚至出现血尿。这种情况若不及时排除，子宫将很快在病理性缩复环处及其下方发生破裂。

（2）子宫破裂

1）症状：继先兆子宫破裂症状后，产妇突感下腹部撕裂样剧痛，子宫收缩骤然停止，腹痛稍缓解后不久又出现全腹持续性疼痛，伴有面色苍白、出冷汗、脉搏细数、呼吸急促、血压下降等休克征象。子宫肌层已全部或部分破裂，但浆膜层或腹膜层尚保持完整，宫腔与腹腔未相通。胎儿仍位于宫腔内，为不完全性子宫破裂；子宫肌层及浆膜层全部破裂，宫腔与腹腔相通为完全性子宫破裂。

2）体征：患者出现全腹压痛、反跳痛等腹膜刺激征；腹壁下可清楚扪及胎体，子宫缩小位于侧方，胎心、胎动消失。阴道检查可见鲜血流出，肛查发现曾扩张的宫口回缩，下降中的胎先露升高甚至消失（胎儿进入腹腔内）。

知识点 4：子宫破裂的辅助检查　　　　　　　　　　副高：了解　正高：掌握

（1）阴道或肛门检查：扩张的宫口回缩，下降中的胎先露消失（胎儿进入腹腔）。

（2）B超检查：常可发现胎盘后血肿。可协助确定子宫破裂的部位及胎儿与子宫的关系。

（3）胎心监护：连续胎心监护示胎心异常，晚期减速持续较长时间、不恢复。

（4）实验室检查：血常规检查可见血红蛋白下降，白细胞计数增多，尿常规检查可见有红细胞或肉眼血尿。

知识点5：子宫破裂的治疗要点　　　　　　　副高：掌握　正高：掌握

（1）先兆子宫破裂：立即给予抑制子宫收缩的药物，如吸入或静脉麻醉，肌内注射或静脉注射镇静药物，如哌替啶100mg，停用宫缩剂，尽快施行剖宫产术。

（2）子宫破裂：对已诊断为子宫破裂者，在进行大量输血、输液抗休克的同时，立即施行剖宫产术，同时应用大剂量抗生素防治感染。手术方式应根据患者的年龄、胎次、一般情况、子宫破裂程度与部位、手术距离破裂发生时间长短以及有无严重感染而决定。①患者无子女，子宫破裂时间在12小时以内，裂口边缘尚整齐、无明显感染者，可考虑修补缝合术。②裂口较大，撕裂多处，且有感染可能者，应考虑做次全子宫切除术。③子宫裂口不仅在下段，且延及宫颈口者，应考虑做全子宫切除术。④在阔韧带内有巨大血肿时，须打开阔韧带，推开输尿管及膀胱，避免损伤，游离、结扎子宫动脉之上行者及其伴随静脉。如术时仍有活动性出血，可先行同侧髂内动脉结扎术，以控制出血。⑤子宫破裂的孕产妇，均应仔细检查膀胱、输尿管、宫颈与阴道，如发现裂伤，应同时予以修补。

知识点6：子宫破裂的护理评估　　　　　　副高：熟练掌握　正高：熟练掌握

（1）健康史：主要收集与子宫破裂有关的既往史及现病史，如有无子宫手术瘢痕、剖宫产史；此次妊娠有无胎位异常、头盆不称；是否滥用缩宫素引产或催产史；是否有阴道助产手术操作史。

（2）身体状况：主要评估产妇的临床表现及情绪变化。评估产妇宫缩的强度、间歇时间的长短，腹部疼痛的程度、性质，产妇有无排尿困难，有无出现病理性缩复环，监测胎心及胎动情况，了解有无胎儿窘迫表现。

（3）心理-社会状况：评估产妇的精神状态，有无烦躁不安、疼痛难忍、恐惧、焦虑。产妇往往担心母儿健康，盼望尽早结束分娩。

知识点7：子宫破裂的护理诊断　　　　　　副高：熟练掌握　正高：熟练掌握

（1）急性疼痛：与强直性子宫收缩或病理性缩复环或子宫破裂后血液刺激腹膜有关。

（2）组织灌注量改变：与子宫破裂后大量出血有关。

（3）预感性悲哀：与子宫破裂后胎儿死亡有关。

（4）有感染和危险：与多次阴道检查、宫腔内损伤、大量出血等有关。

知识点8：子宫破裂的护理措施　　　　　　副高：熟练掌握　正高：熟练掌握

（1）加强子宫破裂的预防工作

1）加强计划生育宣传，避免多产。加强围产期保健。

2）建立和健全三级保健网，做好产前检查，及时诊断胎位异常、胎儿异常、产道异常并及时处理。子宫有瘢痕的产妇提前入院待产。

3）严格掌握子宫收缩剂（缩宫素、前列腺素等）的使用指征和方法，避免滥用。凡有头盆不称，胎位异常或曾行子宫手术者均禁用。前列腺素、蓖麻油等引产更应严密观察。

4）避免损伤较大的阴道助产及操作。

5）严密观察产程，尤其对胎先露部高、胎位异常者的试产。

（2）先兆子宫破裂患者的护理

1）密切观察产程进展，及时发现导致难产的诱因，注意宫缩和胎心率的变化。

2）在待产时，出现宫缩过强及下腹部压痛或病理性缩复环时，立即报告医师，并停止缩宫素引产及一切操作。给予吸氧，建立静脉通路并输血及输液、监测产妇生命体征，做好术前准备。按照医嘱给予镇静药和抑制宫缩的药物，并做好剖宫产的术前准备。

3）协助医师向家属交代病情，并获得家属签字同意手术的协议书。

（3）子宫破裂患者的护理

1）迅速给予输液、输血，补充血容量；同时补充电解质及碱性药物，纠正酸中毒；积极进行抗休克处理。

2）保暖，吸氧，取平卧位。

3）尽快手术，术中、术后应用抗生素以预防感染。

4）严密观察生命体征，及时评估失血量以指导治疗护理方案。

（4）提供心理支持

1）向产妇和家属解释子宫先兆破裂与子宫破裂的治疗计划以及对未来的影响。

2）对于产妇及家属所表现的悲伤、怨恨等情绪，应表示同情和理解。帮助他们尽快从悲伤中解脱出来，稳定情绪。

3）为产妇提供舒适的环境，给予生活上的护理和更多的陪伴，鼓励其进食，以更好地恢复体力。

4）为产妇提供产褥期的休养计划，帮助产妇尽快调整情绪，接受现实，以适应现实生活。

知识点9：子宫破裂的健康指导　　　　　　　　副高：掌握　正高：熟练掌握

（1）孕期指导：对于有剖宫产史、子宫手术史、产道异常及胎位异常的孕产妇，建议其增加产检次数，提前到医疗条件较好的医院待产。

（2）自我监测指导：向产妇宣教子宫破裂的先兆症状，如持续腹痛、上腹不适、下腹部压痛、血尿等，发现异常应立即就诊。

（3）产后饮食指导：鼓励产妇进食富含蛋白质、维生素、微量元素的食物及新鲜蔬菜和水果，特别是瘦肉、猪肝、大枣等含铁丰富的食物，有利于纠正贫血。

（4）乳房护理指导：如果胎儿存活，根据产妇身体情况指导母乳喂养，保持乳汁通畅。如胎儿死亡，需及时给予产妇退乳措施。

（5）复诊指导：嘱产妇常规42天后到医院复查，如有阴道流血增多、腹痛、发热等异常情况，随时复诊。

第九章　产褥期疾病妇女的护理

第一节　产褥感染

医院感染
护理

| 知识点1：产褥感染的概念 | 副高：熟练掌握　正高：熟练掌握 |

产褥期内生殖道受病原体侵袭而引起局部或全身的感染称为产褥感染。患病率约为6%，是产妇死亡的四大主要原因之一。

产褥病率是指分娩24小时以后的10天内，每日测量4次体温，凡体温有2次达到或超过38℃者（口表）。产褥病率的原因主要为产褥感染、其他原因的感染，如上呼吸道、泌尿道、乳腺感染等。

产褥感染是常见的产褥期并发症，与产科出血、妊娠合并心脏病、严重的妊娠期高血压疾病共同组成孕产妇死亡的四大原因。

| 知识点2：产褥感染的病因及发病机制 | 副高：熟练掌握　正高：熟练掌握 |

产褥期感染可为单一细菌感染，也可由多种细菌混合感染，以厌氧性链球菌和杆菌最为常见（约占70%）。

（1）常见病原体：正常女性生殖道内有大量病原体，包括需氧菌、厌氧菌、假丝酵母菌及衣原体、支原体。细菌又可分为致病菌和非致病菌。

1）需氧性链球菌：是外源性感染的主要致病菌。B族溶血性链球菌产生外毒素与溶组织酶，使其致病力、毒力、播散能力较强，与产褥感染关系密切，可引起严重感染，其临床特点为发热早（平均在产后11小时），体温>38℃，有寒战、心率加快、腹胀、子宫复旧不良、子宫旁或附件区触痛，甚至伴发菌血症。

2）大肠埃希菌：大肠埃希菌及与其相关的革兰阴性杆菌、变形杆菌，是外源性感染的主要菌种，也是菌血症和感染性休克最常见的病原菌。大肠埃希菌寄生在阴道、会阴、尿道口周围，可于产褥期迅速增殖而发病。

3）葡萄球菌：主要致病菌是金黄色葡萄球菌和表皮葡萄球菌。两者的致病有显著不同。金黄色葡萄球菌多为外源性感染，很容易引起严重的伤口感染。表皮葡萄球菌存在于阴道菌群内，引起的感染较轻。

4）厌氧性链球菌：以消化链球菌和消化球菌多见，存在于正常阴道中。当产道损伤时，残留组织坏死，细菌迅速繁殖引起感染，与大肠埃希菌混合感染，释放异常恶臭气味。

5）厌氧类杆菌：为一组绝对厌氧的革兰阴性杆菌，包括脆弱类杆菌、产色素类杆菌等。此类细菌有加速血液凝固的特点，可引起感染邻近部位的血栓性静脉炎。

此外，梭状芽孢杆菌、淋病奈瑟菌均可导致产褥感染，但较少见。支原体和衣原体也是产褥感染的病原体之一，其感染多无明显症状。

（2）感染途径

1）内源性感染：正常孕妇生殖道或其他部位寄生的病原体，当出现感染诱因时可致病，感染的病原体来自产道本身。多发生于产程延长、组织损伤、手术助产或妊娠末期性交、盆浴者。

2）外源性感染：外界病原体侵入生殖道引起，由被污染的衣物、用具、各种手术器械、物品等接触患者后造成感染。

（3）感染诱因：机体对入侵病原体的反应，取决于病原体的种类、数量、毒力及机体的防御能力。任何削弱产妇生殖道和全身防御能力的因素均有利于病原体入侵与繁殖。贫血、营养不良、慢性疾病、胎膜早破（羊水中的溶菌酶有杀菌作用，当羊水流失后杀菌作用减弱）、羊膜腔感染、各种产科手术操作、产道损伤、产前产后出血、宫腔填纱、产道异物、产程延长、胎盘残留等，均可成为产褥感染的诱因。

| 知识点 3：产褥感染的临床表现 | 副高：掌握   正高：掌握 |

发热、疼痛、异常恶露是产褥感染的三大主要症状，由于感染部位、程度、扩散范围不同，其临床表现也不同。

（1）急性外阴炎、急性阴道炎、急性宫颈炎：分娩时会阴部损伤或剖宫产导致感染，葡萄球菌和大肠埃希菌是主要致病菌。①会阴裂伤或会阴切开伤口感染：是外阴部感染最常见部位，主要表现为会阴局部灼热、疼痛，坐位困难。检查可见局部伤口红肿、硬结、有脓性分泌物、压痛明显，甚至伤口裂开，伴有低热。②阴道裂伤及挫伤感染：表现为黏膜充血、溃疡、脓性分泌物增多，感染部位较深时，可引起阴道旁结缔组织炎。③宫颈裂伤感染：症状多不明显，但若向深部蔓延，可引起盆腔结缔组织炎。产妇可有轻度发热、畏寒、脉速等全身表现。

（2）子宫感染：包括急性子宫内膜炎和子宫肌炎。病原体经胎盘剥离面侵入，扩散到子宫蜕膜层称为子宫内膜炎，侵及子宫肌层称为子宫肌炎。两者常伴发。若为子宫内膜炎，可表现为子宫内膜充血、坏死，阴道内有大量脓性分泌物且伴有臭味；若为子宫肌炎，可表现为腹痛，恶露增多呈脓性，子宫压痛明显，尤其是宫底部，子宫复旧不良，产妇可出现高热、寒战、头痛、心率加快、白细胞明显增多等全身感染征象。

（3）急性盆腔结缔组织炎、急性输卵管炎：病原体沿宫旁淋巴和血行达宫旁组织，出现急性炎症反应而引起急性盆腔结缔组织炎，同时累及输卵管可引起输卵管炎。产妇表现为高热、寒战、脉速、头痛等全身症状，下腹有明显的压痛、反跳痛、肌紧张及肛门坠胀感，宫旁一侧或两侧结缔组织增厚，触及炎性包块，子宫复旧差，严重者侵及整个盆腔呈硬块状，宛如冰冻样，即"冰冻骨盆"。淋病奈瑟菌沿生殖道黏膜上行感染，达输卵管与盆腹腔，形成脓肿后，高热不退。患者白细胞持续增多，中性粒细胞明显增多，核左移。

（4）急性盆腔腹膜炎及弥漫性腹膜炎：炎症扩散至子宫浆膜，形成盆腔腹膜炎，继而发展成弥漫性腹膜炎，产妇表现为全身中毒症状，如高热、恶心、呕吐、腹胀，检查见下腹部有明显压痛、反跳痛、肌紧张。腹膜面分泌大量渗出液，纤维蛋白覆盖引起肠粘连，也可在直肠子宫陷凹形成局限性脓肿，若脓肿波及肠管与膀胱则可出现腹泻、里急后重与排尿困难等症状。急性期治疗不彻底可发展成盆腔炎性疾病后遗症导致不孕。

（5）血栓静脉炎：盆腔内栓塞静脉炎常侵及子宫静脉、卵巢静脉、髂内静脉、髂总静脉及阴道静脉，厌氧性链球菌为常见病原体，这类细菌分泌肝素酶分解肝素，促成凝血。病变单侧居多，产后1~2周多见，产妇主要表现为寒战、高热并反复发作，可持续数周。临床表现随静脉血栓形成的部位不同而有所不同。下肢血栓静脉炎，病变多在股静脉、腘静脉及大隐静脉，产妇主要表现为弛张热，下肢持续性疼痛，局部静脉压痛或触及硬索状物，且因血液回流受阻，引起下肢水肿、皮肤发白，称"股白肿"。小腿深静脉血栓时，可出现腓肠肌及足底部疼痛和压痛。小腿浅静脉炎时，可引起多器官受损，出现水肿和局部压痛。

（6）脓毒血症及败血症：感染血栓脱落进入血液循环可引起脓毒血症，随后可并发感染性休克和迁移性脓肿（肺脓肿、左肾脓肿）。若病原体大量进入血液循环并繁殖可形成败血症，产妇主要表现为持续高热、寒战、脉细数、血压下降、呼吸急促、尿量减少等，全身中毒症状明显，可引起多器官受损，危及生命。

> **知识点4：产褥感染的辅助检查**　　　　　　　副高：掌握　正高：掌握

（1）血液检查：检查白细胞计数增多，尤其是中性粒细胞计数升高明显，红细胞沉降率加快。血清C反应蛋白>8mg/L有助于早期感染的诊断。

（2）细菌培养：通过宫腔分泌物、脓肿穿刺物、后穹隆穿刺物做细菌培养和药敏试验，确定病原体及敏感的抗生素。必要时做血培养和厌氧菌培养。病原体抗原和特异抗体检测可以作为快速确定病原体的方法。

（3）影像学检查：B超、CT及磁共振成像检查可以对产褥感染形成的炎性包块、脓肿及静脉血栓作出定位及定性诊断。

> **知识点5：产褥感染的治疗要点**　　　　　　　副高：掌握　正高：掌握

处理原则为积极控制感染，并改善全身状况。

（1）支持疗法：加强营养，增强全身抵抗力，纠正水、电解质失衡。病情严重或严重贫血者，可多次、少量输注新鲜血或血浆，以增加抵抗力。

（2）清除感染灶：患者取半卧位以利于引流或促使炎症局限于盆腔。会阴伤口感染或盆腔脓肿时，应及时切开引流。胎盘胎膜残留时，应及时清除宫腔内容物，若患者急性感染伴高热，应先控制感染再行刮宫。

（3）应用抗生素：未确定病原体时应选用广谱高效抗生素，然后根据细菌培养和药敏试验结果选择抗生素种类和剂量。中毒症状严重者，短期选用糖皮质激素，提高机体应激能力。

（4）抗凝治疗：血栓静脉炎时，在应用大量抗生素的同时，可加用肝素钠，即 150U/（kg·d）肝素加于5%葡萄糖液500ml中静脉滴注，每6小时1次，体温下降后改为每日2次，连用4~7日。用药期间注意监测凝血功能。口服双香豆素、阿司匹林等，也可用活血化瘀的中药治疗。

（5）手术治疗：子宫严重感染，经积极治疗无效，炎症继续扩散，出现不能控制的出血、败血症或脓毒血症时，应及时行子宫切除术，清除感染灶，抢救患者生命。

知识点6：产褥感染的护理评估　　　　副高：熟练掌握　正高：熟练掌握

（1）健康史：评估是否有产褥感染的诱发因素，评估产妇的个人卫生习惯，询问是否有贫血、营养不良或生殖道、泌尿道感染病史，了解本次妊娠经过，是否有妊娠合并症及并发症，分娩时是否有胎膜早破、产程延长、手术助产、软产道损伤，是否有产前及产后出血史等。

（2）身体状况：评估产妇体温，产褥早期发热常见的原因是脱水，但在2~3日低热后突然出现高热，应警惕感染可能。对产后发热者，应首先考虑产褥感染，再排除引起产褥病率的其他疾病。评估产妇全身情况、子宫复旧及伤口恢复情况，是否有发热、寒战、头痛、恶心、呕吐等，评估体温、脉搏、血压，检查宫底高度、子宫软硬度、有无压痛等，观察会阴局部伤口是否有红肿、硬结及脓性分泌物，观察恶露的色、质、量、气味等。评估腹部是否有压痛、反跳痛、肌紧张等。评估下肢皮肤颜色、温度、感觉及是否有疼痛等。

（3）心理-社会状况：产妇可能因为感染，产生心理上的沮丧、烦躁及焦虑情绪，应评估产妇的心理变化及感受。

知识点7：产褥感染的护理诊断　　　　副高：熟练掌握　正高：熟练掌握

（1）焦虑：与担心自身健康和母乳喂养中断有关。

（2）疼痛：与感染有关。

（3）体温过高：与感染及产后机体抵抗力下降有关。

（4）潜在并发症：感染性休克。

知识点8：产褥感染的护理措施　　　　副高：熟练掌握　正高：熟练掌握

（1）一般护理：注意保暖。保持病室及床单位整洁，促进产妇良好休息和睡眠。指导产妇加强营养，给予高蛋白、高热量、高维生素、易消化饮食，以增强抵抗力。鼓励产妇多饮水，保证足够液体摄入，出现不适症状，如高热、呕吐、疼痛时应对症处理。指导产妇取半卧位，有利于恶露引流及促进炎症局限于盆腔。

（2）病情观察：密切观察产妇生命体征的变化，每4小时测体温1次，观察脉搏及血压变化，询问是否有恶心、呕吐、腹胀、疼痛等状况。观察并记录恶露的色、质、量及气味，观察子宫复旧及会阴伤口情况。

（3）治疗护理：根据医嘱进行支持治疗，增强抵抗力。需要做脓肿引流术、清宫术、后穹隆穿刺术者应做好术前准备及术后护理。抗生素治疗时应严格按照给药时间给药，给药剂量充足，维持有效血药浓度，达到最佳治疗效果。对于出现感染性休克及肾衰竭者，应配合医师积极抢救。

（4）预防生殖道感染和并发症：工作人员、家属、患者均要注意手的清洁。待产或分娩时，工作人员严格执行无菌操作技术，分娩时避免过多的阴道检查，以减少伤口感染。单独特殊处理被污染的物品，如衣物、床单等。做好健康教育与出院指导，鼓励和帮助产妇做好会阴部护理，及时更换会阴垫，外阴伤口每天 2 次用 1:5000 高锰酸钾温水溶液擦洗，如伤口有红肿可用红外线照射会阴部进行伤口理疗。指导患者采取半卧位或抬高床头，促进恶露流出，炎症局限，防止感染扩散。

（5）产后生殖道感染的健康教育和心理护理：由于产妇的伤口愈合不良或全身感染症状严重，影响正常哺喂新生儿，甚至造成母婴分离，护士应向产妇讲解感染等并发症的症状、诊断、检查与治疗，以减少焦虑情绪，使其配合各项治疗与护理措施，做好治疗、休息、饮食、活动、用药的健康指导，提供产妇有效的自我护理及新生儿护理，有问题及时报告医师，告知产妇产后检查的时间和咨询电话。

知识点 9：产褥感染的健康指导　　　　　　　　副高：掌握　正高：熟练掌握

（1）孕期指导：加强孕期保健即卫生宣教，保持全身及外阴的清洁。如临产前 2 个月避免性生活、盆浴，妊娠前或妊娠期间患妇科炎症者，应及时治疗，防止转为慢性。

（2）饮食护理：产褥期加强营养，给予高热量、高蛋白质、高维生素的饮食。高热期多饮水，进食易消化的流食或半流食，忌食生、冷、辣的食物。

（3）体位指导：卧床休息时应采取半卧位，能活动时经常坐起，有利于恶露排出，使炎症局限，避免感染扩散。

（4）母乳喂养指导：如有败血症、菌血症则立即停止哺乳，教会产妇排空乳房及人工喂养的方法。当体温降至 38℃以下，败血症、菌血症好转后则可继续哺乳。

（5）出院指导：保持居室通风良好、空气新鲜，保证足够的休息与营养。养成良好的个人卫生习惯，学会正确的乳房护理方法，保持乳腺管的通畅，以防发生乳腺炎。如有发热、腹痛、恶露异常需及时就诊。

第二节　晚期产后出血

知识点 1：晚期产后出血的概念　　　　　　　　副高：熟练掌握　正高：熟练掌握

晚期产后出血是指分娩 24 小时后，在产褥期内发生的子宫大量出血。以产后 1~2 周发病最常见，也有延至产后 6 周发病者，又称产褥期出血。临床表现为持续或间断的阴道流血，有时是突然阴道大量流血，可引起失血性休克，严重者可致弥散性血管内凝血（DIC），危及生命。

知识点 2：晚期产后出血的病因及发病机制　　　　　　　　副高：熟练掌握　正高：掌握

晚期产后出血为产科的严重并发症之一，较为常见，是产妇死亡的主要原因之一。其发生原因主要是胎盘、胎膜及蜕膜残留、子宫胎盘附着部位复旧不全、感染、剖宫产术后子宫切口裂开等。

（1）胎盘残留：第三产程处理不当，过早牵拉娩出胎盘，如有大块胎盘缺损或副胎盘残留在宫腔内而未能及时发现，残留的胎盘组织发生变性、坏死、机化，形成胎盘息肉。当胎盘息肉坏死脱落时，其基底部血管破裂出血。

（2）胎膜残留：可引起晚期产后出血，但主要表现为持续性血性恶露时间过长，大出血少见。

（3）蜕膜残留：正常蜕膜组织多于产后 1 周内脱落并随恶露排出。子宫畸形如双子宫、双角子宫等，蜕膜容易剥离不全而长时间残留，影响子宫复旧，容易继发子宫内膜炎，导致晚期产后出血，好发于产后 2 周左右。

（4）胎盘附着部位子宫复旧不全或子宫内膜修复不全：子宫胎盘附着部位血管在胎盘排出后即有血栓形成，其后血栓机化，透明样变，血管上皮增厚，管腔狭窄、堵塞。胎盘附着部位边缘的子宫内膜向内生长，底蜕膜深层的残留腺体和内膜重新生长，使子宫内膜正常修复，该过程需 6~8 周。如该部位发生感染，血栓脱落，血窦重新开放可以导致大出血。

（5）剖宫产术后子宫切口裂开：多见于子宫下段剖宫产横切口的两侧端。造成切口裂开的原因如下。

1）切口感染：子宫下段横切口距离阴道近，手术操作失血及术后出血，胎膜早破、产程延长等诱因引起切口及周围感染，组织坏死脱落，血管开放而大出血。切口裂开后加重感染，两者互为因果，互相影响，使切口难以愈合，如无菌操作不严格更易如此。

2）切口选择不当：当切口过低时，由于接近宫颈外口，此处组织结构以结缔组织居多，愈合能力差；而切口位置过高时，位于解剖学内口处，切口上缘为宫体组织，收缩力和缩复力强，胎儿娩出后变厚、变短，切口下缘为宫颈组织，缩复力差，薄而长，缝合时创面对合不良易导致愈合不佳。由于妊娠子宫多右旋，切开时易偏左容易损伤左侧子宫血管。

3）缝合不当：切缘对合不良，操作粗暴，活动性出血的血管缝扎不紧，尤其是切口两侧角部血管未能缝扎住导致血肿形成；缝线过松或打结过松不能有效压迫血管，缝线打结过紧将血管与组织割断，缝扎组织过多或过稀，肠线过粗及结头过多，子宫全层穿透缝合等都将影响切口愈合而导致出血。

（6）其他：产后滋养细胞肿瘤、子宫黏膜下肌瘤、子宫内膜息肉、宫腔内异物、宫颈炎症、宫颈恶性肿瘤等，均可能引起晚期产后出血。

知识点 3：晚期产后出血的诱发因素　　　　　　　　副高：掌握　正高：掌握

（1）分娩方式相关：与顺产相比，剖宫产的患者更易发生子宫复旧不全，其晚期产后出血的发生率高。

（2）新生儿喂养方式相关：新生儿吮吸乳头时会促进子宫收缩，进而帮助子宫恢复。因此，非母乳喂养者更易发生晚期产后出血。

（3）不良生活习惯：产褥期产妇卫生习惯不良，未能及时更换卫生棉片，或过早同房等，可增加宫腔感染的机会，继而出现晚期产后出血。

（4）其他因素：既往剖宫产手术、子宫肌瘤剔除术、多次人工流产等可导致子宫壁损伤，容易引起剖宫产切口愈合不良及宫腔内胎盘、胎膜残留。合并糖尿病的患者若血糖控制不佳，易引起剖宫产切口愈合不良，导致晚期产后出血。

知识点 4：晚期产后出血的临床表现　　　　　　　　副高：掌握　正高：掌握

（1）阴道流血的时间：胎盘、胎膜残留时，一般发生在产后 7~10 天；子宫胎盘部位复旧不全时，常常发生在产后 2~3 周；胎盘息肉所致的出血，可在产后数周甚至数月发生；剖宫产子宫下段切口裂开所致的阴道流血，大多发生在术后 2~4 周。

（2）阴道流血的形式和量：各种原因引起的晚期产后出血均无特定的出血形式和出血量。可能是阴道少量持续不断流血，也可能是阴道突然大量流血。胎盘残留常是多次、反复阴道少量流血，恶露经久不净，也可以是突然大量阴道流血；子宫胎盘附着部位复旧不全，多为突然大量阴道流血且持续不断；胎盘息肉则是间歇阴道流血或持续不断阴道流血，后者更常见。子宫切口裂开多是突然、大量阴道流血，患者可在短时间内处于失血性休克状态。

（3）贫血：阴道流血量多可造成贫血，主要表现为头晕，乏力等症状，重症可致失血性休克，患者常表现为面色苍白，心率增快，烦躁不安，晕厥等症状，甚至危及生命。

（4）感染：由于产妇抵抗力降低，极易并发感染，可出现发热、恶露增多伴有臭味。

（5）妇科检查：子宫复旧不良，子宫大且软，宫口松弛，有时在宫颈内口处可触及残留组织。若并发感染，子宫有压痛。

知识点 5：晚期产后出血的辅助检查　　　　　　　　副高：掌握　正高：掌握

（1）一般检查：评估产后出血量，监测生命体征，观察体温变化及血压情况。当阴道流血量过多时可引起心率加快、血压降低，因此可帮助判断患者的失血程度。妇科检查可触及宫颈、子宫及附件，检查有无宫颈抬举痛，判断子宫的大小、位置，子宫及附件有无包块、压痛，可帮助诊断子宫肌瘤、盆腔炎等，以判断晚期产后出血的病因。

（2）实验室检查：①血常规和C反应蛋白（CRP），可判断患者有无贫血及细菌感染。②凝血功能，当阴道流血量过多时，可引起凝血功能障碍，因此可帮助判断患者的失血程度。③血清人绒毛膜促性腺激素（hCG），当宫腔内有胎物残留，或患绒毛膜癌等疾病时，hCG值会高于正常水平，有助于判断晚期产后出血的病因。④细菌培养及药敏试验，当合并感染时，可确认病原菌种类，并指导临床合理选择抗菌药物。

（3）影像学检查：①妇科B超，可反映子宫及双侧附件的形态、大小、位置、有无包块等，宫腔内有无胎物残留等，有助于晚期产后出血的病因诊断。②病理检查：当怀疑患者有宫腔内妊娠物残留、绒毛膜癌、子宫黏膜下肌瘤、子宫内膜息肉、宫颈癌等疾病时，需取相应的标本做病理检查，以明确病因。③血管造影：怀疑患者有子宫动静脉畸形等血管异常时可行血管造影，可明确病因。

知识点6：晚期产后出血的治疗要点　　　　　　　　　　　　　副高：掌握　　正高：掌握

针对病因进行治疗。

（1）对于少量或中等量阴道流血者，应给予广谱抗生素、子宫收缩剂及支持疗法。常用子宫收缩剂有缩宫素、米索前列醇、马来酸麦角新碱等，使用时需注意高血压、恶心、呕吐、腹泻、寒战和体温升高等不良反应。当子宫收缩剂效果不佳时，可使用止血药，如氨甲环酸。通常给予患者足量的广谱抗生素防治感染，如头孢菌素、氧氟沙星、阿奇霉素等，经口服或静脉滴注给药。

（2）疑有胎盘、胎膜或蜕膜残留者，可在开放静脉通道、备血及准备手术的条件下刮宫，操作应轻柔，以防子宫穿孔，刮出物送病理检查。术后继续抗感染及促子宫收缩治疗。

（3）若已确诊为子宫切口裂开，应尽快行剖腹探查术。若术中见子宫切缘组织坏死范围不大，炎性反应不严重，切口周围组织血供良好，可行切口扩创缝合以及子宫动脉或髂内动脉结扎止血而保留子宫；若切口周围组织坏死范围大，炎性反应严重，有盆腔严重感染或全身感染，应酌情选择低位子宫次全切除术或子宫全切除术。

（4）若系肿瘤所致晚期产后出血，应按肿瘤性质、部位做相应处理。

知识点7：晚期产后出血的护理评估　　　　　　　　　　　副高：熟练掌握　　正高：熟练掌握

（1）健康史：除收集一般病史外，特别要注意收集与产褥期出血相关的病史，如分娩方式，产后恢复情况，阴道流血的时间、出血量，恶露的性状、味道，有无血液系统疾病等。

（2）身体状况：评估出血所导致的症状和体征的严重程度。由于贫血，产妇机体免疫力下降，有可能发生失血性休克。

（3）心理-社会状况：评估患者的情绪状态，同时评估家庭支持系统是否完备。

> **知识点8：晚期产后出血的护理诊断**　　　副高：熟练掌握　　正高：熟练掌握

（1）潜在并发症——失血性休克：与组织灌注改变、产后子宫继发出血有关。
（2）有感染的危险：与失血后抵抗力降低及手术操作有关。

> **知识点9：晚期产后出血的护理措施**　　　副高：熟练掌握　　正高：熟练掌握

（1）预防

1）做好妊娠期保健，处理好分娩过程，可明显减少晚期产后出血的发生。

2）对有产后出血史、多次人工流产史、胎盘滞留及双胎、羊水过多、产程延长者提高警惕，做好产前保健及产时、产后监护。同时将目前情况告诉产妇，以取得配合，预防晚期产后出血的发生。

3）正确处理第二、第三产程，出头娩肩应缓慢，保护好会阴，仔细检查胎盘、胎膜，如有残缺应及时取出；在无法排除胎盘残留时，以进行宫腔探查为宜。产后严密观察宫缩及出血量，按压宫底促积血排出。

4）严格剖宫产指征，加强对正常生理分娩方式的宣传，减少社会因素的影响。剖宫产时做到合理选择切口，并合理缝合，术后应用抗生素。

（2）止血治疗

1）迅速建立静脉通道，采取输液、输血等一系列抗休克抢救措施。

2）为产妇提供安静的休养环境，严密观察产妇出血量、血压、脉搏、呼吸、尿量等变化，给予吸氧。

3）检查引起出血的原因，根据不同出血原因采取针对性措施。

4）预防感染，严格无菌操作，合理应用抗生素。

5）产妇休克纠正后，仍应加强护理、严密观察，防止再出血发生。如需手术，做好术前、术后护理。

（3）心理支持：做好产妇及家属的心理护理，解除其紧张、恐惧感。

（4）饮食指导：鼓励产妇进食营养丰富且易消化、富含蛋白质、铁、维生素的食物，并应加强营养，注意休息，改善产妇一般状况。

> **知识点10：晚期产后出血的健康指导**　　　副高：掌握　　正高：熟练掌握

（1）定期进行产前检查，做好妊娠期保健。

（2）培养良好的卫生习惯，保持外阴清洁，勤换会阴垫，避免细菌感染。

（3）饮食宜清淡，少量多餐，注意水和营养的补充，鼓励母乳喂养，可促进子宫收缩及复旧。

（4）告知产后子宫复旧及恶露的变化情况，发现异常需及时就诊。

（5）产褥期禁止盆浴和性生活。

第三节　产褥期抑郁症

知识点1：产褥期抑郁症的概念　　　　　　副高：熟练掌握　正高：熟练掌握

产褥期抑郁症（PPD）是指产妇在产褥期出现抑郁症状，是产褥期非精神病性精神综合征中最常见的一种类型。主要表现为持续和严重的情绪低落以及失眠、悲观等一系列症状。产后抑郁症不仅影响产妇的生活质量，还影响家庭功能和产妇的亲子行为，影响婴儿认知能力和情感的发展。

知识点2：产褥期抑郁症的病因及发病机制　　　　副高：熟练掌握　正高：熟练掌握

病因不明，可能与下列因素有关。

（1）分娩因素：产妇经过分娩，身体疲惫，尤其是合并产时、产后的并发症，以及难产、滞产、剖宫产等均造成产妇紧张与恐惧情绪、神经系统功能状态不佳，促使内分泌功能状态不稳定。

（2）心理因素：与产妇的个性特征最相关。敏感（神经质）、以自我为中心、情绪不稳定、社交能力不良、好强、求全、固执、内向性格等个性特点的人群容易发生产后心理障碍。

（3）内分泌因素：分娩后产妇体内人绒毛膜促性腺激素（hCG）、人胎盘催乳素（HPL）、孕激素、雌激素含量急剧下降，可能在产后抑郁症和精神方面起重要的作用。产后24小时内，体内内分泌环境发生了很大变化，体内激素水平的急剧变化是产褥期抑郁症发生的生物学基础。产后雌激素撤退过快导致多巴胺受体出现超敏状态，增加了多巴胺转运体在脑部的表达，随即带来神经递质的改变可能促发某些个体发生心境障碍。孕期雌激素水平增加，导致孕妇体内游离甲状腺素浓度下降。同时，孕期进行性升高的母体血浆皮质醇浓度在分娩后迅速下降。在易感妇女人群，这些激素水平的变化均是产褥期抑郁症发生的基础。

（4）社会因素：孕期发生不良生活事件，如失业、夫妻分离、亲人病丧、家庭不和睦、家庭经济条件差、居住环境低劣、缺少家庭和社会的支持与帮助，特别是缺乏来自丈夫与长辈的理解、支持与帮助等，不仅是影响产褥期抑郁症的重要因素，而且还是影响产褥期抑郁症恢复的重要因素。

（5）遗传因素：有精神病家族史，特别是有家族抑郁症病史的产妇发病率高。

知识点3：产褥期抑郁症的临床表现　　　　　　副高：掌握　正高：掌握

产褥期抑郁症多在产后2周内发病，产后4~6周症状明显，病程可持续3~6个月。情绪低落、思维迟缓、意志活动减退，多表现为心情压抑、悲伤、沮丧、焦虑、易激惹，注意力不集中、思维迟钝、反应缓慢、健忘，对事物缺乏兴趣、不愿与人交流、常失去生活自理及照料婴儿的能力，自责、自罪、担心自己或婴儿受到伤害，重者可有伤害婴儿或自我伤害的行为，可伴有自主神经功能紊乱症状，如食欲缺乏、心悸、出汗、耳鸣、头晕，还常有早醒或失眠等。

知识点4：产褥期抑郁症的辅助检查　　　副高：掌握　正高：掌握

（1）爱丁堡产后抑郁量表（EPDS）：是目前采用最多的自评量表，最佳自评时间在产后2~6周。该表包括10项内容，4级评分，总分≥13分者可诊断为产褥期抑郁症。EPDS易于管理、简便、可靠，是目前普遍采用的一种有效的初级保健筛查工具，但不能评估病情的严重程度。

（2）产后抑郁筛查量表（PDSS）：包括睡眠/饮食失调、焦虑/担心、情绪不稳定、精神错乱、丢失自我、内疚，羞耻及自杀的想法等7个因素，共35个条目，分5级评分，通常以总分≥60分作为筛查产褥期抑郁症的临界值。

知识点5：产褥期抑郁症的治疗要点　　　副高：掌握　正高：掌握

识别诱因，对症处理。

（1）心理治疗：是产后抑郁症重要的治疗手段。心理治疗的关键是：①增强产妇的自信心，提高产妇的自我价值意识。②根据产妇的个性特征、心理状态、发病原因给予个体化的心理辅导，解除致病的心理因素。

（2）药物治疗：适用于中重度抑郁症及心理治疗无效患者。可根据以往疗效及个性化选择药物。尽量选用不进入乳汁的抗抑郁药。首选5-羟色胺再吸收抑制剂，如盐酸帕罗西汀（不宜骤然停药）、盐酸舍曲林（需长期应用者，需用最低有效量）。一定要在医嘱下谨慎使用。其他药物还有三环类抗抑郁药，如阿米替林。

知识点6：产褥期抑郁症的护理评估　　　副高：熟练掌握　正高：熟练掌握

（1）健康史：询问有无抑郁症、精神病的个人史和家族史，有无重大精神创伤史。了解本次妊娠过程及分娩情况（如是否顺利、有无难产、滞产、手术产）以及产时产后的并发症、婴儿健康状况、婚姻家庭关系及社会支持系统等因素并识别诱因。

（2）身体状况：观察产妇的情绪变化、食欲、睡眠、疲劳程度及集中注意力能力，还有日常活动和行为。

（3）心理-社会状况：观察母婴之间接触和交流的情况，了解产妇对婴儿的喜恶程度及对分娩的体验与感受。评估产妇的人际交往能力及社会支持系统，判断病情的严重程度。

（1）家庭运行中断：与无法承担母亲角色有关。

（2）有对自己实施暴力的危险：与产后严重的心理障碍有关。

（1）一般护理：提供温暖、舒适的环境，合理安排饮食，保证产妇的营养摄入，使产妇有良好的哺乳能力。让产妇多休息，保证产妇充足的睡眠。护理人员应鼓励或陪伴产妇在白天多次从事短暂的活动，入睡前喝热牛奶、洗热水澡等协助产妇入睡。

（2）心理护理：护理人员要具备温和、接受的态度，鼓励产妇宣泄、抒发自身的感受，耐心倾听产妇诉说的心理问题，做好心理疏通工作。同时，让家人给予更多的关心及爱护，减少或避免不良的精神刺激和压力。

（3）协助并促进产妇适应母亲角色：帮助产妇适应角色的转换，指导产妇与婴儿进行交流、接触，并鼓励多参与照顾婴儿，培养产妇的自信心。

（4）防止暴力行为发生：注意安全，谨慎地安排产妇生活和居住环境，产褥期抑郁症产妇的睡眠障碍主要表现为早醒，而自杀、自伤等意外事件大多发生在此时。

（5）治疗配合：药物治疗是本病的重要治疗手段，适用于中重度患者和心理治疗无效者。遵医嘱指导产妇正确应用抗抑郁症药，并注意观察药物疗效及不良反应。重症患者需要请心理医师或精神科医师给予治疗。

（6）做好出院指导：本病预后良好，约70%的患者在1年内可治愈，极少数持续1年以上，再次妊娠复发率20%，其下一代认知能力可能受影响，应为产妇提供心理咨询机会。

（7）提供预防措施

1）对照看产后妇女的卫生职业人员及家属加强宣传，使得产褥期抑郁症能够被早期识别，并得到正确治疗。

2）加强孕期保健，普及妊娠、分娩相关知识，减轻孕产妇对妊娠、分娩的紧张、恐惧心理，完善自我保健。

3）有精神疾病家族史的产妇，应定期密切观察，给予更多的关爱、指导，避免一切不良刺激。

4）更多地关心高危人群，包括有不良分娩史、死胎、畸形胎儿的产妇，应向她们说明产生的原因，用友善、亲切、温和的语言鼓励产妇增加信心。

5）分娩过程中，医护人员要充满爱心和耐心，尤其对产程长、精神压力大的产妇，更需要耐心解释分娩过程。

知识点 9：产褥期抑郁症的健康指导　　　　　　　　副高：掌握　正高：熟练掌握

（1）产褥期抑郁症的发生受社会因素、心理因素及妊娠因素的影响，故应加强对孕产妇的精神关怀。

（2）利用多种渠道普及有关妊娠、分娩常识，减轻孕产妇对妊娠、分娩的紧张、恐惧心理，完善自我保健。

（3）在分娩过程中运用医学心理学、社会学知识对产妇多加关心和爱护，对预防产褥期抑郁症有重要价值。

第十章　生殖系统炎症妇女的护理

第一节　概　　述

女性生殖系统炎症是指子宫、卵巢、输卵管、盆腔腹膜、盆腔结缔组织以及外阴、阴道、宫颈的炎症，防止外界微生物污染。

(1) 外阴：外阴皮肤为鳞状上皮，抵御感染能力强。两侧大阴唇自然合拢，遮掩阴道口、尿道口，防止外界微生物污染。

(2) 阴道：由于盆底肌的作用，阴道口闭合，阴道前壁、后壁紧贴，减少外界微生物的侵入。经产妇的阴道松弛，防御功能较差。生理情况下，阴道上皮在卵巢分泌的雌激素影响下增生变厚，增加抵抗病原体侵入的能力，同时上皮细胞中含有丰富糖原，在阴道杆菌的作用下分解为乳酸，维持阴道正常的酸性环境（pH 为 3.8~4.4），使适应弱碱性环境中繁殖的病原体受到抑制。此外，阴道分泌物可维持巨噬细胞活性，防止细菌侵入阴道黏膜。

(3) 子宫颈：子宫颈内口紧闭，宫颈管黏膜为分泌黏液的高柱状上皮所覆盖，分泌大量黏液形成胶冻状黏液栓，为上生殖道感染的机械屏障；宫颈管黏膜形成皱褶、嵴突或陷窝，从而增加黏膜表面积；黏液栓内含乳铁蛋白、溶菌酶等，可抑制细菌侵入子宫内膜。

(4) 子宫内膜：育龄妇女子宫内膜周期性剥脱，是消除宫腔感染的有利条件。此外，子宫内膜分泌液也含有乳铁蛋白、溶菌酶，可清除少量进入宫腔的病原体。

(5) 输卵管：输卵管黏膜上皮细胞的纤毛向子宫腔方向摆动以及输卵管的蠕动，均有利于阻止病原体的侵入。输卵管分泌液与子宫内膜分泌液一样，含有乳铁蛋白、溶菌酶，可清除偶尔进入输卵管的病原体。

(6) 生殖道的免疫系统：生殖道黏膜如宫颈和子宫，聚集有不同数量的淋巴组织及散在的淋巴细胞，包括 T 细胞、B 细胞。此外，中性粒细胞、巨噬细胞、补体以及一些细胞因子均在局部有重要的免疫功能，发挥抗感染作用。

虽然女性生殖系统在解剖、生理方面具有较强的自然防御功能，但是由于外阴前与尿道毗邻，后与肛门邻近，易受污染；外阴与阴道又是性交、分娩及各种宫腔操作的必经之道，容易受到损伤及各种外界病原体的感染。此外，妇女在特殊生理时期如月经期、妊娠期、分娩期和产褥期，防御功能受到破坏，机体免疫功能下降，因此病原体容易侵入生殖道造成炎症。

知识点3：引起生殖系统炎症的病原体　　　　副高：熟练掌握　　正高：熟练掌握

（1）细菌：大多为化脓菌，如葡萄球菌、链球菌、大肠埃希菌、厌氧菌、变形杆菌、淋病奈瑟菌、结核分枝杆菌等。

葡萄球菌为革兰阳性球菌，是产后、手术后生殖器炎症及伤口感染常见的病原菌，其中以金黄色葡萄球菌致病力最强。革兰阳性链球菌中乙型溶血性链球菌的致病力强，易使感染扩散，并引起败血症。大肠埃希菌为革兰阴性杆菌，是肠道及阴道的正常寄生菌，一般不致病，但当机体极度衰弱时可引起严重感染，甚至产生内毒素。厌氧菌主要有革兰阴性脆弱类杆菌及革兰阳性消化链球菌、消化球菌等。脆弱类杆菌致病力最强，感染的特点是容易形成盆腔脓肿、感染性血栓性静脉炎，脓液有粪臭并有气泡；消化链球菌和消化球菌多见于产褥感染、感染性流产、输卵管炎。

（2）原虫：以阴道毛滴虫最为多见，其次为阿米巴原虫。

（3）真菌：以假丝酵母菌为主。

（4）病毒：以疱疹病毒、人乳头瘤病毒为多见。

（5）螺旋体：多见苍白密螺旋体。

（6）衣原体：常见为沙眼衣原体，感染症状不明显，但常导致严重的输卵管黏膜结构及功能破坏，并可引起盆腔广泛粘连。

（7）支原体：是正常阴道菌群的一种，在一定条件下可引起生殖道炎症，包括人型支原体、生殖支原体以及解脲支原体。

知识点4：生殖系统炎症的传染途径　　　　副高：熟练掌握　　正高：熟练掌握

（1）沿生殖器黏膜上行蔓延：病原体侵入外阴、阴道后，或阴道内的菌群沿阴道黏膜经宫颈、子宫内膜、输卵管黏膜到卵巢和腹腔，是非妊娠期、非产褥期盆腔炎性疾病的主要感染途径。淋病奈瑟菌和葡萄球菌多以此途径扩散。

（2）经血液循环蔓延：病原体首先侵入或感染身体的其他系统，再经血液循环感染生殖器，为结核分枝杆菌感染的主要途径。

（3）经淋巴系统蔓延：病原体经外阴、阴道、宫颈和宫体创伤处的淋巴管侵入盆腔结缔组织以及内生殖器其他部分，是产褥感染、流产后感染和放置宫内节育器后感染的主要传播途径，常见于链球菌、大肠埃希菌以及厌氧菌感染。

（4）直接蔓延：病原体感染腹腔其他脏器后直接蔓延至内生殖器，如阑尾炎可引起右侧输卵管炎。

知识点 5：炎症的发展与转归　　　　　　　　　　副高：熟练掌握　正高：熟练掌握

（1）痊愈：若患者抵抗力强、病原体致病力弱或治疗及时、抗生素使用恰当，病原体完全被消灭，炎症很快得到控制，炎性渗出物完全被吸收，患者可痊愈。通常情况下，痊愈后组织结构、功能都可以恢复正常，不留痕迹。但如果坏死组织、炎性渗出物机化形成瘢痕或粘连，只是炎症消失，组织结构和功能则不能完全恢复。

（2）转为慢性：炎症治疗不彻底、不及时或病原体对抗生素不敏感时，身体防御功能和病原体的作用处于相持状态，此时炎症长期持续存在。在机体抵抗力强时，炎症可以被控制并逐渐好转，一旦机体抵抗力降低，慢性炎症立即急性发作。

（3）扩散与蔓延：患者抵抗力低下而病原体数量多且致病力强时，炎症可经淋巴及血行扩散或蔓延至邻近器官。严重时可引起败血症，危及生命。由于抗生素的快速发展，此种情况已不多见。

知识点 6：生殖系统炎症的临床表现　　　　　　　　副高：掌握　正高：掌握

（1）阴道分泌物增多：阴道分泌物是由阴道黏膜渗出物、宫颈管及子宫内膜腺体分泌物等混合而成，又称白带，其形成与雌激素的作用有关。正常白带呈白色稀糊状或蛋清状，高度黏稠，无腥臭味，量少，对妇女健康无不良影响，称为生理性阴道分泌物。但若生殖道出现炎症，特别是发生阴道炎和宫颈炎时，白带量显著增多，有臭味，且性状有改变，称为病理性阴道分泌物。

（2）外阴不适：外阴受到阴道分泌物的刺激，若不注意皮肤清洁可引起局部瘙痒、疼痛、烧灼感。瘙痒常为阵发性发作，也可为持续性，常在夜间加重，程度可因不同个体存在明显差异。

（3）下腹不适：患者可表现为下腹痛，通常分为急性与慢性两种。症状根据炎症侵及的部位、范围和程度的不同而不同。①急性下腹痛：起病急，疼痛剧烈，常伴有恶心、呕吐、出汗和发热等症状。②慢性下腹痛：起病缓慢，多为隐痛或钝痛，病程长。

（4）不孕：黏稠性阴道分泌物不利于精子穿过，或慢性炎症导致盆腔淤血，妨碍受精卵顺利到达宫腔并着床，可造成不孕。

知识点 7：生殖系统炎症的辅助检查　　　　　　　　副高：掌握　正高：掌握

（1）妇科检查

1）外阴：检查局部充血、肿胀、糜烂、溃疡、皮肤增厚或粗糙情况，有无抓痕、压痛。阴蒂、大小阴唇、肛门周围、尿道口、阴道口等部位有无乳头状疣、丘疹或斑疹。

2）阴道：观察阴道黏膜炎性改变情况，阴道后穹隆分泌物量及性状。

3）宫颈：观察宫颈充血、水肿、糜烂、肥大的程度，有无息肉、裂伤、外翻及宫颈腺囊肿、宫颈举痛情况。

（4）子宫：双合诊和三合诊检查宫体大小、位置、质地、活动及压痛情况。

（5）附件：检查有无肿块、增粗、压痛。如扪及肿块，记录其位置、大小、质地、表面光滑与否、活动度、有无压痛、与子宫及盆壁关系。左右两侧情况应分别记录。

（2）实验室检查

1）阴道分泌物检查：在阴道分泌物中寻找病原体如滴虫、假丝酵母菌、细菌（包括淋病奈瑟菌）、支原体、衣原体，必要时可做培养。但病原体检测应做好质量控制，避免污染。

检测滴虫最简便的方法是0.9%氯化钠溶液湿片法。

检测假丝酵母菌可用0.9%氯化钠溶液湿片法或10%氢氧化钾溶液湿片法或革兰染色检查分泌物中的芽生孢子和假菌丝。

检测淋病奈瑟菌常用的方法有：①分泌物涂片革兰染色，查找中性粒细胞内有无革兰阴性双球菌。②淋病奈瑟菌培养，为诊断淋病的金标准。③核酸检测，包括核酸杂交及核酸扩增，其中核酸扩增诊断淋病奈瑟菌感染的敏感性及特异性高。

检测沙眼衣原体常用的方法有：①衣原体培养，因其方法复杂，临床少用。②酶联免疫吸附试验（ELISA），可检测沙眼衣原体抗原，为临床常用的方法。③核酸检测，包括核酸杂交及核酸扩增，其中核酸扩增为检测衣原体感染敏感、特异的方法。

2）宫颈刮片或分段诊刮术：对有血性白带者，应与子宫恶性肿瘤相鉴别，需常规做宫颈刮片，必要时行分段诊刮术。

3）阴道镜检查：对发现宫颈病变有帮助。阴道镜分为光学阴道镜和电子阴道镜两种。

4）聚合酶链反应（PCR）：PCR方法简便、快速、灵敏度高，特异性强，可检测、确诊人乳头瘤病毒感染、淋病奈瑟菌感染等。

5）局部组织活检：活体组织检查可明确诊断。如尖锐湿疣患者进行外阴活组织检查。

6）腹腔镜检查：可直接观察到子宫、输卵管浆膜面，并可取腹腔液行细菌培养，或能在病变处做活组织检查。此项检查应避免损伤肠道。

7）B超检查：可了解子宫、附件情况。

知识点8：生殖系统炎症的治疗要点　　　　　　　　副高：掌握　　正高：掌握

（1）加强预防：注意个人卫生，经常更换内裤，穿纯棉内裤，保持外阴清洁、干燥。增加营养，增强体质，提高机体抵抗力，并避免治疗不彻底和重复感染的可能。定期进行妇科检查，及早发现炎症并积极治疗。

（2）控制炎症：针对病原体选用敏感的抗生素进行治疗，要求及时、足量、规范、彻底、有效地使用。抗生素可经全身或局部使用，必要时加用辅助药物以提高疗效。

（3）病因治疗：积极寻找病因，针对病因进行治疗或手术修补。

（4）局部治疗：可采用药物局部热敷、坐浴、冲洗或熏洗，或用抗生素软膏局部涂抹，每日1~2次。

（5）物理治疗：有微波、短波、超短波、激光、冷冻、离子导入（可加入各种药物）等，可以促进局部血液循环，改善组织营养状态，提高新陈代谢，以利于炎症吸收和消退。

（6）手术治疗：可根据情况选择经阴道、经腹手术或腹腔镜手术，手术以彻底治愈为原则，避免遗留病灶有再复发的机会。

（7）中药治疗：根据具体情况选用清热解毒、清热利湿或活血化瘀的中药。

知识点9：生殖系统炎症的护理评估　　　　　副高：熟练掌握　正高：熟练掌握

（1）健康史：询问患者的年龄、月经史、婚育史、哺乳史、生殖系统手术史、性生活史、结核病史及糖尿病病史，了解有无吸毒史、输血史，有无接受大剂量雌激素治疗或长期应用抗生素治疗史；宫腔内手术操作后、产后、流产后有无感染史，采用何种避孕或节育措施，个人卫生及月经期卫生保健情况。

（2）身体状况

1）外阴：询问外阴皮肤有无瘙痒、疼痛、肿胀、烧灼等主观感觉，及其与活动、性交、排尿、排便的关系。

2）阴道分泌物：正常阴道分泌物呈白色稀糊状或蛋清样，高度黏稠，无腥臭味，量少，不引起外阴刺激症状，对健康无不良影响。生殖系统炎症患者阴道分泌物量往往增多，性状发生改变。护理人员应询问患者阴道分泌物的量、性状、气味。生殖系统炎症患者常常伴随的阴道分泌物性状可有黏液脓性、稀薄泡沫状、稠厚凝乳状、血性等类型。

3）阴道流血：除正常月经外，妇女生殖道任何部位，包括宫体、宫颈、阴道、处女膜、阴道前庭和外阴均可发生异常出血。护理人员应评估患者的出血部位、出血量、出血时间（经间、经前、经后、性交后、停经后或绝经后）、伴随症状。外阴溃疡、阴道炎、宫颈炎、宫颈息肉、子宫内膜炎等均可引起阴道流血。

4）炎症扩散症状：当炎症扩散到盆腔时，可有腰骶部疼痛、盆腔部下坠痛，常在劳累、性交后及月经前后加剧。若有腹膜炎则出现消化系统症状如恶心、呕吐、腹胀、腹泻等；若有脓肿形成，则有下腹包块及局部压迫刺激症状。

5）不孕：由于炎性分泌物不利于精子通过，或输卵管粘连堵塞、蠕动受限等，常常导致不孕。

6）全身症状：患者可出现精神不振、食欲缺乏、体重下降、乏力、头痛、四肢疼痛、发热、寒战、腹痛等。

7）心理反应：通过与患者接触、交谈，观察其行为变化，以了解患者情绪、心理状态的改变。多数患者在出现典型的临床症状后，出于无奈被迫就医。有些未婚或未育女性，常因害羞、恐惧、担心遭人耻笑和遗弃等原因未及时就诊，或自行寻找非正规医疗相关机构处理，以致延误病情，给治疗和护理带来了一定的困难。

（3）心理-社会状况：结合病史，通过询问和观察，评估患者的症状和出现症状后相应的心理反应。

知识点 10：生殖系统炎症的护理诊断　　　　　副高：熟练掌握　正高：熟练掌握

（1）组织完整性受损：与炎性分泌物刺激引起局部瘙痒、搔抓等有关。

（2）焦虑：与治疗效果不佳有关。

（3）知识缺乏：缺乏外阴清洁知识和预防炎症发生的知识。

知识点 11：生殖系统炎症的护理措施　　　　　副高：熟练掌握　正高：熟练掌握

（1）一般护理：嘱患者多休息，避免劳累，急性炎症期如急性盆腔炎时应卧床休息。指导患者增加营养，进食高热量、高蛋白、高维生素饮食。发热时多饮水。

（2）缓解症状，促进舒适：指导患者定时更换消毒会阴垫，便后冲洗及会阴擦洗时遵循由前向后、从尿道到阴道，最后达肛门的原则，以保持会阴部清洁。炎症急性期，患者宜采取半卧位，以利于分泌物积聚于子宫直肠陷窝，使炎症便于引流或局限。为发热患者做好物理降温并及时为其更换衣服、床单。疼痛症状明显者，按照医嘱给予镇痛药。局部奇痒难忍时，酌情给予止痒药膏，并嘱咐患者避免搔抓。

（3）执行医嘱，治疗配合：评估患者对诊疗方案的了解程度及执行能力后，帮助患者接受妇科诊疗时的体位、方法及各种治疗措施，护士应尽可能陪伴患者并为其提供有助于保护隐私的环境，解除患者不安、恐惧的情绪。应尽量使用通俗易懂的语言与患者及家属沟通，认真回答其问题，准确执行医嘱。及时、正确收集各种送检标本，协助医师完成诊疗过程。

（4）心理护理，精神支持：因炎症部位处于患者的隐私处，护理人员应耐心向患者告知及时就医的重要性，并鼓励坚持治疗和随访。对待慢性病患者要及时了解其心理问题，尊重患者，耐心倾听其诉说，主动向患者解释各种诊疗的目的、作用、方法、不良反应和注意事项，与患者及家属共同讨论治疗、护理方案，减轻患者的恐惧和焦虑，争取得到家属的理解和支持，必要时提供直接帮助。

（5）病情观察，做好记录：认真对待患者的主诉，注意观察生命体征、分泌物的量和性状、用药反应等情况，详细记录，如有异常情况及时报告医师。

知识点 12：生殖系统炎症的健康指导　　　　　副高：掌握　正高：熟练掌握

（1）卫生宣教：指导患者穿用棉织品内裤，以减少局部刺激。告知治疗期间勿去公共浴池、游泳池，浴盆、浴巾等用具应消毒，并禁止性生活。注意经期、孕期、分娩期和产褥期的卫生。

（2）普查普治：积极开展普查普治，指导护理对象定期进行妇科检查，及早发现异常，并积极治疗。

（3）指导用药：患生殖系统炎症者常需局部用药，要耐心教会患者自己用药的方法及注意事项，在为患者示教会阴区的清洁、用药方法后，请患者反示教至确定其能正确操作为止。此外，向患者讲解有关药物的作用、不良反应，使患者明确各种不同剂型药物的用药途径，以保证用药疗程和疗效。

（4）传授知识：向患者及家属讲解常见妇科炎症的病因、诱发因素、预防措施，并与患者及家人共同讨论适用于个人、家庭的防治措施，并鼓励其使用。

（5）信息告知：向患者及家属告知相关诊断检查可能出现的不适。如腹腔镜检查后出现上腹部不适及肩痛，是 CO_2 对膈肌刺激所致，检查后数日内可自然消失。

第二节 外阴炎症

一、非特异性外阴炎

知识点1：非特异性外阴炎的概念　　　　副高：熟练掌握　正高：熟练掌握

非特异性外阴炎主要指发生于外阴部皮肤与黏膜的炎症。由于外阴部暴露于外，又与尿道、肛门、阴道邻近，与外界接触较多，因此外阴易发生炎症，其中以大、小阴唇炎症最为多见。

知识点2：非特异性外阴炎的病因及发病机制　　　副高：熟练掌握　正高：熟练掌握

若不注意皮肤清洁，阴道分泌物、月经血、产后恶露、尿液、粪便等刺激均可引起外阴不同程度的炎症。其他如尿瘘患者的尿液、粪瘘患者的粪便、糖尿病患者糖尿的长期浸渍等，也可引起外阴炎症。此外，穿紧身化纤内裤久坐、月经垫通透性差、外阴局部经常潮湿等均可引起外阴部的炎症。

知识点3：非特异性外阴炎的临床表现　　　　　　副高：掌握　正高：掌握

（1）症状：外阴皮肤和黏膜瘙痒、疼痛，或有烧灼感，于活动、性交、排尿及排便时加重。

（2）体征：外阴局部充血、肿胀、糜烂，常有抓痕，严重者形成溃疡或湿疹。慢性炎症可使皮肤增厚、粗糙、皲裂，甚至出现苔藓样变。

知识点4：非特异性外阴炎的辅助检查　　　　　　副高：掌握　正高：掌握

（1）阴道分泌物生理盐水悬液检查阴道毛滴虫、白念珠菌，以排除特异性的外阴炎。

（2）必要时行宫颈分泌物检查衣原体。淋病奈瑟菌，以排除衣原体感染及淋病。

知识点 5：非特异性外阴炎的治疗要点　　　　副高：掌握　　正高：掌握

治疗要点包括病因治疗和局部治疗。积极寻找病因并消除易感因素，因糖尿病的尿液刺激引起的外阴炎应治疗糖尿病；由尿瘘、粪瘘引起的外阴炎则应及时修补瘘孔。

局部治疗可采可用 0.1% 聚维酮碘液坐浴，每日 2 次，每次 15~30 分钟。坐浴后涂抗生素软膏，每日 1~2 次。急性期还可选用微波或红外线局部物理治疗。

知识点 6：非特异性外阴炎的护理评估　　　　副高：熟练掌握　　正高：熟练掌握

（1）健康史：询问患者的一般情况、月经史、婚育史、性生活史及糖尿病病史，了解有无吸毒史、有无大剂量雌激素治疗史或长期应用抗生素治疗史。询问患者个人卫生及月经期卫生保健情况等。

（2）身体状况：了解患者外阴、阴道分泌物、阴道流血、炎症扩散情况，以及是否有不孕、全身症状等。

（3）心理-社会状况：了解患者因病产生的心理反应。

知识点 7：非特异性外阴炎的护理诊断　　　　副高：熟练掌握　　正高：熟练掌握

（1）组织完整性受损：与炎性分泌物刺激有关。
（2）焦虑：与治疗效果不佳有关。
（3）知识缺乏：缺乏外阴清洁知识。

知识点 8：非特异性外阴炎的护理措施　　　　副高：熟练掌握　　正高：熟练掌握

教会患者坐浴的方法，包括浴液的配制、温度、坐浴的时间及注意事项。取高锰酸钾结晶加温开水配成 1∶5000 约 40℃溶液，肉眼观为淡玫瑰红色。通常采取坐浴，每日 2 次，每次 15~30 分钟，5~10 次为一疗程；坐浴后涂抗生素软膏或紫草油。急性期患者还可选用微波或红外线进行局部物理治疗。注意提醒患者正确配制溶液，浓度不宜过大，以免灼伤皮肤。坐浴时要使会阴部浸没于溶液中，月经期停止坐浴。

知识点 9：非特异性外阴炎的健康指导　　　　副高：掌握　　正高：熟练掌握

指导护理对象注意个人卫生，保持外阴清洁、干燥，穿纯棉内裤并经常更换，做好经期、孕期、分娩期及产褥期卫生。勿饮酒，少进辛辣食物。局部严禁搔抓，勿用刺激性药物或肥皂擦洗。外阴溃破者要预防继发感染，使用柔软无菌会阴垫，减少摩擦和混合感染的机会。

二、前庭大腺炎

知识点 10：前庭大腺炎的概念　　　　　　　副高：熟练掌握　正高：熟练掌握

病原体侵入前庭大腺引起炎症，称为前庭大腺炎。前庭大腺位于两侧大阴唇后 1/3 深部，腺管开口于处女膜与小阴唇之间，在性交、分娩等情况污染外阴部时易发生炎症。前庭大腺炎包括前庭大腺脓肿和前庭大腺囊肿。本病育龄女性多见，婴幼儿及绝经后女性少见。

知识点 11：前庭大腺炎的病因及发病机制　　　副高：熟练掌握　正高：熟练掌握

（1）病原体：常为葡萄球菌、大肠埃希菌、链球菌、肠球菌、淋病奈瑟菌及厌氧菌的混合感染。

（2）急性炎症发作时，病原体先侵犯腺管，至腺管口肿胀、阻塞，渗出物不能外流，积存而形成前庭大腺脓肿。

（3）急性炎症消退后，腺管口粘连闭塞，分泌物不能排出，脓液逐渐转为清液而形成前庭大腺囊肿。可反复急性发作或破溃排脓。

知识点 12：前庭大腺炎的临床表现　　　　　　副高：掌握　正高：掌握

炎症多发生于一侧，初起时局部肿胀、疼痛、有灼烧感，行走不便，有时致大小便困难，部分患者可出现发热等全身症状。检查见局部皮肤红肿、发热、压痛明显，患侧前庭大腺开口处有时可见白色小点，当病程较长时可形成前庭大腺脓肿，疼痛加剧，脓肿呈鸡蛋大小肿块，直径达 3~6cm，局部可触及波动感，表面皮肤发红、变薄。有时脓肿自行破溃，若破孔大，可自行引流，炎症较快消退而痊愈；若破孔小，引流不畅，则炎症持续不消退，并可反复急性发作。发热患者可有腹股沟淋巴结不同程度增大。

知识点 13：前庭大腺炎的辅助检查　　　　　　副高：掌握　正高：掌握

（1）局部穿刺检查：可鉴别脓肿与囊肿。

（2）病理检查：明确肿物性质。

知识点 14：前庭大腺炎的治疗要点　　　　　　副高：掌握　正高：掌握

（1）急性期处理

1）卧床休息，保持局部清洁、干燥。经常更换内裤，避免局部摩擦。

2）根据病原体选用有效抗生素。

（2）中药治疗：选用清热、解毒的中药，如蒲公英、金银花、连翘等局部热敷或坐浴。

（3）手术治疗：脓肿形成后可切开引流并做造口术，但切口闭合后，仍可形成囊肿或反复感染。采用 CO_2 激光囊肿造口术效果较好，术中出血少，不需缝合，局部无瘢痕形成并保留腺体功能。对于囊肿反复感染者可行前庭大腺囊肿切除术。

知识点 15：前庭大腺炎的护理评估	副高：熟练掌握 正高：熟练掌握

（1）健康史：了解患者有无不良卫生习惯，既往有无患前庭大腺炎或外阴阴道炎等病史，既往婚育史、月经史。

（2）身体状况：评估患者有无局部肿胀、疼痛、灼热感、行走不便，是否伴有发热、周身不适、乏力等，有无性交不适或外阴坠胀感。查体有无局部红肿、压痛及腹股沟淋巴结肿大，有无脓肿或囊肿形成。

（3）心理–社会状况：评估患者有无因炎症反复发作影响生活，家人的支持程度，患者及家属对该疾病的认识及应对情况。

知识点 16：前庭大腺炎的护理诊断	副高：熟练掌握 正高：熟练掌握

（1）局部疼痛：与局部炎症刺激有关。
（2）体温过高：与炎症有关。
（3）有皮肤完整性受损的危险：与手术或脓肿自溃有关。

知识点 17：前庭大腺炎的护理措施	副高：熟练掌握 正高：熟练掌握

（1）一般护理
1）急性期卧床休息，避免劳累。
2）保持外阴清洁、干燥，勤换内裤，月经期、产褥期禁止性交。
3）症状护理：①按医嘱给予抗生素并观察疗效。②教给患者非药物镇痛的方法，必要时按医嘱给予镇痛药。③局部热敷或坐浴。④禁止挠抓、热水烫洗及涂刺激性药物。
（2）手术护理
1）术前护理：①告知手术的目的、意义及注意事项。②认真评估患者的心理状态，给予相应的心理护理。③坐浴，清洗外阴，做好手术区皮肤准备。
2）术后护理：①卧床休息。②密切观察术后伤口有无出血。③用消毒棉球擦洗外阴，每日 2 次；伤口愈合后，行坐浴，每日 2 次。
（3）心理护理：解释疾病的原因及预防措施，减少患者的羞耻感及焦虑。理解患者急切的求医心理，耐心解答患者的疑问。

知识点 18：前庭大腺炎的健康指导	副高：掌握 正高：熟练掌握

（1）向患者讲解疾病的病因。平时注意个人卫生，保持外阴清洁、干燥，月经期勤换

卫生巾，勤洗澡、勤换内衣，尤其是在湿热季节。穿纯棉内衣，不穿化纤内衣，不要长时间穿不透气的紧身衣物，以免细菌滋生。注意性卫生和性安全，减少感染风险。

（2）告知坐浴液的配制、温度，坐浴的时间及注意事项。

（3）经期、孕期及产褥期的卫生宣教。

（4）告知患者术后 1 个月返院复查。

三、前庭大腺囊肿

知识点 19：前庭大腺囊肿的概念	副高：熟练掌握 正高：熟练掌握

前庭大腺囊肿又称巴化腺囊肿，是因前庭大腺腺管开口部阻塞、分泌物积聚于腺腔而形成。可继发感染，形成脓肿并反复发作。

知识点 20：前庭大腺囊肿的病因及发病机制	副高：熟练掌握 正高：熟练掌握

引起前庭大腺腺管阻塞的原因如下。

（1）前庭大腺脓肿消退后，腺管口粘连闭塞，腺管阻塞，分泌物积聚在前庭大腺腺腔中不能排出，脓液吸收后由黏液分泌物所代替。

（2）先天性腺管狭窄或腺腔内黏液浓稠，分泌物排出不畅，导致囊肿形成。前庭大腺囊肿可继发感染，形成脓肿并反复发作。

（3）前庭大腺管损伤，如分娩时会阴部损伤后瘢痕阻塞腺管口，或会阴后侧切开、缝合时损伤腺管使之阻塞。

知识点 21：前庭大腺囊肿的临床表现	副高：掌握 正高：掌握

前庭大腺囊肿大小不等，多由小逐渐增大，囊肿多为单侧，也可为双侧。若囊肿小且无感染，患者可无自觉症状，往往于妇科检查时被发现；若囊肿大，患者可有外阴坠胀感或有性交不适。检查见囊肿多呈椭圆形，大小不等，位于外阴部后下方，可向大阴唇外侧突起。

知识点 22：前庭大腺囊肿的辅助检查	副高：掌握 正高：掌握

参见第十章第二节"前庭大腺炎的辅助检查"。

知识点 23：前庭大腺囊肿的治疗要点	副高：掌握 正高：掌握

无症状者无须治疗，但需要密切观察病情的进展。如影响外观或有症状者，应根据囊肿的大小、症状的严重程度以及是否感染，给予药物治疗或手术治疗的个体化治疗方案。此

外，物理治疗对于缓解症状也有一定的效果。

（1）一般治疗：坐浴可使较小的囊肿自行消失。每天进行几次坐浴，持续 3~4 天。囊肿可能破裂，其中的囊液会自行排出。

（2）药物治疗：如患者出现感染征象，或检查结果提示患有性传播疾病，可选择最合适的药物治疗，并根据需要给予局部用药。

（3）手术治疗：①前庭大腺囊肿造口术，方法简单、损伤小，术后还能保留腺体功能。还可采用 CO_2 激光或微波行囊肿造口术，效果良好，方法简单，且损伤小。②切开引流：在囊肿上切一个小口，导入一根橡胶管，使里面的液体流出来，液体流出后，症状减轻，但可能需要在术后几天内服用镇痛药。③腺体切除术：这是治疗前庭大腺囊肿的根治性手术，适用于其他治疗方法无效或反复发作的患者。但腺体切除术并发症风险高，可能出现出血过多、血肿形成、蜂窝织炎等并发症，因此一般不进行此手术。

知识点 24：前庭大腺囊肿的护理评估	副高：熟练掌握　正高：熟练掌握

参见第十章第二节"前庭大腺炎的护理评估"。

知识点 25：前庭大腺囊肿的护理诊断	副高：熟练掌握　正高：熟练掌握

参见第十章第二节"前庭大腺炎的护理诊断"。

知识点 26：前庭大腺囊肿的护理措施	副高：熟练掌握　正高：熟练掌握

参见第十章第二节"前庭大腺炎的护理措施"。

知识点 27：前庭大腺囊肿的健康指导	副高：掌握　正高：熟练掌握

参见第十章第二节"前庭大腺炎的健康指导"。

第三节　阴道炎症

一、滴虫阴道炎

知识点 1：滴虫阴道炎的概念	副高：熟练掌握　正高：熟练掌握

滴虫阴道炎是由阴道毛滴虫引起的常见阴道炎。可通过性交直接传播，是常见的性传播疾病。

知识点 2：滴虫阴道炎的病因及发病机制　　　　副高：熟练掌握　　正高：熟练掌握

　　阴道毛滴虫滋养体生命力顽强，能在 3~5℃ 环境中生存 21 天，在 46℃ 环境中生存 20~60 分钟，在半干燥环境中大约生存 10 小时，在普通肥皂水中也能生存 45~120 分钟。在 pH < 5.0 或 pH > 7.5 的环境中则不生长。滴虫阴道炎患者的阴道 pH 通常在 5.0~6.5，多数 > 6.0。月经前后阴道 pH 发生变化，经期后接近中性，因此隐藏在腺体阴道皱襞中的阴道毛滴虫于月经前后常得以繁殖，引起炎症发作。其次，妊娠、产后等可使阴道环境改变，适于阴道毛滴虫生长繁殖而发生滴虫阴道炎。阴道毛滴虫不但寄生于阴道，还侵入尿道或尿道旁腺，甚至膀胱、肾盂及男性的包皮皱褶、尿道或前列腺中。

知识点 3：滴虫阴道炎的临床表现　　　　　　　　副高：掌握　　正高：掌握

　　（1）症状：潜伏期 4~28 日，25%~50% 的患者感染初期无症状，典型症状是稀薄的泡沫状阴道分泌物增多伴外阴瘙痒。①阴道分泌物改变：通常在月经前后易出现症状。分泌物可呈脓性、黄绿色，有臭味。分泌物呈脓性是因分泌物中含有白细胞，若合并其他感染则呈黄绿色；呈泡沫状、有臭味是因阴道毛滴虫无氧酵解糖类，产生腐臭气体。②瘙痒：瘙痒部位主要为阴道口及外阴，间或有灼热、疼痛，部分患者有性交痛等。③排尿改变：若尿道口有感染，可有尿频、尿痛，有时可见血尿。④不变：阴道毛滴虫能吞噬精子，并能阻碍乳酸生成，影响精子在阴道内存活，可致不孕。

　　（2）体征：妇科检查时见患者阴道黏膜充血，严重者有散在出血斑点，甚至宫颈有出血点，形成"草莓样"宫颈，后穹隆有多量白带，呈灰黄色、黄白色稀薄液体或黄绿色脓性分泌物，常呈泡沫状。

　　少数患者阴道内有阴道毛滴虫存在而无炎症反应，阴道黏膜无异常，称为带虫者。带虫者阴道黏膜无异常改变。

知识点 4：滴虫阴道炎的辅助检查　　　　　　　　副高：掌握　　正高：掌握

　　（1）阴道分泌物的显微镜检查：采集标本前 24~48 小时避免性交、不能做阴道冲洗或上药，包括悬滴法和涂片染色法。采用悬滴法时，镜下可见波状运动的阴道毛滴虫和增多的白细胞，敏感性为 60%~70%。涂片法时不仅能看到阴道毛滴虫，同时还能检测标本中其他可能的病原微生物。

　　（2）阴道毛滴虫培养法：标本采集前注意事项与阴道分泌物显微镜检查相同。适用于可疑患者，多次悬滴法未能发现阴道毛滴虫者，准确性在 98% 左右。

　　（3）快速抗原检测和 DNA 杂交探针试验：适用于无法进行显微镜检查或阴道毛滴虫培养的人群。

知识点 5：滴虫阴道炎的治疗要点　　　　　　　副高：掌握　正高：掌握

切断传染途径，杀灭阴道毛滴虫，恢复阴道正常 pH，保持阴道自净功能，防止复发。以药物治疗为主，主要治疗药物为甲硝唑、替硝唑。因患者可能同时有尿道、尿道旁腺、前庭大腺等部位的感染，单纯局部用药不易彻底治愈，故需同时全身用药。夫妻双方应同时治疗。

（1）全身用药：可单次大剂量服用或每日 2 次。甲硝唑 400mg，每日 2 次，7 日为一疗程；初期患者单次口服甲硝唑 2g 或替硝唑 2g，可收到同样效果。口服吸收好，疗效高，治愈率为 90%~95%，药物毒性小，应用方便。性伴侣应同时治疗。孕早期及哺乳期妇女慎用。

（2）局部用药：不能耐受口服用药或不适宜全身用药者可以局部单独给药，也可全身及局部联合用药，以联合用药效果佳。甲硝唑阴道泡腾片 200mg，每晚塞入阴道 1 次，7 天为一疗程。阴道局部用药治疗可较快缓解症状，但不易彻底消灭阴道毛滴虫，停药后易复发。

知识点 6：滴虫阴道炎的护理评估　　　　　副高：熟练掌握　正高：熟练掌握

（1）健康史：询问患者的年龄、发病可能的诱因，追问月经史、婚育史、哺乳史、糖尿病史及结核病史，有无接受大剂量雌激素治疗或长期应用抗生素治疗病史。

（2）身体状况：询问外阴皮肤瘙痒、疼痛、烧灼感等主观感觉，及其与活动、性交、排尿、排便的关系；询问患者白带的量、性状、气味；评估患者的阴道流血量、流血时间、伴随症状；当炎症扩散至盆腔时，可有腰骶部疼痛，盆腔部下坠痛；如果有腹膜炎，则出现消化系统症状；如果有脓肿形成，则有下腹包块及局部压迫刺激症状。

（3）心理-社会状况：通过与患者接触、交谈、观察其行为变化，以便了解患者情绪、心理状态的改变。

知识点 7：滴虫阴道炎的护理诊断　　　　　副高：熟练掌握　正高：熟练掌握

（1）组织完整性受损：与阴道炎症及瘙痒有关。
（2）舒适度改变：与患者外阴和阴道瘙痒、疼痛，分泌物增多有关。
（3）知识缺乏：缺乏预防、治疗滴虫阴道炎的知识。

知识点 8：滴虫阴道炎的护理措施　　　　　副高：熟练掌握　正高：熟练掌握

（1）指导患者自我护理：注意个人卫生，保持外阴部清洁、干燥，尽量避免搔抓外阴部致皮肤破损。治疗期间禁止性生活、勤换内裤。内裤、坐浴及洗涤用物应煮沸消毒 5~10

分钟以消灭病原体，避免交叉和重复感染的机会。

（2）指导患者配合检查：做分泌物培养之前，告知患者取分泌物前24～48小时避免性交、阴道灌洗或局部用药。分泌物取出后应及时送检并注意保暖，否则阴道毛滴虫活动力减弱，可造成辨认困难。

（3）告知全身用药注意事项：甲硝唑口服后偶见胃肠道反应，如食欲缺乏、恶心、呕吐。此外，偶见头痛、皮疹、白细胞减少等，一旦发现应报告医师并停药。甲硝唑用药期间及停药24小时内、替硝唑用药期间及停药72小时内禁止饮酒，由于甲硝唑抑制乙醇在体内氧化而产生有毒的中间代谢产物，故用药期间应禁酒。甲硝唑可透过胎盘到达胎儿体内，亦可从乳汁中排泄，故孕20周前禁用，哺乳期不宜使用。

（4）指导患者正确阴道用药：告知患者各种剂型的阴道用药方法，酸性药液冲洗阴道后再塞药的原则。在月经期间暂停坐浴、阴道冲洗及阴道用药。

（5）解释坚持治疗的重要性：向患者解释坚持按照医嘱正规治疗的重要性。治疗后检查阴道毛滴虫阴性时，仍应于下次月经后继续治疗一疗程，以巩固疗效。

（6）强调治愈标准及随访：滴虫阴道炎常于月经后复发，故治疗后检查阴道毛滴虫阴性时，仍应每次月经后复查阴道分泌物，若经3次检查均阴性，方可称为治愈。

（7）要求性伴侣同时治疗：滴虫阴道炎主要由性行为传播，性伴侣也多有阴道毛滴虫感染，但可无症状，为避免双方重复感染，性伴侣也应同时进行治疗，治疗期间禁止性交。

（8）随访治疗失败者：治疗后无症状者不需随访。对于甲硝唑2g，单次口服，治疗失败且排除再次感染者，按医嘱增加甲硝唑疗程及剂量仍有效。若为初次治疗失败，可重复应用甲硝唑400mg，每日2次，连服7日；或替硝唑2g，单次口服。若治疗仍失败，给予甲硝唑2g，每日1次，连服5日或替硝唑2g，每日1次，连服5日。

（9）说明妊娠期治疗中的注意事项：妊娠期是否用甲硝唑治疗目前尚有争议。美国疾病预防控制中心推荐甲硝唑2g，单次口服，但用药前最好取得患者知情同意。

知识点9：滴虫阴道炎的健康指导　　　　　　　副高：掌握　正高：熟练掌握

嘱患者保持外阴清洁、干燥，用物煮沸消毒。治愈前避免去游泳池、浴池，治疗期间禁止性生活。夫妻双方同时治疗，切断直接传播途径，治疗后应在每次月经干净后复查1次，连续3个月经周期均是阴性视为治愈。

二、外阴阴道假丝酵母菌病

知识点10：外阴阴道假丝酵母菌病的概念　　　　副高：熟练掌握　正高：熟练掌握

外阴阴道假丝酵母菌病（VVC）是由假丝酵母菌引起的常见外阴阴道炎症，又称为外阴阴道念珠菌病。目前根据其流行情况、临床表现、微生物学、宿主情况而分为单纯性VVC和复杂性VVC。

知识点 11：外阴阴道假丝酵母菌病的病因及发病机制　　副高：熟练掌握　　正高：熟练掌握

（1）病原体：80%~90% 的病原体为白假丝酵母菌，10%~20% 为非白假丝酵母菌（光滑假丝酵母菌、近平滑假丝酵母菌、热带假丝酵母菌等）引起。酸性环境适宜假丝酵母菌生长，假丝酵母菌感染的患者阴道 pH 多在 4.0~4.7，通常 <4.5。假丝酵母菌加热至 60℃后 1 小时即可死亡，但对于干燥、日光、紫外线及化学制剂等抵抗力较强。

（2）白假丝酵母菌为条件致病菌，10%~20% 非孕妇及 30% 孕妇阴道中有此菌寄生，但菌量极少，呈酵母相，并不引起症状。只有在全身及阴道局部细胞免疫能力下降、白假丝酵母菌大量繁殖并转变为菌丝相时才出现症状。常见发病诱因有以下几点。

1）长期应用抗生素，抑制了乳杆菌生长，有利于白假丝酵母菌繁殖。

2）妊娠及糖尿病者，机体免疫力下降，性激素水平高，阴道组织内糖原增加，酸度增加，有利于白假丝酵母菌生长。

3）大量应用免疫抑制剂如糖皮质激素或患有免疫缺陷综合征，使机体的抵抗力降低。

4）其他诱因：胃肠道假丝酵母菌、应用含高剂量雌激素的避孕药、穿紧身化纤内裤、肥胖等，可使会阴局部的温度及湿度增加，白假丝酵母菌易于繁殖引起感染。

知识点 12：外阴阴道假丝酵母菌病的临床表现　　副高：掌握　　正高：掌握

主要表现为外阴瘙痒、有灼痛、性交痛以及尿痛，部分患者阴道分泌物增多。尿痛特点是排尿时尿液刺激水肿的外阴及前庭导致疼痛。典型白带白色稠厚呈凝乳或豆腐渣样。妇科检查可见外阴红斑、水肿，常伴有皮肤抓痕，严重者可见皮肤皲裂、表皮脱落。阴道黏膜红肿，小阴唇内侧及阴道黏膜附有白色膜状物附着，擦除后可见黏膜红肿，急性期还可见到糜烂及浅表溃疡。

VVC 的临床表现按 VVC 评分标准划分（2012 年中华医学会妇产科分会感染协作组修订），重度 VVC 评分≥7 分，轻、中度 VVC <7 分，详见表 10-1。

表 10-1　VVC 临床评分标准

评分项目	0 分	1 分	2 分	3 分
瘙痒	无	偶有发作，可被忽略	能引起重视	持续发作，坐立不安
疼痛	无	轻	中	重
阴道黏膜充血、水肿	无	轻	中	重
外阴抓痕、皲裂、糜烂	无	—	—	有
分泌物量	无	较正常稍多	量多，无溢出	量多，有溢出

知识点13：外阴阴道假丝酵母菌病的治疗要点　　　　　　副高：掌握　正高：掌握

消除诱因，根据患者具体情况选择局部或全身抗真菌药物，以局部用药为主。

（1）消除诱因：积极治疗糖尿病，及时停用广谱抗生素、雌激素及糖皮质激素。患者应勤换内裤，用过的毛巾等生活用品用开水烫洗。

（2）单纯性VVC：常采用唑类抗真菌药物。

1）局部用药：可选用下列药物放于阴道内。①咪康唑栓剂：每晚1粒（200mg）连用7日；或每晚1粒（400mg），连用3日；或1粒（1200mg），单次用药。②克霉剂：每晚1粒（150mg），塞入阴道深部，连用7日；或每日早、晚各1粒（150mg），连用3日；或1粒（500mg），单次用药。③制霉菌素栓剂：每晚1粒（10万单位），连用10~14日。复杂性VVC患者局部用药需要适当延长为7~14日。

2）全身用药：若不能耐受局部用药、未婚妇女及不愿采用局部用药，可选用口服药物。常用药物为氟康唑150mg，顿服。

（3）复杂性VVC

1）重度VVC：在单纯性VVC治疗的基础上延长一个疗程的治疗时间。如为口服或局部用药1日疗程的方案，则在72小时后加用1次；如为局部用药3~7日的方案，则延长为7~14天。

2）复发性外阴阴道假丝酵母菌病（RVVC）：1年内有症状并经真菌学证实的VVC发作4次以上则为RVVC。治疗重点在于积极寻找并去除诱因，预防复发。抗真菌治疗分为强化治疗和巩固治疗。根据培养和药物敏感试验选择药物。在强化治疗达到真菌学治愈后，给予巩固治疗半年。①强化治疗：即在单纯性VVC治疗的基础上延长1~2个疗程的治疗时间。②巩固治疗：可口服氟康唑150mg，每周1次，连续6个月；也可根据复发规律，每月给予一个疗程局部用药，连续6个月。

在治疗前建议做阴道分泌物真菌培养同时行药敏试验。治疗期间定期复查监测疗效，并注意药物不良反应，一旦出现肝功能异常等不良反应，立即停药，侍不良反应消失后更换其他药物。

3）妊娠期VVC：以局部用药为主，以小剂量长疗程为佳，禁用口服唑类抗真菌药物。

（4）注意事项：无须对性伴侣进行常规治疗。有龟头炎症者，需要进行假丝酵母菌检查及治疗，以预防女性重复感染。男性伴侣包皮过长者，需要每天清洗，建议择期手术。症状反复发作者，需考虑阴道混合性感染及非白假丝酵母菌病的可能。

（5）随访：在治疗结束的7~14日，建议追踪复查。若症状持续存在或治疗后复发，可做真菌培养同时行药敏试验，对RVVC患者在巩固治疗的第3个月及6个月时，建议进行真菌培养。

知识点14：外阴阴道假丝酵母菌病的护理诊断　　　副高：熟练掌握　正高：熟练掌握

（1）组织完整性受损：与阴道炎症有关。

（2）舒适的改变：与患者外阴、阴道瘙痒、疼痛、分泌物增多有关。

（3）知识缺乏：缺乏预防、治疗 VVC 的知识。

知识点 15：外阴阴道假丝酵母菌病的护理措施 副高：熟练掌握 正高：熟练掌握

（1）用药护理：要向患者说明用药的目的与方法，取得配合，按医嘱完成正规疗程。根据患者的具体情况，选择不同的用药途径。为提高用药效果，可用 2%~4% 碳酸氢钠溶液坐浴或阴道冲洗后用药。

（2）性伴侣治疗：有症状的男性伴侣应进行相应检查及治疗，预防女性重复感染。

（3）妊娠期合并感染：为避免胎儿感染，应坚持局部治疗，禁用口服唑类药物，可选用克霉唑栓剂等，以 7 日一疗程效果为佳。

知识点 16：外阴阴道假丝酵母菌病的健康指导 副高：掌握 正高：熟练掌握

与患者讨论发病的病因及治疗原则，让其积极配合治疗。培养健康的卫生习惯，保持局部清洁，避免交叉感染。勤换内裤，用过的内裤、盆及毛巾均应用沸水烫洗。

三、萎缩性阴道炎

知识点 17：萎缩性阴道炎的概念及病因 副高：熟练掌握 正高：熟练掌握

萎缩性阴道炎又称为老年性阴道炎，常见于自然绝经、卵巢去势后、产后闭经或药物假绝经治疗的妇女。绝经后妇女因为卵巢功能衰退，体内雌激素水平降低，阴道壁细胞萎缩，导致黏膜变薄，阴道上皮细胞内糖原水平下降，引起阴道内 pH 升高，多为 5.0~7.0，嗜酸性乳杆菌不再是优势菌，局部抵抗力降低，其他致病菌过度繁殖或容易侵入阴道引起炎症。

知识点 18：萎缩性阴道炎的临床表现 副高：掌握 正高：掌握

主要症状为外阴灼热不适、瘙痒及阴道分泌物增多。阴道分泌物稀薄，呈淡黄色，感染严重者呈血样脓性白带。由于阴道黏膜萎缩，可伴有性交痛。妇科检查可见阴道呈萎缩性改变，上皮皱襞消失、萎缩、菲薄。阴道黏膜充血，常伴有散在小出血点或点状出血斑，有时见浅表溃疡。溃疡面可与对侧粘连，严重时造成狭窄甚至闭锁，炎症分泌物引流不畅形成阴道积脓或宫腔积脓。

知识点 19：萎缩性阴道炎的治疗要点 副高：掌握 正高：掌握

治疗原则为抑制细菌生长，补充雌激素，增强阴道抵抗力。以药物治疗为主，因病情易反复，所以用药时应注意足量、足疗程，不能间断，以免影响药物疗效。

（1）抑制细菌生长：阴道局部应用抗生素如甲硝唑200mg或诺氟沙星100mg，放入阴道深部，每日1次，7~10日为一疗程。对于阴道局部干涩明显者，可应用润滑剂。

（2）补充雌激素：针对病因，补充雌激素是萎缩性阴道炎的主要治疗方法（乳腺癌或子宫内膜癌患者慎用）。雌激素制剂可局部给药，也可全身用药。0.5%己烯雌酚软膏或结合雌激素软膏局部涂抹，每日1~2次，14日为一疗程。全身用药可口服尼尔雌醇，首次4mg，以后每2~4周1次，每晚2mg，维持2~3个月。

知识点20：萎缩性阴道炎的护理诊断　　　　副高：熟练掌握　　正高：熟练掌握

（1）有感染的危险：与局部分泌物增多、破溃有关。
（2）舒适的改变：与患者外阴瘙痒、白带增多有关。
（3）知识缺乏：缺乏围绝经期保健知识。

知识点21：萎缩性阴道炎的护理措施　　　　副高：熟练掌握　　正高：熟练掌握

（1）向患者讲解用药目的、方法与注意事项，嘱其主动配合治疗过程。
（2）用药前可用1%乳酸或0.5%醋酸冲洗阴道，每天1次，以增加阴道酸度，抑制细菌生长繁殖。

知识点22：萎缩性阴道炎的健康指导　　　　副高：掌握　　正高：熟练掌握

（1）注意保持会阴部清洁，勤换内裤，避免病原菌的滋生，如出现症状应及时诊断并治疗。
（2）饮食应低盐、低脂，以清淡、易消化为主，多食用高蛋白、高纤维素的食物，多吃水果和蔬菜，补充维生素，有助于患者病情的康复。戒烟、戒酒，避免吃生冷辛辣的食物。
（3）保持充足的睡眠，早睡早起，养成规律的作息。保持适当的运动量，增强身体免疫力。

第四节　子宫颈炎症

知识点1：子宫颈炎症的概念　　　　副高：熟练掌握　　正高：熟练掌握

子宫颈炎症是妇科常见的下生殖道炎症之一，包括宫颈阴道部炎症和宫颈管黏膜炎症。临床上多见的是急性宫颈管黏膜炎。如果宫颈管黏膜炎得不到及时彻底治疗，可引起上生殖道炎症。临床分急性和慢性两种，急性子宫颈炎常与急性子宫内膜炎或急性阴道炎一同发生，临床上以慢性宫颈炎为常见。

　　正常情况下，宫颈具有多种防御功能，是阻止病原菌进入上生殖道的重要防线。但宫颈易受分娩、流产、性交或手术操作的损伤，且宫颈管的单层柱状上皮抗感染的能力较差，故容易发生感染。

　　（1）急性宫颈炎：病原体包括性传播疾病病原体和内源性病原体。常见病原体是性传播疾病病原体如淋病奈瑟菌、沙眼衣原体。它们均感染宫颈柱状上皮，可累及宫颈黏膜的腺体，并沿黏膜表面扩散或致浅层感染，以宫颈管病变最为明显。淋病奈瑟菌同时还会侵袭尿道上皮、尿道旁腺及前庭大腺。其他病原体如链球菌、葡萄球菌和肠球菌等，可直接侵入宫颈间质深部，通过宫颈淋巴管引起急性盆腔结缔组织炎，常见于感染性流产和产褥感染。

　　（2）慢性宫颈炎：本病的病原体主要为葡萄球菌、链球菌、大肠埃希菌及厌氧菌，近年来淋病奈瑟菌及沙眼衣原体也已成为常见的病原体。慢性宫颈炎是最常见的妇科疾病，多由急性宫颈炎治疗不彻底转变而来，多见于流产、分娩或手术损伤宫颈后，病原体侵入而引起的感染。也可为病原体持续感染所致，此外局部卫生不良、雌激素缺乏以及局部抵抗力差，也会引起慢性宫颈炎。

　　（1）急性子宫颈炎：大部分患者无明显症状，有症状者主要表现为阴道分泌物增多，有时甚至是唯一症状。分泌物的性状依据病原体的种类、炎症的程度而不同，可呈乳白色黏液状，或呈淡黄色脓性，或血性白带。阴道分泌物刺激可引起外阴瘙痒及灼热感，有时也可出现经间期出血、性交后出血等症状。若合并尿路感染，可出现尿急、尿频、尿痛等症状。

　　妇科检查时可见宫颈充血、水肿、黏膜外翻，有黏液脓性分泌物附着，甚至从宫颈管流出，用棉拭子擦拭宫颈管容易诱发出血。若为淋病奈瑟菌感染，因尿道旁腺、前庭大腺受累，甚至可见尿道口、阴道口黏膜充血、水肿以及多量脓性分泌物。

　　（2）慢性子宫颈炎：多数患者无症状，少数患者可有阴道分泌物增多，呈淡黄色或脓性，性交后出血或月经间期出血，偶有分泌物刺激，引起外阴瘙痒或不适。妇科检查可见患者宫颈外口处的宫颈阴道部外观呈细颗粒状的红色区，称为宫颈糜烂样改变，或有黄色分泌物覆盖子宫颈口或从此流出，也可表现为子宫颈肥大或子宫颈息肉。

　　（1）宫颈细胞学检查：巴氏涂片检查法是传统的宫颈细胞学检查方法，其分级标准为巴氏Ⅰ～Ⅴ级，其中巴氏Ⅱ级为子宫颈炎症。

　　（2）阴道镜检查：从视觉和组织学上确定宫颈和下生殖道的状况，全面观察鳞-柱状细胞交界处，评定其病变，确定并取活体组织，作出组织学诊断，为进一步处理提供依据。

（3）活体组织检查：为确诊的最可靠方法，可检出宫颈湿疣、癌细胞、结核、梅毒等，以与一般慢性宫颈炎鉴别。

知识点5：子宫颈炎症的治疗要点	副高：掌握　正高：掌握

（1）急性子宫颈炎：以全身治疗为主，需针对病原体使用有效抗生素。未获得病原体检测结果时，可根据经验给药，对于有性传播疾病高危因素的年轻妇女，可给予阿奇霉素1g单次口服或多西环素100mg，每次2次口服，连续7日。已知病原体者，针对病原体使用有效抗生素。若为淋病奈瑟菌或沙眼衣原体感染，性伴侣要进行相应的检查和治疗。

1）急性淋病奈瑟菌性宫颈炎：治疗原则是及时、足量、规范、彻底。常用药物有头孢曲松或头孢克肟、大观霉素。因淋病奈瑟菌感染半数合并沙眼衣原体感染，故在治疗同时需联合抗衣原体感染的药物。

2）沙眼衣原体性宫颈炎：常用药物有四环素类、红霉素类及喹诺酮类药物。

3）病毒性宫颈炎：重组人 α_2 干扰素栓，在抑制病毒复制的同时可调节机体的免疫，每晚1枚，6天为1疗程，有促进鳞状上皮化生而达到治疗效果的作用。

4）其他：一般化脓菌感染宫颈炎，最好根据药敏试验进行敏感抗生素治疗。合并有阴道炎者，如细菌性阴道病需要同时治疗。疾病反复发作者，其性伴侣也需要进行治疗。

（2）慢性子宫颈炎：不同病变采用不同的治疗方法。①宫颈糜烂样改变若无临床症状，不需治疗，仅需要做细胞学筛查。若细胞学异常，则根据细胞学结果进行相应处理。②糜烂样改变伴有分泌物增多、乳头状增生或接触性出血者，常给予物理治疗，包括激光、冷冻和微波治疗，也可辅以保妇康栓等中药治疗。治疗前应排除宫颈上皮内瘤样病变和宫颈癌。

1）慢性子宫颈管黏膜炎：对于持续性子宫颈管黏膜炎，需了解有无沙眼衣原体及淋病奈瑟菌的再次感染、性伴侣是否已进行治疗、阴道微生物群失调是否持续存在。针对病因给予治疗。对病原体不清者，尚无有效治疗方法，可试用物理治疗。

2）子宫颈息肉：行息肉摘除术，术后将切除息肉送病理检查。

3）子宫颈肥大：一般无须治疗。

知识点6：子宫颈炎症的护理评估	副高：熟练掌握　正高：熟练掌握

（1）健康史：了解婚育史、阴道分娩史及妇科手术史、宫颈损伤等情况。

（2）身体状况：评估白带性状及量，是否有阴道分泌物增多或性质的改变。有无外阴瘙痒、腰酸或下腹部坠痛，有无尿急、尿频、尿痛等泌尿系统症状。妇科检查是否可见宫颈充血、水肿、糜烂或黏膜脓性分泌物从宫颈管流出。

（3）心理-社会状况：患者因有不洁性生活史而出现典型的临床症状而产生恐惧心理，但又不敢及时就医或去医院治疗，加重了患者的思想负担。

知识点 7：子宫颈炎症的护理诊断　　　副高：熟练掌握　　正高：熟练掌握

（1）组织完整性受损：与子宫颈炎症有关。

（2）焦虑：与出现血性分泌物及性交后出血，担心癌变有关。

（3）疼痛：与局部炎症刺激有关。

（4）知识缺乏：缺乏相关疾病知识。

知识点 8：子宫颈炎症的护理措施　　　副高：熟练掌握　　正高：熟练掌握

（1）急性宫颈炎的护理措施

1）一般护理：做好生活护理，保证患者充分休息；嘱患者及时更换衣物，保持外阴及阴道清洁；给予高蛋白、高维生素饮食；密切观察病情变化并及时给予心理上的关怀。

2）疾病护理：积极治疗急性宫颈炎，预防慢性宫颈炎；遵医嘱针对病原体给予全身抗生素治疗，指导患者按医嘱及时、足量、规范地应用抗生素。注意观察病情变化及用药后反应；体温增高者给予物理降温。

（2）慢性宫颈炎的护理措施

1）一般护理：注意个人卫生，保持外阴清洁、干燥；指导育龄妇女采取合适的避孕措施，减少人工流产的发生。

2）疾病护理：①药物治疗，指导患者注意局部用药前后手的卫生，减少感染发生，教会患者正确的用药方法，使药物送达准确位置。②术前护理，月经干净 3~7 日，无性生活史，无急性生殖器炎症，宫颈防癌涂片正常者方可进行激光等物理治疗，术前测血压及体温并指导术前排空膀胱，做好心理疏导，消除患者紧张情绪。③术后护理：保持外阴清洁，每日清洗外阴 2 次；嘱患者术后第 1 日将阴道内带尾纱条取出；大约术后 10 日为局部脱痂期，应避免剧烈活动及搬运重物以免引起出血过多；禁同房和盆浴 2 个月，并于术后 2 周、4周、2 个月复查；宫颈息肉手术摘除术后做病理检查。

知识点 9：子宫颈炎症的健康指导　　　副高：掌握　　正高：熟练掌握

（1）定期复查：指导育龄妇女定期妇科检查，发现宫颈炎应常规先做宫颈刮片细胞学检查，筛查宫颈癌后及时治疗。

（2）告知物理治疗后注意事项：①阴道分泌物会增多，甚至有大量水样排液，术后 1~2周脱痂时，可有少许出血。应每日擦洗外阴 2 次，勤换卫生垫，保持清洁、干燥。若分泌物有臭味或量多，应及时复诊。②治疗后 2 个月内禁止性生活、盆浴及阴道灌洗。③一般在治疗后的两次月经干净后 3~7 日复查，效果欠佳者可遵医嘱做第 2 次治疗。

第五节　盆腔炎性疾病

| 知识点1：盆腔炎性疾病的概念 | 副高：熟练掌握　正高：熟练掌握 |

盆腔炎性疾病（PID）是指发生于女性上生殖道的一组感染性疾病，主要包括子宫内膜炎、输卵管炎、输卵管卵巢脓肿、盆腔腹膜炎。炎症可局限在一个部位，也可同时累及几个部位。最常见的是输卵管炎及输卵管卵巢炎。感染途径可分为上行感染、血行传播、淋巴系统蔓延和直接蔓延4种方式。如果盆腔炎性疾病未得到及时、彻底的治疗，可能会导致盆腔炎性疾病后遗症，如炎症反复发作、输卵管妊娠、不孕等。

| 知识点2：盆腔炎性疾病的病因及发病机制 | 副高：熟练掌握　正高：熟练掌握 |

（1）内源性病原体：来自寄居于阴道内的菌群，包括需氧菌（金黄色葡萄球菌、溶血性链球菌等）和厌氧菌（脆弱类杆菌、消化球菌等）。需氧菌或厌氧菌可单独引起感染，但以二者混合感染多见。

（2）外源性病原体：主要为性传播疾病的病原体，如淋病奈瑟菌、沙眼衣原体、支原体等。

通常为内源性病原体和外源性病原体混合感染，但也可单独存在。

| 知识点3：盆腔炎性疾病的临床表现 | 副高：掌握　正高：掌握 |

（1）症状：盆腔炎性疾病可因炎症轻重以及范围的大小而有不同的症状表现，个体差异大。轻者无症状或症状轻微，主要表现为下腹痛、阴道分泌物增多，腹痛为持续性、活动或性生活后加重。如果病情严重，可以表现为发热甚至高热、寒战、头痛、食欲缺乏。在月经期发病的患者，可出现经量增多、经期延长。

若有腹膜炎，可出现恶心、呕吐、腹胀、腹泻等消化系统的症状。盆腔内如有脓肿形成，可有下腹部包块以及局部压迫的症状：①包块位于子宫前方，可出现膀胱刺激症状，如排尿困难、尿频、尿痛。②包块位于子宫后方，有直肠刺激症状，如大便困难等。③包块位于腹膜外，可导致腹泻、里急后重感和排便困难。如有输卵管炎的症状和体征并同时有右上腹疼痛者，应怀疑有肝周围炎。

（2）体征：宫颈举痛、宫体压痛或附件区压痛。严重病例呈急性病容，体温升高，心率加快，下腹部有压痛、反跳痛及肌紧张。盆腔检查：阴道可见脓性臭味分泌物，宫颈充血、水肿，可见脓性分泌物从宫颈口流出，穹隆触痛明显，宫颈举痛，宫体稍大，有压痛，活动受限。子宫两侧压痛明显，可触及包块，或宫旁一侧或两侧片状增厚。

知识点 4：盆腔炎性疾病的辅助检查　　　　　　　　副高：掌握　正高：掌握

（1）实验室检查：①盆腔炎性疾病血液检查提示白细胞计数明显增多、中性粒细胞比例明显升高、红细胞沉降率加快、C 反应蛋白升高。②阴道分泌物和宫颈分泌物检测，培养可找到致病的病原体。败血症、脓毒血症时，血培养可找到病原体。

（2）B 超检查：有助于盆腔炎性包块的诊断，对盆腔脓肿有较好的诊断价值，可识别输卵管、卵巢和肠道粘连形成的肿块或脓肿。并可初步排除其他疾病，如子宫内膜异位症、生殖器恶性肿瘤等。但轻度或中度盆腔炎 B 超图像不明显。

（3）后穹隆穿刺：临床怀疑子宫直肠陷凹脓肿形成者行阴道后穹隆穿刺检查，抽出脓液即可确诊。

（4）腹腔镜检查：为侵入性检查，不推荐常规应用，通常诊断不明确或治疗 48~72 小时无效后可采用，对本病的诊断特异性高，可采集标本进行病原学检查。

知识点 5：盆腔炎性疾病的治疗要点　　　　　　　　副高：掌握　正高：掌握

（1）急性盆腔炎性疾病：主要为及时、足量的抗生素治疗，必要时手术治疗。抗生素治疗可清除病原体，改善症状及体征，减少后遗症。如患者一般状况好，症状轻，能耐受口服抗生素，并有随访条件，可在门诊给予头孢曲松钠、氧氟沙星（可同时加服甲硝唑）口服或肌内注射抗生素治疗。抗生素治疗无效、脓肿持续存在或脓肿破裂时，应给予手术治疗，并根据病变的不同范围、患者年龄、有无生育要求等全面考虑，制订合适的手术方案，手术方式主要是腹腔镜手术或经腹手术，原则以切除病灶为主。

（2）盆腔炎性疾病后遗症：多采用综合治疗方案控制炎症，同时注意增强机体抵抗力，缓解症状，增加受孕机会。包括：①物理疗法，能促进盆腔局部血液循环，改善组织营养状态，提高新陈代谢，有利于炎症吸收和消退，常用的有激光、短波、超短波、微波、离子透入等。②中药治疗，结合患者特点，通过清热利湿、活血化瘀或温经散寒、行气活血达到治疗目的。③西药治疗，针对病原菌选择有效抗生素控制炎症，还可采用透明质酸酶等使炎症吸收。④输卵管积水者可手术治疗。⑤不孕女性可选择辅助生育技术达到受孕目的。

知识点 6：盆腔炎性疾病的护理评估　　　　　　　副高：熟练掌握　正高：熟练掌握

（1）健康史：询问近期有无流产和宫腔内手术操作史，经期卫生保健情况，有无邻近器官炎症、有无宫腔内授精的病史。

（2）身体状况：监测患者生命体征；评估下腹疼痛程度及腹痛的性质，有无肌紧张、压痛、反跳痛；观察阴道分泌物状态，评估白带性质、量、气味。

（3）心理-社会状况：患者发病较急，病情重，身体虚弱，因担心治疗效果不佳或转为慢性炎症而焦虑，要评估患者的心理反应，有无手术治疗恐惧或无助不安，是否需要咨询指导。

知识点7：盆腔炎性疾病的护理诊断　　　　　副高：熟练掌握　　正高：熟练掌握

（1）睡眠形态紊乱：与炎症反复发作、疼痛、焦虑有关。
（2）体温过高：与上生殖道及其周围组织感染有关。
（3）疼痛：与炎症刺激有关。
（4）焦虑：与炎症病程长、治疗效果不佳及担心预后等有关。

知识点8：盆腔炎性疾病的护理措施　　　　　副高：熟练掌握　　正高：熟练掌握

（1）一般护理
1）卧床休息，取半卧位，有利于脓液积聚于子宫直肠陷凹，使炎症局限。
2）给予高热量、高蛋白、高维生素、流质或半流饮食，并遵医嘱补充液体，纠正电解质紊乱和酸碱失衡。
3）高热时可采用物理降温，若有腹胀应行胃肠减压。
4）每日消毒外阴2次，保持外阴清洁，尽量避免不必要的盆腔检查，以避免炎症扩散。
（2）病情观察
1）观察患者精神状态及营养。
2）检查生命体征，是否有寒战、发热、恶心、呕吐、食欲缺乏、疲乏无力。
3）下腹痛的部位、持续时间及伴随症状，是否有阴道分泌物增多。根据疼痛的部位、性质、程度、诱因；采取积极护理措施予以缓解。
4）是否用药，观察疗效及不良反应。
（3）治疗护理
1）要使患者了解及时、足量的抗生素治疗的重要性。经恰当的抗生素积极治疗，绝大多数盆腔炎性疾病患者能彻底治愈，使其建立信心，主动配合。
2）护士应经常巡视患者，观察患者的用药反应。对于药物治疗无效、脓肿持续存在、脓肿破裂者，需要手术切除病灶，可根据患者情况选择经腹手术或腹腔镜手术。需要手术治疗者，为其提供相应的护理措施。
3）对于接受抗生素治疗的患者，应在72小时内随诊以确定疗效，评估有无临床情况的改善。若此期间症状无改善，则需进一步检查，重新进行评估，必要时行腹腔镜检查或手术探查。对沙眼衣原体及淋病奈瑟菌感染者，可在治疗后4~6周复查病原体。
（4）检查配合：协助血或阴道分泌物化验检查或培养及药敏试验等；B超检查有助于发现盆腔积液或包块。
（5）预防并发症：严密观察，防止脓毒血症、败血症及肝周围炎的发生。
（6）防治后遗症：为预防盆腔炎性疾病后遗症的发生，应该注意以下几点。

1）严格掌握手术指征，手术时严格遵循无菌操作规程，为患者提供高质量的围手术期护理。

2）及时诊断并积极、正确治疗下生殖道感染及盆腔炎性疾病。

3）注意性生活卫生，减少性传播疾病。对于被确定为盆腔炎性疾病后遗症的患者，要使其了解通过中西医结合的综合治疗方案有望缓解症状，以减轻患者的焦虑情绪。

（7）心理护理：关心患者的疾苦，耐心倾听患者的诉说，尽可能满足患者的需求，并告知患者绝大多数盆腔炎性疾病是可以治愈的，使其建立信心，减轻焦虑。

知识点9：盆腔炎性疾病的健康指导　　　　　　　　副高：掌握　正高：熟练掌握

（1）讲解有关疾病知识和经期卫生知识，改变个人不良卫生习惯，注重性生活卫生，减少性传播疾病，避免不必要的妇科检查。

（2）针对患者的心理状况，帮助其利用有助于健康的社会保健。

（3）对无生育计划的女性，应采取有效的避孕措施，减少人工流产的次数。

（4）养成良好的卫生习惯，勤换内裤、会阴垫，保持外阴清洁、干燥。

（5）及时治疗下生殖道感染。

（6）避免不规范的阴道冲洗，以免扰乱阴道内细菌的平衡，增加盆腔炎发生的可能性。

第十一章　性传播疾病妇女的护理

第一节　尖锐湿疣

| 知识点1：尖锐湿疣的概念 | 副高：熟练掌握　正高：熟练掌握 |

尖锐湿疣（CA）是由人乳头瘤病毒（HPV）感染引起的鳞状上皮增生性疣状病变，属性传播疾病。近年来发病率呈上升趋势仅次于淋病，居第二位。CA 常与多重性传播疾病如滴虫阴道炎、淋病、外阴阴道假丝酵母菌病等并存。

| 知识点2：尖锐湿疣的病因及发病机制 | 副高：熟练掌握　正高：熟练掌握 |

尖锐湿疣是由 HPV 感染所致。HPV 约有 100 多个型别，其中 50 多个型别与生殖道感染有关。生殖道尖锐湿疣主要与低危型 HPV6、HPV11 有关。温暖、潮湿的外阴皮肤易于 HPV 的生长。HPV 可通过性交损伤的皮肤黏膜到达基底层细胞，其 DNA 游离于宿主染色体外，随细胞分化，复制大量病毒，使表皮增生、变厚。过早性交、多个性伴侣、性激素水平过高、免疫功能低下、吸烟以及高性激素水平等是 HPV 感染的高危因素。经性交传播是 HPV 的主要传播途径，患者性伴侣中约 60% 发生 HPV 感染，但不排除间接传播可能。孕妇感染 HPV 可传染给新生儿，但传播途径不确定。

| 知识点3：尖锐湿疣的临床表现 | 副高：掌握　正高：掌握 |

潜伏期 3 周至 8 个月，平均 3 个月，患者以 20~29 岁年轻妇女居多。大多数患者无明显临床症状，有时症状轻微甚至无法察觉（潜伏感染或亚临床感染），部分患者有外阴瘙痒、烧灼痛或性交后疼痛不适，典型体征是初起为微小散在或呈簇状增生的粉色或白色小乳头状疣，柔软，其上有细小的指样突起，或为小而尖的丘疹，质地稍硬。皮损后期病灶逐渐增大、增多，形态可为鸡冠状、桑葚状或菜花状，表现可能糜烂、渗液、破溃、出血或感染。病变多发生在性交时外阴易受损的部位，如阴唇后联合、小阴唇内侧、阴道前庭、尿道口等部位。

| 知识点4：尖锐湿疣的辅助检查 | 副高：掌握　正高：掌握 |

（1）细胞学检查：细胞学涂片可见挖空细胞。该项检查特异性高但敏感性低。

（2）醋酸白试验：局部涂抹3%~5%的醋酸液，3~5分钟感染组织变白即为阳性。有助于可疑病变区域的观察，进而对目标区域进行活检或切除。但醋酸白试验特异性较低，对于不典型的病变，试验结果不可靠。

（3）阴道镜检查：有助于发现亚临床病变，尤其对宫颈病变颇有帮助。辅以醋酸白试验可提高阳性率。

（4）病理检查：当尖锐湿疣的皮损不典型，如表现为色素沉着、硬化、生长迅速、出血或溃疡时，可通过活检后的组织病理检查帮助诊断。活检后典型组织病理表现可为表皮乳头瘤样增生伴角化不全，颗粒层和棘层上部细胞可有明显的空泡形成，胞质着色淡，核浓缩深染，核周围有透亮的晕（即挖空细胞），这是尖锐湿疣的特征性改变。另外可见到真皮浅层毛细血管扩张，周围常有较多炎症细胞浸润。活检也可用于诊断不明确、标准治疗后无效、疾病在治疗期间加重，尤其是患者免疫功能不全时。

（5）核酸检查：聚合酶链反应（PCR）及核酸DNA探针杂交。该方法简便、快速、敏感性高、特异性强。但因检测结果并不确定，且不能指导治疗，故不推荐使用该检查方法。

知识点5：尖锐湿疣的治疗要点	副高：掌握　　正高：掌握

目前尚无根除HPV的方法，治疗仅为去除外生疣体，改善症状和体征，减少复发。

（1）局部药物治疗：消除疣体。国际上公认的首选治疗药物是3.75%或5%咪喹莫特乳膏、0.15%或0.5%鬼臼毒素乳膏/凝胶、10%或15%赛儿茶素软膏。其中，国内常用、容易购买得到的是咪喹莫特乳膏，其次是鬼臼毒素乳膏/凝胶。

（2）物理或手术治疗：适合于任何部位的病灶，物理治疗有微波、激光、冷冻，通过直接破坏作用清除皮损。对于数量多、面积广及其他治疗失败的尖锐湿疣，可用微波刀或手术切除。手术成功与否与尖锐湿疣的数量有关。若数目较少且体积较小，手术的成功率更高、需要额外治疗的可能性也更小。不过，手术后一般还需要继续药物治疗。另外，手术也可能增加尖锐湿疣扩散的概率，因此患者在手术前应当充分和医师探讨可能的收益和风险，作出最佳选择。

（3）干扰素治疗：干扰素有抗病毒及调节免疫的作用，适用于病情严重或反复发作的患者。

（4）剖宫产：若病灶过大影响阴道分娩者，可行剖宫产手术。

知识点6：尖锐湿疣的预后	副高：熟练掌握　　正高：熟练掌握

大多数患者经治疗后皮损可以改善或消退，治疗可能会减少HPV感染但不会根除。如果选择不治疗，尖锐湿疣可能自行消退，可能保持不变，也可能增多、增大。尖锐湿疣治疗后比较容易复发。复发常见于治疗后3~6个月以内（特别是最初3个月）。复发之后用同样的治疗仍然有效。

本病没有公认的痊愈标准，一般是指治疗后皮损消失。目前多数认为治疗后6个月没有复发，后期再复发的机会不大。总的来说，尖锐湿疣的预后一般比较好，虽然治疗后复发率较高，但通过正确处理最终还是容易达到临床治愈。

知识点7：尖锐湿疣的护理诊断　　　　副高：熟练掌握　正高：熟练掌握

（1）自尊紊乱：与确诊性传播疾病后的羞耻心理有关。

（2）焦虑：与担心治疗效果不佳有关。

（3）知识缺乏：缺乏尖锐湿疣的相关知识。

知识点8：尖锐湿疣的护理措施　　　　　副高：熟练掌握　正高：熟练掌握

（1）尊重患者现状：以耐心、热情、诚恳的态度对待患者，了解并解除其思想顾虑、负担，使患者做到患病后及早到医院接受正规诊断和治疗。

（2）患病孕妇护理：妊娠期做好外阴护理，如足月或近足月孕妇病灶大，影响阴道分娩，应选择剖宫产术，并为其提供相应的手术护理。

（3）随访指导：尖锐湿疣患者的治愈标准是疣体消失，治愈率高，但有复发可能，患者需遵医嘱随访接受指导。对反复发作的顽固病例，及时取活检排除恶变。

（4）新生儿护理：新生儿出生后需彻底洗澡，如无窒息，则不用吸管清理呼吸道，以免损伤喉黏膜，导致日后婴幼儿喉乳头瘤的发生。

知识点9：尖锐湿疣的健康指导　　　　　副高：掌握　正高：熟练掌握

保持外阴清洁、干燥，避免混乱的性关系，贯彻预防为主的重要性。被污染的衣裤、生活用品要及时消毒。世界卫生组织推荐性伴侣应进行尖锐湿疣的检查，并告知患者尖锐湿疣具有传染性，性行为是本病的主要危险因素，推荐使用避孕套阻断传播途径，强调性伴侣同时治疗。

第二节　淋　　病

知识点1：淋病的概念　　　　　　　　　副高：熟练掌握　正高：熟练掌握

淋病是由淋病奈瑟菌（简称淋菌）引起的，以泌尿生殖系统化脓性感染为主要表现的性传播疾病。近年其发病率居于我国性传播疾病首位。可发生在任何年龄段，多发于性活跃的中、青年男女。本病传染性强，可导致多种并发症和后遗症。

知识点2：淋病的病因及发病机制　　　　副高：熟练掌握　正高：熟练掌握

淋菌对柱状上皮和移行上皮有特殊的亲和力，可在上皮细胞内大量繁殖，引起细胞损伤、崩解，同时淋菌的脂多糖内毒素与体内补体协同作用，共同引起局部反应，形成脓液。女性感染淋菌后首先侵犯宫颈管、尿道、尿道旁腺和前庭大腺，然后沿生殖道黏膜上行感染，引起子宫内膜炎、输卵管炎、盆腔腹膜炎等。男性常表现为急性尿道炎。任何年龄均可发生，以 20~30 岁居多。淋菌喜潮湿，怕干燥，最适宜的培养温度为 35~36℃，在潮湿的环境中可生存 10~17 小时，完全干燥情况下 1~2 小时死亡。一般消毒剂或肥皂均能使其迅速灭活。

知识点 3：淋病的传播途径	副高：熟练掌握　正高：熟练掌握

（1）主要通过性接触传染，如口交、肛交或阴道性交。淋病患者是主要传染源。

（2）在少数情况下，可通过接触含淋菌分泌物的物品而被感染，如内裤、毛巾、床单、浴盆、坐便器等。

（3）妊娠期妇女如感染淋菌，可通过羊膜腔感染胎儿。

（4）若产妇患淋病，新生儿产道分娩时易感染淋菌，引起淋菌性结膜炎。

知识点 4：淋病的临床表现	副高：掌握　正高：掌握

淋病的潜伏期一般为 1~10 天，平均 3~5 天，潜伏期患者同样具有传染性。早期女性症状表现不明显，如随病情发展或未经及时治疗，可累及上生殖道，引起淋菌性盆腔炎，从而导致不孕、异位妊娠等。

淋病按病理过程分为急性和慢性。

（1）急性淋病：在感染淋病后 1~14 天出现尿频、尿急、尿痛等急性尿道炎的症状，白带增多呈黄色、脓性，外阴部红肿、有烧灼样痛，继而出现前庭大腺炎、急性宫颈炎的表现。有急性前庭大腺炎时，阴道下部肿胀、触痛，常伴急性外阴阴道炎、膀胱炎，还可能伴发直肠炎，有大便不适或直肠出血。阴道内窥镜检查发现有脓性或黏液脓性分泌物自宫颈口流出，阴道穹隆及宫颈充血明显。用手指由内向外按压阴道前壁，可从尿道口挤出脓性分泌物。一侧或双侧大阴唇后部可扪及有明显触痛的肿块，如已形成脓肿，则肿块有波动感。

如下生殖道感染未及时治疗或治疗不彻底，淋菌即上行扩散，多在下次经期或经期刚结束时发生上行感染，引起急性子宫内膜炎及急性输卵管炎，甚至急性盆腔腹膜炎。急性输卵管炎则可引起下腹剧痛及不同程度的发热，还可发展为输卵管积脓。脓液自伞端流入腹腔则出现腹膜炎症状。

有急性盆腔感染时，双合诊检查可发现一侧或两侧附件区压痛。输卵管积脓所形成的包块往往由于患者畏痛拒按而不易扪清。盆腔腹膜受累时出现的体征，如腹部压痛、肌紧张等须与外科急腹症相鉴别。

（2）慢性淋病：急性淋病未经治疗或治疗不彻底可逐渐转为慢性淋病。表现为慢性尿道炎、尿道旁腺炎、前庭大腺炎、慢性宫颈炎、慢性输卵管炎、输卵管积水等。症状一般较轻微，排尿时会有尿道灼热感或者轻度的刺痛，尿流变细，排尿无力。大部分患者在晨起的时候分泌物增多，会糊住尿道口（称为糊口现象）。男性长期淋病会并发前列腺炎、精囊炎、附睾炎、膀胱炎等。女性淋病症状轻微，60%以上的患者没有明显的症状。淋菌虽不存在于生殖道的分泌物中，但可长期潜伏在尿道旁腺、前庭大腺或宫颈黏膜腺体深处，作为病灶可引起反复急性发作。

（3）妊娠期感染淋菌：可引起不良后果，妊娠早期感染可导致感染性流产与流产后感染。妊娠中、晚期感染易发生胎膜早破，羊膜腔感染综合征引起滞产；分娩后产妇抵抗力下降，可出现播散性淋病，引起子宫内膜炎、输卵管炎等产褥感染，严重者可致淋菌性盆腔炎。胎儿感染淋菌易发生胎儿窘迫、胎儿宫内发育迟缓，甚至死胎、死产。

知识点5：淋病的辅助检查　　　　　副高：掌握　正高：掌握

（1）分泌物涂片检查：宫颈管分泌物涂片并行革兰染色。检查见白细胞内革兰阴性双球菌有助于诊断。该检查适用于未经治疗的患者。

（2）淋菌培养：是诊断淋病的金标准，培养可见典型菌落。适用于临床症状较轻或者症状不明显者，涂片检查不典型或者阴性的病例都可进行淋菌培养。阳性率为80%~90.5%，同时可做药敏试验。

（3）核酸检测：聚合酶链反应（PCR）技术检测淋菌DNA片段，此方法特异性及敏感性高。临床标本中淋菌核酸检测呈阳性，有助于疾病的诊断。该技术要求操作的条件高，有可能出现假阳性。需结合临床表现判断结果。

知识点6：淋病的治疗要点　　　　　副高：掌握　正高：掌握

以及时、足量、规范应用抗生素为治疗原则。急性期以药物治疗为主，性伴侣同时治疗。慢性淋病需要采用综合治疗方案。本病一般无须手术治疗。

《梅毒、淋病和生殖道沙眼衣原体感染诊疗指南（2020年）》中指出，近年来对广谱头孢菌素敏感性下降和耐药的淋菌在全球多个地区出现，世界卫生组织、美国疾病预防控制中心及欧洲的治疗指南中推荐头孢曲松与阿奇霉素联合治疗淋病。临床上需注意耐药菌株感染，密切观察疗效并及时调整治疗方案，防止治疗失败。

知识点7：淋病的护理诊断　　　　　副高：熟练掌握　正高：熟练掌握

（1）自尊紊乱：与确诊性病后的羞耻心理有关。

（2）排尿异常：与淋菌引起急性尿道炎、尿道旁腺炎、慢性尿道炎等所致尿痛、排尿困难有关。

（3）疼痛：与炎症、阴道分泌物刺激有关。

（4）焦虑：与担心治疗效果不佳有关。

（5）知识缺乏：缺乏淋病的相关知识。

知识点8：淋病的护理措施 副高：熟练掌握 正高：熟练掌握

（1）心理护理：尊重患者，给予适当的关心、安慰，解除患者求医的顾虑。淋病为可治愈性疾病，应向患者强调急性期及时、彻底治疗的重要性及必要性，解释抗生素治疗的作用和效果，以防疾病转为慢性，帮助患者树立治愈的信心。

（2）指导随访：指导患者随访，判断疗效。患者在治疗结束后2周内，在无性接触史情况下符合下列标准为治愈：①临床症状和体征全部消失。②治疗结束后4~7天取宫颈管分泌物做涂片及细菌培养，连续3次都为阴性。

（3）急性淋病患者护理：嘱患者卧床休息，做好严密的床边隔离。将患者接触过的生活用品进行严格的消毒灭菌，污染的手需经消毒液浸泡消毒、防止交叉感染等。

（4）孕妇护理：在淋病高发地区，孕妇应在产前常规筛查淋菌，最好在妊娠早、中、晚期各做一次宫颈分泌物涂片镜检淋菌，进行淋菌培养。

（5）新生儿护理：用1%硝酸银液滴眼，预防淋菌性眼炎，预防用头孢曲松钠25~50mg/kg（最大剂量不超过125mg）肌内注射或静脉推注，单次给药。新生儿可发生播散性淋病，在生后不久出现淋菌性关节炎、脑膜炎、败血症等，治疗不及时可导致新生儿死亡。淋病新生儿双亲必须同时治疗。

知识点9：淋病的健康指导 副高：掌握 正高：熟练掌握

治疗期间严禁性交，以免传染给他人。因淋病患者有同时感染阴道毛滴虫和梅毒的可能，故应同时监测阴道毛滴虫、梅毒血清反应。教会患者自行消毒隔离的方法，患者的内裤、浴盆、毛巾需煮沸消毒5~10分钟，分开放置，患者所接触的物品及器具用1%苯酚溶液浸泡。

第三节 梅 毒

知识点1：梅毒的概念 副高：熟练掌握 正高：熟练掌握

梅毒是由梅毒螺旋体（TP，又称苍白密螺旋体）引起的慢性、全身性的性传播疾病。根据传播途径的不同，梅毒可分为获得性（后天性）梅毒和胎传（先天性）梅毒。根据病程的不同又可分为早期梅毒和晚期梅毒。梅毒主要通过性接触传播、母婴传播和血液传播，约95%的患者通过性接触传播。病变几乎可累及人体的所有组织器官，危害性极大。妊娠期患有梅毒还可引起胎儿早产、流产、死产和新生儿梅毒。

知识点2：梅毒的病因及发病机制 副高：熟练掌握 正高：熟练掌握

梅毒螺旋体在体外干燥条件下不易生存，一般消毒剂和肥皂即可将其杀灭。其耐寒力强，4℃存活3天，−78℃保存数年后仍具有传染性。90%的梅毒患者是通过性交经皮肤、黏膜破损处被传染的，潜伏期为6~8周。未经治疗的患者在感染后1年内最具传染性，随着病程的延长，传染性越来越小，病程超过4年者基本无传染性。但孕妇仍可通过胎盘传染给胎儿。孕妇软产道有梅毒病灶时，新生儿也可以在通过软产道时被感染，但不属于先天梅毒。偶有经过哺乳、输血、衣物等间接传播。

知识点3：梅毒的临床表现	副高：掌握　正高：掌握

　　梅毒的潜伏期2~4周。根据病程可分为一期梅毒、二期梅毒、三期梅毒（晚期梅毒），不同期别患者的特征、破坏程度、传染性均不同。

　　（1）一期梅毒：通常在感染后2周或3周左右开始发病，一般无全身症状，主要为硬下疳和淋巴结肿大。

　　1）硬下疳：传染性极强。起初表现为外生殖器的小红斑，男性多见于阴茎、龟头、包皮及系带，女性多见于阴唇、会阴及子宫开口处（宫颈）。红斑发生坏死，形成直径为1~2cm的圆形或椭圆形无痛性溃疡。因为无痛，所以难以察觉。

　　2）淋巴结肿大：硬下疳出现1~2周后，腹股沟或患处附近淋巴结可明显肿大，但是没有疼痛。

　　（2）二期梅毒：常发生在硬下疳消退3~4周（感染9~12周）后，有时可与硬下疳同时出现，还可出现皮肤以外的其他症状。此期梅毒传染性强，即使皮疹自行愈合，仍具传染性。特征表现是梅毒疹，可覆盖全身皮肤和黏膜，甚至是手掌和脚底，梅毒疹可表现为红色或红褐色丘疹、斑丘疹、斑块等，与普通皮肤病类似，通常不会发痒或仅有轻微瘙痒。有的皮肤黏膜上出现脓疱、溃疡，溃疡可能发生在口腔、咽喉或生殖器。皮疹通常在2~3个月自行消退。

　　（3）三期梅毒：一期、二期梅毒未经治疗或治疗不充分，经过3~4年（最早2年，最晚20年），可有40%的患者发生三期梅毒。此期传染性弱，但破坏性强。

　　1）皮肤黏膜损害：大多发生于感染后3~5年，皮肤损害倾向于局限化、成群发生，具破坏性，预后遗留瘢痕。主要有以下2个型别。①结节性梅毒疹：发生在头面部、肩部、背部，表现为呈簇状排列的铜红色结节。②梅毒瘤（梅毒性树胶肿）：是三期梅毒标志，是梅毒破坏性最大的一种损害。典型损害为2~10cm的马蹄形溃疡，边缘锐利，表面有黏稠树胶状分泌物。口腔黏膜损害可导致发音、吞咽困难；眼部皮肤黏膜损害可出现眼痛、视力障碍，甚至失明等。

　　2）骨梅毒：最常累及头面部骨和胫骨，导致骨膜炎、骨髓炎及树胶肿性骨关节炎，患者可表现为骨骼疼痛、病理性骨折、骨穿孔、关节畸形等。

　　3）心血管梅毒：多在感染10~20年后发生。基本损害是主动脉炎。

　　4）神经梅毒：大多数梅毒累及中枢神经系统的患者没有症状，但脑脊液检查可确诊。

知识点 4：先天梅毒　　　　　　　　　　副高：熟练掌握　正高：熟练掌握

先天梅毒又称胎传梅毒，是指病原体在母体内通过胎盘途径传染给胎儿。先天梅毒增加了新生儿死亡及发生并发症的风险。先天梅毒新生儿常为早产儿，营养差、消瘦、皮肤松弛，貌似老人，哭声低弱而嘶哑，躁动不安。除此之外还可出现以下损害。

（1）皮肤黏膜损害：多在出生 3 周后出现，也可能出生后即有。手掌、足底等部位出现各种类型皮疹，口周和肛门周围常形成皲裂。

（2）梅毒性鼻炎：多在出生后 1~2 个月内发生。鼻黏膜溃疡，排出血性黏稠分泌物，堵塞鼻孔造成呼吸、吸吮困难，严重者可出现鼻中隔穿孔、鼻梁塌陷，形成鞍鼻。

（3）骨梅毒：较常见，包括骨软骨炎、骨髓炎、骨膜炎等，患儿肢体疼痛、不能活动。

（4）其他损害：全身淋巴结肿大、肝脾大、贫血、生长发育不良等。

知识点 5：梅毒的辅助检查　　　　　　　　　副高：掌握　正高：掌握

（1）涂片检查：取病损处分泌物涂片，经银染色后镜检。可查到梅毒螺旋体，但检出率低，适用于硬下疳或扁平湿疣患者。

（2）血清学检查：梅毒螺旋体进入机体后产生两种抗体，非特异的抗心脂质抗体和抗梅毒螺旋体特异抗体。可进行非梅毒螺旋体试验及梅毒螺旋体试验。

1）非梅毒螺旋体试验：属于梅毒过筛试验。若结果为阳性，一定需要确诊试验来证实，才能诊断梅毒。此试验滴度的变化，还能作为疗效观察、复发或再感染的指征。

2）梅毒螺旋体试验：是梅毒确诊试验。梅毒螺旋体侵入人体后，在血清中可出现梅毒螺旋体抗体，并终生存在，所以如果特异性梅毒螺旋体抗体阳性，意味着患者现在体内感染梅毒，可能需要治疗，或者患者过去感染过梅毒已经治愈。极少数存在自身免疫病、恶性肿瘤等的患者，血清检测中会出现假阳性表现，但后续复查，结果会变成阴性。

（3）脑脊液检查：此检查用于怀疑神经梅毒者。神经梅毒患者脑脊液中淋巴细胞 $\geqslant 10 \times 10^6/L$，蛋白质 $>500mg/dl$，为阳性。

（4）影像学检查：X 线摄片、心脏彩超、CT 和磁共振成像（MRI）检查分别用于骨关节梅毒、心血管梅毒和神经梅毒的辅助诊断。

知识点 6：梅毒的治疗要点　　　　　　　　　副高：掌握　正高：掌握

梅毒不能自愈，强调早发现、早诊断，及时正规治疗，对预后影响很大。性伴侣应同时进行检查与治疗。

目前，青霉素类为治疗梅毒的首选药物，可用于各期的梅毒患者。常用药物有苄星青霉素、普鲁卡因青霉素、水剂青霉素。药物种类、剂量及疗程需要根据临床分期及临床特征来决定，应遵循及早、足量、规范的治疗原则。早期梅毒可治愈，晚期梅毒虽然可以进行抗梅毒治疗，但无法逆转已经造成的身体损害。如患者对青霉素过敏，可选择替代药物如头孢曲松钠、四环素类或大环内酯类药物，但疗效较青霉素差。药物治疗的患者应定期进行血液检查，监测治疗效果。

梅毒患者和性伴侣都需要接受严格的检查和治疗，治疗期间禁止性生活，避免再次感染及引起他人感染。

定期检查、随访，是监测和保证治疗效果的重要环节。

知识点 7：梅毒的护理诊断　　副高：熟练掌握　正高：熟练掌握

（1）自尊紊乱：与确诊性病后的羞耻心理有关。

（2）焦虑：与担心治疗效果不佳有关。

（3）知识缺乏：缺乏梅毒的相关知识。

知识点 8：梅毒的护理措施　　副高：熟练掌握　正高：熟练掌握

（1）随访指导：经充分治疗后，应随访 2~3 年。第 1 年每 3 个月复查 1 次，以后每半年复查 1 次，包括临床表现及非梅毒螺旋体试验。若在治疗后 6 个月内血清滴度未下降 4 倍，应视为治疗失败或再感染，除需重新加倍治疗剂量外，还应行脑脊液检查，观察有无神经梅毒。多数一期梅毒在 1 年内、二期梅毒在 2 年内血清学试验转阴。少数晚期梅毒血清非梅毒螺旋体抗体滴度低水平持续 3 年以上，可判为血清固定。

（2）孕妇护理：建议所有孕妇在初次产科检查时做梅毒血清学筛查，必要时在妊娠末期或分娩期重复检查，以明确诊断及时治疗。对用药的孕妇提供相应护理，使患有梅毒的孕妇了解治疗方案，用药目的、原则及注意事项，取得配合。在治疗过程中，要求患者主动配合，并严格按医嘱及时、足量、规范完成治疗方案，严禁自行停药、减药，用药期间密切观察病情变化。

（3）心理护理：正确对待患者，尊重患者，对患者进行心理疏导，解除其思想顾虑，帮助其建立治愈的信心和生活的勇气。

知识点 9：梅毒的健康指导　　副高：掌握　正高：熟练掌握

治疗期间禁止性生活，避免再次感染及引起他人感染，性伴侣应同时进行检查及治疗，治疗后接受随访。治愈标准为临床治愈及血清学治愈。各种损害消退及症状消失为临床治愈。抗梅毒治疗 2 年内，梅毒血清学试验由阳性转为阴性，脑脊液检查阴性，为血清学治愈。治疗后至少 2 年内不妊娠。

第四节　获得性免疫缺陷综合征

知识点 1：获得性免疫缺陷综合征的概念　　　　副高：熟练掌握　正高：熟练掌握

获得性免疫缺陷综合征（AIDS）又称艾滋病，是由人类免疫缺陷病毒（HIV）引起的一种性传播疾病，其特征为全身性严重免疫功能缺陷伴机会性感染和/或继发性肿瘤，具有传染性。AIDS 无法治愈，但可通过药物治疗控制进展。人群普通易感，其高危人群为：①静脉毒瘾者。②性伴侣证实感染 HIV 者。③有多个性伴侣者。④来自 HIV 高发区者。⑤患有多种性传播疾病者。⑥使用过不规范血制品者。

知识点 2：获得性免疫缺陷综合征的病因及发病机制　　　　副高：熟练掌握　正高：熟练掌握

HIV 属于 RNA 反转录病毒，典型的病毒颗粒呈球形，直径为 $90 \sim 130 nm$。现有 HIV-1 和 HIV-2 两型，我国以 HIV-1 为主要流行株。HIV 侵入机体后，选择性地感染 CD_4^+T 淋巴细胞（属于人体免疫细胞），使之功能受损。当免疫功能严重缺陷时，机体易于并发各种严重的机会性感染和恶性肿瘤，成为 AIDS 患者的直接死因。此外，HIV 感染造成神经系统损伤可引发相应的神经系统症状。HIV 对外界抵抗力较弱，离开人体后不易存活。对热敏感，$60℃$ 以上可迅速被杀死，$56℃$，30 分钟灭活。乙醚、丙酮、0.2% 次氯酸钠、2% 戊二醛溶液等可迅速灭活 HIV，但对紫外线不敏感。

知识点 3：获得性免疫缺陷综合征的临床表现　　　　副高：掌握　正高：掌握

AIDS 潜伏期不等，6 个月至 5 年或更长，平均 6 年，儿童最短，妇女最长。

（1）急性感染：HIV 感染后 6 天至 6 周，可出现一过性发热、乏力、咽痛、全身不适等上呼吸道感染症状，出现颈、腋及腹部淋巴结肿大和肝脾大，个别可出现斑丘疹或荨麻疹、头痛、脑膜脑炎等，上述症状可自行消退。

（2）无症状感染：患者可从急性期进入无症状期，或无明显的急性期症状而直接进入无症状期。常无症状及体征，但具有传染性。也可出现淋巴结肿大等症状或体征，但一般不易引起重视。持续时间一般为 $6 \sim 8$ 年，其时间长短与感染病毒的数量和类型、感染途径、机体免疫状况的个体差异、营养条件及生活习惯等因素有关。在无症状期，HIV 在感染者体内不断复制，导致免疫系统受损。

（3）持续性全身淋巴结肿大综合征：除腹股沟淋巴结以外，全身其他部位出现两处或两处以上淋巴结肿大。肿大淋巴结直径 $1 cm$ 以上，质地柔韧，无压痛，无粘连，能自由活动。肿大一般持续 3 个月以上，部分肿大 1 年后逐渐消散，可有再次肿大者。

（4）获得性免疫缺陷综合征期：此期可有以下四种表现。

1）全身性症状：持续 1 个月以上的发热（$>38℃$）、乏力不适、盗汗、厌食、体重下降（6个月之内下降10%以上）、慢性腹泻（大便次数多于3次/天）和易感冒等。除全身淋巴结肿大外，可有肝脾大。

2）神经系统症状：头痛、癫痫、下肢瘫痪、进行性痴呆等。

3）各种机会性病原体感染：如卡氏肺孢子菌、弓形虫、隐孢子虫、隐球菌、念珠菌、结核分枝杆菌、巨细胞病毒、疱疹病毒、EB病毒感染等。

4）继发肿瘤：卡波西肉瘤、非霍奇金淋巴瘤、宫颈侵袭性肿瘤等。

知识点4：获得性免疫缺陷综合征的辅助检查　　　　　副高：掌握　正高：掌握

（1）HIV−1/2抗体检测：检测结果为阳性时，可以确诊。

（2）CD_4^+T淋巴细胞检测：主要用于了解患者机体免疫状态、病程进展，确定疾病分期，判断治疗效果（如之前接受过艾滋病抗病毒治疗）。

（3）HIV核酸检测：机体感染HIV后，病毒会在血液中迅速增加。因此，通过检查HIV核酸可以评估患者体内的病毒载量，进而评估病情的严重程度，判断治疗效果。

（4）HIV基因型耐药检测：对选择适合患者的治疗方案具有参考意义。

（5）影像学检查：可用于对感染患者的并发症如肺孢子菌肺炎（PCP）进行诊断。

知识点5：获得性免疫缺陷综合征的治疗要点　　　　　副高：掌握　正高：掌握

目前，在全世界范围内，AIDS无特异治疗，现阶段的治疗目标是最大限度和持久地抑制患者体内的病毒复制，使患者获得免疫功能重建并维持免疫功能，同时降低HIV感染与非艾滋病相关疾病的发病率和死亡率。AIDS的治疗强调综合治疗，具体如下。

（1）一般治疗：积极进行心理治疗，注意劳逸结合，加强营养。无须隔离治疗。无症状HIV感染者，仍可保持正常的工作和生活。对于艾滋病前期或已发展为艾滋病的患者，应根据病情注意休息，给予高热量、富维生素饮食。不能进食者，应静脉输液补充营养。加强支持治疗，包括输血及营养支持治疗，维持水及电解质平衡。

（2）抗病毒治疗：目前国际上共有6大类30多种药物（包括复合制剂）可治疗AIDS，分别为核苷类反转录酶抑制剂（NRTIs）、非核苷类反转录酶抑制剂（NNRTIs）、蛋白酶抑制剂（PIs）、整合酶抑制剂（INSTIs）、融合酶抑制剂（FIs）及CCR5抑制剂。国内的抗反转录病毒治疗药物有NRTI、NNRTIs、PIs、INSTIs以及FIs五大类（包含复合制剂）。抗病毒治疗多采用多种抗病毒药物联合治疗的方案。

（3）其他免疫调节药物：如α干扰素、白介素−2、丙种球蛋白。

（4）合并其他感染的治疗：患者如合并其他感染，单独接受以上的药物治疗是不够的，因不同的患者会感染不同类型的病原体，出现不同的症状，因此应结合患者的具体情况给予适合的治疗方案。

知识点 6：获得性免疫缺陷综合征的护理诊断　　副高：熟练掌握　　正高：熟练掌握

（1）知识缺乏：缺乏疾病的相关知识。

（2）恐惧：与担心治疗效果不佳有关。

知识点 7：获得性免疫缺陷综合征的护理措施　　副高：熟练掌握　　正高：熟练掌握

（1）心理护理

1）尊重患者的人格，对患者表示同情和理解，给予患者适当的关心、安慰，不表现出鄙视、厌恶。

2）保护患者的隐私：不向无关人员泄露患者姓名、住址和病情。

3）患者常出现恐惧、怀疑、悲观绝望等心理，应积极疏导患者。

4）在护理过程中应注意与患者及其家人、朋友一起学习 AIDS 的相关知识，动员亲友及社会团体给患者提供生活上、精神上最大限度的帮助，鼓励患者尽最大能力进行自我护理。

5）帮助患者积极寻求社会支持。

（2）一般护理

1）保持室内空气新鲜，定时通风，每次 15~30 分钟，每天空气消毒 1 次。

2）注意休息，避免劳累；给予高热量、高蛋白、富维生素、易消化的饮食，保证食物的色、香、味及安全。避免食用生冷、刺激、质硬饮食，以减少消化道、呼吸道感染的风险。

3）做好口腔和皮肤护理，鼓励有效咳嗽，减少感染的机会。

4）感染 HIV 的患者最好安置在单人房间。对患者的血液、排泄物、分泌物应进行消毒。护理人员在工作时应采取自我保护措施，如正确应用防护用具（手套、防护眼罩、口罩等），避免针头、器械刺伤皮肤，正确处理针头、器械刺伤。

（3）病情观察：严密观察患者生命体征，仔细观察患者口腔黏膜及皮肤情况，出现不明原因的高热或明显的肺部、消化系统、中枢神经系统等症状时，及时通知医师。

（4）症状护理：针对患者出现的各种症状，如发热、咳嗽、呼吸困难、呕吐、腹泻等进行对症护理，并密切观察病情变化。

知识点 8：获得性免疫缺陷综合征的健康指导　　副高：掌握　　正高：熟练掌握

（1）教给患者抗病毒药、抗真菌药和预防用药方面的知识，包括药物剂量、作用、不良反应等。

（2）指导患者正确使用避孕套。

（3）告知患者不要捐献血液、器官，不要与他人共用剃须刀和牙刷等。

（4）告诉患者少到公共场所活动，少接触猫、犬等，以免感染弓形虫病等其他传染病。

（5）对 HIV 感染合并妊娠者，建议终止妊娠。若坚持妊娠，在产前、产时或产后正确应用抗病毒药物治疗，以阻断 HIV 的母婴传播途径，降低新生儿感染率，且须放弃母乳喂养，采用其他的替代方式，如动物奶制品、奶粉和天然牛奶等进行人工喂养，防止通过母乳喂养发生感染。

第十二章　月经失调妇女的护理

第一节　异常子宫出血

正常子宫出血又叫月经，正常的月经周期一般为21~35天，每次月经持续2~8天，一次失血量一般为20~60ml。凡内、外生殖器无明显器质性病变或全身出血性疾病，而由神经内分泌调节紊乱引起月经的频率、规律性、经期出血量或经期长度与正常月经不同的，称为异常子宫出血（AUB），AUB是一种常见的妇科疾病，可发生于月经初潮至绝经间的任何年龄，50%的患者发生于绝经前期，育龄期占30%，青春期占20%。

AUB可分为无排卵性AUB和排卵性AUB两类，其中，85%为无排卵性AUB。无排卵性AUB多见于青春期和围绝经期，排卵性AUB多见于育龄期妇女。

根据中华医学会妇科科学分会内分泌学组2014年建议，目前已不再使用"功能失调性子宫出血（功血）"一词。

（1）无排卵性AUB：是由于机体受到内部和外部各种异常因素，诸如精神过度紧张、情绪变化、环境气候改变、营养不良、贫血、代谢紊乱、甲状腺功能异常等疾病影响时，通过中枢神经系统引起下丘脑-垂体-卵巢轴功能调节异常，从而导致月经失调。无排卵性AUB主要包括青春期功血和绝经过渡期功血，育龄期功血少见。其发病机制各不相同。

1）青春期AUB：主要原因是下丘脑-垂体对雌激素的正反馈反应异常。同时青春期AUB患者下丘脑-垂体-卵巢轴尚未成熟，未能建立稳定的周期性调控机制，如果此时受到机体内部和外界等诸多因素的应激刺激或肥胖等遗传因素的影响，就可能引起AUB。

2）绝经过渡期AUB：主要原因是卵巢功能逐渐减退，卵泡逐渐耗尽，剩余卵泡对垂体促性腺激素的反应性减低，雌激素分泌量波动，不能形成排卵前高峰，排卵停止。

3）育龄期AUB：可因某种内外环境刺激，如劳累、应激、流产、手术或疾病等引起短暂的无排卵。亦可因肥胖、多囊卵巢综合征、高催乳素血症等长期存在的因素引起持续性无排卵性AUB。

4）其他因素：无排卵性AUB还与子宫内膜出血的自限性机制缺陷有关，如子宫内膜组织脆性增加、子宫内膜脱落不全、血管结构与功能异常、凝血与纤溶异常、血管舒缩因子异常等。

（2）排卵性 AUB：较无排卵性 AUB 少见，多发生于育龄妇女，患者有排卵，但黄体功能异常。常见以下 2 种类型。

1）黄体功能不足（LPD）：黄体功能健全发育的前提是足够水平的卵泡刺激素（FSH）和黄体生成素（LH），LH/FSH 比值以及卵巢对 LH 的良好反应，而黄体功能不全的因素主要有卵泡发育不良，LH 排卵高峰分泌不足，LH 排卵峰后低脉冲缺陷。

2）子宫内膜不规则脱落：又称黄体萎缩不良，是由于下丘脑-垂体-卵巢轴调节功能紊乱或溶黄体机制异常引起黄体萎缩不全，内膜持续受孕激素影响，使子宫内膜不能如期完全脱落。

知识点 3：异常子宫出血的临床表现　　　　　　　　　副高：掌握　正高：掌握

（1）无排卵性 AUB：临床最常见的症状是子宫不规则出血，表现为经期长短不一，甚至可达 1 个月以上；经量多少不定，从淋漓不断至大量出血。出血期一般不伴有下腹疼痛或其他不适，出血量多或时间长的患者常继发贫血。

（2）排卵性 AUB：多见于育龄妇女，部分见于青春期少女和更年期妇女。

1）黄体功能不足：表现为月经周期缩短，月经频发（周期 < 21 日），有时月经周期虽在正常范围内，但卵泡期延长、黄体期缩短（< 11 日）。患者不易受孕或易早期流产。

2）子宫内膜不规则脱落：表现为月经周期正常，但经期延长，长达 9~10 日，且出血量多，后几日常表现为少量淋漓不断出血。

知识点 4：异常子宫出血的辅助检查　　　　　　　　　副高：掌握　正高：掌握

（1）妇科检查：盆腔检查排除器质性病灶，常无异常发现。

（2）诊断性刮宫：于月经前 3~7 日或月经来潮 12 小时内刮宫，以确定排卵或黄体功能。为确定是否子宫内膜不规则脱落，应在月经期第 5~6 日进行诊刮。不规则流血者可随时进行刮宫。

（3）宫腔镜检查：可直接观察子宫内膜情况，表面是否光滑、有无组织突起及充血。

（4）基础体温测定（BBT）：是测定排卵的简易可行方法。不仅可判断有无排卵，还可了解黄体功能的情况。无排卵性 AUB 患者 BBT 无上升改变，呈单相曲线，提示无排卵。黄体功能不足患者 BBT 呈双相型，但高温相 < 11 日。子宫内膜不规则脱落患者 BBT 呈双相型，但下降缓慢。

（5）宫颈黏液结晶检查：经前出现羊齿植物叶状结晶提示无排卵。

（6）阴道脱落细胞涂片检查：判断雌激素影响程度。

（7）激素测定：于月经周期黄体期合适时间（第 21 日）测定血孕酮值，若升高提示近期有排卵。

（8）凝血功能检查：包括凝血酶原时间、活化的部分凝血活酶时间、纤维蛋白原含量等，判断患者是否存在出血性疾病。

（9）妊娠试验：即血或尿中人绒毛膜促性腺激素（hCG）检查，可明确患者是否怀孕。

（10）全血细胞计数：帮助确定患者是否存在贫血或血小板减少性疾病。

（11）影像学检查：超声检查可用于评估子宫情况；宫腔声学造影可观察患者是否有子宫内膜息肉、子宫内膜癌、子宫畸形、黏膜下肌瘤等多种疾病；宫腔镜检查可直接观察子宫内膜、宫颈管的生理病理情况。

知识点 5：异常子宫出血的治疗要点　　　　　　　　　　　　　副高：掌握　正高：掌握

（1）无排卵性 AUB

1）支持治疗：加强营养，保证休息；贫血者补充铁剂、维生素 C 和蛋白质，严重贫血者遵医嘱输血；出血时间长者遵医嘱给予抗生素预防感染。

2）药物治疗：青春期和育龄期女性以止血、调整月经周期、促排卵为主；围绝经期女性以止血、调整月经周期、减少经量和防止子宫内膜病变为主。多采用性激素止血和调整月经周期，出血期可辅以促凝血和抗纤溶药物治疗。①孕激素：可促进子宫内膜的周期转化，达到止血效果。适用于体内已有一定水平雌激素的患者。常用药物有地屈孕酮、微粒化孕酮、黄体酮。停药后内膜脱落，可引起撤药性出血，不适合严重贫血的患者。②复方短效口服避孕药：适用于长期的严重无排卵性 AUB。常用药物有炔雌醇环丙孕酮片、屈螺酮炔雌醇片、屈螺酮炔雌醇片Ⅱ、去氧孕烯炔雌醇片、复方左炔诺孕酮等。③高效合成孕激素：适用于血红蛋白含量较低的患者，青春期患者不适用。常用药物有炔诺酮、甲羟孕酮，一般在出血停止、贫血被纠正后停止用药。④左炔诺孕酮宫内缓释系统：是一种宫内节育器，可在子宫内缓慢地释放低剂量孕激素，避孕效果好，而且可长期保护子宫内膜，减少子宫出血量，不良反应较小。⑤促排卵药物：适用于有迫切怀孕愿望的患者。常用的药物有氯米芬、来曲唑等。⑥雌孕激素序贯疗法：适用于内源性雌激素不足的患者。常用药物有戊酸雌二醇片、雌二醇环丙孕酮片、雌二醇片、地屈孕酮片。

3）其他辅助治疗药物：①一般止血药：常用氨甲环酸，具有抗纤溶作用。②雄激素类药物：可抵抗雌激素的作用，增强子宫平滑肌张力，减少盆腔充血、增加子宫血管张力，减少子宫出血速度，具有协助止血、改善贫血的作用。常用药物有丙酸睾酮。③改善贫血药物：中、重度贫血患者可适当补充铁剂、叶酸或使用促红细胞生成素。④抗感染药物：主要适用于出血时间较长、贫血症状严重、抵抗力较差并有感染症状的患者，应及时使用抗生素。

4）手术治疗：①刮宫术，最常用，可以迅速止血。围绝经期妇女激素治疗前常规刮宫以排除子宫内膜病变，青春期患者应持谨慎态度；②子宫内膜切除术；使月经减少甚至闭经，适用于经量多的围绝经期患者和经激素治疗无效且无生育要求的育龄期妇女。③子宫切除术：用于对各种治疗效果不佳或无效者，要在患者和家属了解所有治疗 AUB 的可行方法后，由患者和家属自行选择是否切除子宫。适用于无生育要求、症状重、年龄大或药物治疗失败的患者。

（2）排卵性 AUB

1）支持治疗：同无排卵性 AUB。

2）黄体功能不足的治疗：①促进卵泡发育和诱发排卵，于月经第 5 日开始每日口服氯米芬 50mg，连服 5 日。②刺激黄体功能，于基础体温上升后开始隔日肌内注射 hCG 1000～2000U，共 5 次。③黄体功能替代治疗：于排卵后开始每日肌内注射黄体酮 10mg，共 10～14 日。

3）子宫内膜不规则脱落的治疗：其治疗原则为调节下丘脑-垂体-卵巢轴的反馈功能，促进黄体及时萎缩，内膜按时完整脱落。常用药物为孕激素和 hCG。对于无生育要求者，可口服避孕药，调整周期。

知识点 6：异常子宫出血的护理评估	副高：熟练掌握　正高：熟练掌握

（1）健康史：详细了解患者异常子宫出血的类型、发病时间、病程经过、出血前有无停经史及以往治疗经过，注意患者的年龄、月经史、婚育史、避孕措施、激素类治疗药物使用史及全身和生殖系统有无相关疾病，如肝病、血液病、糖尿病、甲状腺功能亢进症或甲状腺功能减退症等。询问有无贫血和感染征象。

（2）身体状况：观察营养状况、有无贫血貌；询问阴道流血量。青春期 AUB 患者因缺乏对疾病的认识而不能及时就诊，导致病程延长或止血效果不佳；绝经过渡期及生育期 AUB 患者因异常阴道流血，怀疑患恶性肿瘤。患者会表现出情绪不稳定、烦躁、焦虑不安等心理反应。

（3）心理-社会状况：年轻患者常因害羞或其他顾虑而不及时就诊。因病程时间长并发感染或因止血效果不佳，绝经前期患者往往怀疑或惧怕长期不规则出血是生殖器肿瘤所致。育龄妇女因黄体功能不全而导致的孕早期流产与不孕，也同样造成患者的极大精神负担与心理障碍。

知识点 7：异常子宫出血的护理诊断	副高：熟练掌握　正高：熟练掌握

（1）疲乏：与子宫异常出血导致的继发性贫血有关。

（2）焦虑：与子宫不规则出血、月经紊乱导致的工作、学习不方便有关，与性激素治疗的不良反应有关。

（3）知识缺乏：缺乏性激素相关知识。

（4）有感染的危险：与子宫不规则出血、出血量多导致严重贫血，机体抵抗力下降有关。

知识点 8：异常子宫出血的护理措施	副高：熟练掌握　正高：熟练掌握

（1）一般护理

1）休息与活动：出血期间患者抵抗力较低、应卧床休息，适当限制活动及探视时间，充分休息。

2）营养指导：加强营养，改善全身情况，可以补充铁剂、维生素 C 和蛋白质，多食粗纤维食物。经量多者应额外补充铁，向患者推荐含铁较多的食物，如猪肝、豆角、蛋黄、胡萝卜、葡萄干等。

3）保持清洁，预防感染：勤换卫生护垫和内裤；出血期间禁止性生活及盆浴；保持室内空气新鲜，每天通风 2 次。

（2）疾病护理

1）疾病观察：注意观察患者阴道流血情况、皮肤及黏膜苍白的程度。

2）预防感染：严密观察与感染有关的症状及体征，如体温、子宫体压痛等。监测白细胞计数和中性粒细胞分类。同时做好会阴护理，保持局部清洁。如果有感染征象，及时与医师联系并遵医嘱进行治疗。

3）大出血患者的护理：绝对卧床休息，注意观察患者意识状态；详细记录患者的生命体征及出血量，嘱患者保留会阴垫和内裤等以便准确估计出血量；对出血量多者，应绝对卧床休息，遵医嘱做好配血、输血和采取止血措施，执行治疗方案维持患者正常血容量；配合医师采取止血措施，如刮宫术等。

4）用药护理：遵医嘱正确使用性激素，指导患者在治疗期间如出现不规则阴道流血，应及时就诊。

5）心理护理：加强护患沟通，帮助患者减轻心理负担，向患者解释病情及提供相关信息。

知识点 9：异常子宫出血的健康指导　　　　　副高：掌握　　正高：熟练掌握

（1）通过健康教育，使患者及其家属提高对疾病的认识，及早察觉异常，及时就医。

（2）青春发育期少女及更年期妇女分别处于生殖功能发育和衰退的过渡时期，情绪不稳定，应保持身心健康，注意增加营养，加强身体锻炼。

（3）月经期避免剧烈活动，勤换内裤，禁止盆浴，出血期间禁止性交，出血时间长者更应该保持会阴清洁，以防上行感染。

（4）有贫血者要补充铁剂，加强营养。

（5）指导患者测定基础体温，预测是否为排卵周期，如为持续单相体温，提示无排卵，应及时治疗。

第二节　闭　经

知识点 1：闭经的概念　　　　　　　　副高：熟练掌握　　正高：熟练掌握

闭经是妇科常见症状，表现为无月经或月经周期建立后又停止。根据既往有无月经来潮分为原发性闭经与继发性闭经两类。①原发性闭经：是指年龄 >16 岁、第二性征已发育、月经尚未来潮，或年龄 >14 岁、尚无女性第二性征发育。②继发性闭经：是指既往曾建立正常月经周期，后因某种病理性原因致月经停止 6 个月以上者，或按照自身原来月经周期计算停经3个月经周期以上者。闭经可分为生理性闭经和病理性闭经，青春期前、妊娠期、哺乳期及绝经后的月经不来潮均属于生理性闭经，此节不介绍。

知识点2：原发性闭经的病因及发病机制　　　　　副高：熟练掌握　正高：熟练掌握

原发性闭经较少见，往往由于遗传性原因或先天性发育缺陷引起。约30%患者伴有生殖道异常，根据第二性征的发育情况，分为第二性征存在和第二性征缺乏两类。

（1）第二特征存在的原发性闭经：包括米勒管发育不全综合征（约占20%青春期原发性闭经）、雄激素不敏感综合征、对抗性卵巢综合征（又称卵巢不敏感综合征）、生殖道闭锁（如阴道横隔、无孔处女膜等）和真两性畸形（非常少见）。

（2）第二特征缺乏的原发性闭经：包括以下类型。①低促性腺激素性性腺功能减退：最常见为体质性青春发育延迟，其次为嗅觉缺失综合征。②高促性腺激素性性腺功能减退：见于特纳综合征、46,XX单纯性性腺发育不全、46,XY单纯性性腺发育不全等。

知识点3：继发性闭经的病因及发病机制　　　　　　　　副高：掌握　正高：掌握

继发性闭经的发生率明显高于原发性闭经，病因复杂。按生殖轴病变和功能失调的部位分为下丘脑性闭经、垂体性闭经、卵巢性闭经、子宫性闭经以及下生殖道发育异常性闭经。

（1）下丘脑性闭经：最常见，由中枢神经系统下丘脑功能和器质性疾病引起的闭经。其机制可能与应激状态下下丘脑分泌的促肾上腺皮质激素释放激素和皮质激素分泌增加，进而刺激内源性阿片肽分泌，抑制下丘脑分泌促性腺激素释放激素（GnRH）和垂体促性腺激素（Gn）有关，即卵泡刺激素（FSH）和黄体生成素（LH），尤其是LH分泌功能低下。

1）功能性闭经：是因各种应激因素抑制GnRH分泌引起的闭经，如治疗及时，可以逆转。①应激性闭经：精神打击、环境变化等可引起内源性阿片类物质、多巴胺和促肾上腺皮质激素释放激素水平应激性升高，继而抑制下丘脑GnRH的分泌。②运动性闭经：长期剧烈运动如长跑、芭蕾舞、现代舞训练等易致闭经，原因是多方面的。初潮发生和月经的维持有赖于一定比例（17%~20%）的机体脂肪，因脂肪是合成甾体激素的原料。若运动员机体肌肉/脂肪增加或总体脂肪减少，可致月经异常。另外，运动加剧后GnRH释放受到抑制，使LH释放受到抑制也可以引起闭经。中华医学会《闭经诊断和治疗》指南指出，若体质量减轻10%~15%或体脂丢失30%将出现闭经。③体重下降和神经性厌食所致闭经：中枢神经对体重急剧下降极敏感，当内在情感剧烈矛盾或为保持体型强迫节食时，易发生严重的神经性厌食。因过度节食导致体质量急剧下降，最终导致下丘脑多种神经内分泌激素分泌水平的降低，引起垂体前叶多种促性腺激素包括LH、FSH、ACTH等分泌水平下降。④营养相关性闭经：慢性消耗性疾病、肠道疾病、营养不良等导致体质量过度降低及消瘦均可引起闭经。

2）药物性闭经：长期使用抑制中枢或下丘脑的药物，如抗抑郁药、抗精神病药、避孕药等可抑制GnRH分泌而致闭经，但一般停药后均可恢复月经。

（2）垂体性闭经：主要病变在垂体。垂体病变或功能失调可影响促性腺激素的分泌，继而影响卵巢功能而引起闭经，如垂体肿瘤、空蝶鞍综合征、先天性垂体病变、席恩（Sheehan）综合征。

（3）卵巢性闭经：主要病变在卵巢。卵巢性激素水平低落，子宫内膜不发生周期性变化而导致闭经，如先天性卵巢发育不全、酶缺陷、卵巢抵抗综合征、卵巢早衰等。

（4）子宫性闭经：主要病变在子宫。此时月经调节功能正常，第二性征发育也往往正常，但子宫内膜受到破坏或对卵巢激素不能产生正常的反应，从而引起闭经。

（5）下生殖道发育异常性闭经：包括宫颈闭锁、阴道横隔、阴道闭锁及处女膜闭锁等，经血引流障碍从而导致闭经。

（6）其他

1）雄激素水平升高的疾病：包括多囊卵巢综合征（PCOS）、先天性肾上腺皮质增生症（CAH）、分泌雄激素的肿瘤及卵泡膜细胞增殖症等。

2）甲状腺疾病：常见的甲状腺疾病为桥本病及弥漫性毒性甲状腺肿（Graves病）。常因自身免疫抗体引起甲状腺功能减退或亢进，并抑制 GnRH 分泌进而引起闭经；也可因抗体的交叉免疫破坏卵巢组织引起闭经。

知识点 4：闭经的辅助检查　　　　　　　　　　　　　　　　　副高：掌握　　正高：掌握

（1）妇科检查：检查第二性征发育程度，注意内、外生殖器的发育有无缺陷、畸形和肿瘤，腹股沟区有无肿块。

（2）诊断性刮宫：适用于已婚妇女。用于了解宫腔深度和宽度，宫颈管或宫腔有无粘连。

（3）子宫输卵管碘油造影：了解宫腔形态、大小及输卵管情况，用于诊断生殖系统发育不良、畸形、结核及宫腔粘连等病变。

（4）宫腔镜检查：在宫腔镜直视下观察子宫腔及子宫内膜有无粘连、可疑结核病变，常规取材送病理学检查。

（5）药物撤退试验：常用于孕激素试验和雌孕激素序贯试验。可用于评估体内雌激素水平，确定闭经的程度及部位。需要注意的是进行孕激素试验前，取血样标本进行性激素六项测定，以免药物影响结果，而且患者若有内源性雌激素产生，在排除生殖道原因下，孕激素试验要优于血雌激素检测。①孕激素试验：常用黄体酮、地屈孕酮或醋酸甲羟孕酮，停药后出现撤药性出血（阳性反应），提示子宫内膜受一定水平雌激素影响。停药后无撤药性出血（阴性反应），可建议进一步行雌孕激素序贯试验。②雌孕激素序贯试验：适用于孕激素试验阴性者。戊酸雌二醇或结合雌激素连服 20 日，最后 10 日加用地屈孕酮或醋酸甲羟孕酮，两药停药后发生撤药性出血者为阳性，提示子宫内膜功能正常，可排除子宫因素导致的闭经。引起闭经的原因是患者体内雌激素水平低落，应进一步寻找原因。无撤药性出血者为阴性，应重复一次试验，若仍无出血，提示子宫内膜有缺陷或被破坏，考虑诊断为子宫原因导致的闭经。

（6）基础体温测定：可了解卵巢排卵功能。基础体温呈双相型，提示卵巢内有排卵和黄体形成，卵巢功能正常。基础体温呈单相型，提示卵巢没有排卵。

（7）阴道脱落细胞学检查：脱落细胞出现周期性改变提示卵巢有排卵。

（8）宫颈黏液结晶检查：根据涂片上羊齿状结晶及椭圆体的周期变化，判断卵巢功能。

（9）血甾体激素测定：雌二醇、孕酮及睾酮的放射免疫测定。

（10）垂体功能检查：雌激素试验阳性提示患者体内雌激素水平低落，为确定原发病因是在垂体还是下丘脑，需做特殊检查。注射促黄体生成素释放素（LHRH）后促黄体生成素（LH）值升高，说明垂体功能正常，病变在下丘脑。经多次重复试验 LH 值无升高或升高不显著，说明垂体功能减退，如希恩综合征。

（11）影像学检查：①超声检查，利用超声波形成体内器官图像的一种检查方法。可观察盆腔有无子宫，子宫形态、大小及内膜厚度，卵巢大小、形态、卵泡数目，有无卵巢肿块等。②CT 检查，可显示子宫、卵巢和肾是否正常。③磁共振成像（MRI），可判断是否存在垂体肿瘤。④子宫输卵管造影，可了解有无宫腔病变和宫腔粘连。

知识点 5：闭经的治疗要点　　　　　　　　　　　副高：掌握　　正高：掌握

（1）全身治疗

1）因全身性急慢性疾病引起的闭经，应积极治疗全身性疾病。

2）营养不良引起者，需增加营养，保持标准体重。

3）运动性闭经者，需减少运动量。

（2）病因治疗

1）由器质性病变引起的闭经，需针对病因进行治疗。如阴道闭锁者可行阴道成形术。

2）宫腔粘连者，可行宫腔粘连分离后放置避孕环。

3）垂体肿瘤者，可根据病情制定相应的治疗方案。

（3）激素治疗

1）性激素替代治疗：目的是维持女性全身健康及生殖健康、促进和维持第二性征及月经。①雌激素替代治疗：适用于无子宫者，主要药物有戊酸雌二醇、妊马雌酮或微粒化 17β-雌二醇。②雌孕激素人工周期疗法：适用于有子宫者，上述雌激素连服 21 天，最后 10 天同时给予孕激素（地屈孕酮或醋酸甲羟孕酮）。③孕激素疗法：适用于生殖道正常，体内有一定内源性雌激素水平者，主要药物有黄体酮、地屈孕酮或醋酸甲羟孕酮。

2）促排卵治疗：适用于卵巢功能存在，且有生育要求者。①促性腺激素：适用于低促性腺激素闭经及氯米芬促排卵失败者。常用尿促性素（hMG）或卵泡刺激素（FSH）和人绒毛膜促性腺激素（hCG）联合用药。②促性腺激素释放激素：适用于下丘脑病变所致的闭经，经皮下注射或静脉给药。

3）其他激素治疗：①糖皮质激素：适用于先天性肾上腺皮质增生所致的闭经，一般用泼尼松或地塞米松。②甲状腺素：适用于甲状腺功能减退引起的闭经。

（4）心理治疗：精神因素导致闭经者，应行心理疏导疗法。

知识点 6：闭经的护理评估　　　　　　　　　　　副高：熟练掌握　　正高：熟练掌握

（1）健康史：详细询问月经史，包括初潮年龄、第二性征发育情况、月经周期、经期、经量、有无痛经，了解闭经前情况。已婚妇女询问其生育史及产后并发症。此外，特别注意询问闭经期限及伴随症状，发病前有无引起闭经的诱因如精神因素、环境改变、体重增加、剧烈运动、各种疾病及用药影响等。原发性闭经应询问第二性征发育情况，了解其生长发育史，有无先天缺陷或其他疾病及家族史。

（2）身体状况：注意观察患者精神状态、营养、全身发育状况，测量身高、体重、智力情况、躯干和四肢的比例。观察五官生长特征，检查有无多毛；观察患者第二性征发育情况，如音调、乳房发育、阴毛及腋毛情况、骨盆是否具有女性体态，挤双乳观察有无乳汁分泌。

（3）心理-社会状况：闭经是主要的症状，患者担心闭经对健康、性生活和生育能力的影响。表现为情绪低落，对治疗和护理丧失信心，反过来又会加重闭经。

知识点 7：闭经的护理诊断　　　　　　　　　　　副高：熟练掌握　　正高：熟练掌握

（1）功能障碍性悲哀：与长期闭经及治疗效果不明显有关。

（2）焦虑：与不了解疾病发展结果，不了解诊断结果出现精神上的紧张，缺乏安全感有关。

（3）恐惧：与不了解检查方法和检查结果，使患者有危险感有关。

（4）自尊紊乱：与长期闭经，治疗效果不好，不能正常每月月经来潮而出现自我否定有关。

知识点 8：闭经的护理措施　　　　　　　　　　　副高：熟练掌握　　正高：熟练掌握

（1）一般护理：加强营养，保证充足的睡眠，注意锻炼，增强体质，如果是肥胖导致的闭经，则指导患者低热量饮食。

（2）心理护理：对于闭经的患者应特别重视心理护理，建立良好的护患关系，帮助患者正确对待疾病。向患者提供疾病的相关信息，强调闭经的发生与精神因素密切相关，尽力使其了解闭经的发生与神经内分泌的调控有关，耐心解答患者及家属提出的疑问，减轻其精神压力。促进患者与社会的交往。鼓励患者参与力所能及的社会活动，保持心情舒畅。

（3）治疗配合

1）性激素替代疗法：常用雌激素、孕激素序贯疗法和雌激素、孕激素合并疗法。

2）诱发排卵：下丘脑垂体功能失调而卵巢功能存在，可根据具体情况选用氯米芬、hCG 等诱导排卵。指导患者遵医嘱用药，详细说明性激素的作用、不良反应、具体用药方法等问题。告知患者应用性激素后会出现撤药性出血。

知识点9：闭经的健康指导　　　　　　　　副高：掌握　正高：熟练掌握

（1）鼓励患者耐心接受有关检查，针对病因治疗。除生殖道闭经外，闭经多为功能性，难以达到彻底治愈，患者一般需终身用药。

（2）加强体育锻炼，增强体质，提高机体抵抗力，防止劳累过度。

（3）合理安排工作和生活，稳定情绪，保持心情舒畅。

（4）注意营养均衡，调节饮食，维持正常体重。

第三节　痛　经

知识点1：痛经的概念　　　　　　　　副高：熟练掌握　正高：熟练掌握

凡在行经前后或在行经期出现腹痛、腰酸、下腹坠胀或其他不适并影响生活和工作者称为痛经，是妇科最常见的症状之一。痛经分为原发性和继发性两种。前者是指生殖器官无器质性病变的痛经，后者指由于盆腔器质性疾病所引起的痛经。此节主要讲述原发性痛经。

知识点2：痛经的病因及发病机制　　　　　　　　副高：熟练掌握　正高：熟练掌握

原发性痛经多见于青少年期，其疼痛与子宫肌肉活动增强所导致的子宫张力增加和过度痉挛性收缩有关。

原发性痛经的发生与月经时子宫内膜释放前列腺素（PG）含量增高有关。痛经患者子宫内膜和月经血中$PGF_{2\alpha}$和地诺前列酮较正常妇女明显升高，尤其是$PGF_{2\alpha}$含量增高是造成痛经的主要原因。前列腺素诱发子宫平滑肌收缩，产生分娩样下腹痉挛性绞痛。子宫平滑肌过度收缩历时稍长，可使子宫腔压力升高至8kPa以上，造成子宫供血不足，当子宫压力超过平均动脉压即可引起子宫缺血，刺激子宫自主神经疼痛纤维而发生痛经。PG的刺激还可使子宫收缩图形与正常妇女的不同。痛经患者子宫基础张力升高，收缩强度及频率增加，且收缩不协调或非节律性，异常的子宫收缩使子宫缺血缺氧引起疼痛。原发性痛经的发生受内分泌因素、精神因素、神经因素、遗传因素、免疫因素等的影响。

（1）内分泌因素：痛经经常发生在有排卵的月经周期，无排卵型子宫内膜因无黄体酮刺激，所含PG浓度甚低，月经周期一般不伴有腹痛。

（2）精神、神经因素：内在或外来的应激可使痛阈降低，精神紧张、焦虑、恐惧、寒冷刺激、经期剧烈运动以及生化代谢产物均可通过中枢神经系统刺激盆腔疼痛纤维。

（3）遗传因素：女儿与母亲发生痛经有相关关系。

（4）免疫因素：痛经患者免疫细胞和免疫反应有改变。

| 知识点 3：痛经的临床表现 | 副高：掌握 正高：掌握 |

原发性痛经在青少年期常见，多在初潮后 1~2 年内发病，无排卵型月经一般不发生痛经。痛经多于月经第 1~2 天出现，常为下腹部阵发性绞痛，有时也放射至肛门、腰部及阴道。疼痛程度也多变异，可表现为轻微痉挛性疼痛，疼痛剧烈时患者不能忍受，出现头晕、低血压，严重时面色苍白及出冷汗，甚至晕厥。也有部分患者经前 1~2 天即开始下腹部疼痛，月经来潮时加剧。妇科检查可无异常发现。有时可见子宫过度前屈/后屈、子宫发育不良、子宫内膜呈管状脱落的膜样月经。膜样月经患者疼痛剧烈，一旦排出子宫内膜后疼痛迅速减轻。

| 知识点 4：痛经的辅助检查 | 副高：掌握 正高：掌握 |

（1）宫颈分泌物培养和血液检查：若怀疑痛经由感染造成，该检查有助于确诊。

（2）盆腔超声检查：原发性痛经者无异常。继发性痛经者可发现子宫畸形、子宫均匀增大或不规则增大、盆腔包块等病变。

（3）宫腔镜检查：可发现黏膜下子宫肌瘤及双子宫、纵隔子宫等子宫畸形。

（4）腹腔镜检查：可明确盆腔有无内膜异位症病变、粘连等情况，但不是必要检查。

（5）CT 和 MRI 检查：可以了解盆腔包块的大小、部位及质地。

| 知识点 5：痛经的治疗要点 | 副高：掌握 正高：掌握 |

应避免过度疲劳和精神刺激，主要以对症治疗为主。

（1）病因治疗：加强营养、增强体质、保持身心适当休息。宫颈狭窄者可行宫颈扩张术。

（2）中药治疗：以活血行气、散瘀止痛为原则，宜用少腹逐瘀汤加减。

（3）激素治疗

1）雌激素：常用于子宫发育不良者。妊马雌酮 0.625mg 或 17β–雌二醇 1mg，连续 21天，可在服药后期加用孕激素，停药 8~10 天，重复使用 3~6 个月，停药观察，根据情况可重复使用。

2）孕激素：抑制子宫收缩。①自经前 7~10 天开始，每天肌内注射黄体酮 10~20mg，连续 5 天；或从经前 10 天起口服甲羟孕酮 4~8mg，连服 7 天。②自月经第 5 天开始，每天口服炔诺酮 2.5~5mg 或甲羟孕酮 4~8mg，连服 22 天，连用 3 个周期。

3）雌激素、孕激素复合物：适用于少量痛经较顽固者。口服避孕药 1 号或 2 号，与避孕药服用方法相同，连服 3~6 个周期。

（4）前列腺素抑制剂的应用：适用于不要求避孕或对口服避孕药效果不好的原发性痛经患者。从月经第 20~22 天开始，用复方阿司匹林 0.5g，每天 2~3 次，或吲哚美辛 25mg，每天 3 次，连服 7 天；氟芬那酸（氟灭酸）200mg，每天 3 次，或甲芬那酸（甲灭酸）500mg，每天 3 次，于月经第 1 天开始服药至月经干净停用。

（5）对症治疗：痛经发作期间可用阿托品、颠茄合剂等解痉药物对症治疗。注意吗啡类镇痛药物因容易成瘾，不宜久用。

知识点 6：痛经的护理评估　　　　　副高：熟练掌握　正高：熟练掌握

（1）健康史：了解患者的年龄、月经史与婚育史，询问与诱发痛经相关的因素，疼痛和月经的关系，疼痛发生的时间、部位、性质和程度，是否服用镇痛药缓解疼痛，用药量及持续时间，疼痛时伴随的症状以及自觉最能缓解疼痛的方法和体位。

（2）身体状况：评估下腹痛严重程度及伴随症状。注意与其他原因造成的下腹部疼痛症状相鉴别。妇科检查无阳性体征。

（3）心理–社会状况：倾听和观察患者的精神、神经方面的表现。注意神经质患者的性格特点。

知识点 7：痛经的护理诊断　　　　　副高：熟练掌握　正高：熟练掌握

（1）疼痛：与月经期子宫收缩、子宫肌组织缺血缺氧、疼痛神经元受刺激有关。
（2）恐惧：与长时间痛经造成的精神紧张有关。
（3）睡眠形态紊乱：与痛经有关。

知识点 8：痛经的护理措施　　　　　副高：熟练掌握　正高：熟练掌握

（1）一般护理：提醒患者注意生活规律，劳逸结合，适当增加营养并保证充足的睡眠，加强经期卫生，避免剧烈运动，防止受寒。

（2）治疗护理：对于痛经不能忍受者，可用镇痛、解痉药。常用前列腺素合成酶抑制剂减少 PG 产生，如奥沙普秦 0.2g/d 或氟芬那酸 0.6g/d。月经来潮即开始服药，连续 2~3 天。必要时用镇痛药对症处理，但应防止药物依赖或成瘾。顽固性病例可口服避孕药抑制排卵，因分泌型子宫内膜中前列腺素含量明显高于增殖型子宫内膜，药物抑制排卵后，使子宫内膜不呈分泌型改变，疗效达 90% 以上。

（3）心理护理：原发性痛经应重视心理护理，要关心并理解患者的不适和恐惧心理，讲解有关月经期的生理反应及痛经有关知识，消除患者恐惧、焦虑及精神负担，鼓励患者积极参与社会活动，保持乐观情绪，减轻心理压力。

知识点 9：痛经的健康指导　　　　　副高：掌握　正高：熟练掌握

（1）进行月经期保健指导：指导患者经期忌食生冷、寒凉食物，注意保暖，避免焦虑、精神紧张和过度劳累。经期保持清洁卫生，禁止性生活，加强经期保护，预防感冒。饮食宜清淡，加强营养，保证充足的休息和睡眠。

（2）提供精神心理支持：关心并理解患者的不适和恐惧心理，经期不适是正常人可以承受的生理反应。疼痛不能忍受时可以采用非麻醉性镇痛治疗，适当使用镇痛、镇静、解痉药可以缓解痛经症状，不必恐惧。

（3）应用生物反馈法：增强患者的自我控制感，使身体放松，以解除痛经。

（4）减轻疼痛症状：指导患者热敷下腹部或进食热汤、热茶等，可以减轻疼痛症状。

第四节　经前期综合征

知识点 1：经前期综合征的概念　　　　　　副高：熟练掌握　正高：熟练掌握

经前期综合征（PMS）是指在月经前，周期性发生的影响妇女日常生活和工作、涉及躯体精神及行为的综合征，月经来潮后，症状自然消失。伴有严重情绪不稳定的经前期综合征称为经前焦虑症（PMDD）。80%的 PMS 发生在育龄期妇女，发病率为2.5%~5.0%。

知识点 2：经前期综合征的病因及发病机制　　　副高：熟练掌握　正高：熟练掌握

目前对引起经前期综合征的原因仍不清楚，可能与卵巢激素比例失调、中枢神经递质异常、缺乏维生素 B_6 以及精神、社会等因素有关。

（1）雌激素、孕激素比例失调：由于孕激素水平不足、雌激素水平相对过高引起，也可能由于组织对孕激素敏感性失常所致。孕激素促进远端肾小管钠和水的排泄，雌激素则通过肾素-血管紧张素-醛固酮系统使水钠潴留，从而出现体重增加等征象。

（2）神经递质异常：研究证实，神经类阿片肽在月经周期中对性激素的波动和变化敏感。排卵期或黄体晚期阿片肽浓度下降可引起紧张、忧虑、易激动和攻击行为，从而引起 PMS。

（3）缺乏维生素 B_6：维生素 B_6 是合成多巴胺和5-羟色胺的辅酶，在经前期综合征患者中，黄体晚期和经前期全血的5-羟色胺水平下降，脑5-羟色胺活性降低时机体对应激刺激的敏感性增加，对环境的应激处理能力降低而易受伤害，引起行为和精神症状。

（4）精神社会因素：一些研究反映，患者的精神心理与社会因素之间的相互作用参与了经前期综合征的发生，而患者的应激反应性和心理两方面的调节在经前期综合征中产生影响。

知识点 3：经前期综合征的临床表现　　　　　　　副高：掌握　正高：掌握

PMS 为周期性发生的系列异常现象，多见于25~45岁妇女，常常因家庭不和睦或工作紧张激发。症状常出现于月经前1~2周，逐渐加重，月经来潮前2~3天最为严重，但月经来潮后迅速、明显减轻至消失，有周期性和自止性的特点。

（1）精神症状

1）焦虑型：如精神紧张、情绪不稳定、易激惹，琐事就可引起感情冲动、争吵哭闹。

2）抑郁型：无精打采、情绪淡漠、忧愁不乐、失眠、健忘、注意力不集中、判断力减弱，有时精神错乱、偏执妄想甚至产生自杀意图。

（2）躯体症状

1）水钠潴留症状：手、足、颜面水肿，体重增加，腹部胀满。

2）疼痛：乳房胀痛，头痛可伴恶心、呕吐或腹泻，腰骶部痛，盆腔痛或全身各处疼痛。

3）其他症状：疲乏、食欲增加，喜食甜食或咸食。

（3）行为改变：注意力不集中，工作效率低，有发生意外事故倾向，易有犯罪行为或自杀意图。

知识点4：经前期综合征的辅助检查	副高：掌握　正高：掌握

（1）内分泌检查：可发现患者体内的雌激素、孕激素水平异常，发病时体内雌激素、孕激素水平较低。

（2）基础体温的测定：可检查发病时间，判断患者是否在黄体期发病。

知识点5：经前期综合征的治疗要点	副高：掌握　正高：掌握

以心理治疗、调整生活状态为主，药物治疗为辅。

（1）一般治疗：给予心理安慰与疏导，帮助患者调整心理状态，使精神松弛，有利于减轻症状。少盐饮食，加以药物治疗，绝大多数患者可以改善症状。

（2）药物治疗：以解除症状为主。

1）利尿药：醛固酮受体抑制剂剂，如螺内酯，可减轻患者体内的水潴留，对改善精神症状也有一定效果。

2）抗焦虑药：适用于有明显焦虑症状者，常用药物如阿普唑仑，经前服用。

3）抗忧郁药：适用于有明显忧郁症状者，可明显缓解精神症状及行为改变，但对躯体症状疗效不佳。常用药物如氟西汀，可在黄体期服用。

4）其他：如维生素 B_6、避孕药、促性腺激素释放激素类似物等，可有效改善症状。但长期用药副作用大，远期疗效不理想。

知识点6：经前期综合征的护理评估	副高：熟练掌握　正高：熟练掌握

（1）健康史：评估患者生理、心理方面的疾病史，既往妇科、产科等病史；排除精神病及心、肝、肾等疾病引起的水肿。不在经前期发生但在经前期加重的疾病如偏头痛、子宫内膜异位症等都不属于经前期综合征。

（2）身体状况：月经前7~14天，出现一种周期性的身体症状，包括乳房胀痛不适、水肿、体重增加、腹胀、疲劳、腰背疼痛、头痛等。

（3）心理–社会状况：经前期综合征患者心理方面的症状包括紧张、焦虑、沮丧、不安、情绪起伏不定等，更严重者出现自杀、叛逆性或虐待儿童的行为。

知识点7：经前期综合征的护理诊断　　　　副高：熟练掌握　正高：熟练掌握

（1）焦虑：与周期性经前出现不适症状有关。

（2）体液过多：与雌激素、孕激素比例失调有关。

（3）疼痛：与精神紧张有关。

知识点8：经前期综合征的护理措施　　　　副高：熟练掌握　正高：熟练掌握

（1）心理护理：月经期的疼痛或羞耻感使一些妇女对月经出血异常反感，由此产生的恐惧、担心、害怕心理，又增加了她们对经前主诉和适应不良性逃避习性的易感性。这与这些妇女把月经看成是一种持久的、反复发作的不良事件有关。实际上，PMS患者的多数症状是其固有心理特征的表现，是她们不能有效地适应环境和控制自我的表现。

（2）疾病护理

1）心理护理：帮助患者调整心理状态，给予心理安慰与疏导。让患者精神放松，有助于减轻症状。症状重者可行认知–行为心理治疗。指导应对压力的技巧，如腹式呼吸、生物反馈训练、渐进性肌肉松弛。

2）饮食指导：摄入高碳水化合物、低蛋白饮食。有水肿者限制盐、糖、咖啡因、酒的摄入，多摄取富含维生素E、维生素B_6和镁的食物。

3）活动指导：进行有氧运动，例如舞蹈、慢跑、游泳等。有氧运动可致内啡肽增高，可能改善情绪症状。

4）药物指导：药物治疗以解除症状为主，应遵医嘱指导患者正确使用药物。

知识点9：经前期综合征的健康指导　　　　副高：掌握　正高：熟练掌握

向患者和家属讲解可能造成经前期综合征的原因、识别诱发因素和目前处理措施，指导患者记录月经周期，帮助患者获得家人的支持，增加自我控制的能力。

第五节　围绝经期综合征

知识点1：围绝经期综合征的概念　　　　副高：熟练掌握　正高：熟练掌握

围绝经期是指围绕女性绝经前后的一段时期，从接近绝经出现与绝经有关的内分泌、生物学和临床特征开始，至最后一次月经后1年。围绝经期综合征是指女性绝经前后出现的因性激素波动或减少所致的一系列躯体及精神心理症状。

绝经可分为自然绝经和人工绝经。其中，前者指卵巢内卵泡生理性耗竭所致的绝经；后者指双卵巢经手术切除或受放射线等因素影响致卵巢功能丧失所致的绝经。人工绝经者更易发生围绝经期综合征。绝经年龄与遗传、营养、地区、环境、吸烟等因素有关。

知识点2：围绝经期综合征的病因及发病机制　　　　副高：熟练掌握　　正高：熟练掌握

（1）内分泌因素：绝经前后最明显的变化是卵巢功能减退，血中雌激素、孕激素水平降低，使正常的下丘脑-垂体-卵巢轴之间平衡失调，影响了自主神经中枢及其支配下的各脏器功能，从而出现一系列自主神经功能失调的症状。在卵巢切除或受放疗影响后雌激素急剧下降，症状更为明显，而雌激素补充后可迅速改善。

（2）神经递质：血β-内啡肽及其自身抗体含量明显降低，引起神经内分泌调节功能紊乱。神经递质5-羟色胺（5-HT）水平异常，与情绪变化密切相关。

（3）种族、遗传因素：个体人格特征、神经类型以及职业、文化水平均与围绝经期综合征的发病及症状严重程度有关。围绝经期综合征患者大多神经类型不稳定，且有精神压抑或精神上受过较强烈刺激的病史。另外，经常从事体力劳动的人发生围绝经期综合征的较少，即使发生也较轻、消退较快。

知识点3：围绝经期综合征的临床表现　　　　　　　　副高：掌握　　正高：掌握

（1）近期症状

1）月经紊乱：是围绝经期的常见症状，由于稀发排卵或无排卵，表现为月经周期不规则、经期持续时间长及经量增多或减少。该症状的出现取决于卵巢功能状态的波动性变化。

2）血管舒缩症状：主要表现为潮热，是雌激素降低的特征性症状。其特点是反复出现短暂的面部、颈部及胸部皮肤阵阵发红，继之出汗。通常持续1~3分钟。症状轻者每天发作数次，严重者十余次或更多，夜间或应激状态易促发。该症状可持续1~2年，有时长达5年或更长。潮热严重时，为避免影响工作、生活和睡眠，需性激素治疗。

3）自主神经失调症状：常出现如心悸、眩晕、头痛、失眠、耳鸣等自主神经失调症状。

4）精神神经症状：常表现为注意力不易集中，记忆力减退，且情绪波动大，如易激惹、焦虑不安或情绪低落、抑郁等症状。

（2）远期症状

1）泌尿生殖道症状：主要表现为外阴阴道萎缩，大小阴唇变薄、皱襞减少，出现阴道干燥、性交困难及反复阴道感染，以及反复发生的尿路感染，出现排尿困难、尿痛、尿急等。如合并感染，阴道分泌物增多、味臭，子宫颈及子宫萎缩变小，尿道口因萎缩而成红色。

2）骨质疏松：绝经后妇女雌激素缺乏使骨质吸收增加，导致骨量迅速丢失而出现骨质疏松。50 岁以上妇女半数以上会发生绝经后骨质疏松，最常发生在椎体，通常发生在绝经后 5~10 年内。

3）阿尔茨海默病：绝经后期妇女比老年男性患病风险高，可能与绝经后内源性雌激素水平降低有关。

4）心血管病变：绝经后妇女糖、脂肪代谢异常增加，动脉粥样硬化、冠心病的发病风险较绝经前明显增加，可能与雌激素水平低下有关。

知识点 4：围绝经期综合征的辅助检查　　　副高：了解　正高：掌握

（1）血清激素测定：①血清 FSH 及雌二醇（E_2），可了解卵巢功能。绝经过渡期血清 FSH > 10U/L，提示卵巢储备功能下降。闭经、FSH > 40U/L 且 E_2 < 20pg/ml，提示卵巢功能衰竭。但围绝经期性激素水平处于波动状态，所以卵泡刺激素、雌二醇正常也不能否认更年期的存在。②抑制素 B，血清抑制素 B ≤ 45ng/l，是卵巢功能减退的最早标志，比 FSH 更敏感。③抗米勒管激素（AMH），AMH ≤ 1.1ng/ml，提示卵巢储备功能下降，低至 0.2ng/ml 提示即将绝经，绝经后 AMH 一般测不出。

（2）血常规检查：了解贫血程度及有无出血倾向。

（3）心电图及血脂检查：胆固醇增高，主要是 β 脂蛋白增高。

（4）尿常规、细菌学检查、膀胱镜检查：以排除泌尿系统病变。

（5）宫颈刮片：进行防癌涂片检查。

（6）分段诊断性刮宫：除外器质性病变。

（7）B 超检查：了解子宫及附件情况。可观察到基础状态卵巢的窦卵泡数减少、卵巢容积缩小、子宫内膜变薄。阴道不规则流血患者应排除器质性病变。

（8）其他检查：心电图，必要时行 X 线、阴道脱落细胞、腹腔镜等检查。

知识点 5：围绝经期综合征的治疗要点　　　副高：掌握　正高：掌握

选择心理治疗配合对症治疗或激素替代治疗（HRT）。

（1）心理治疗：围绝经期精神症状可因神经类型不稳定或精神状态不健全而加剧，故应进行心理治疗。

（2）对症治疗：睡眠不佳者，必要时可选用适量的镇静药以助睡眠；谷维素有助于调节自主神经功能，可以缓解潮热症状；坚持身体锻炼，增加日晒时间，饮食注意摄取足量蛋白质及含钙丰富食物，并按医嘱补充钙剂，以预防骨质疏松。

（3）激素替代治疗：是一种医疗措施。当机体缺乏性激素，并由此发生或将会发生健康问题时，需要外源地给予具有性激素活性的药物，以纠正与性激素不足有关的健康问题。HRT 应在有适应证、无禁忌证的前提下，在治疗的窗口期使用。

1）适应证：①缓解绝经相关症状（如血管舒缩症状及与其相关的睡眠障碍等），尤其是血管舒缩障碍如潮热、盗汗、睡眠障碍等；同时有助于改善疲倦感；缓解患者易激惹、烦躁的情绪，以及焦虑、紧张或心境低落等。②泌尿生殖道萎缩相关的问题，如阴道干涩、疼痛、排尿困难、性交痛、反复发作的阴道炎、反复泌尿系感染。③预防骨质疏松，包括有骨质疏松症的危险因素（如低骨量）及绝经后期骨质疏松症。

2）禁忌证：①已知或怀疑妊娠，原因不明的阴道流血。②已知或怀疑患有乳腺癌。③已知或怀疑患有性激素依赖性恶性肿瘤。④患有活动性静脉或动脉血栓栓塞性疾病（最近6个月内）。⑤严重肝肾功能障碍，血卟啉症、耳硬化症。⑥脑膜瘤（禁用孕激素）等。

3）慎用情况：与禁忌证不同，下列情况是可以应用激素替代治疗。但是在应用之前和应用过程中应该咨询相关专业的医师，共同确定应用 HRT 的时机和方式，同时采取比常规随诊更为严密的措施，监测病情的进展。慎用情况包括：子宫肌瘤、子宫内膜异位症、子宫内膜增生史，尚未控制的糖尿病及严重高血压，有血栓形成倾向，有胆囊疾病、癫痫、偏头痛、哮喘、高催乳素血症、系统性红斑狼疮、乳腺良性疾病或乳腺癌家族史。

4）常用药物：主要药物为雌激素，常同时使用孕激素。剂量个体化，以取最小有效量为佳。原则上尽量选用天然性激素，以雌三醇和雌二醇间日给药最为安全有效。我国应用最多的是国产尼尔雌醇，可有效地控制潮热、多汗、阴道干燥和尿路感染。国外常用的有妊马雌酮、微粒化 17-β 雌二醇和替勃龙（7-甲异炔诺酮），孕激素制剂中最常用的是甲羟孕酮。

5）给药途径：①口服：是 HRT 最常规应用的给药途径。主要优点是血药浓度稳定，但对肝脏有一定损害，还可刺激产生肾素底物及凝血因子。②胃肠道外途径：能缓解潮热，防止骨质疏松，并且避免肝脏首过效应，对血脂影响较小。a. 经阴道给药：常用药物有 E_3 栓和 E_2 阴道环及结合雌激素霜。主要用于治疗下泌尿生殖道局部低雌激素症状。b. 经皮肤给药：包括皮肤贴膜及涂胶，主要药物为 17β-雌二醇，每周使用 1~2 次。可使雌激素水平恒定，方法简便。

6）用药方案：①序贯给药，有子宫者在雌激素治疗的后半周期加用孕激素制剂；②联合用药，雌、孕激素合剂。

7）用药时间：应用 HRT 时，应个性化用药，且在综合考虑治疗目的和危险的前提下，使用能达到治疗目的的最低有效剂量，没有必要限制 HRT 的期限。应用 HRT 时应至少每年进行 1 次个体化危险/受益评估，根据评估情况决定疗程的长短，并决定是否长期应用。在受益大于危险时，可继续给予 HRT。

（4）非激素类药物：①选择性 5-羟色胺再摄取抑制剂，如盐酸帕罗西汀 20mg，每日 1次早晨口服，可有效改善血管舒缩症状及精神神经症状。②钙剂，如氨基酸螯合钙胶囊，每日口服 1 粒（含 1g），可减缓骨质丢失。③维生素 D，适用于围绝经期妇女缺少户外活动者，每日口服 400~500U，与钙剂合用有利于钙的完全吸收。④谷维素，可调节自主神经功能。

知识点6：围绝经期综合征的护理评估　　　　　　副高：熟练掌握　　正高：熟练掌握

（1）健康史：对 40 岁以上女性，若月经紊乱应重点了解月经史、生育史、有无泌尿生殖道炎症及高血压等，并注意其社会环境以及精神、经济因素等。

（2）身体状况：了解卵巢功能减退及雌激素不足引起的症状，如月经紊乱、潮热；了解家庭因素或社会因素诱发的症状；了解个性特点与精神因素引起的症状。

（3）心理-社会状况：妇女进入围绝经期以后，因为家庭和社会环境的变化可加重身体与精神的负担，如自己健康与容貌的变化、工作责任的加重、子女长大离家自立、丈夫工作地位的改变、父母年老或去世等引起心情不愉快、忧虑、多疑、孤独等。

知识点 7：围绝经期综合征的护理诊断　　　　副高：熟练掌握　　正高：熟练掌握

（1）自我形象紊乱：与月经紊乱、精神和神经症状等围绝经综合征症状有关。

（2）焦虑：与围绝经期内分泌改变、家庭和社会环境改变、个性特点、精神因素等有关。

（3）有感染的危险：与围绝经期膀胱黏膜变薄致反复发作膀胱炎有关，与内分泌及局部组织结构改变致抵抗力低下有关。

知识点 8：围绝经期综合征的护理措施　　　　副高：熟练掌握　　正高：熟练掌握

（1）疾病护理

1）血管舒缩失调症状的护理：鼓励患者多参加有益身心健康的活动，可转移注意力、消除心理症状。提醒患者衣被冷暖要适度，发热出汗时不可过度地减少衣服，适当进食冷饮，症状消失后要立即增加衣被。病室宜清静，空气要新鲜，光线勿过强。饮食在避免摄入辛辣油腻刺激、不易消化食物的前提下，提倡增加食物的品种，强调食物的色、香、味，以增进患者食欲，顺从患者的心意。

2）泌尿生殖系统护理：注意个人卫生，保持皮肤、阴部清洁，温水洗浴，勤换洗内裤并于阳光下暴晒。鼓励患者多饮水以冲洗尿道，减轻炎症反应，症状严重者应卧床休息。此外，应保持和谐的性生活，注意避孕。饮食应富于营养，易于消化，勿食生冷隔餐饭菜及辛辣刺激食物。

3）心血管系统症状的护理：合理安排工作，劳逸结合；清淡饮食，少食高脂、高糖食物，绝对禁烟、忌酒，以保护心血管的功能。

4）皮肤护理：避免皮肤冻伤、烧伤；外出行动小心谨慎，以免造成创伤难愈合；常食新鲜易消化的蔬菜、瓜果，多进食含钙、蛋白质、维生素丰富的食物。

5）保证充足睡眠：指导患者注意安排好工作、生活与休息，睡眠时间要充足。对于心悸、失眠者应保持周围环境的安静舒适，光线柔和，避免声、光、寒冷等刺激，睡前避免喝浓茶、咖啡，或看紧张、刺激的小说或电视等。

6）指导正确用药：严格遵医嘱用药，观察症状是否缓解。多项研究表明，补充雌激素类药物治疗是针对病因的预防性措施。因此应让患者了解雌激素替代治疗的机制、药物剂量、用药途径及不良反应，告诫患者严格按医嘱用药，并定期随访指导用药。调整用药量以达到适合个体的最佳用药量，防止不良反应的发生。

7）注意补充营养：饮食上注意荤素搭配、粗细搭配，多食蔬菜和水果。由于更年期妇女易发生骨质疏松，应给予蛋白质饮食，如豆类、鱼、牛奶、瘦肉等，必要时补充钙剂。嘱其多进行户外活动、晒太阳等，以补充骨钙的丢失。

8）积极参加体育活动：指导患者参加适当的体育活动，要循序渐进、持之以恒。如跑步、打太极拳、羽毛球、散步等，并选择适合自己的运动方式。研究表明，适度的运动可减轻思想压力，消除紧张情绪。

9）情绪疗法：可培养患者做各种适合自己的工作，从而取得心理平衡。

（2）心理护理

1）与患者沟通交流：通过语言、表情、态度、行为等去影响患者的认识、情绪和行为，耐心回答患者提出的问题，建立信任与合作的护患关系，使护理人员和患者双方发挥积极性，相互配合，达到缓解症状的目的。

2）家庭和社会的帮助：使其家人了解患者可能出现的症状并给予同情、安慰和鼓励。体谅患者焦虑、急躁、忧郁、发怒等一系列情绪，避免发生冲突。鼓励患者多和人交往，多参加一些社会活动，以缓解不良情绪的影响，应保持心情舒畅、精神乐观，建立良好的人际关系及社会支持。

知识点9：围绝经期综合征的健康指导   副高：掌握   正高：熟练掌握

（1）解释病情：向围绝经期综合征妇女及家属介绍绝经是一个生理过程，告知绝经发生的原因、绝经前后身体将发生的变化，帮助患者消除绝经变化产生的恐惧心理，并对将发生的变化做好心理准备，以乐观积极的态度对待老年的到来。

（2）预防措施：如适当地摄取钙质和维生素 D，可减少因雌激素降低导致的骨质疏松；适当的体育锻炼能够促进血液循环，维持肌肉良好的张力，延缓老化的速度，还可以刺激骨细胞的活动，延缓骨质疏松症的发生。

（3）指导患者了解围绝经期综合征的常见、多发妇科疾病：如阴道炎症、绝经后出血、子宫脱垂、尿失禁等相关知识，使其能够做到"预防为主，防治结合，早期发现，早期治疗"。

（4）防癌检查：主要包括对女性生殖道和乳腺肿瘤的检查。

（5）积极防治围绝经期综合征可导致的常见病、多发病：如糖尿病、高血压、冠心病、肿瘤和骨质疏松症。

（6）性生活指导：对患者的性需求和性生活等方面给予关心和指导。适度的性生活，对良好的精神状态有积极影响。

第十三章　妊娠滋养细胞疾病妇女的护理

第一节　葡　萄　胎

　　妊娠后胎盘绒毛滋养细胞增生、间质水肿变性，形成大小不一的水泡，水泡间借蒂相连成串，形如葡萄，称为葡萄胎，又称水泡状胎块（HM）。葡萄胎是一种滋养细胞的良性病变，可发生于任何年龄的育龄期妇女。葡萄胎可分为完全性葡萄胎与部分性葡萄胎两类。①完全性葡萄胎：表现为宫腔内充满水泡状组织，没有胎儿及附属物，年龄＜20岁及＞35岁妊娠妇女的发病率明显升高，可能与该年龄段容易发生异常受精有关。②部分性葡萄胎：表现为有胚胎，胎盘绒毛部分水泡状变性，并且有滋养细胞增生。其发病率远低于完全性葡萄胎，可能与口服避孕药及不规则月经等有关，但与年龄和饮食因素无关。

　　完全性葡萄胎的发病原因尚不清楚。目前认为可能与种族、营养状况、社会经济因素、病毒感染、卵巢功能失调、细胞遗传异常及免疫功能有关。

　　（1）营养缺乏：营养状况与社会经济因素是可能的高危因素之一。饮食中缺乏维生素A及其前体胡萝卜素和动物脂肪者发生葡萄胎的概率显著升高。

　　（2）年龄：＞35岁和40岁的妇女妊娠时葡萄胎的发生率分别是年轻妇女的2倍和7.5倍，故年龄是高危因素。

　　（3）前次妊娠史：前次妊娠有葡萄胎也是高危因素，既往自然流产史和不孕史也被认为可增加葡萄胎的发生。

　　（4）遗传学因素：因缺乏母系染色体参与调控，可引起印迹紊乱。

　　（5）其他：如气候、温度、地理环境、病毒感染及免疫等方面，在葡萄胎发病中也起作用。

病变局限于子宫腔内，不侵入肌层，也不发生远处转移。

　　（1）完全性葡萄胎：大体检查可见水泡状物形如串串葡萄，大小自直径数毫米至数厘米不等，其间由纤细的纤维素相连，常混有血块及蜕膜碎片。水泡状物占满整个宫腔，无胎儿及其附属物或胎儿痕迹。镜下可见滋养细胞呈不同程度的增生，绒毛间质水肿呈水泡样，间质内胎源性血管消失。

（2）部分性葡萄胎：大体检查仅部分绒毛呈水泡状，常合并胚胎或胎儿组织，胎儿多已死亡，合并足月儿极少，且常伴发育迟缓或多发性畸形。镜下见部分绒毛水肿，轮廓不规则，滋养细胞增生程度较轻，间质内可见胎源性血管。

知识点4：葡萄胎的临床表现　　　　　　　副高：掌握　　正高：掌握

（1）完全性葡萄胎

1）停经后阴道流血：为最常见的症状。一般在停经8~12周开始出现不规则阴道流血，开始量少，呈咖啡色黏液状或暗红色血样，以后出血量逐渐增多，时出时停，且常反复发生阴道大量出血。如果母体大血管破裂可造成大量出血，导致休克甚至死亡，有时在血中可发现水泡状物。如果出血时间长又未及时治疗，可导致贫血和感染。

2）子宫异常增大、变软：约2/3患者的子宫大于停经月份，质地极软，并伴血清人绒毛膜促性腺激素（hCG）水平异常升高。约1/3患者的子宫大小和停经月份相符，少数子宫小于停经月份。

3）妊娠呕吐：出现时间较正常妊娠早，症状严重且持续时间长，常常难以缓解。发生严重呕吐未得到及时纠正者可导致水、电解质紊乱。

4）妊娠期高血压疾病征象：多发生于子宫异常增大和hCG水平异常升高者，可在妊娠早期出现高血压、蛋白尿和水肿等症状，比正常妊娠出现时间更早（妊娠24周前），而且症状更严重，容易发展为子痫前期，但子痫罕见。

5）卵巢黄素化囊肿：大量hCG刺激卵巢卵泡内膜细胞发生黄素化而形成囊肿，称为卵巢黄素化囊肿。常为双侧，也可为单侧，大小不等，囊壁薄，表面光滑。通常无症状，偶可发生扭转。黄素化囊肿在水泡状胎块清除后2~4个月可自行消退。

6）腹痛：为阵发性下腹隐痛。常发生在阴道流血前，往往不剧烈，可忍受。如发生黄素化囊肿扭转或破裂，可引起急性腹痛。

7）甲状腺功能亢进征象：约7%患者出现轻度甲状腺功能亢进，表现为心动过速、皮肤潮湿和眼球震颤，但突眼少见。

（2）部分性葡萄胎：除阴道流血（量可多可少，呈间断性）外，患者常没有完全性葡萄胎的典型症状，子宫大小与停经月份多数相符或小于停经月份，妊娠呕吐少见而且较轻，多无子痫前期症状，常无腹痛及卵巢黄素化囊肿。易误诊为不全流产或过期流产，需对流产组织进行病理学检查方能确诊。

知识点5：葡萄胎的辅助检查　　　　　　　副高：掌握　　正高：掌握

（1）hCG测定：是诊断葡萄胎的重要辅助检查。正常妊娠时，hCG的分泌高峰在妊娠的60~70天。葡萄胎滋养细胞高度增生，产生大量hCG，血清中hCG浓度大，高于正常妊娠月份值或持续不降。

（2）影像学检查：

1）超声检查：是一项常用的辅助检查，多可采用经阴道彩色多普勒超声。①完全性葡萄胎：表现为子宫大于相应孕周，无妊娠囊或胎心搏动，宫腔内充满"落雪状"或"蜂窝状"图像。②部分性葡萄胎：可在胎盘局部出现异常征象，有时还可见胎儿或羊膜囊，但通常畸形。此外，还可测到双侧或一侧卵巢囊肿。

2）MRI 检查：此检查具有无创、软组织对比度好及多断面成像等优点。葡萄胎的 MRI 表现为子宫增大，宫腔内有"蜂窝状"或"葡萄状"图像，病变包膜完整，宫腔及肌层未见明显增粗、迂曲的血管等。

3）X 线检查：主要用于肺部检查，是发现葡萄胎肺转移首选的检查方法。

4）CT 检查：对肺部较小病灶和脑、肝等部位的转移灶有较高的诊断价值。

（3）病理检查：是葡萄胎的确诊方法。

1）全部或部分胎盘绒毛变性、肿胀呈葡萄样水泡，无胚胎、脐带、羊膜等胎儿附属物。

2）镜下，可见绒毛肿大、间质水肿；间质血管稀少或消失；滋养细胞不同程度的增生。

（4）甲状腺激素测定：葡萄胎伴有甲亢患者，血清游离后，T_4 水平升高。

知识点 6：葡萄胎的治疗要点　　　　　　　　　*副高：掌握　正高：掌握*

（1）清宫：葡萄胎一经确诊，应及时清除宫腔内容物，一般采用吸刮术。具有手术时间短、出血少、不易发生子宫穿孔等优点。

（2）子宫切除术：对于年龄 >40 岁、无生育要求者，或临床有恶变可能，可行预防性子宫切除术，但不是常规处理方法。

（3）预防性化疗：因葡萄胎有恶变可能，故对下列高危病例应进行预防性化疗，但不是常规推荐。

1）年龄 >40 岁。

2）葡萄胎排空前 hCG 异常增高或清宫后 hCG 下降缓慢或始终处于高值。

3）伴有咯血者。

4）无条件随访者。一般采用氟尿嘧啶或放线菌素 D（更生霉素）单药化疗一疗程。

（4）卵巢黄素化囊肿：一般不需要处理，随着 hCG 的下降会自然消失。若发生扭转，可以在 B 超或腹腔镜下穿刺吸出囊液，使其复位。扭转时间较长发生坏死者，需行患侧附件切除术。

知识点 7：葡萄胎的护理评估　　　　　　　　*副高：熟练掌握　正高：熟练掌握*

（1）健康史：询问患者年龄、社会经济情况、营养状况等相关致病因素。了解患者及家族的既往疾病史，包括滋养细胞疾病史、月经史、生育史等。葡萄胎患者多有 2~4 个月停经史。

（2）身体状况

1）询问患者停经后有无不规则阴道流血及流血发生的时间和量的多少，有无水泡样物随血排出，是否伴有腹痛。葡萄胎患者因子宫快速增大可有腹部不适或阵发性隐痛，发生黄素囊肿急性扭转时则有急性腹痛。出血时间长者可有贫血和感染表现。

2）了解早孕反应情况，症状严重程度及持续时间。葡萄胎患者早孕反应重、持续时间长，常为妊娠剧吐；还可在妊娠24周前出现高血压、蛋白尿及水肿等妊娠期高血压疾病征象。

3）检查子宫、卵巢的大小、质地。约半数以上患者子宫大于停经月份，质地变软，系因葡萄胎迅速增长及宫腔积血所致。少数因绒毛退行性变，停止发育，子宫大小与停经月份相符或小于停经月份。子宫大小如孕5个月时，仍触不到胎体、听不到胎心、无自觉胎动。双侧卵巢常呈囊性增大。

（3）心理-社会状况

1）评估患者及家属的情绪反应，对葡萄胎有关知识了解的程度，是否有错误认识及不必要的担心和顾虑，对清宫术有无恐惧或焦虑心理。

2）葡萄胎发生不规则流血时，部分患者会误认为流产而行保胎治疗，当治疗效果欠佳或明确诊断后，患者及家属常感不安，担忧此次妊娠的结局及今后是否能生育正常孩子，并表现出对清宫手术的恐惧。

知识点8：葡萄胎的护理诊断	副高：熟练掌握　正高：熟练掌握

（1）焦虑：与担心清宫手术及预后有关。

（2）自尊紊乱：与分娩的期望得不到满足及对将来妊娠担心有关。

（3）有感染的危险：与长期阴道流血、贫血造成免疫力下降有关。

知识点9：葡萄胎的护理措施	副高：熟练掌握　正高：熟练掌握

（1）心理护理：详细评估患者对疾病的心理冲突程度及对接受治疗的心理准备，通过护理活动与患者建立良好的护患关系，鼓励其接受现实。向患者及家属讲解有关葡萄胎的疾病知识，说明清宫手术的必要性、清宫过程，说明治愈2年后可正常怀孕，以消除其顾虑和恐惧，增强信心。

（2）严密观察病情：观察和评估腹痛及阴道流血情况，评估出血量及流出物的性质，检查流出物内有无水疱状组织。流血过多时，密切观察血压、脉搏、呼吸等生命体征。

（3）做好术前准备及术中护理：刮宫前配血备用，建立静脉通路，并准备好缩宫素和抢救药品及物品，防止大出血造成的休克。缩宫素应在充分扩张宫口、开始吸宫后使用。葡萄胎清宫不易一次吸刮干净，通常于1周后再次刮宫。注意选用大号吸管吸引，等到子宫缩小后再慎重刮宫，刮出物送病理检查，注意挑选较小的靠近宫壁的葡萄状组织送检以提高检出率。对合并妊娠期高血压疾病者做好相应的治疗配合及护理。

（4）避孕指导：葡萄胎患者随访期间必须严格避孕一年。选用避孕套或口服避孕药，一般不选用宫内节育器，以免引起子宫穿孔或混淆子宫出血的原因。

（5）随访指导：葡萄胎的恶变率为 10%～25%。正常情况下，葡萄胎排空后血清 hCG 稳定下降，首次降至阴性的平均时间为 9 周，最长不超过 14 周。如果葡萄胎排空后 hCG 持续异常，需考虑为滋养细胞肿瘤。

1）hCG 定量测定：葡萄胎清空后每周一次，直至连续 3 次正常，然后每月一次持续至少半年，此后可每半年一次，共随访两年。

2）在随访血、尿 hCG 的同时应注意月经是否规律，有无阴道异常流血，有无咳嗽、咯血及其他转移灶症状。

3）定时做妇科检查，必要时做盆腔 B 超及胸部 X 线检查。

知识点 10：葡萄胎的健康指导　　　　　　　　副高：掌握　　正高：熟练掌握

让患者和家属了解坚持正规治疗和随访是根治葡萄胎的基础，懂得监测 hCG 的意义。指导患者摄取高蛋白、富含维生素 A、易消化饮食，适当活动，保证充足的睡眠时间和质量，以改善机体的免疫功能，保持外阴清洁和室内空气清新，每次刮宫手术后禁止性生活及盆浴 1 个月以防感染。对于年龄大于 40 岁、刮宫前 hCG 值异常升高、刮宫后 hCG 值不进行性下降、子宫比相应的妊娠月份明显大或短期内快速增大、黄素化囊肿直径 >6cm、滋养细胞高度增生或伴有不典型增生、出现可疑的转移灶或无条件随访的患者，可以采用预防性化疗。葡萄胎治疗后，如患者再次怀孕应做超声检查，以便早期发现再次葡萄胎。

第二节　恶性滋养细胞肿瘤

知识点 1：恶性滋养细胞肿瘤的概念　　　　　　副高：掌握　　正高：熟练掌握

恶性滋养细胞肿瘤包括侵蚀性葡萄胎和绒毛膜癌（简称绒癌），其中 60% 继发于葡萄胎，30% 继发于流产，10% 继发于足月妊娠或异位妊娠。恶性滋养细胞肿瘤发生在葡萄胎排空半年以内的多数为侵蚀性葡萄胎；而 1 年以上者多数为绒癌；半年至 1 年者，侵蚀性葡萄胎和绒癌均有可能，但一般来说时间间隔越长，绒癌的可能性越大。继发于流产、足月妊娠、异位妊娠者，组织学诊断多为绒癌。

侵蚀性葡萄胎是指葡萄胎组织侵入子宫肌层引起组织破坏，其恶性程度一般不高，多数仅造成局部侵犯，仅有 4% 的患者并发远处转移，一般预后较好。多数在葡萄胎清除后 6 个月内发生。

绒癌是一种高度恶性的滋养细胞肿瘤，早期就可以通过血液转移至全身各个组织器官，并引起出血坏死。在化疗药物问世以前，其死亡率高达 90% 以上。由于现代诊疗技术及化疗药物的发展，绒癌患者的预后已经得到极大的改善。

知识点 2：恶性滋养细胞肿瘤的病理生理　　　　副高：掌握　　正高：掌握

（1）侵蚀性葡萄胎：组织学特点为水泡状胎块、变性的绒毛结构伴滋养细胞过度增生及不典型增生。病理类型可分为3型。①Ⅰ型：肉眼见大量水泡，形态似葡萄胎，但已侵入子宫肌层或血窦，附近组织很少出血坏死。②Ⅱ型：肉眼见少量或中等量水泡，滋养细胞中度增生，部分细胞分化不良，组织有出血坏死。③Ⅲ型：肿瘤几乎全部为坏死组织和血块，可见少量水泡，个别仅在显微镜下找到残存肿大的绒毛，滋养细胞高度增生并分化不良，形态上很像绒癌。

（2）绒毛膜癌：①肉眼。在子宫的不同部位可见单个或多个癌结节，可突入宫腔，侵入深肌层，可见明显的出血坏死。②镜下。癌组织由分化不良的滋养层细胞（细胞滋养层和合体细胞滋养层）所组成。癌细胞异型性明显，核分裂象多见。癌组织和周围正常组织有明显的出血坏死。癌细胞不形成绒毛和水泡状结构。③扩散。绒癌侵袭破坏血管能力强，易血行转移，以肺和阴道壁多见。

知识点3：恶性滋养细胞肿瘤的临床表现　　　　　　　　　　副高：掌握　　正高：掌握

（1）无转移恶性滋养细胞肿瘤：多数继发于葡萄胎后，仅少数继发于流产或足月产后。

1）不规则阴道流血：葡萄胎排空、流产或足月产后出现持续或间歇性不规则阴道流血，量可多可少，也可表现为一段时间的正常月经后再停经，然后又出现阴道流血。长期流血者可致继发贫血。

2）子宫复旧不全或不均匀增大：葡萄胎排空后4~6周子宫未恢复正常大小，质软，也可因子宫肌层内病灶部位和大小的影响表现为子宫不均匀性增大。

3）卵巢黄素化囊肿：由于hCG持续作用，在葡萄胎排空、流产或足月产后，卵巢黄素化囊肿可持续存在。

4）腹痛：一般无腹痛，但当子宫病灶穿破浆膜层时，可引起急性腹痛和腹腔内出血症状。若子宫病灶坏死继发感染也可引起腹痛及脓性白带。黄素化囊肿发生扭转或破裂时也可出现急性腹痛。

5）假孕症状：由于肿瘤分泌hCG及雌激素、孕激素的作用，表现为乳房增大，乳头、乳晕着色，甚至有初乳样液体分泌，外阴、阴道、宫颈着色，生殖道质地变软。

（2）转移性恶性滋养细胞肿瘤：大多为绒毛膜癌，症状和体征视转移部位而异。主要经血行转移，发生早且广泛，最常见的转移部位是肺（80%），其次是阴道（30%）、盆腔（20%）、肝（10%）、脑（10%）等，各转移部位共同特点是局部出血。

1）肺转移：常见症状为咳嗽、血痰或反复咯血、胸痛及呼吸困难。常急性发作，也可呈慢性持续状态，少数情况下可因肺动脉滋养细胞瘤栓形成造成急性肺梗死，出现肺动脉高压和急性肺衰竭。当转移灶较小时也可无任何症状。

2）阴道转移：转移灶常位于阴道前壁及穹隆。局部呈紫蓝色结节，一旦破溃可引起不规则阴道流血，甚至大出血。

3）肝转移：预后不良，多同时伴有肺转移，表现为上腹部或肝区疼痛、黄疸等。若病灶穿破肝包膜，可出现腹腔内出血，导致死亡。

4）脑转移：预后凶险，为主要死亡原因。按病情进展可分为以下3期。①瘤栓期：表现为短暂性脑缺血症状，如暂时性失语、失明、突然跌倒等。②脑瘤期：瘤组织增生侵入脑组织形成脑瘤，表现为头痛、喷射性呕吐、偏瘫、抽搐直至昏迷。③脑疝期：瘤组织增大及周围组织出血、水肿，表现为颅内压升高，脑疝形成压迫生命中枢，导致死亡。

5）其他转移：包括脾、肾、膀胱、消化道、骨等，症状表现因转移部位而异。

（3）体征：妇科检查时常发现子宫增大，其大小常和宫壁病变大小有关，但也有子宫内病变不大，而子宫异常增大者。子宫病灶如已接近浆膜面达到一定大小时，可触到该处子宫向外突出，质软且有压痛。有时妇科检查尚可摸到一侧或双侧黄素化囊肿。

知识点4：恶性滋养细胞肿瘤的临床分期	副高：掌握　正高：掌握

采用国际妇产科联盟（FIGO）妇科肿瘤委员会制定的临床分期，该分期包含了解剖学分期和预后评分系统两个部分（表13-1，表13-2）。预后评分是妊娠滋养细胞肿瘤治疗方案制订和预后评估的重要依据，而解剖学分期有助于明确肿瘤进展和各医疗单位之间比较治疗效果。

表13-1　恶性滋养细胞肿瘤解剖学分期（FIGO，2000年）

分期	病变范围
Ⅰ期	病变局限于子宫
Ⅱ期	病变扩散，但局限于生殖器官（附件、阴道、阔韧带）
Ⅲ期	病变转移至肺，有或无生殖系统病变
Ⅳ期	所有其他转移

表13-2　恶性滋养细胞肿瘤改良FIGO预后评分系统（FIGO，2000年）

	评分			
	0	1	2	4
年龄（岁）	<40	≥40	—	—
前次妊娠	葡萄胎	流产	足月产	—
距前次妊娠时间（月）	<4	4~7	7~<13	≥13
治疗前血 hCG（IU/ml）	$<10^3$	$10^3~<10^4$	$10^4~<10^5$	$≥10^5$
最大肿瘤大小（包括子宫）	—	3~<5cm	≥5cm	—
转移部位	肺	脾、肾	肠道	肝、脑
转移病灶数目	—	1~4	5~8	>8
先前失败化疗	—	—	单药	两种或两种以上联合化疗

注：评分≤6分，为低危；评分≥7分，为高危。

知识点 5：恶性滋养细胞肿瘤的辅助检查　　　　　副高：掌握　正高：掌握

（1）血和尿 hCG 测定：是诊断的常用方法，也是判断治疗效果的可靠指标。患者往往于葡萄胎排空后 9 周以上，或流产、足月产、异位妊娠 4 周以上，血、尿 hCG 持续高水平或一度下降后又上升。排除妊娠物残留或再次妊娠，结合临床表现可诊断为滋养细胞肿瘤。

（2）胸部 X 线检查：是诊断肺转移的重要检查方法。肺转移者最初 X 线征象为肺纹理增粗，继而发展为片状或小结节阴影，棉球状或团块状阴影是肺部转移的典型 X 线表现。

（3）超声检查：是诊断子宫原发病灶最常用的方法。子宫正常大小或呈不同程度增大，肌层内可见高回声团，边界清但无包膜；或肌层内有回声不均区域或团块，边界不清且无包膜；彩色多普勒超声主要显示丰富的血流信号和低阻力型血流频谱。

（4）CT 和 MRI：CT 对发现肺部较小病灶和脑等部位的转移灶有较高的诊断价值；MRI 主要用于脑、肝和盆腔病灶的诊断。

（5）病理检查：在子宫肌层或子宫外转移灶中若见到绒毛结构或退化的绒毛阴影，则诊断为侵蚀性葡萄胎；若仅见大量的滋养细胞浸润和坏死出血，未见绒毛结构则诊断为绒癌。若原发灶和转移灶诊断不一致，只要在任一组织切片中见有绒毛结构均可诊断为侵蚀性葡萄胎。

知识点 6：恶性滋养细胞肿瘤的治疗要点　　　　　副高：掌握　正高：掌握

以化疗为主，手术和放疗为辅。需手术治疗者一般主张先化疗，待病情基本控制后再手术。年轻未生育者尽可能不切除子宫，以保留生育能力，如不得已必须切除子宫，仍可尽量保留正常卵巢。对肝、脑有转移的重症患者可加用放疗。

（1）侵蚀性葡萄胎：同绒毛膜癌的治疗。临床症状及转移灶消失，hCG 测定持续正常称为临床痊愈。临床痊愈后尚需巩固 1~2 个疗程。一般均能治愈，个别病例可死于脑转移。

（2）绒毛膜癌

1）化疗：①低危组通常用单药治疗，如氟尿嘧啶（5-FU）、放线菌素-D（Act-D）（KSM）、甲氨蝶呤（MTX）。②中度危险宜用联合化疗，最常用的化疗方案为 5-FU + Act-D 或 ACM 方案，即 Act-D、环磷酰胺（CTX）、MTX。③高度危险或耐药病例用 EMA-Co 方案。

2）手术治疗：主要作为辅助治疗，对控制大出血等各种并发症、消除耐药病灶、减少肿瘤负荷和缩短化疗疗程等方面有一定作用，在一些特定情况下应用。①对于大病灶、耐药病灶或病灶穿孔出血者，应在化疗的基础上给予手术。手术范围为全子宫切除术，育龄期妇女应保留卵巢。对于有生育要求的年轻妇女，若血 hCG 水平不高、耐药病灶为单个及子宫外转移已控制，可考虑做病灶剜除术。②对于多次化疗未能吸收的孤立的耐药病灶，可考虑做肺叶切除。其指征为：全身情况良好；子宫原发病灶已控制；无其他转移灶；肺部转移灶孤立；hCG 呈低水平，尽可能接近正常。另外，当 hCG 阴性而肺部阴影持续存在时应注意排除纤维化结节。

3）放疗：主要用于肝、脑转移和肺部耐药病灶的治疗，根据不同转移部位选择剂量。

4）疗效标准与预后：绒毛膜癌的疗效标准同侵蚀性葡萄胎，其预后与多种因素有关，其中伴有脑转移者死亡率极高。绒癌预后评分见表 13－2。

知识点7：恶性滋养细胞肿瘤的护理评估   副高：掌握   正高：掌握

（1）健康史：采集患者及家属的既往史，包括滋养细胞疾病史、药物使用史及药物过敏史；若既往曾患葡萄胎，应详细了解第一次清宫的时间、水泡大小、吸出组织物的量等；以后清宫次数及清宫后阴道流血的量、质、时间，子宫复旧情况；收集血、尿 hCG 随访的资料；肺 X 线检查结果。采集阴道不规则流血的病史，询问生殖道、肺部、脑等转移的相应症状的主诉，是否用过化疗及化疗的时间、药物、剂量、疗效及用药后机体的反应情况。

（2）身体状况：大多数患者有阴道不规则流血，出血量多少因人而异。当滋养细胞穿破子宫浆膜层时，则有腹腔内出血及腹痛；若发生转移，要评估转移灶症状，不同部位的转移病灶可出现相应的临床表现。若出血较多，患者可有休克表现。

（3）心理－社会状况：由于不规则阴道流血，患者会有不适感、恐惧感。若出现转移症状，患者和家属会担心疾病的预后，害怕化疗药物的不良反应，对治疗和生活失去信心。有些患者会感到悲哀、情绪低落，不能接受现实，因为需要多次化疗而发生经济困难，表现出焦虑不安。若需要手术，生育过的患者因为要切除子宫而担心女性特征的改变；未生育过的患者则因为生育无望而感到绝望，迫切希望得到丈夫及家人的理解、帮助。

知识点8：恶性滋养细胞肿瘤的护理诊断   副高：熟练掌握   正高：熟练掌握

（1）角色紊乱：与较长时间住院和接受化疗有关。

（2）潜在并发症：肺转移、阴道转移、脑转移。

（3）恐惧：与担心疾病预后及接受化疗有关。

知识点9：恶性滋养细胞肿瘤的护理措施   副高：熟练掌握   正高：熟练掌握

（1）心理护理：评估患者及家属对疾病的心理反应，让患者宣泄痛苦心理及失落感；需减轻住院患者的陌生感避免不良刺激；向患者提供有关化疗及其护理的信息，以减少其恐惧及无助感；加强护患沟通，详细解释患者所担心的各种疑虑，减轻患者的心理压力。

（2）严密观察病情：严密观察患者腹痛及阴道流血情况，记录出血量。出血多时除了密切观察患者的血压、脉搏、呼吸外，还应配合医师做好抢救工作，及时做好手术准备。动态观察并记录血 β-hCG 的变化情况，识别转移灶症状，发现异常立即通知医师并配合处理。

（3）做好治疗配合：接受化疗者按化疗患者的护理常规护理，手术治疗者按妇科手术前后护理常规实施护理。

（4）对有转移病灶患者的对症护理（见第十三章第三节）。

（5）减轻不适：积极采取措施，减轻疼痛、化疗不良反应等症状，尽可能满足患者的合理要求。

知识点10：恶性滋养细胞肿瘤的健康指导　　　　　　副高：掌握　正高：熟练掌握

（1）鼓励患者进食高蛋白、高维生素、易消化的饮食，以便增强机体抵抗力。

（2）注意休息。有转移灶症状出现时应卧床休息，待病情缓解后再适当活动。

（3）注意外阴清洁，防止感染，节制性生活，做好避孕指导。

（4）出院后严密随访，警惕复发。两年内的随访同葡萄胎患者，两年后仍需每年一次，持续3~5年，第1次在出院后3个月，此后每6个月1次至3年，然后每年1次至5年，以后可每2年1次。随访内容同葡萄胎。

（5）随访期间需严格避孕，应于化疗停止≥12个月方可妊娠。

第三节　恶性滋养细胞肿瘤转移患者的护理

知识点1：恶性滋养细胞肿瘤病肺转移的护理评估　　副高：熟练掌握　正高：熟练掌握

（1）健康史：了解患者的婚育情况，月经周期、末次月经的时间、有无葡萄胎病史等。

（2）身体状况：了解患者阴道流血时间、量、颜色等，评估患者的一般情况、呼吸情况，有无呼吸困难、咯血、胸闷等症状。

（3）心理－社会状况：了解患者患病后的心理状态。

知识点2：恶性滋养细胞肿瘤病肺转移的护理诊断　　副高：熟练掌握　正高：熟练掌握

（1）潜在的并发症：出血，与肺部转移病灶可能破溃出血有关。

（2）有感染的危险：与肺转移可并发肺部感染有关。

知识点3：恶性滋养细胞肿瘤病肺转移的护理措施　　副高：熟练掌握　正高：熟练掌握

（1）密切观察病情：密切观察患者有无咳嗽、咯血、胸闷、胸痛等症状，遵医嘱给予镇静药物等以减轻症状。

（2）吸氧：呼吸困难的患者可间断吸氧，取半坐卧位，有利于呼吸及痰液排出。

（3）血胸的护理：保持安静，避免剧烈活动；出血多、症状重的患者应遵医嘱进行胸腔穿刺。穿刺时应严格无菌操作，防止胸腔感染，同时注意观察患者脉搏、呼吸的变化。

（4）化疗：患者按化疗护理常规护理。

知识点 4：恶性滋养细胞肿瘤阴道转移的概念　　副高：熟练掌握　正高：熟练掌握

恶性滋养细胞肿瘤阴道转移多发生在阴道前壁，多见于尿道下，瘤体数目不一，大小不等，多位于黏膜下，呈紫蓝色，破溃后引起大出血，容易发生感染。由于阴道黏膜静脉丛血流丰富且无瓣膜，出血往往是大量、活跃的，可致休克，甚至危及生命。如能及时采取有效的治疗，转移结节可完全消失。因此，护士要严密观察，精心护理，防止转移结节破溃出血，一旦发现出血应能立即采取抢救措施。

知识点 5：恶性滋养细胞肿瘤阴道转移的护理评估　　副高：掌握　正高：掌握

（1）健康史：了解患者的婚育情况，月经周期、末次月经的时间、有无葡萄胎病史等。

（2）身体状况：评估患者阴道转移结节的大小、位置、有无破溃出血，近期治疗和用药情况、一般情况。

（3）心理-社会状况：了解患者患病后的心理状态。

知识点 6：恶性滋养细胞肿瘤阴道转移的护理诊断　　副高：熟练掌握　正高：熟练掌握

（1）潜在的并发症——出血：与阴道转移结节随时有大出血的可能有关。

（2）有感染的危险：与阴道流血有关。

（3）生活自理能力受限：与卧床、静脉输液有关。

（4）知识缺乏：缺乏疾病相关知识及保健知识。

知识点 7：恶性滋养细胞肿瘤阴道转移的护理措施　　副高：熟练掌握　正高：熟练掌握

（1）预防出血

1）阴道转移患者应尽早开始化疗，以便结节尽快消失。

2）禁止做不必要的检查和阴道窥器检查。阴道转移结节未破溃的患者应以卧床休息为主，活动时勿用力过猛、过重，以免因摩擦引起结节破溃出血。

3）减少一切增加腹压的因素，如患者出现恶心、呕吐、咳嗽时，应及时给予有效的处理，同时保持大便通畅，必要时给予缓泻药。

4）注意饮食：保证热量及蛋白质的需要，同时要粗细搭配及确保维生素的供给。

5）做好大出血抢救的药物及物品的准备：备好无菌填塞包及止血药，止血药应装入喷雾器内备用。

6）避免不必要的阴道检查及盆腔检查。如必须检查，要先做指检，动作要轻柔，防止碰破结节引起出血。阴道转移的患者严禁行阴道冲洗。

7）加强巡视，严密观察病情变化。

（2）大出血的抢救

1）护士必须具备大出血抢救的基本知识，操作熟练。当发现患者有阴道大出血时及时通知医师，以最快的速度建立静脉通路、备好抢救物品及药品，积极进行抢救。

2）滋养细胞阴道转移结节大出血时，立即将患者移至治疗室并用双拳压迫腹主动脉以达到紧急止血的目的，同时请其他人员通知医师，配血，配合医师进行阴道填塞。当患者出血多、病情危急时，抢救可在床边进行。

3）阴道填塞过程中，护士要严密观察患者血压、脉搏、呼吸及面色的变化，定时测量血压，必要时应用心电监护仪，以随时了解病情变化，防止发生失血性休克。

（3）阴道填塞后护理

1）心理护理：患者发生阴道大出血后多表现为紧张、焦虑并担心再次出血，此时要多与患者沟通，了解患者的心理状况及需要，及时解除患者的心理负担，使其能积极配合治疗。

2）加强生活护理：填塞后的患者需绝对卧床休息，做好患者生活护理，满足其基本生活需要。

3）饮食护理：阴道填塞后患者可根据病情给予相应的饮食，但要注意保持大便通畅，必要时可应用缓泻药或用1%肥皂水低压灌肠，以减少增加腹压的各种因素，避免再次出血。

4）加强巡视：必要时每15分钟巡视1次，严密观察填塞纱条有无渗血，如出现较多渗血，应及时通知医师并保留会阴垫，以估计出血量。

5）留置尿管的护理：阴道填塞期间，为防止纱条脱落和小便污染填塞纱条，要保留尿管，操作时注意无菌操作防止感染，每日更换尿袋，保持尿管通畅。

6）保持外阴清洁：每日用消毒剂或无菌生理盐水擦洗外阴，大便后也应擦洗，切忌冲洗外阴。

7）观察体温的变化：每日测3~4次体温，体温升高时要警惕感染发生，必要时遵医嘱使用抗生素。

8）更换阴道填塞纱条：阴道填塞纱条应每24小时更换1次。第1次填塞的纱条不应超过36小时，以免填塞时间过长发生感染，填塞纱条取出时必须做好输液、输血及抢救的准备。若出血未止，可用无菌纱条重新填塞，记录取出和再次填入纱条的数量，给予输血、输液。按医嘱用抗生素预防感染。

知识点8：恶性滋养细胞肿瘤脑转移的概念 　　　　副高：熟练掌握　正高：熟练掌握

恶性滋养细胞肿瘤脑转移是由于肺内瘤细胞向上沿颈内动脉或椎动脉进入脑血管而形成的。脑转移患者病情变化快。

知识点9：恶性滋养细胞肿瘤脑转移的辅助检查 　　　　　　副高：掌握　正高：掌握

注意相关的辅助检查如：脑脊液的蛋白测定、hCG测定等。

知识点 10：恶性滋养细胞肿瘤脑转移的护理评估　　副高：熟练掌握　　正高：熟练掌握

（1）健康史：了解患者的月经周期，末次月经的时间，有无葡萄胎病史及治疗用药史。

（2）身体状况：评估患者的生命体征，特别注意患者的意识状态、瞳孔及血压，肢体活动情况，有无偏瘫；评估患者的语言能力、听力、视力等，有无一过性症状、有无喷射性呕吐等。

（3）心理-社会状况：了解患者患病后的心理状态。

知识点 11：恶性滋养细胞肿瘤脑转移的护理诊断　　副高：熟练掌握　　正高：熟练掌握

（1）头痛：与颅内压升高有关。

（2）有皮肤完整性受损的危险：与脑转移引起偏瘫，昏迷使局部皮肤长期受压有关。

（3）生活自理能力受限：与卧床、昏迷、静脉输液有关。

（4）有受伤的危险：与脑转移引起意识障碍有关。

知识点 12：恶性滋养细胞肿瘤脑转移的护理措施　　副高：掌握　　正高：熟练掌握

（1）病室环境：脑转移患者应置于单间并有专人护理，病室内保持空气新鲜，暗化光线，防止强光引起患者烦躁、紧张、头痛而加重病情。抽搐的患者应安置床档，防止发生意外。

（2）病情观察：绒癌脑转移是病情已进入晚期，患者可出现因瘤栓引起的一过性症状，如猝然摔倒、一过性肢体失灵、失语、失明等，约数分钟或数小时可恢复。也可因瘤体压迫致颅内压增高，或瘤体破裂引起颅内出血，出现剧烈头痛、喷射性呕吐、偏瘫、抽搐、昏迷等。以上症状往往来势凶猛，护士应随时观察病情变化，认真倾听患者的主诉，以便能及时发现病情变化，及时进行抢救。

（3）生活护理：满足患者的基本生活需要，保持口腔卫生，协助其每日用生理盐水漱口。

（4）皮肤护理：保持皮肤的清洁、干燥及床单位的清洁无污物，偏瘫、昏迷的患者要定时翻身，防止压疮的发生。

（5）严格准确记录出入量：认真书写病情记录及准确记录出入量，注意患者每天的总入量应限制在 2000~3000ml，以防止加重脑水肿，同时应尽量控制钠的摄入量。应用脱水药时，应根据药物的特性掌握好输入速度，以保证良好的药效。

（6）脑转移抽搐的护理：由于肿瘤压迫，患者可突然出现抽搐。当抽搐发生时，应立即用开口器，以防舌咬伤，同时通知医师进行抢救。保持呼吸道通畅，定时吸痰，有义齿的患者应取下义齿防止吞服。抽搐后，患者常有恶心、呕吐，此时为防止患者吸入呕吐物，应使其去枕平卧，头偏向一侧。大小便失禁者，可保留导尿管长期开放；昏迷患者要定时翻身叩背，并做好口腔及皮肤护理，防止肺部并发症及压疮的发生。

（7）腰椎穿刺（简称腰穿）的护理：绒癌脑转移患者进行腰穿目的是：①测定颅内压、脑积液生化及 hCG 的变化。②注入化疗药物达到治疗目的。腰穿是诊断和治疗的重要手段之一，因此做好腰穿患者的护理是非常重要的。

腰穿前协助患者摆好体位，患者去枕侧卧，背齐床边，低头手抱双膝，腰部尽量后凸，使腰椎间隙增宽，便于操作。腰穿一般选择第 3 或第 4 腰椎间隙。在治疗过程中，要严格无菌操作，防止感染。护士要观察患者的呼吸、脉搏、瞳孔及意识的变化。如有异常发现应停止操作，进行抢救。操作时应注意放脑脊液的速度不可过快，防止形成脑疝。留取脑脊液标本时，1 次不可超过 6ml。腰穿后患者宜头低脚高位 6 小时，平卧 24 小时，以便达到较好的治疗目的，也可防止低颅压性头痛。腰穿前疑有颅内压升高或体温升高的患者不行腰穿，控制体温及降低颅内压后再进行。

第四节　化疗患者的护理

知识点1：化疗的概念	副高：熟练掌握　正高：熟练掌握

化学药物治疗妇科恶性肿瘤已取得了肯定的功效，目前化学治疗（简称化疗）已经成为恶性肿瘤的主要治疗方法之一。恶性滋养细胞肿瘤是所有肿瘤中对化疗最为敏感的一种，随着化疗的方法学和药物学的快速进展，绒毛膜癌患者的死亡率已大为降低。

知识点2：化疗的作用机制	副高：掌握　正高：掌握

化疗药物的主要作用机制为：①影响脱氧核糖核酸（DNA）的合成。②直接干扰核糖核酸（RNA）的复制。③干扰转录、抑制信使核糖核酸（mRNA）的合成。④阻止纺锤丝的形成。⑤阻止蛋白质的合成。

知识点3：妇科恶性肿瘤常用化疗药物的种类	副高：掌握　正高：掌握

（1）烷化剂：使细胞分裂障碍，导致肿瘤细胞死亡，属于细胞周期非特异性药物。临床上常用邻脂苯芥（抗瘤新芥）和硝卡芥（消瘤芥），一般以静脉给药为主。不良反应有骨髓抑制、白细胞计数减少。

（2）抗代谢药物：能干扰核酸代谢，导致肿瘤细胞死亡，属细胞周期特异性药物，常用的有甲氨蝶呤（MTX）及氟尿嘧啶（5-FU）。甲氨蝶呤为抗叶酸类药，一般经口服、肌内注射、静脉给药；氟尿嘧啶口服不吸收，需静脉给药。

（3）抗肿瘤抗生素：是由微生物产生的具有抗肿瘤活性的化学物质，属细胞周期非特异药物。常用的有放线菌素-D（Act-D），即更生霉素（KSM）。

（4）抗肿瘤植物药：此类药物有长春碱（VLB）及长春新碱（VCR）。长春碱类属细胞周期特异性药物，一般经静脉给药。

（5）铂类化合物：属细胞周期非特异性药物，妇科肿瘤化疗中常用的有顺铂（DDP）和卡铂（CBP）。顺铂的主要不良反应有恶心、呕吐等胃肠道反应和肾毒性，还可有神经毒性，导致周围神经炎和高频区听力缺损；卡铂的主要不良反应为骨髓抑制，为剂量限制性毒性。

知识点 4：化疗的常见不良反应　　　　　　　　　　副高：了解　正高：了解

（1）骨髓抑制：主要表现为早期外周血白细胞和血小板计数减少，且有一定的规律性，严重时血小板、红细胞计数减少，白红蛋白水平下降，多数化疗药物骨髓抑制作用最强时间为化疗后 7~14 天，恢复时间多为之后的 5~10 天，但存在个体差异。服药期间细胞计数虽有下降，在停药后多可自然恢复。不同药物对骨髓作用的强弱、快慢和长短不同，因此反应程度也不同，有些患者还可有疲乏无力、抵抗力下降、易感染、发热、出血等表现。

（2）消化系统损害：最常见的表现为恶心、呕吐，多数在用药后 2~3 天开始，5~6 天后达高峰，停药后慢慢好转，一般不影响继续治疗。如呕吐过多可造成离子紊乱，出现低钠、低钾或低钙症状，患者可有腹胀、乏力、神情淡漠及痉挛等。有些患者会发生腹泻或便秘、消化道溃疡。以口腔溃疡多见，多数是在用药后 7~8 天出现，通常于停药后能自然消失。如氟尿嘧啶有明显的胃肠道反应，包括恶心、呕吐、腹泻和口腔溃疡，严重时还可发生假膜性肠炎。

（3）神经系统损害：如长春新碱有神经毒作用，表现为指、趾端麻木，复视等。氟尿嘧啶大剂量应用时可发生小脑共济失调。

（4）药物中毒性肝炎：主要表现为用药后血转氨酶值升高，偶见黄疸。往往在停药后一定时期恢复正常，但未恢复时不能继续化疗。

（5）泌尿系统损伤：如环磷酰胺对膀胱有损害，某些药如顺铂、甲氨蝶呤对肾有一定的毒性，肾功能正常者才能应用。

（6）皮疹和脱发：皮疹最常见于应用甲氨蝶呤后，严重者可引起剥脱性皮炎。脱发最常见于应用放线菌素-D（更生霉素）者，1 个疗程即可全脱，但停药后都可生长。

知识点 5：化疗患者的辅助检查　　　　　　　　　　副高：掌握　正高：掌握

测血常规、尿常规、肝肾功能等，化疗前如有异常则暂缓治疗。密切观察血常规的变化趋势，每天或隔天检查，为用药提供依据。如果在用药前白细胞计数低于 $4.0 \times 10^9/L$，血小板计数低于 $5.0 \times 10^9/L$ 者，不能用药；用药过程中，如白细胞计数低于 $3.0 \times 10^9/L$ 需考虑停药；用药后一周继续监测各项化验指标，如有异常及时处理。对于妊娠滋养细胞肿瘤患者，每个疗程化疗结束后 18 天内，都应检测血 hCG 下降情况。

知识点6：化疗患者的护理评估　　　　　　　　　副高：熟练掌握　　正高：熟练掌握

（1）健康史：采集患者既往用药史，特别是化疗史及药物过敏史。记录患者既往接受化疗过程中出现的药物不良反应及应对情况。询问有关造血系统、肝、消化系统及肾脏疾病史，了解疾病的治疗经过及病程。采集患者的肿瘤疾病史、发病时间、治疗方法及效果，了解总体及本次治疗的化疗方案，目前的病情状况。

（2）身体状况：测量体温、脉搏、呼吸、血压、体重，了解患者的一般情况；了解患者的日常生活规律，观察皮肤、黏膜、淋巴结有无异常；了解原发肿瘤的症状和体征，了解每日进食情况，本次化疗的不良反应等。

（3）心理-社会状况：患者往往会对疾病的预后及化疗效果产生焦虑、悲观情绪，也可因为长期的治疗产生经济困难而显得闷闷不乐或烦躁。

知识点7：化疗患者的护理诊断　　　　　　　　　　　副高：掌握　　正高：掌握

（1）营养失调——低于机体需要量：与化疗所致的消化道反应有关。
（2）自我形象紊乱：与化疗所致头发脱落有关。
（3）有感染的危险：与化疗引起的白细胞减少有关。

知识点8：化疗患者的护理措施　　　　　　　　　　　副高：掌握　　正高：掌握

（1）心理护理：加强沟通，了解患者感受，掌握患者心理状态，给予合理指导，减轻患者紧张、焦虑情绪，使其情绪稳定。

（2）用药护理

1）准确测量并记录体重：在每个疗程的用药前及用药中各测一次体重，应在早上、空腹、排空大小便后进行测量，酌情减去衣服重量。

2）正确使用药物：根据医嘱严格"三查七对"，正确溶解和稀释药物，并做到现配现用，一般常温下不超过1小时。如联合用药应根据药物的性质排出先后顺序，避光药物运输中采取避光措施。

3）合理使用静脉血管并注意保护：遵循长期补液保护血管的原则，从远端开始，有计划地进行穿刺，用药前先注入少量生理盐水，确认针头在静脉中后再注入化疗药物。一旦怀疑或发现药物外渗应重新穿刺。根据药液对组织刺激强度，给予局部冷敷，同时使用生理盐水或普鲁卡因局部封闭，再用金黄散外敷。化疗结束前用生理盐水冲管。经济条件允许的患者，建议使用外周中心静脉导管（PICC）及输液港等给药。用药过程中遵医嘱调整给药滴速，以减少对静脉的刺激。拔针后，应按压针眼5~7分钟，以保护血管。

（3）病情观察

1）经常巡视患者，观察体温以判断有否感染，发现异常及时报告医生。

2）观察有无牙龈出血、鼻出血、皮下淤血或阴道活动性出血等倾向。

3）观察有无上腹疼痛、恶心、腹泻等肝损害的症状和体征。

4）观察腹痛、腹泻次数及性状，并正确收集大便标本送检。

5）观察有无尿频、尿急、血尿等膀胱炎症状。

6）观察有无皮疹等皮肤反应。

7）观察有无如肢体麻木、肌肉软弱、偏瘫等神经系统的不良反应。

（4）药物不良反应护理

1）口腔护理：保持口腔清洁，预防口腔炎症。如果发现口腔黏膜充血、疼痛，可局部喷西瓜霜等粉剂；若有黏膜溃疡，则做溃疡面分泌物培养，根据药敏试验结果选用敏感抗生素，与维生素 B_{12} 液混合涂于溃疡面促进愈合；使用软毛牙刷刷牙或用清洁水漱口，进食前后用消毒溶液漱口；给予温凉的流食或软食，避免刺激性食物；如因口腔溃疡疼痛难以进食，可在进食前15分钟给予丁卡因（地卡因）溶液涂敷溃疡面；进食后漱口并用甲紫（龙胆紫）、锡类散或冰硼散等局部涂抹。鼓励患者进食促进咽部活动，减少咽部溃疡引起的充血、水肿、结痂。

2）镇吐护理：采取有效措施，减轻恶心、呕吐症状，降低因化疗引起的条件反射发生的可能性。应在化疗前后给予患者镇吐药，并合理安排用药时间以减少化疗所致的恶心、呕吐；选择适合患者口味的食物，鼓励进食清淡、易消化、高热量、高蛋白、富含维生素饮食，少吃甜食和油腻食物，少量多餐，同时避免在化疗前后2小时内进食、创造良好的进餐环境等；对不能自行进食者，应主动提供帮助，按患者的进食习惯喂食；患者呕吐严重时，应补充液体，以防电解质紊乱。护士还可采用指压按摩、音乐疗法、渐进性肌肉放松训练、催眠疗法等心理行为干预技术帮助患者缓解恶心、呕吐症状。

3）骨髓抑制的护理：大多数化疗药物有骨髓抑制作用。按医嘱定期测定白细胞计数，如低于 $3.0 \times 10^9/L$ 应与医师联系考虑停药；对于白细胞计数低于正常的患者要采取预防感染的措施，严格无菌操作。白细胞或中性粒细胞计数提示Ⅰ度骨髓抑制一般不予以处理，可复测血常规；Ⅱ度和Ⅲ度骨髓抑制需进行治疗，遵医嘱皮下注射粒细胞集落刺激因子；Ⅳ度骨髓抑制除给予升白细胞治疗外，还需使用抗生素预防感染，同时给予保护性隔离，尽量谢绝探视。血小板计数 $<50 \times 10^9/L$ 时，可引起皮肤或黏膜出血，应减少活动，增加卧床休息时间；血小板计数 $<20 \times 10^9/L$ 时，有自发性出血可能，必须绝对卧床休息，遵医嘱输入血小板浓缩液。

4）出血的护理：术后应密切观察穿刺点有无渗血及皮下淤血或大出血。用沙袋压迫穿刺部位6小时，穿刺肢体制动8小时，卧床休息24小时。如有渗出应及时更换敷料，出现血肿或大出血者立即对症处理。

（5）动脉化疗并发症的处理：动脉灌注化疗后，有些患者可出现穿刺局部血肿甚至大出血，主要是穿刺损伤动脉壁或患者有凝血功能障碍所造成。具体护理措施同出血的护理。

| 知识点9：化疗患者的健康指导 | 副高：掌握　正高：熟练掌握 |

（1）化疗护理常识

1）了解化疗药物的类别，不同药物对给药时间、剂量浓度、滴速等有不同要求。

2）有些药物需要避光。

3）化疗药物可能发生的不良反应的症状。

4）出现口腔溃疡或恶心、呕吐等消化道不适时仍需坚持进食的重要性。

5）化疗造成的脱发并不影响生命器官，化疗结束后会重新长出头发。

（2）自我护理

1）进食前后用生理盐水漱口，用软毛牙刷刷牙，如有牙龈出血，可改用手指缠绕纱布清洁牙齿。

2）化疗时和化疗后2周内是化疗反应较重的阶段，不宜吃损伤口腔黏膜的坚果类和油炸类食品。

3）为减少恶心、呕吐，避免吃油腻的、甜的食品，鼓励患者少食多餐，选择蒸煮的烹调方式，易吞服。每次进食以不吐为度，间隔时间以下次进食不吐为准。

4）嘱家属根据患者的口味提供高蛋白、高维生素、易消化饮食。

5）指导患者应经常擦身、更衣，保持皮肤干燥和清洁，在自觉乏力、头晕时以卧床休息为主，尽量避免去公共场所，如非去不可应戴口罩，加强保暖。

6）白细胞计数低于 $1.0 \times 10^9/L$，则需进行保护性隔离，告知患者和家属保护性隔离的重要性，使其理解并能配合治疗。

第十四章　腹部手术妇女的护理

第一节　宫　颈　癌

宫颈癌

知识点1：宫颈癌的概念　　　　　　　　　副高：熟练掌握　　正高：熟练掌握

宫颈癌是女性生殖系统最常见的恶性肿瘤之一，高发年龄为50~55岁，近年来有年轻化趋势，严重威胁广大女性的健康。近年来我国政府高度重视对宫颈癌的普查、普治工作，大力开展对宫颈癌的早期发现、早期诊断和早期治疗工作，有效地控制了宫颈癌的发生和发展，使晚期宫颈癌的发病率和死亡率明显下降。

知识点2：宫颈癌的病因及发病机制　　　　副高：熟练掌握　　正高：熟练掌握

宫颈癌的病因尚不清楚。多种迹象表明，宫颈癌的发病可能是多种因素综合所致，至于各种因素间有无协同或对抗作用，尚待进一步研究。国内外大量流行病学资料表明，宫颈癌与人乳头瘤病毒（HPV）感染、多个性伴侣、性生活过早（<16岁）、吸烟等因素有关。

（1）病毒感染：人乳头瘤病毒（HPV）感染是宫颈癌的主要危险因素。应用核酸杂交技术检测发现，90%以上宫颈癌患者伴有HPV感染，其中以HPV-16及HPV-18型最常见。此外单纯疱疹病毒Ⅱ型及人巨细胞病毒等也可能与宫颈癌发生有关，可能是妊娠期妇女免疫功能低下、病毒活性增强所致。

（2）不良性行为及婚育史：早婚、早育、多产以及有多个性伴侣者宫颈癌的发病率明显增高。初次性生活<16岁者发病的危险性是20岁以上者的两倍，可能与青春期宫颈发育尚未成熟对致癌物比较敏感有关。分娩次数过多，致使宫颈创伤概率增加；妊娠及分娩期的内分泌及营养变化使患宫颈癌的危险性增加。凡患有阴茎癌、前列腺癌或其妻曾患宫颈癌者均为高危男子，与高危男子有性接触的妇女易患宫颈癌。

（3）其他：如吸烟可抑制机体的免疫功能，增加感染效应。宫颈癌发病率还与经济状况、种族和地理因素等有关。近年来还发现，应用屏障避孕可降低宫颈癌发病的危险性。

知识点3：子宫颈癌的组织学特点及病理改变　　副高：熟练掌握　　正高：熟练掌握

宫颈上皮是由宫颈阴道部的鳞状上皮和宫颈管柱状上皮共同组成，二者交接部位在宫颈外口，称为原始鳞-柱交接部或鳞-柱交界。但此交接部并非固定不变，大量雌激素可使其外移。新生女婴受母体雌激素的影响，可使柱状上皮向外扩展，占据一部分宫颈阴道部；幼女期受母体雌激素影响的作用消失后，柱状上皮便退至宫颈管内。青春期和生育期，尤其是妊娠期妇女由于体内雌激素水平增多，柱状上皮又外移至宫颈阴道部；绝经后体内雌激素水平降低，柱状上皮再度内移至宫颈管。这种随着体内雌激素水平变化而移位的鳞-柱交接部称为生理性鳞-柱交接部，在原始鳞-柱交接部和生理性鳞-柱交接部之间所形成的区域称为移行带区。

宫颈的移行带区是宫颈癌的好发部位，在移行带形成的过程中，宫颈上皮化生过度活跃，在病毒或精液蛋白及其他致癌物质的刺激下，使未成熟的化生鳞状上皮或增生的鳞状上皮细胞出现间变或不典型的表现，即发生不同程度的细胞分化不良、排列紊乱、细胞核异常、有丝分裂增加，形成宫颈上皮内瘤变（CIN）。CIN是一组与宫颈浸润癌密切相关的癌前期病变的统称，包括宫颈不典型增生及宫颈原位癌，反映了宫颈癌发生中连续的发展过程，即由不典型增生→原位癌→早期浸润癌→浸润癌的一系列病理变化。随着CIN的继续发展，有以下不同结局：①病变自然消退（或逆转）。②病情稳定（持续不变）。③病变发展（或癌变），突破上皮下基底膜，浸润间质，形成宫颈浸润癌。

知识点4：宫颈癌的病理生理　　　　　　　副高：熟练掌握　　正高：熟练掌握

（1）鳞状细胞浸润癌：占宫颈癌的75%~80%，以具有鳞状上皮分化（即角化）、细胞间桥，而无腺体分化或黏液分泌为病理要点。多数起源于移行带区的非典型增生上皮和原位癌。

1）巨检：微小浸润癌经肉眼观察无明显异常，或类似宫颈柱状上皮异位。随着病程的进展，表现为以下4种类型。①外生型：又称菜花型，此型最常见。有息肉样或乳头状隆起，继而发展为向阴道内突出的、大小不等的菜花样赘生物，质脆、易出血。癌瘤体积大，常累及阴道，较少浸润宫颈深部组织及宫旁组织。②内生型：又称浸润型。癌组织向宫颈深部组织浸润，宫颈肥大而质硬，但表面光滑或仅有表浅溃疡，整个宫颈段膨大如桶状；常累及宫旁组织。③溃疡型：无论外生型或内生型病变进一步发展后，癌组织坏死、脱落，形成溃疡或空洞，形如火山口。④颈管型：癌灶发生在子宫颈管内，常侵入子宫颈管及子宫峡部的供血层，并转移到盆腔淋巴结。

2）显微镜检：①镜下早期浸润癌，指在原位癌的基础上镜检发现小滴状、锯齿状癌细胞团突破基底膜浸润间质。②宫颈浸润癌，癌灶浸润间质的范围已超过镜下早期浸润癌，多呈网状或团块浸润间质。根据细胞分化程度可分为：Ⅰ级，高分化鳞癌（角化性大细胞型）；Ⅱ级，中分化鳞癌（非角化性大细胞型）；Ⅲ级，低分化鳞癌（小细胞型）。

（2）腺癌：近年来腺癌的发生率有上升趋势，占到宫颈癌的20%~25%。

1）巨检：来自宫颈管内，浸润管壁；或自颈管内向颈管外口突出生长，常可侵犯宫旁组织。病灶向宫颈管内生长时宫颈外观可正常，但因宫颈管膨大形如桶状。

2）显微镜检：主要有两种组织学类型。①黏液腺癌：最常见，来源于子宫颈管柱状黏液细胞，镜下见腺体结构，腺上皮细胞增生呈多层，异型性明显，可见核分裂象，癌细胞呈乳突状突入腺腔，可分为高、中、低分化腺癌。②恶性腺瘤：又称微偏腺癌，属于高分化子宫颈管黏膜腺癌。腺上皮细胞无异型性，但癌性腺体多，大小不一、形态多变，常伴有淋巴结转移。

（3）腺鳞癌：少见，占宫颈癌3%~5%，是由储备细胞同时向腺细胞和鳞状细胞分化发展而成，癌组织中含有腺癌和鳞癌两种成分。

（4）其他：非常少见，如神经内分泌癌、未分化癌、混合性上皮/间叶肿瘤、间叶肿瘤、黑色素瘤、淋巴瘤等。

知识点5：宫颈癌的转移途径　　　　　　　　　　　　　　副高：掌握　　正高：掌握

以直接蔓延和淋巴转移为主，血行转移极少见。

（1）直接蔓延：最常见，癌组织局部浸润，向邻近器官及组织扩散。常向下累及阴道壁，但极少向上由子宫颈管累及宫腔；癌灶向两侧扩散可累及主韧带及宫颈旁、阴道旁组织直至骨盆壁；癌灶压迫或侵及输尿管时，可引起输尿管阻塞及肾积水。晚期可向前、后蔓延侵及膀胱或直肠，形成膀胱阴道瘘或直肠阴道瘘。

（2）淋巴转移：是宫颈癌最重要的转移途径。一般沿宫颈旁淋巴管先转移至闭孔、髂内及髂外等区域淋巴结，后再转移至髂总、骶前和腹主动脉旁淋巴结。晚期患者可远处转移至锁骨上淋巴结及深、浅腹股沟淋巴结。宫颈癌的淋巴结转移根据转移时间的先后可分为一级组和二级组。一级组淋巴结包括：①宫旁淋巴结，横跨宫旁组织的一组小淋巴结。②宫颈旁或输尿管旁淋巴结，位于输尿管周围横跨子宫动脉段附近淋巴结。③闭孔或髂内淋巴结，围绕闭孔血管及神经的淋巴结。④髂内淋巴结，沿髂内静脉近髂外静脉处淋巴结。⑤髂外淋巴结，位于髂外动、静脉周围的6~8个淋巴结。⑥骶前淋巴结。二级组淋巴结包括：①髂总淋巴结。②腹股沟淋巴结，包括腹股沟深、浅淋巴结。③腹主动脉旁淋巴结。

（3）血行转移：比较少见，主要发生于晚期，可转移至肺、肝或骨骼等部位。

知识点6：宫颈癌的临床分期　　　　　　　　　　　　　　副高：掌握　　正高：掌握

根据国际妇产科联盟（FIGO）2009年的分期标准，临床分期应在治疗前进行，治疗后不再更改。

（1）Ⅰ期：肿瘤局限在子宫颈（扩展至宫体将被忽略）。

1）ⅠA期：镜下浸润癌（所有肉眼可见的病灶，包括表浅浸润，均为ⅠB期）；间质浸润深度<5mm，宽度≤7mm。①ⅠA1期：间质浸润深度≤3mm，宽度≤7mm。②ⅠA2期：间质浸润深度>3mm且<5mm，宽度≤7mm。

2）ⅠB期：临床癌灶局限于子宫颈，或者镜下病灶>ⅠA期。①ⅠB1期：临床癌灶≤4cm。②ⅠB2期：临床癌灶>4cm。

（2）Ⅱ期：肿瘤超越子宫，但未达骨盆壁或未达阴道下1/3。

1）ⅡA期：肿瘤侵犯阴道上2/3，无明显宫旁浸润。①ⅡA1期：临床可见癌灶≤4cm。②ⅡA2期：临床可见癌灶>4cm。

2）ⅡB期：有明显宫旁浸润，但未达到盆壁。

（3）Ⅲ期：肿瘤已扩展到骨盆壁，在进行直肠指诊时，在肿瘤和盆壁之间无间隙，肿瘤累及阴道下 1/3，由肿瘤引起的肾盂积水或肾无功能的所有病例，除非已知道由其他原因所引起。①ⅢA期：肿瘤累及阴道下 1/3，没有扩展到骨盆壁。②ⅢB期：肿瘤扩展到骨盆壁，或引起肾盂积水或肾无功能。

（4）Ⅳ期：肿瘤超出了真骨盆范围，或侵犯膀胱和/或直肠黏膜。①ⅣA期：肿瘤侵犯邻近的盆腔器官。②ⅣB期：远处转移。

知识点 7：宫颈癌的临床表现	副高：掌握　正高：掌握

（1）症状：早期患者一般无明显的症状和体征，但随着病变发展，可出现以下表现。

1）阴道流血：早期多为接触性出血，中晚期为不规则出血。出血量依据病灶大小、侵及间质内血管情况而不同，若侵袭大血管可引起大出血。通常外生型癌出血较早且量多，而内生型癌出血较晚。年轻患者可表现为经期延长、经量增多、周期缩短等。老年患者常为绝经后不规则阴道流血。宫颈癌患者如果合并妊娠，常因阴道流血而就医。

2）阴道排液：多数患者有阴道排液，呈白色或血性，可稀薄如水样或米泔状，或伴有腥臭味。发展到晚期，患者因癌组织坏死伴感染，可有大量米汤样或脓性、恶臭白带。

3）晚期症状：根据癌灶累及范围出现不同的继发症状。如病变累及盆壁、闭孔神经和腰骶神经时，可出现严重地持续性腰骶部或坐骨神经痛；病变侵犯膀胱或直肠时，可出现尿频、尿急、便秘等；癌肿压迫或累及输尿管时，可出现输尿管梗阻、肾盂积水及肾衰竭；当盆腔病变广泛时，可由于静脉和淋巴回流受阻，引起下肢肿痛。晚期还可有贫血、恶病质等全身衰竭症状。

（2）体征：原位癌及微小浸润癌可无明显肉眼病灶，宫颈光滑或仅为柱状上皮异位。外生型宫颈癌可见息肉状、菜花状赘生物，常伴感染，肿瘤质脆易出血；内生型宫颈癌表现为宫颈肥大、质硬、宫颈管膨大；晚期癌组织坏死脱落，形成溃疡或空洞伴恶臭。阴道壁受累时，可见赘生物生长于阴道壁或阴道壁变硬；宫旁组织受累时，双合诊、三合诊检查可扪及宫颈旁组织增厚、结节状、质硬或形成冰冻骨盆。

知识点 8：宫颈癌的辅助检查	副高：掌握　正高：掌握

（1）宫颈刮片细胞学检查：是宫颈癌筛查的主要方法，应在宫颈移行带区取材，行染色和镜检，能发现宫颈癌前病变、宫颈癌细胞。

（2）宫颈碘试验：正常宫颈阴道部鳞状上皮含丰富糖原，碘溶液涂染后呈棕色或深褐色，不染色区说明该处上皮缺乏糖原，可能有病变。在碘不染色区行活组织检查可提高诊断率。

（3）阴道镜检查：宫颈刮片细胞学检查巴氏Ⅲ级及Ⅲ级以上，TBS 分类为鳞状上皮内瘤变，均应在阴道镜观察下。选择可疑癌变区行活组织检查。检查前 72 小时禁止性生活，前48小时禁止阴道冲洗和用药，以免影响检查结果。

（4）宫颈和宫颈管活组织检查：为确诊宫颈癌及其癌前病变的依据。宫颈无明显癌变可疑区时，可在鳞-柱状细胞交接部的3、6、9、12点4处取材或在碘试验、阴道镜下取材做病理检查。所取组织应包括间质及邻近正常组织。若宫颈有明显病灶，可直接在癌变区取材。做检查前48小时禁止性生活，此外还应避开月经期和宫颈急性炎症期。

（5）宫颈锥切术：宫颈刮片检查多次阳性而宫颈活检阴性；或活检为原位癌需确诊者，均应做宫颈锥切术送病理检查。

（6）血清肿瘤标志物检查：检查血清鳞癌抗原（SCC）和细胞角蛋白19片段（CYFRA21-1）等。此外，还可以做甲胎蛋白（AFP）、癌胚抗原（CEA）、癌抗原标志物（CA19-9、CA125）等检测，有助于宫颈癌的确诊和随访。

（7）影像学检查：可根据需要做阴道超声、CT、磁共振成像（MRI）、PET-CT等检查，可确定肿瘤大小、位置关系以及侵犯范围，进一步了解肿瘤是否发生转移，以及转移的部位。

<hr/>

知识点9：宫颈癌的治疗要点　　　　　　　　　　　副高：掌握　正高：掌握

可根据患者的临床分期、年龄、全身情况、生育要求以及医院的设备和医疗技术水平等因素，综合分析后确定个体化治疗方案。目前主要采用以手术和放疗为主、化疗为辅的综合治疗方案。

（1）手术治疗：主要适用于早期、无手术禁忌的宫颈癌患者。

1）宫颈原位癌：一般主张行全子宫切除术。如果患者有生育要求，也可在充分与患者及家属沟通的前提下，行宫颈锥切术，术后密切定期随访。

2）主要用于早期子宫颈（ⅠA~ⅡA期）患者。①ⅠA1期：无淋巴管间隙浸润者行筋膜外全子宫切除术，有淋巴管间隙浸润者按ⅠA2期处理。②ⅠA2期：行改良的广泛性子宫切除术及盆腔淋巴结切除术或考虑前哨淋巴结绘图活检。③ⅠB1期和ⅡA1期：行广泛性子宫切除术及盆腔淋巴结切除术或考虑前哨淋巴结绘图活检，必要时行腹主动脉旁淋巴取样。④部分ⅠB2期和ⅡA2期：行广泛性子宫切除术及盆腔淋巴结切除术和选择性腹主动脉旁淋巴结取样；或同期放化疗后行全子宫切除术；也有采用新辅助化疗后行广泛性子宫切除术及盆腔淋巴结切除术和选择性腹主动脉旁淋巴结取样。未绝经、45岁之内的鳞癌患者可保留卵巢。要求保留生育功能的年轻患者，ⅠA1期无淋巴管间隙浸润者可行子宫颈锥形切除术（至少3mm阴性切缘）；ⅠA1期有淋巴管间隙浸润和ⅠA2期者，可行子宫颈锥形切除术加盆腔淋巴结切除术或考虑前哨淋巴结绘图活检，或同ⅠB1期处理；一般推荐肿瘤直径2cm内的ⅠB1期患者行广泛性子宫颈切除术及盆腔淋巴结切除术或考虑前哨淋巴结绘图活检，但若经腹或腹腔镜途径手术，肿瘤直径也可扩展至2~4cm。

（2）放疗：几乎所有期别都可采用放疗，适用于ⅡB期、Ⅲ期、Ⅳ期患者，或无法手术患者。包括体外照射及腔内照射。体外照射多用直线加速器、钴-60（^{60}Co）等，用以治疗宫颈旁及盆腔淋巴结转移灶。腔内照射多用后装治疗机，用于控制局部原发病灶。早期病例以局部腔内照射为主，体外照射为辅；晚期病例则体外照射为主，腔内照射为辅。对于局部病灶较大者，可先做放疗待癌灶缩小后手术。手术治疗后如具有盆腔淋巴结阳性、切缘阳性或宫旁组织阳性等高危因素，可术后放疗消灭残存癌灶减少复发。目前标准的宫颈癌根治性放疗方案为盆腔体外照射加腔内近距离照射，同时应用以铂类为基础的同步放化疗（CCRT）。

（3）化疗：主要适用于晚期或有复发转移的患者，也可用于手术或放疗的辅助治疗。常用抗癌药物有顺铂、卡铂、氟尿嘧啶和紫杉醇等。常采用以铂类为基础的联合化疗方案，如 TP（顺铂与紫杉醇）、FP（顺铂与氟尿嘧啶）、BVP（博来霉素、长春新碱与顺铂），BP（博来霉素与顺铂）等。多采用静脉化疗，也可用动脉局部灌注化疗。

知识点 10：宫颈癌合并妊娠的治疗　　　　副高：熟练掌握　　正高：熟练掌握

在妊娠期出现阴道流血，在排除产科因素引起的出血后，妇科检查见子宫颈有病变时，应做宫颈刮片、阴道镜检查，必要时在阴道镜指导下行宫颈活检明确诊断。宫颈活检并不会有出血危险，但不能做颈管内膜刮取术。宫颈锥切术可能引起出血、流产、早产等，因此可在宫颈锥切术同时行宫颈内口环扎术。子宫颈癌合并妊娠应根据临床期别及胎儿情况、患者及家属意愿进行个体化治疗。

（1）妊娠 20 周前发现子宫颈癌：如为 I B1 期或 II A 期，在妊娠 13 周后，可做化疗，待胎儿成熟后行剖宫产，然后一并进行广泛性子宫切除术和盆腔淋巴结切除术，也可终止妊娠后放化疗。

（2）妊娠 28 周后发现子宫颈癌：可等待胎儿成熟，估计可存活时行剖宫产，同时行广泛性子宫切除术和盆腔淋巴结切除术，也可产后放化疗。

（3）妊娠 20~28 周发现子宫颈癌： I B1 期及 I B1 期以前患者可推迟治疗，在推迟治疗期间可用化疗控制病情，待胎儿成熟估计可存活时行剖宫产，同时行广泛性子宫切除术和盆腔淋巴结切除术，也可产后放化疗。 I B2 期及以上患者一般不推荐延迟治疗。

（4）所有患者终止妊娠时间不宜超过 34 周。

知识点 11：宫颈癌的护理评估　　　　　　副高：熟练掌握　　正高：熟练掌握

（1）健康史：询问婚育史、性生活史，特别是与高危男子有无性生活接触史。注意未治疗的慢性宫颈炎、遗传等诱发因素。评估患者有无接触性出血，评估患者疼痛的程度及性质。

（2）身体状况：早期患者一般无自觉症状，多在普查中发现子宫颈刮片报告异常。随病程进展出现典型的临床表现。评估患者及家属对预后的焦虑、恐惧的程度，了解患者家庭经济承受能力及对患者的关心支持情况等。

（3）心理-社会状况：患者在被确诊为早期宫颈癌后感到震惊，首先的反应是不相信，继而希望癌肿没有转移，开始寻求帮助。鉴于目前医治宫颈癌的医疗水平较高，一般患者的心理反应不算太大，她们将治愈的希望寄托于医护人员。已有浸润癌的患者，其心理反应剧烈，极度恐惧使患者出现血压升高、心率加快、食欲缺乏、睡眠障碍等表现。

知识点 12：宫颈癌的护理诊断	副高：熟练掌握　正高：熟练掌握

（1）恐惧：与需要手术治疗及担心疾病预后有关。
（2）排尿障碍：与宫颈癌根治术后影响膀胱功能有关。
（3）疼痛：与晚期癌浸润或手术后创伤有关。
（4）知识缺乏：缺乏疾病相关知识和手术相关知识。

知识点 13：宫颈癌的护理措施	副高：熟练掌握　正高：熟练掌握

（1）一般护理

1）预防保健：积极宣传与宫颈癌发病相关的高危因素，及时诊治宫颈肿瘤。30 岁以上妇女到妇科门诊就医时应常规接受宫颈刮片检查，有异常者及时处理。已婚妇女，特别是绝经前后有月经异常或接触性出血者应及时就医。

2）饮食护理：良好的营养支持可提高和巩固疗效。评估患者目前营养状况，纠正不良饮食习惯，满足患者营养需求，维持体重不继续下降。术前 3 天半流质饮食，术前 2 天流质饮食，术前 1 天 22∶00 后禁食、禁水直至手术。

3）注意卫生：协助患者勤擦身、更衣，保持床单位清洁，注意室内空气流通。指导患者勤换会阴垫，定期会阴护理。

（2）术前护理

1）术前 3 天选用消毒剂或氯己定等消毒宫颈和阴道。术前 48 小时避免性生活，术前 8 小时禁食，术前 4 小时禁水。

2）菜花型癌患者有活动性出血可能，需用消毒纱条填塞止血，并认真交班。

3）手术日前夜做好清洁灌肠，保证肠道呈清洁、空虚状态。

4）拟行全子宫切除术者，手术日晨起阴道常规冲洗后，用 1% 龙胆紫涂宫颈、阴道穹隆以作为手术中切除子宫的标记。

5）发现异常及时与手术医师联系。

（3）术后康复

1）每 15~30 分钟观察记录患者的生命体征及出入液量，待病情平稳后改为每 4 小时 1 次。

2）注意保持导尿管、腹腔及盆腔各种引流管通畅，认真观察引流液的色、质、量。

3）通常于术后 48~72 小时取出引流管，术后 7~14 天拔除导尿管。

4）拔除导尿管前 3 天训练膀胱功能，促进恢复正常排尿功能。

5）拔除导尿管后不能自行排尿或残余尿量超过 100ml，需继续留置导尿管。

6）指导卧床患者进行床上肢体活动，正确穿着抗血栓弹力袜。鼓励患者生活自理，渐进性地增加活动量。

7）锥切术术后1个月内禁止性生活，其他类型手术术后3个月内禁止重体力劳动、性生活以及盆浴。

（4）对症护理：宫颈癌并发大出血时应及时报告医师，备齐急救物品，配合抢救，并以吸收性明胶海绵及纱布填塞阴道，压迫止血。有大量米汤样或恶臭脓样阴道排液者，可用1∶5000高锰酸钾溶液冲洗阴道。有贫血、消瘦、感染、发热等恶病质表现者，应加强护理，预防肺炎、口腔感染、压疮等并发症，按医嘱行支持疗法和抗生素治疗。

（5）化疗药物不良反应护理

1）胃肠道护理：如患者出现恶心、呕吐时应采取舒服的卧位，鼓励患者漱口，注意口腔清洁。遵医嘱予镇吐药，口服镇吐药后应卧床休息半小时至1小时后再起床。及时去除呕吐物，保持环境清洁、安静。告知患者化疗前后不要大量进食，饮食宜清淡，饭后1~2小时不要马上卧床。

2）骨髓抑制及护理：密切观察骨髓抑制征象，定时为患者进行血细胞计数和骨髓检查，当白细胞计数 $<4 \times 10^9/L$，血小板计数 $<100 \times 10^9/L$ 时，除停止化疗外，应予以保护性隔离。

3）皮肤、黏膜护理：化疗期间应嘱患者多次饮水。保持口腔清洁，口炎发生后应改用2%雷夫诺尔与1%过氧化氢交替漱口，并给予西瓜霜等治疗。嘱患者不要使用牙刷，而改用棉签轻轻擦洗口腔牙齿。给予无刺激性软食，因口腔疼痛而导致进食困难者给予2%普鲁卡因含漱，镇痛后再进食。

4）泌尿系统毒性：除严格执行医嘱外，还应鼓励患者多次饮水，保证每天液体入量 $>$ 4000ml，尿量 $>3000ml$；对液体入量已够、但尿量少者，应给予利尿药以促进药物排泄。碱化尿液时保证尿液 pH >6.5。

知识点14：宫颈癌的健康指导 副高：掌握 正高：熟练掌握

（1）鼓励患者及家属积极参与出院计划的制订，向出院患者说明认真随访的重要性。

（2）一般出院后第1年内，出院后1个月进行首次随访，以后每2~3个月复查1次；出院后第2年，每3~6个月复查1次；出院后3~5年，每半年复查1次；从出院后第6年开始，每年复查1次。

（3）患者出现任何症状均应及时就诊。

（4）护士应帮助患者调整自我状态，根据患者具体状况提供有关术后生活方式的指导，性生活的恢复需依术后复查结果而定。

知识点15：宫颈复发癌的临床表现 副高：熟练掌握 正高：熟练掌握

（1）症状

1）阴道流血和水样排液：常见于放疗后复发。宫颈癌治疗后再出现阴道流水或分泌物增多，伴/不伴臭味；及阴道少量或不规则流血，是宫颈癌中心性复发最常见的症状。

2）疼痛：可表现为下腹痛、股臀部和/或腰骶部疼痛及下肢痛，通常为肿瘤盆壁复发，压迫神经或骨转移引起。

3）下肢水肿：淋巴管被癌栓逐渐阻塞或静脉阻塞回流受阻。

4）咳嗽、胸闷、憋气，甚至呼吸困难：提示可能有肺转移。

5）晚期症状表现：肿瘤晚期可侵犯和压迫周围脏器致全身多个器官转移，而表现出相应的症状和体征。如肿瘤浸润膀胱时，可出现泌尿系症状；侵犯、压迫直肠时，可出现排便困难和肛门下坠等；发生脑转移时，可出现头痛、恶心或喷射性呕吐、视物模糊和语言障碍等中枢神经系统受损的一系列症状。最终患者表现为恶病质全身消耗症状。

（2）体征：阴道和子宫颈局部结节或肿块、溃疡状结节伴坏死及子宫颈管增粗或宫体增大是中心性肿瘤复发的常见体征。下肢水肿、盆壁或近盆壁肿块常提示子宫旁或盆腔淋巴结复发/转移。若发生锁骨上区淋巴结转移，可在锁骨区触及大小不等的淋巴结，甚至呈融合状的肿大淋巴结。

知识点 16：宫颈复发癌的辅助检查　　　副高：熟练掌握　　正高：熟练掌握

（1）细胞学和阴道镜检查：对中心性复发的早期诊断有帮助。但放疗后局部变化，尤其是阴道上段闭锁者常影响检查的可靠性，需有经验者进行检查以提高准确率。

（2）病理检查：是诊断复发必须做的检查。可对可疑部位行多点活检、颈管内膜刮取术或分段刮取子宫内膜，必要时行穿刺活检等。

（3）血清肿瘤标志物检查：如鳞状上皮细胞癌抗原（SCCA）是目前临床上用于子宫颈鳞癌诊断、病情监测和治疗后随诊的重要肿瘤标志物，血清 SCCA 常在临床发现肿瘤复发前数月或同时升高。其他如 CA125、癌胚抗原（CEA）等是子宫颈癌的非特异性肿瘤标志物，不适合单独应用。

（4）影像学检查：诊断为晚期子宫颈癌或可疑子宫颈癌复发时，应常规行胸部 X 线检查、盆腹腔 CT、MRI 及 B 超检查，必要时可行放射性核素骨扫描、静脉肾盂造影，甚至 PET 或 PET－CT 检查，为诊断盆腔复发和/或盆腔外脏器转移提供重要的依据，同时对治疗方案的制订和疗效的评价有重要的指导价值。

知识点 17：宫颈复发、转移癌的治疗　　　副高：熟练掌握　　正高：熟练掌握

（1）放疗后盆腔局部复发宫颈癌的治疗：大多数放疗后盆腔局部复发的宫颈癌患者并不适合再次放疗。对于这些患者来说，盆腔脏器切除术是唯一的治疗方法。

（2）子宫根治术后盆腔局部复发宫颈癌的治疗：①选择盆腔脏器切除术。②选择放疗。对于复发病灶体积较小的复发患者，往往可通过增加体外放射剂量提高局部控制率，但对于复发病灶体积较大的复发患者来说，增加放射剂量并不能改善其预后。因此，为提高子宫根治术后盆腔局部复发患者的存活率，关键是加强初次治疗后的随访，争取及早诊断其复发。

（3）转移性宫颈癌的治疗：包括全身化疗和放疗。①全身化疗：对于转移性宫颈癌患者，全身化疗可作为一种姑息性治疗措施，顺铂（DDP）是最有效的化疗药物。②放疗：作为局部治疗手段，对缓解转移部位疼痛及脑转移灶的治疗具有明显作用。对于预计生存期较短的转移性宫颈癌患者给予短疗程放疗可提高生活质量。

知识点 18：宫颈残端癌	副高：熟练掌握　正高：熟练掌握

宫颈残端癌早期，患者有时可无症状，但有不规则阴道流血、白带增多及阴道排液，体征同子宫颈癌。宫颈活检病理检查是确诊的可靠方法。

根据不同临床期别来决定治疗方案。以手术、放疗为主，晚期病例则采取手术、放疗及化疗的综合治疗，治疗效果与治疗前临床分期、组织病理形态、肿瘤生长方式及患者的全身状况有关。

（1）由于次全子宫切除术后残留的子宫颈管较短，腔内放疗受到很大限制，子宫旁及盆腔组织的照射剂量较一般腔内放疗量低，需通过外照射做部分补充，但放射性直肠炎和膀胱炎的发病率相应增高。

（2）Ⅰ期~ⅡA期子宫颈残端癌可采取手术治疗，但由于前次手术后盆腔结构有变化，故手术难度大，极易出现输尿管及肠管损伤。不能手术者可行放疗。

第二节　子宫肌瘤

知识点 1：子宫肌瘤的概念	副高：掌握　正高：熟练掌握

子宫肌瘤为女性生殖器官最常见的良性肿瘤，是由子宫平滑肌组织增生而形成的良性肿瘤，也称为子宫平滑肌瘤。多发生于 30~50 岁的女性，以 40~50 岁最为多见。由于子宫肌瘤生长较快，当供血不足时，可以发生不同变性（包括玻璃样变、囊性变、红色样变、肉瘤样变、钙化），使肌瘤失去原有结构，肌瘤越大，缺血越严重，则继发变性越多。

知识点 2：子宫肌瘤的病因	副高：掌握　正高：掌握

确切的发病因素尚不清楚，由于子宫肌瘤多发于生育期妇女，提示其可能与女性雌激素有关。另有研究表明子宫肌瘤的发生与孕激素的过度刺激关系密切，如以孕激素为主要的妊娠期肌瘤生长迅速、肌瘤细胞有丝分裂在黄体期明显增多、肌瘤患者服用孕激素后其肌瘤的有丝分裂明显增多。因此子宫肌瘤的发生可能与雌激素和孕激素都有关系。

知识点 3：子宫肌瘤的分类	副高：掌握　正高：掌握

（1）按肌瘤生长部位：分为宫体肌瘤和宫颈肌瘤，前者占大多数，约占 90%。

（2）按肌瘤与子宫肌壁的关系：可分为以下 3 种。①肌壁间肌瘤：占 60%~70%，肌瘤位于子宫肌壁间，周围均被肌层包围。②浆膜下肌瘤：约占 20%，肌瘤向子宫浆膜面生长，并突出于子宫表面，肌瘤表面仅由子宫浆膜覆盖。若瘤体继续向浆膜面生长，仅有一蒂与子宫相连，称为带蒂浆膜下肌瘤，营养由蒂部血管供应。若血供不足，肌瘤可变性坏死。如蒂扭转断裂，肌瘤脱落形成游离性肌瘤。如肌瘤位于宫体侧壁，向宫旁生长，突出于阔韧带两叶之间，称阔韧带肌瘤。③黏膜下肌瘤：占 10%~15%。肌瘤向宫腔方向生长，突出于宫腔，仅为黏膜层覆盖。黏膜下肌瘤易形成蒂，在宫腔内生长犹如异物，常引起子宫收缩，肌瘤可被挤出宫颈外口而突入阴道。

（3）按发生频率：子宫肌瘤常为多个，以上各类肌瘤可单独发生也可同时发生。2 个或 2 个部位以上肌瘤发生在同一子宫者，称为多发性子宫肌瘤。

知识点 4：子宫肌瘤变性　　　　　　　　　　　副高：掌握　　正高：掌握

子宫肌瘤变性是肌瘤失去了原有的典型结构。常见的变性有以下几种。

（1）玻璃样变：又称透明变性，最常见。肌瘤剖面漩涡状结构消失，由均匀透明样物质取代。镜下见病变区肌细胞消失，为均匀透明无结构区。

（2）囊性变：子宫肌瘤玻璃样变继续发展，肌细胞坏死液化即可发生囊性变，此时子宫肌瘤变软，很难与妊娠子宫或卵巢囊肿区别。肌瘤内出现大小不等的囊腔，其间有结缔组织相隔，数个囊腔也可融合成大囊腔，腔内含清亮无色液体，可凝固成胶冻状。镜下见囊腔为玻璃样变的肌瘤组织构成，内壁无上皮覆盖。

（3）红色样变：多见于妊娠期或产褥期，为肌瘤的一种特殊类型坏死。患者可有剧烈腹痛伴恶心、呕吐、发热，白细胞计数增多，检查发现肌瘤迅速增大、压痛。肌瘤剖面为暗红色，如半熟的牛肉，有腥臭味、质软、漩涡状结构消失。镜检见组织高度水肿，假包膜内大静脉及瘤体内小静脉血栓形成，广泛出血伴溶血，肌细胞减少，细胞核常溶解消失，并有较多脂肪小球沉积。

（4）肉瘤样变：肌瘤恶变为肉瘤者少见，多见于绝经后伴疼痛和出血的患者。绝经后妇女肌瘤增大应警惕恶变可能。肌瘤恶变后，组织变软且脆，切面灰黄色，似生鱼肉状，与周围组织界限不清。镜下见平滑肌细胞增生，排列紊乱，漩涡状结构消失，细胞有异型性。

（5）钙化：多见于蒂部细小、血供不足的浆膜下肌瘤以及绝经后妇女的肌瘤。常在脂肪变性后进一步分解成三酰甘油，再与钙盐结合，沉积在肌瘤内。X 线摄片可清楚看到钙化阴影。镜下可见钙化区为层状沉积，呈圆形，有深蓝色微细颗粒。

知识点 5：子宫肌瘤的病理生理　　　　　　　　副高：掌握　　正高：掌握

（1）巨检：多为球形实质性结节，表面光滑，质地较子宫肌层硬；单个或多个，大小不一，大体观可为大瘤体上附有小的仔瘤，但常为散在性多个分布。肌瘤外表有被压缩的肌纤维束和结缔组织构成的假包膜覆盖。肌瘤切面呈灰白色，可见漩涡状或编织状结构。肌瘤的颜色和硬度因纤维组织的多少而变化，含平滑肌多，色略红，质较软，纤维组织多则色较白，质较硬。

（2）镜检：可见肌瘤主要由梭形平滑肌细胞和不等量的纤维结缔组织相互交织而成，平滑肌细胞大小均匀，排列成漩涡状或栅栏状，核为杆状。

肌瘤的血运来自肿瘤的假包膜，当肿瘤生长迅速时血运不足，可发生中心性缺血，造成一系列变性。

知识点6：子宫肌瘤的临床表现　　　　　　　　　　副高：掌握　　正高：掌握

（1）症状：大多数患者无明显症状，一般仅在体检时偶然发现。患者的症状与肿瘤部位、有无变性有关，与肌瘤大小、数目多少的关系不大。常见症状如下。

1）月经改变：为最常见的症状。可出现月经周期缩短、经量增多、经期延长、不规则阴道流血等。肌瘤一旦发生坏死、溃疡、感染时，则有持续性或不规则阴道流血或脓血性排液等。长期经量过多可继发贫血。

2）下腹部肿块：肌瘤较小时在腹部摸不到肿块，当肌瘤逐渐增大使子宫超过3个月妊娠大小时，患者可自觉腹部胀大，下腹扪及肿物，伴有下坠感，尤其是膀胱充盈将子宫推向上方时更容易扪及。肿物为实性、无压痛、可活动。

3）白带增多：肌壁间肌瘤使子宫内膜面积增大，内膜腺体分泌增加，并伴盆腔充血致白带增多，脱出于阴道内的黏膜下肌瘤表面极易感染、坏死，产生大量脓血性排液及腐肉样组织排出伴臭味。

4）腹痛、腰酸、下腹坠胀：一般患者无腹痛，当肌瘤压迫盆腔器官、神经、血管时，常有下腹坠胀、腰背酸痛等，月经期加重。当浆膜下肌瘤蒂扭转时，可出现急性腹痛；肌瘤红色变时，腹痛剧烈且伴发热。

5）压迫症状：肌瘤向前或向后生长，可压迫膀胱、尿道或直肠，引起尿频、排尿困难、尿潴留或便秘。当肌瘤向两侧生长，则形成阔韧带肌瘤，其压迫输尿管时，可引起输尿管或肾盂积水；如压迫盆腔血管及淋巴管，可引起下肢水肿。

6）不孕或流产：肌瘤压迫输卵管使之扭曲，或使宫腔变形，影响精子运行、妨碍受精卵着床，导致不孕或流产。

7）继发性贫血：若患者长期月经过多可导致继发性贫血，严重者出现全身乏力、面色苍白、气短、心悸等症状。

8）低血糖症：子宫肌瘤伴发低血糖症亦属罕见。主要表现为空腹血糖低，意识丧失以致休克，经葡萄糖注射后症状可以完全消失。肿瘤切除后低血糖症状即完全消失。

（2）体征：肌瘤较大时，腹部检查可触及形状不规则、质硬的结节状肿物。妇科检查有时可见宫口扩张，肌瘤位于宫口内或脱出于宫颈外口，呈粉红色，表面光滑；伴感染时，表面有坏死、出血及脓性分泌物。双合诊检查子宫增大，表面有单个或多个结节状突起，形状不规则；浆膜下肌瘤可扪及单个实质性球形肿物与子宫有蒂相连；黏膜下肌瘤在宫腔内时，子宫呈均匀性增大。

知识点 7：子宫肌瘤的辅助检查　　　　　　　　　　　　副高：了解　正高：掌握

（1）B 超检查：诊断率高，能较准确地显示肌瘤数目、大小和部位，为更好确定肌瘤的位置，最好在分泌期子宫增厚，内膜回声清楚时检查。

1）子宫增大：增大的程度视肌瘤的大小和部位而定，微小的肌瘤子宫增大可不明显。

2）子宫形态改变：大的子宫肌瘤引起子宫形态失常，局部突起或凹凸不平。

3）瘤体样回声：肌瘤回声一般表现为较均匀的圆形低回声光团，边界清楚，可见包膜回声；当肌瘤含纤维的成分多、细胞的成分少时，也可表现为近似漩涡状结构的不规则较强回声光团。如肌瘤变性或为几个肌瘤融合的大肌瘤，可表现为混合性回声；囊性变时可见液性暗区并可有分隔。

4）子宫内膜线移位或受压中断：黏膜下肌瘤或肌壁间肌瘤可导致内膜线移位，肌瘤占据宫腔可使内膜受压而内膜线中断。

5）子宫肌壁不对称增厚：由于生长部位的子宫壁明显增厚引起。

（2）子宫输卵管碘油造影：现已少用于子宫肌瘤的诊断，主要用于不孕症患者，可以显示宫腔是否变形，有无占位性病变，输卵管是否通畅及阻塞的部位。一般在月经干净 3~7 天后进行，检查前 3 天禁止性生活。

（3）腹腔镜检查：子宫旁发现的实质性肿块难以确定其来源和性质，尤其是 B 超检查也难以确定时，可行腹腔镜检查并可在直视下进行穿刺活检以明确诊断。腹腔镜可以仔细观察肌瘤的大小、位置、与周围脏器的关系，也可同时了解输卵管的情况。此检查应在月经干净 3~7 天内进行，检查当天清晨空腹。

（4）宫腔镜检查：宫腔镜可直视宫腔内情况，有助于黏膜下肌瘤及内突型肌壁间肌瘤的诊断。此外，可在直视下确定病变部位，准确取材活检，并能同时切除黏膜下肌瘤。在宫腔镜下，可见瘤体位于宫腔内或部分在宫腔内，呈圆形或半球形隆起，表面有被膜包裹且光滑，较规则，基底部较宽或有蒂，不随宫液移动，表面浅粉或苍白，有溃疡或出血者呈紫红色，有时可见粗大血管，血管走向规则，大肌瘤可致宫腔狭窄变形，呈芽形裂隙状。此检查一般在月经干净后一周内进行最佳，术前 3 天禁止性生活。

（5）宫腔探查及诊断性刮宫：通过宫腔探针探测宫腔的大小，感觉宫腔形态（有肌瘤的宫腔一般较深或有变形），尤其应注意宫腔底部有无突起，有无肿瘤悬吊的感觉，并将刮出的子宫内膜送病理检查，以除外子宫内膜增生过长或其他内膜疾病。对小的黏膜下肌瘤的诊断有帮助，但常有 10%~35% 宫腔内病变被漏诊。

知识点 8：子宫肌瘤的治疗要点　　　　　　　　　　　　副高：掌握　正高：掌握

应根据患者年龄，生育要求，症状及肌瘤大小、部位综合考虑治疗方案。

（1）随访观察：肌瘤小，症状不明显或已近绝经期的女性，可每 3~6 个月定期复查，加强随访观察，必要时再考虑进一步治疗措施。

（2）药物治疗：适用于子宫小于2个月妊娠大小，症状不明显或较轻者，尤其已近绝经期或全身情况不能手术者，在排除子宫内膜癌的情况下，可采用药物对症治疗。常用药物如下。①雄激素：可对抗雌激素，促使子宫内膜萎缩；也可直接作用于平滑肌，使其收缩而减少出血。②抗雌激素制剂：如他莫昔芬。月经量明显增多者，用药后月经量明显减少，肌瘤也能缩小，但停药后肌瘤又逐渐增大。不良反应为潮热、急躁、出汗、阴道干燥等围绝经期综合征的症状。③米非司酮：是受体水平的孕激素拮抗药，能达到控制症状和抑制肌瘤生长的目的。但长期使用可导致闭经。一般从月经周期第2天开始，10~25mg/d口服，连续服用6个月，作为术前用药或提前绝经使用。此外，在子宫肌瘤出血期，若出血量多，还可用子宫收缩剂（缩宫素）和止血药（如妥塞敏、止血敏、立止血等）。④促性腺激素释放激素激动药（GnRH-a）：通过抑制垂体、卵巢功能，降低体内性激素水平，达到治疗目的。但停药后肌瘤又逐渐增大到原来大小。用药6个月以上可产生绝经综合征、骨质疏松症等不良反应，故长期用药受限制。

（3）手术治疗：目前，手术治疗是子宫肌瘤的主要治疗方法。

1）适应证：①月经过多致继发贫血，药物治疗无效。②严重腹痛、性交痛或慢性腹痛、有蒂肌瘤扭转引起的急性腹痛。③肌瘤体积大或引起膀胱、直肠等压迫症状。④能确定肌瘤是不孕或反复流产的唯一原因。⑤疑有肉瘤变。

2）手术方法：手术可经腹、经阴道或经宫腔镜及腹腔镜进行。手术方式有以下几种。①经腹或经腹腔镜子宫肌瘤剔除术：年轻、需保留生育功能，或对子宫切除术有顾虑的患者，可行子宫肌瘤剔除术，然后行子宫整形术。②经阴道黏膜下肌瘤扭除术：黏膜下肌瘤若已脱出子宫颈坠入阴道，可自阴道将蒂扭断摘除肌瘤，然后用刮匙刮除残留之蒂部。③宫腔镜下电切术：对于较小的黏膜下肌瘤，可应用宫腔镜下电切术。④子宫次全切除术或子宫全切术：对于肌瘤较大、生长迅速，或者临床症状明显，患者无生育要求，已近更年期或绝经期者，可行子宫次全切除术或子宫全切术，保留一侧或双侧附件，为子宫肌瘤最彻底、最可靠的治疗方法。可经腹或经腹腔镜进行。

知识点9：子宫肌瘤合并妊娠的处理　　　　　　　　　　　　副高：掌握　　正高：掌握

（1）妊娠合并肌瘤者多能自然分娩，不必急于干预，但应预防产后出血。

（2）肌瘤过大阻碍胎儿下降或发生胎位异常、产力异常者，应行剖宫产结束分娩。

（3）妊娠期及产褥期肌瘤发生红色变性时，多采用保守治疗。

（4）浆膜下肌瘤发生蒂扭转时，应手术治疗。

（5）剖宫产术时是否同时切除子宫肌瘤及子宫，应根据肌瘤的大小、数目、部位和患者的情况决定。

知识点10：子宫肌瘤的护理评估　　　　　　　　　　　　　副高：掌握　　正高：掌握

（1）健康史：询问病史时应注意月经史、婚育史，是否有不孕、自然流产史；是否长期使用雌激素；月经变化情况及伴随症状；曾接受治疗的经过、疗效及用药后机体反应；排除因妊娠、内分泌失调及癌症所致的子宫出血现象。子宫肌瘤一般恶变的可能极少，但如果肌瘤迅速增大，或者停经后仍有症状出现，应排除其他可能。

（2）身体状况：多数患者无明显症状，或没有自觉症状，仅在妇科检查时偶然发现。患者的症状与肌瘤生长的部位及有无并发症有关，其中与肌瘤生长部位关系更为密切。当肌瘤大到使腹部扪及包块时，患者会有"压迫"感。如果肌瘤向前方突起压迫膀胱，可致排尿困难、尿潴留；向后方突起压迫直肠，可致排便困难。患者因长期经量过多可发生继发性贫血，出现倦怠、虚弱和嗜睡等症状。通过双合诊/三合诊发现，不同类型子宫肌瘤有相应的局部体征。检查时可发现子宫为不规则或均匀增大，表面呈结节状，质硬、无压痛。黏膜下肌瘤突于宫颈口或阴道内，呈红色，表面光滑；伴有感染时表面则有渗出液覆盖或形成溃疡。

（3）心理-社会状况：部分患者得知患有子宫肌瘤时会产生恐惧心理。有些患者会在明确诊断后为如何选择处理方案而显得迷茫，或因要接受手术治疗而害怕、不安。

知识点 11：子宫肌瘤的护理诊断　　　　　　　　　　副高：掌握　正高：掌握

（1）知识缺乏：缺乏子宫肌瘤相关知识。
（2）感染：与黏膜下肌瘤有关。
（3）营养失调——低于机体需要量：与长期出血导致贫血有关。
（4）应对无效：与选择子宫肌瘤治疗方案的无助感有关。

知识点 12：子宫肌瘤的护理措施　　　　　　　　副高：熟练掌握　正高：熟练掌握

（1）一般护理：耐心解答患者提出的问题，消除患者顾虑，纠正其错误认识，配合治疗。严密观察并记录其生命体征变化情况，协助医师完成血常规及凝血功能检查、备血、查验血型、交叉配血等。注意收集会阴垫，记录出血量。按医嘱给予止血药和子宫收缩剂，必要时输血、补液、抗感染或刮宫止血。

（2）对症护理：巨大子宫肌瘤常出现局部压迫症状，排尿不畅者可予以导尿，便秘者可用缓泻剂。带蒂的浆膜下肌瘤发生蒂扭转或肌瘤红色变性时，应评估腹痛的程度、部位、性质，有无恶心、呕吐、体温升高征象。需剖腹探查时，应迅速做好急诊手术前准备和术中、术后护理。保持患者外阴清洁、干燥，如黏膜下肌瘤脱出宫颈口者，应保持其局部清洁，预防感染，为经阴道摘取肌瘤做好术前准备。

（3）手术治疗患者的护理

1）床旁交接：术后送患者回病房时，护士应与麻醉医师、手术室护士进行详细的床旁交班，了解患者术中的情况，包括麻醉类型、手术范围、有无特殊护理注意事项。及时为患者测体温、血压、脉搏、呼吸；检查患者的输液情况、腹部切口、阴道流血情况、背部麻醉管是否拔除及引流管是否通畅等，认真做好床旁交接班，详细记录、观察情况。

2）体位：采用全麻方式的患者，在尚未完全清醒前应有专人守护，去枕平卧，头侧向一旁，稍垫高一侧肩胸。蛛网膜下腔麻醉者去枕平卧12小时；硬膜外麻醉者去枕平卧6~8小时。硬脊膜外腔麻醉患者术后宜多平卧一段时间。病情稳定的受术者，术后次日晨可采取半卧。

3）切口情况：根据术式，腹部切口有纵切口和横切口之分。腹腔镜手术时，在脐孔周围及两侧下腹做0.5~1.0cm小切口。术后注意观察切口有无渗血、渗液，应用腹带包扎腹部，用1~2kg沙袋压迫腹部伤口6~8小时。一般术后48小时切口疼痛会逐渐减轻，若切口持续疼痛则提示有血肿、感染等异常情况，需报告医师及时处理。

4）留置管的观察：①引流管。术后引流管可经腹或经阴道放置，术后注意固定引流管。24小时内引流液不超过200ml，性状应为淡血性或浆液性，引流量应逐渐减少，一般于术后2~3天拔除。②导尿管。术后留置导尿管24~48小时，在此期间护士应观察并记录尿量、颜色、性质，并保持导尿管通畅。导尿管拔除后4~6小时应督促并协助患者自行排尿。

5）阴道情况：子宫全切患者阴道残端有伤口，应注意观察阴道分泌物的性质、量、颜色。术后阴道有少许浆液性分泌物属正常现象。注意观察术后阴道流血情况。经阴道黏膜下肌瘤摘除术常在蒂部留置止血钳24~48小时，取出止血钳后需继续观察阴道流血情况，按阴道手术患者进行护理。

知识点13：子宫肌瘤的健康指导　　　　　　　　副高：掌握　　正高：熟练掌握

（1）保守治疗的患者需定期随访（3~6个月），护士要告知患者随访的目的、意义和随访时间。

（2）随访注意监测肌瘤生长状况、了解患者症状的变化（如月经异常、贫血、压迫症状等），如有异常及时和医师联系。

（3）针对应用激素治疗的患者，护士要向患者讲解药物的相关知识，使患者掌握药物的治疗作用、使用剂量、服用时间、不良反应以及应对措施，避免擅自停药和服药过量引起撤退性出血和男性化。

（4）指导手术后的患者出院后1个月回门诊复查，了解患者术后康复情况（如术后伤口恢复是否良好，有无感染），并给予术后性生活、自我保健、日常工作恢复等健康指导。

（5）嘱患者定期复查妇科超声，任何时候出现不适或异常症状，需及时就诊。如出现新的月经异常等，警惕复发。

第三节　子宫内膜癌

知识点1：子宫内膜癌的概念　　　　　　　　副高：熟练掌握　　正高：熟练掌握

子宫内膜癌发生于子宫体的内膜层，以腺癌为主，又称子宫体癌，是女性生殖器官三大恶性肿瘤之一，约占女性癌症总数的7%，多见于老年妇女，平均发病年龄为60岁。腺上皮来源的肿瘤通常生长缓慢，发生转移也较晚。随着妇女寿命的延长，在发达国家子宫内膜癌的发病率已经跃居女性生殖器官恶性肿瘤的第一位，在我国，该病的发病率也已明显上升。

知识点2：子宫内膜癌的病因及发病机制　　　副高：熟练掌握　正高：熟练掌握

子宫内膜癌的病因尚不明确，可能与以下两种机制有关。

（1）雌激素依赖型（Ⅰ型）：其发生可能是在无孕激素拮抗的雌激素长期作用下，发生子宫内膜增生症，甚至癌变。根据其流行病学特点，其危险因素包括：肥胖、未孕、晚绝经、糖尿病、高血压及其他心血管疾病等。

（2）非雌激素依赖型（Ⅱ型）：发病与雌激素无明确关系。

知识点3：子宫内膜癌的病理生理　　　　　副高：熟练掌握　正高：熟练掌握

（1）巨检：不同组织类型的子宫内膜癌肉眼表现无明显区别，大体分为以下2种。

1）弥散型：病变可累及子宫内膜大部分或全部，并突向宫腔，常伴有出血、坏死，但较少浸润肌层。晚期癌灶可侵犯深肌层或宫颈，堵塞宫颈管时可导致宫腔积脓。

2）局灶型：癌灶局限于宫腔的一小部分，多见于子宫底或宫角部。早期病灶很小，呈息肉或菜花状，易浸润肌层。

（2）镜检：镜下可见5种类型。

1）内膜样腺癌：占80%~90%，镜下见内膜腺体异常增生、上皮复层并形成筛孔状结构。癌细胞异型性明显，核大、不规则、深染，核分裂活跃，分化差的癌则腺体少，腺结构消失，成为实性癌块。按腺癌分化程度分为3级：Ⅰ级为高度分化癌，Ⅱ级为中度分化癌，Ⅲ级为低度分化或未分化癌。分级越高，恶性程度越高。

2）腺癌伴鳞状上皮化生：腺癌组织中含有成团成熟分化好的良性鳞状上皮成分，伴化生鳞状上皮成分者称为棘腺癌（腺角化癌）；伴鳞癌者称为鳞腺癌；介于二者之间者称腺癌伴鳞状上皮不典型增生。

3）透明细胞癌：癌细胞呈实性片状、腺管状或乳头状排列。癌细胞胞质丰富、透明，核呈异型性，或由鞋钉状细胞组成，恶性程度较高，易发生早期转移。

4）浆液性腺癌：又称子宫乳头状浆液性腺癌，占1%~9%。癌细胞异型性明显，多为不规则复层排列，呈乳头状或簇状生长。恶性程度高，易有深肌层浸润和腹腔、淋巴及远处转移，预后极差。无明显肌层浸润时也可能发生腹腔播散。

5）黏液性癌：较少见，肿瘤半数以上由胞质内充满黏液的细胞组成，大多腺体结构分化良好，病理与内膜样腺癌相似，预后较好。

知识点4：子宫内膜癌的转移途径　　　　　　副高：掌握　正高：掌握

子宫内膜癌大多生长缓慢，主要转移途径为直接蔓延、淋巴转移，晚期可有血行转移。

（1）直接蔓延：病灶沿子宫内膜生长扩散并向肌层浸润，经子宫浆肌层蔓延至输卵管、卵巢，并可广泛种植于盆腔腹膜、直肠子宫陷凹及大网膜，也可直接向下侵犯子宫颈及阴道。

（2）淋巴转移：为子宫内膜癌的主要转移途径。当癌肿累及宫颈、深肌层或分化不良时易早期发生淋巴转移。转移途径与癌肿生长部位有关。宫底部癌灶常沿阔韧带上部淋巴管网，经骨盆漏斗韧带转移至卵巢，向上至腹主动脉旁淋巴结；子宫角或前壁上部病灶沿圆韧带淋巴管转移至腹股沟淋巴结；子宫下段或已累及子宫颈癌灶，其淋巴转移途径与宫颈癌相同，可累及宫旁、闭孔、髂内外及髂总淋巴结；子宫后壁癌灶可沿宫骶韧带转移至直肠淋巴结。约10%子宫内膜癌经淋巴管逆行引流累及阴道前壁。

（3）血行转移：晚期患者经血行转移到全身各器官，常见部位为肺、肝、骨等。

知识点5：子宫内膜癌的临床分期　　　　　副高：掌握　　正高：掌握

目前，国际上广泛采用国际妇产科联盟（FIGO）于2014年重新修订的手术-病理分期，如下所述。

（1）Ⅰ期：肿瘤局限于子宫体。①ⅠA期：肿瘤局限于子宫内膜或肿瘤浸润深度<1/2肌层。②ⅠB期：肿瘤浸润深度≥1/2肌层。

（2）Ⅱ期：肿瘤累及子宫颈间质，但无宫体外蔓延。

（3）Ⅲ期：肿瘤局部和/或区域扩散。①ⅢA期：肿瘤累及子宫浆膜和/或附件。②ⅢB期：阴道和/或宫旁受累。③ⅢC期：盆腔淋巴结和/或腹主动脉旁淋巴结转移。ⅢC1期：盆腔淋巴结转移。ⅢC2期：腹主动脉旁淋巴结转移伴（或不伴）盆腔淋巴结转移。

（4）Ⅳ期：肿瘤侵及膀胱和/或直肠黏膜；或远处转移。①ⅣA期：肿瘤侵及膀胱和/或直肠黏膜。②ⅣB期：远处转移，包括腹腔转移和/或腹股沟淋巴结转移。

知识点6：子宫内膜癌的临床表现　　　　　副高：掌握　　正高：掌握

（1）症状

1）异常阴道流血：经期前后的不规则阴道流血是子宫内膜癌的主要症状，通常表现为少量至中等量流血，大量流血少见。个别患者也有月经周期延迟，但表现不规律。绝经后患者可出现持续或间断性阴道流血，占本病患者人数的75%。通常无接触性出血。晚期出血中可夹杂有烂肉样组织。

2）阴道异常排液：子宫内膜癌早期感染机会较宫颈癌少，初期可能仅有少量血性白带，但如果发生感染、坏死，则有大量恶臭的脓血样液体自阴道排出，排出的液体中可夹杂癌组织的小碎片。如果宫腔积脓，引起发热、腹痛、白细胞计数增多，一般情况会快速恶化。

3）疼痛：肿瘤、出血与排液的淤积，会刺激子宫不规则收缩而引起阵发性疼痛，发生率为10%~46%。这种症状大多发生在晚期。晚期癌组织穿透浆膜或侵蚀宫旁结缔组织、膀胱、直肠或压迫宫旁其他组织也可引起疼痛，并呈顽固性、进行性加重，痛感多从腰骶部、下腹向大腿及膝放射。

4）其他：晚期可触及下腹部增大的子宫，其压迫输尿管可引起肾盂、输尿管积水或肾萎缩，也可以出现贫血、消瘦、发热、恶病质等全身表现。

（2）体征

1）全身表现：部分患者有糖尿病、高血压或肥胖。出血时间较长的患者会发生贫血。患者晚期因肿瘤消耗、疼痛、食欲缺乏、发热等，出现恶病质表现。

2）妇科检查：早期盆腔器官多无明显变化，子宫正常者占40%左右，合并肌瘤或病变至晚期，则子宫增大。绝经后患者子宫不显萎缩反而饱满、变硬，需提高警惕。卵巢可正常或增大，可伴有肿瘤。双合诊多无显著异常。晚期肿瘤侵犯子宫颈时，可见癌组织自宫颈口突出。

3）转移病灶：晚期腹股沟处可触及肿大变硬或融合成块的淋巴结，全身检查或有肺、肝等处转移体征。

知识点7：子宫内膜癌的辅助检查　　　　　　　　　　　副高：掌握　正高：掌握

（1）分段诊断性刮宫：是目前早期诊断子宫内膜癌最常用、最理想的刮取子宫内膜组织的方法。通常要求先环刮宫颈管，后探宫腔，再行宫腔搔刮内膜，标本分瓶做好标记，送病理检查。病理检查结果是确诊子宫内膜癌的依据。在刮宫颈管以前，不能用探针探测宫腔及扩张宫颈口，以免将子宫腔内的癌组织带至宫颈管部位。分段诊刮术时，应注意刮取子宫两侧角部及底部组织。若刮出组织肉眼观呈灰白色、质脆，则子宫内膜癌的诊断可能性大，应停止刮宫。

（2）细胞学检查：从阴道后穹隆或宫颈管吸取分泌物做涂片找癌细胞，但阳性率不高。采用特制的宫颈吸管或宫腔刷放入宫腔，吸取分泌物做涂片，阳性率可达90%。但此方法只供筛选，最后确诊仍需依靠病理检查结果。

（3）宫腔镜检查：可直接观察子宫内膜病灶的生长情况，并在直视下取可疑病灶活组织送病理检查。

（4）影像学检查

1）超声检查：可以了解子宫大小、宫腔形状、宫腔内部有无多余生物、子宫内膜厚度，以及肌层有无浸润和浸润深度等情况。绝经后妇女子宫内膜厚度 >5mm 时，应进行子宫内膜活检。

2）盆腔 MRI：是首选的影像学检查。能够清晰显示子宫内膜及肌层结构，进行肿瘤的鉴别诊断，评估化疗的疗效及治疗后随诊。

3）CT：优势在于了解中晚期并发症，显示腹盆腔、腹膜后及双侧腹股沟区淋巴结转移，以及腹盆腔其他器官及腹膜转移情况。

4）PET-CT：当疑似出现再现转移时可进行 PET-CT 检查。

知识点8：子宫内膜癌的治疗要点　　　　　　　　　　　副高：掌握　正高：掌握

子宫内膜癌早期患者以手术治疗为主；晚期则采用手术、放疗、化疗等综合治疗方法。

（1）手术治疗：是首选的治疗方法，目的是通过手术切除病灶，同时进行手术-病理分期。

1）Ⅰ期患者：若不能耐受手术，可选择肿瘤靶向放疗并进行后续检测；可手术者，应行筋膜外全子宫切除及双侧附件切除术。有下述情况之一者，行盆腔淋巴结切除及腹主动脉旁淋巴结取样：①可疑的盆腔和/或腹主动脉旁淋巴结转移。②特殊病理类型，如浆液性腺癌、透明细胞癌、鳞状细胞癌、癌肉瘤、未分化癌等。③低分化子宫内膜样腺癌。④肌层浸润深度≥1/2。⑤癌灶累及宫腔面积超过50%。

2）Ⅱ期患者：不能耐受手术者选择放疗并进行后续检测；可手术者应行广泛子宫切除及双附件切除术，同时行盆腔及腹主动脉旁淋巴结清扫。若宫颈活检阳性，可行根治性子宫及双附件切除术+盆腔及腹主动脉旁淋巴结清扫。高危患者或仅行全子宫切除术者推荐进行辅助性盆腔放疗±近距离放疗。

3）Ⅲ期和Ⅳ期的晚期患者：①病灶在腹腔内，包括腹水、大网膜、淋巴结、卵巢、腹膜肿瘤细胞阳性者行筋膜外全子宫及双附件切除术+检查+最大限度肿瘤减灭术或盆腔、腹主动脉旁淋巴结切除。②病灶在子宫外盆腔，包括阴道、膀胱、结肠/直肠、宫旁出现浸润者，行盆腔放疗或手术+近距离放疗或化疗。③腹膜外膜腔/肝发现病灶者，考虑姑息性子宫双附件切除或放疗或激素治疗或化疗。

（2）放疗：适用于老年人、有手术禁忌证或无法手术切除的晚期病例。也可于术前或术后加用放疗，适用于已有转移或可疑淋巴结转移者，可明显降低局部复发，提高疗效。

1）单纯放疗：仅用于有手术禁忌或无法手术切除的晚期内膜癌患者。放疗包括体外及腔内照射。①体外照射：多用^{60}Co及直线加速器，体外照射总剂量40~45Gy。②腔内照射：多用^{137}Cs、^{60}Co等，腔内照射总剂量为45~50Gy。对于Ⅰ期高分化G1，不能接受手术治疗者可选用单纯腔内照射，其他各期均应采用腔内照射联合体外照射治疗。

2）术前放疗：作用是减少阴道穹隆复发，缩小或根治区域性淋巴结转移。此外，术前放疗还可减少手术时扩散，减少复发，提高生存率。对于Ⅱ、Ⅲ期患者，根据病灶大小，可在术前加用腔内照射或体外照射。放疗结束后1~2周进行手术。但自广泛采用FIGO手术-病理分期以来，术前放疗已经很少使用。

3）术后放疗：是子宫内膜癌最主要的术后辅助治疗，可明显降低局部复发，提高生存率。对已有深肌层浸润、淋巴结转移、盆腔及阴道残留病灶的患者术后均需加用放疗。

（3）化疗：为晚期或复发子宫内膜癌综合治疗的方法之一。也可用于手术后有转移或复发危险患者的治疗。常用药物有顺铂、多柔比星（阿霉素）、紫杉醇、氟尿嘧啶、环磷酰胺、放线菌素-D等。可单独或与孕激素同时使用。特殊病理类型，如浆液性腺癌术后应给予正规足量的化学治疗，方案与卵巢上皮性癌的化学治疗相同。

（4）药物治疗

1）孕激素治疗：对晚期子宫内膜癌或复发癌、早期要求保留生育功能患者，可考虑孕激素治疗。其机制可能是孕激素作用于癌细胞并与孕激素受体结合形成复合物进入细胞核，延缓 DNA 和 RNA 复制，抑制癌细胞生长。孕激素以高效、大剂量、长期应用为宜，至少应用 12 周以上方可评定疗效。孕激素受体阳性者有效率可达 80%。常用以下药物。①甲羟孕酮：每次 100~200mg，每天 2 次，口服。②甲地孕酮：每次 20~40mg，每天 2 次，口服。③己酸孕酮：每次 500mg，肌内注射，每周 2 次。6~8 周后，每次 500mg，每周 1 次。长期使用可有水钠潴留、水肿或药物性肝炎等不良反应，停药后即可恢复。

2）抗雌激素制剂治疗：他莫昔芬（TAM）为非甾体类抗雌激素药物，也有弱雄激素作用。其与雌激素竞争受体，抑制雌激素对内膜的增生作用，并可提高孕激素受体水平；大剂量可抑制癌细胞有丝分裂。常用剂量为 20~40mg/d，可先用他莫昔芬 2 周使孕激素受体含量上升后再用孕激素治疗，或与孕激素同时应用，不良反应有潮热、急躁等围绝经期综合征表现等。

知识点 9：子宫内膜癌的护理评估　　副高：熟练掌握　正高：熟练掌握

（1）健康史：应高度重视患者的高危因素，如老年人、肥胖、绝经期推迟、少育以及停经后接受雌激素补充治疗；询问近亲家属的肿瘤病史；警惕育龄女性用激素治疗效果不佳的月经失调史。

（2）身体状况：多数患者在普查或因其他原因做检查时偶然发现。不规则的阴道流血最为多见，绝经后阴道流血则是最典型的症状，通常出血量不多。晚期癌患者常伴全身症状，表现为贫血、消瘦、恶病质、发热及全身衰竭等情况。

（3）心理-社会状况：患者得知患子宫内膜癌时，不同的人及其家庭会出现不同的心理反应。疾病初期患者不接受癌症诊断，当患者面对有关内膜癌的各种检查及检查结果时，不安、恐惧或情绪低落、表情呆滞。

知识点 10：子宫内膜癌的护理诊断　　副高：熟练掌握　正高：熟练掌握

（1）焦虑：与住院、需接受的诊治方案有关。

（2）知识缺乏：缺乏子宫内膜癌术前常规、术后锻炼及活动方面的知识。

（3）睡眠形态紊乱：与环境（住院）变化有关。

知识点 11：子宫内膜癌的护理措施　　副高：熟练掌握　正高：熟练掌握

（1）疾病护理：尽量采用非技术性语言，帮助患者减轻对疾病和手术的焦虑及恐惧，建立信心，能主动配合治疗和护理。为患者提供安静、舒适的睡眠环境，减少夜间不必要的治疗程序；教会患者应用放松等技巧促进睡眠，必要时遵医嘱使用镇静药。应加强营养，给予患者低脂肪、高热量、高蛋白、高维生素的饮食，一定不要吃含雌激素过多的食物。

（2）协助患者配合治疗：为需要接受手术治疗的患者提供腹部及阴道手术护理服务，将手术标本及时送交病理检查。癌组织还需进行雌激素、孕激素受体检测。术后6~7天阴道残端羊肠线吸收或感染时可致残端出血，需严密观察并记录出血情况，此期间应减少活动。使患者理解放疗的意义，以取得患者的配合。接受盆腔放疗者，事先灌肠并留置导尿管。腔内置入放射源期间，保证患者绝对卧床，指导患者进行床上肢体运动。取出放射源后，鼓励患者下床活动，并参与生活自理项目。

（3）激素及其他药物治疗的护理：对于晚期癌、癌复发、不能手术切除或年轻、早期、要求保留生育功能患者，都可考虑孕激素治疗。一般用药剂量要大，如醋酸甲羟孕酮每次200~400mg，己酸孕酮每次500mg，至少10~12周方可初步评价有无疗效。在治疗过程中应注意观察药物不良反应，如水钠潴留、水肿、药物性肝炎等，需告诉患者停药后会逐步好转。

（4）化疗的护理：具体措施参见第十四章第一节"宫颈癌的护理措施"。

（5）放疗的护理：参见第十四章第一节"宫颈癌的护理措施"。

知识点12：子宫内膜癌的健康指导　　　　　　　副高：掌握　　正高：熟练掌握

（1）出院指导：①手术后3~6个月内避免重体力劳动；2~3个月内避免性生活。②手术后坚持随访，随访时间为术后2年内每3~6个月1次，3年后每6~12个月1次，5年后每年1次。③正确服用激素药物，在服药期间注意药物的不良反应。一般停药后即逐渐好转，如果症状明显，应及时就医。④患者子宫根治术后、服药或放疗后，可能出现阴道分泌物减少、性交痛等症状，需为其提供指导服务。

（2）普及防癌知识：应大力宣传定期进行防癌检查的重要性，中年女性应每年进行一次妇科检查；对子宫内膜癌的高危人群应密切监测，对绝经过渡期月经紊乱及绝经后阴道流血的女性，应督促就诊；应严格掌握雌激素的用药指征，加强用药期间的监护和随访。

第四节　卵巢肿瘤

知识点1：卵巢肿瘤的概念　　　　　　　　　副高：熟练掌握　　正高：熟练掌握

卵巢肿瘤是妇科常见肿瘤，有各种不同的形态和性质，又有良性、交界性及恶性之分。卵巢癌是女性生殖器官常见的恶性肿瘤之一，发病率仅次于宫颈癌及子宫内膜癌，位居第三。但卵巢癌的病死率却占各类妇科恶性肿瘤病死率的首位，对妇女生命造成严重威胁。因为卵巢的胚胎发育、组织解剖及内分泌功能较复杂，早期症状不典型，所以较难早期发现，术前鉴别卵巢肿瘤的组织类型及良恶性也相当困难。卵巢恶性肿瘤中以上皮性肿瘤最多见，其次是恶性生殖细胞肿瘤。恶性卵巢上皮性肿瘤患者手术中发现肿瘤局限于卵巢的只占30%，大多数已扩散到子宫、双侧附件、大网膜及盆腔各器官。

知识点 2：卵巢肿瘤的病因及发病机制　　　副高：熟练掌握　正高：熟练掌握

卵巢上皮性肿瘤是最常见的卵巢肿瘤。卵巢上皮性癌发展迅速，不易早期诊断，治疗困难，死亡率高。但其发病原因尚不清楚，相关的高危因素主要有以下几种。

（1）持续排卵：持续排卵使卵巢表面上皮不断损伤与修复，一方面导致在修复过程中卵巢表面上皮细胞突变的可能性增加；另一方面也增加了卵巢上皮包涵囊肿形成的机会。减少或抑制排卵可减少卵巢上皮由排卵引起的损伤，可能降低卵巢癌发病风险。且流行病学调查发现，卵巢癌的危险因素有未产、不孕。

（2）遗传因素：5%~10% 的卵巢上皮性癌具有遗传异常。人群中卵巢癌的发生率为1.4%，有 1 个一级亲属患卵巢癌的妇女患上皮性卵巢癌的风险为 5%；有 1 个一级亲属和 1个二级亲属患卵巢癌的妇女患上皮性卵巢癌的风险高达 7%。这些卵巢癌的家族聚集现象称为"家族性卵巢癌"，认为是基因和环境共同作用的结果。

（3）环境因素：是人类卵巢癌主要的病因决定因素。工业发达的国家卵巢癌的发病率高，提示工业的各种物理或化学产物可能与卵巢癌的发病有关。

知识点 3：卵巢肿瘤的病理生理　　　　　副高：熟练掌握　正高：熟练掌握

（1）卵巢上皮性肿瘤：占原发性卵巢肿瘤的 50%~70%，其恶性类型占卵巢恶性肿瘤的85%~90%，是最常见的卵巢肿瘤。卵巢上皮性肿瘤来源于卵巢表面的上皮（体腔上皮），有良性、交界性和恶性之分。交界性肿瘤的上皮细胞增生活跃并有核异型性，表现为上皮细胞层次增加但无间质浸润，是一种低度潜在恶性肿瘤，生长慢，转移率低，复发迟。多见于中老年妇女，少见于青春期前和婴幼儿；未产、不孕、初潮早、绝经迟等是卵巢癌的高危因素；多次妊娠、哺乳和口服避孕药是其保护因素。

1）浆液性肿瘤：包括以下几种。①良性浆液性囊腺瘤：较为常见，约占卵巢良性肿瘤的 25%。多为单侧，也可双侧发生（约合 20%），圆球形，大小不等，表面光滑，囊内充满淡黄清澈浆液。分为单纯性及乳头状两型，前者囊壁光滑，多为单房；后者有乳头状物向囊内突起，称为乳头状浆液性囊腺瘤，常为多房性，偶尔向囊壁外生长。镜下见囊壁为纤维结缔组织，内衬单层立方形或柱状上皮，间质见砂粒体（钙化小体）。②交界性浆液性囊腺瘤：约占卵巢浆液性囊腺瘤的 10%。其形态结构介于良恶性浆液性囊腺瘤之间，属低度恶性。中等大小，多为双侧，较少在囊内乳头状生长，多向囊外生长。镜下见乳头分支细而密，上皮复层不超过 3 层，细胞核轻度异型性，无间质浸润，预后好。③浆液性囊腺癌：是最常见的卵巢恶性肿瘤，占卵巢上皮性癌的 75%。患者以 40~60 岁妇女为最多。多为双侧，体积较大，半实质性，囊壁有乳头生长，囊液混浊，有时呈血性。镜下见囊壁上皮明显增生，复层排列。癌细胞为立方形或柱状，细胞明显异型性，并向间质浸润。肿瘤生长速度快，预后差。根据乳头状结构的分化程度可将其分为高分化、中分化和低分化 3 型：高分化型，多数乳头覆以不典型上皮，呈假复层，有一定的纤细间质；中分化型，乳头结构仍可见，上皮细胞分化不良，呈多层，核分裂像增多；低分化型，乳头很少，瘤细胞呈实心片块或条索，偶尔形成腺样结构，瘤细胞有明显异型性，包膜和间质浸润明显。

2）黏液性肿瘤：①良性黏液性囊腺瘤。约占卵巢良性肿瘤的 20%，恶变率为 5%~10%，是人体中生长最大的一种肿瘤。多发生于 30~50 岁妇女，多为单侧多房性，肿瘤表面光滑，灰白色，囊液呈胶冻样。若癌壁破裂，黏液性上皮种植可在腹膜上继续生长，并分泌黏液，形成腹膜黏液瘤。镜下见囊壁为纤维结缔组织，内衬单层高柱状上皮，产生黏液。②交界性黏液性囊腺瘤。为低度恶性癌，形态结构介于良恶性黏液性囊腺瘤之间。一般大小，多为单侧，表面光滑，常为多房。切面见囊壁增厚，有实质区和乳头状形成。镜下见细胞轻度异型性，细胞核大、深染，有少量核分裂，增生上皮向腔内突出形成短粗乳头，上皮细胞不超过 3 层，间质少，但无间质浸润。③黏液性囊腺癌。多发生于 40~60 岁妇女，约占卵巢恶性肿瘤的 20%，多为单侧，瘤体较大，囊壁可见乳头或实质区，囊液混浊或为血性。镜下见腺体密集，间质较少，腺上皮超过 3 层，细胞有明显异型性，并有间质浸润。根据上皮的分化程度可分为高分化、中分化和低分化 3 型：高分化型，多数呈腺样结构，上皮高柱状，排列成 3 层以上，含较多黏液，常有小乳头，可见一些核分裂像；中分化型，腺体不规则，间质少，上皮细胞有异型性，排列乱，多层，核分裂像增多；低分化型，腺样结构大部消失，上皮细胞分化差，核异型性明显，有多数核分裂像，常发生出血坏死，偶见黏液上皮。

3）卵巢子宫内膜样肿瘤：良性肿瘤及交界性瘤较少见。多为卵巢子宫内膜样癌，占卵巢恶性肿瘤的 10%~24%，肿瘤单侧多，中等大，囊性或实性，有乳头生长。镜下特点与子宫内膜癌极相似，多为高分化腺癌或腺棘皮癌，常并发子宫内膜异位症和子宫内膜癌，不易鉴别何者为原发或继发。

4）透明细胞肿瘤：来源于米勒管上皮，良性罕见，交界性上皮由 1~3 层多角形靴钉状细胞组成，常合并透明细胞癌存在。透明细胞癌占卵巢癌的 5%~11%，患者均为成年妇女，年龄多在 48~58 岁，10% 合并高钙血症。常合并子宫内膜异位症（25%~50%）。呈囊实性，单侧多，较大。镜下瘤细胞质丰富或呈泡状，含丰富糖原，排列成实性片、索状或乳头状，核异型性明显，深染，有特殊的靴钉细胞附于囊内及管状结构。

（2）卵巢生殖细胞肿瘤：好发于青少年及儿童，青春期前患者占 60%~90%，绝经后期患者仅占 4%。

1）畸胎瘤：由多胚层组织构成，偶见只含一个胚层成分。肿瘤组织多数成熟，少数不成熟。无论肿瘤质地呈囊性或实质性，其恶性程度均取决于组织分化程度。①成熟畸胎瘤：又称皮样囊肿，属于卵巢良性肿瘤，占卵巢肿瘤的 10%~20%、生殖细胞肿瘤的 85%~97%、畸胎瘤的 95% 以上。可发生于任何年龄，以 20~40 岁居多。多为单侧、单房，中等大小，表面光滑，壁厚，腔内充满油脂和毛发，有时可见牙齿或骨质。任何一种组织成分均可恶变，形成各种恶性肿瘤。恶变率为 2%~4%，多发生于绝经后妇女。②未成熟畸胎瘤：是恶性肿瘤，占卵巢畸胎瘤的 1%~3%。多发生于青少年，年龄多在 11~19 岁，其转移及复发率均高。多为单侧实性瘤，可有囊性区域，体积较大。肿瘤恶性程度与未成熟组织所占比例、分化程度及神经上皮含量有关。

2）无性细胞瘤：属中等恶性的实性肿瘤，占卵巢恶性肿瘤的5%，主要发生于青春期及育龄期妇女。多为单侧，右侧多于左侧，中等大小，包膜光滑。镜下见圆形或多角形大细胞，核大，胞质丰富，瘤细胞呈片状或条索状排列，间质中常有淋巴细胞浸润。对放疗特别敏感。

3）卵黄囊瘤：又名内胚窦瘤，占卵巢恶性肿瘤1%，属高度恶性肿瘤，多见于儿童及青少年。多数为单侧、体积较大，易发生破裂。镜下见疏松网状和内胚窦样结构，瘤细胞呈扁平、立方、柱状或多角形，并产生甲胎蛋白（AFP），故测定患者血清中AFP浓度可作为诊断和治疗监护时的重要指标。该肿瘤生长迅速，易早期转移，预后差，但对化疗十分敏感，既往平均生存时间仅1年，现经手术及联合化疗后预后有所改善。

（3）卵巢性索间质肿瘤：占卵巢肿瘤的4.3%~6%，该类肿瘤常有内分泌功能，故又称为卵巢功能性肿瘤。

1）颗粒细胞瘤：是最常见的功能性肿瘤，成人型颗粒细胞瘤占95%，可发生在任何年龄，45~55岁为发病高峰，属于低度恶性肿瘤。肿瘤能分泌雌激素，故有女性化作用。青春期前的患者可出现性早熟；育龄期患者出现月经紊乱；绝经后患者则有不规则阴道流血，常合并子宫内膜增生过长甚至发生癌变。肿瘤表面光滑，圆形或椭圆形，多为单侧性，大小不一。镜下见瘤细胞呈小多边形，偶呈圆形或圆柱形，胞质嗜淡酸性或中性，细胞膜界限不清，核圆，核膜清楚。一般预后较好，5年生存率达80%以上，但仍有远期复发倾向。

2）卵泡膜细胞瘤：多为良性肿瘤，多为单侧，大小不一，质硬，表面光滑。由于可分泌雌激素，故有女性化作用，常与颗粒细胞瘤合并存在。镜下见瘤细胞呈短梭形，胞质富含脂质，细胞交错排列呈漩涡状。常合并子宫内膜增生，甚至子宫内膜癌。恶性卵泡膜细胞瘤较少见，可见瘤细胞直接浸润邻近组织，并发生远处转移，但预后较卵巢上皮性癌好。

3）纤维瘤：为较常见的卵巢良性肿瘤，占卵巢肿瘤的2%~5%，多见于中年妇女。肿瘤多为单侧性，中等大小，表面光滑或结节状，切面灰白色，实性，坚硬。镜下见由胶原纤维的梭形瘤细胞组成，排列呈编织状。偶见纤维瘤患者伴有腹水或胸腔积液，称为梅格斯综合征，手术切除肿瘤后胸腔积液、腹水自行消失。

4）支持细胞-间质细胞瘤：也称睾丸母细胞瘤，多发生于40岁以下妇女，罕见。单侧，较小，实性，表面光滑。镜下见由不同分化程度的支持细胞及间质细胞组成。高分化者属于良性，中低分化者为恶性，肿瘤具有男性化作用；少数无内分泌功能，雌激素升高呈现女性化，雌激素由瘤细胞直接分泌或由雄激素转化而来。有10%~30%呈恶性行为，5年生存率为70%~90%。

（4）卵巢转移性肿瘤：体内任何部位的原发性癌均可能转移到卵巢，乳腺、胃肠、生殖道、泌尿道等是常见的原发肿瘤器官。库肯勃瘤是一种特殊的卵巢转移性腺癌，其原发部位是胃肠道，肿瘤为双侧性，中等大小，多保持卵巢原状或呈肾形；一般无粘连，切面为实性、胶质样。镜下见典型的印戒细胞，能产生黏液，周围是结缔组织或黏液瘤性间质。大部分卵巢转移性肿瘤的治疗效果不佳，恶性程度高，预后极差。

知识点4：卵巢瘤样病变　　　　　　　　　　　　　　　　副高：掌握　正高：掌握

卵巢瘤样病变是一种非赘生性肿瘤，是卵巢增大的常见原因。有时表现为下腹压迫感、盆腔一侧胀痛、月经不规则等。如果症状不严重，一般追踪观察1~2个月，无须特殊治疗，囊肿会自行消失。常见有以下几种。

（1）滤泡囊肿：在卵泡发育过程中，因发育停滞以致卵泡不成熟或成熟但不排卵、卵泡液潴留而形成。囊壁薄，滤泡液清，单侧性，囊肿直径常小于5cm。

（2）黄体囊肿：因黄体持续存在所致，较少见。单发性，直径5cm左右，一般无症状，可使月经后延。

（3）黄素囊肿：在滋养细胞疾病中出现。由于滋养细胞显著增生，产生大量人绒毛膜促性腺激素（hCG），刺激卵巢颗粒细胞及卵泡膜细胞，使之过度黄素化所致，直径10cm左右。可为双侧性，表面光滑，黄色。黄素囊肿一般不需处理，严密随诊观察，多数可自行消失。

（4）多囊卵巢：与内分泌功能紊乱、丘脑下部–垂体平衡失调有关。双侧卵巢均匀增大，为正常卵巢的2~3倍，表面光滑，呈白色，包膜厚，切面有多个囊性卵泡。患者常有闭经、多毛、不孕等多囊卵巢综合征症状。

（5）卵巢子宫内膜异位囊肿：又称卵巢巧克力囊肿。卵巢组织内因异位的子宫内膜存在致反复出血形成单个或多个囊肿，直径6cm以下，囊内液为暗褐色、糊状、陈旧性血液。

知识点5：卵巢恶性肿瘤的转移途径　　　　　　　　　　　副高：掌握　正高：掌握

主要通过直接蔓延、腹腔种植及淋巴转移。癌细胞可直接侵犯包膜累及邻近器官，并广泛种植于腹膜及大网膜表面。常见的种植部位有子宫表面、直肠前、直肠旁、膀胱腹膜反折、盆腹膜、小肠表面、大网膜、右膈下以及肝脏表面等。由于卵巢有丰富的淋巴引流，瘤栓脱落后可随其邻近淋巴管扩散到髂区及腹主动脉旁淋巴结。因此，淋巴转移也是重要的转移途径，横膈为转移的好发部位。血行转移者少见。

知识点6：卵巢恶性肿瘤的临床分期　　　　　　　　　　　副高：掌握　正高：掌握

（1）Ⅰ期：肿瘤限于卵巢。

1）ⅠA：肿瘤限于一侧卵巢，表面无肿瘤，包膜完整；腹水或腹腔冲洗液未见癌细胞。

2）ⅠB：肿瘤限于双侧卵巢，表面无肿瘤，包膜完整；腹水或腹腔冲洗液未见癌细胞。

3）ⅠC：肿瘤限于一侧或双侧卵巢，并伴有如下任何一项。①ⅠC1：手术导致包膜破裂。②ⅠC2：手术前肿瘤包膜已破裂或卵巢表面有肿瘤。③ⅠC3：腹水或腹腔冲洗液发现癌细胞。

（2）Ⅱ期：肿瘤累及一侧或双侧卵巢，伴有盆腔内扩散（在骨盆入口平面以下）。

1）ⅡA：肿瘤蔓延或种植到子宫和/或输卵管。

2）ⅡB：肿瘤蔓延到其他盆腔内组织。

（3）Ⅲ期：肿瘤累及一侧或双侧卵巢，伴有细胞学或组织学证实的盆腔外腹膜转移或证实存在腹膜后淋巴结转移。

1）ⅢA1：仅有腹膜后淋巴结阳性（细胞学或组织学证实）。①ⅢA1（i）：淋巴结转移最大直径≤10mm。②ⅢA1（ii）：淋巴结转移最大直径>10mm。

2）ⅢA2：显微镜下盆腔外腹膜受累，伴或不伴腹膜后阳性淋巴结。

3）ⅢB：肉眼盆腔外腹膜转移，病灶最大直径≤2cm，伴或不伴腹膜后阳性淋巴结。

4）ⅢC：肉眼盆腔外腹膜转移，病灶最大直径>2cm，伴或不伴腹膜后阳性淋巴结（包括肿瘤蔓延至肝包膜和脾，但未转移到脏器实质）。

（4）Ⅳ期：超出腹腔外的远处转移。

1）ⅣA：胸腔积液中发现癌细胞。

2）ⅣB：腹腔外器官实质转移（包括肝实质转移和腹股沟淋巴结和腹腔外淋巴结转移）。

知识点7：卵巢肿瘤的临床表现　　　　　　　　副高：掌握　　正高：掌握

（1）卵巢良性肿瘤：发展缓慢，早期肿瘤较小，患者多无症状，常在妇科检查时偶然发现。肿瘤增大时，患者常感腹胀或腹部扣及包块；肿瘤继续长大占满盆腹腔时，可出现尿频、便秘、胸闷、心悸、气急等压迫症状。检查可见腹部膨隆，包块活动度好，叩诊呈实音。妇科检查可在子宫一侧或双侧扣及包块，多为囊性，表面光滑，可活动，与子宫无粘连。

（2）卵巢恶性肿瘤：早期常无症状，一旦出现症状时往往已属晚期。因肿瘤生长迅速，主要表现为腹胀、腹水、腹部包块和胃肠道症状，症状轻重取决于肿瘤大小、位置、侵犯邻近器官程度、有无并发症及肿瘤的组织学类型。晚期呈明显消瘦、贫血等恶病质表现。若肿瘤向周围组织浸润或压迫神经可表现为腹痛、腰痛或下腹疼痛。若压迫盆腔静脉可表现为下肢水肿。若患功能性肿瘤，患者可表现为不规则阴道流血或绝经后阴道流血。妇科检查可在直肠子宫陷凹处扣及质硬的结节或肿块，表面凹凸不平，固定，与子宫分界不清，有时可在腹股沟、腋下或锁骨上扣及肿大的淋巴结。

知识点8：卵巢肿瘤的辅助检查　　　　　　　　副高：掌握　　正高：掌握

（1）盆腔B超检查：可了解肿瘤的部位、大小、形态、性质和来源，并能鉴别卵巢肿瘤、腹水和结核性包裹性积液。临床诊断符合率>90%，对直径<2cm的实性肿瘤不易测出。彩色多普勒超声扫描可测定卵巢肿瘤的血流信号，有助于诊断。

（2）CT、MRI、PET检查：已广泛应用于临床，可比较清晰地显示病变范围及与周围组织的关系，有无其他部位转移等。CT可判断淋巴结转移、周围侵犯及远处转移情况；MRI有助于明确肿块性质及其与周围器官的关系，帮助定位病灶及明确病灶与相邻结构的关系。但初次诊断一般不推荐 PET 或 PET –CT。

（3）腹部 X 线检查：卵巢畸胎瘤可显示牙齿及骨质等。

（4）血清 CA125 检查：敏感性较高，但特异性较差。80%~90% 卵巢上皮性恶性肿瘤患者血清 CA125 升高，其 CA125 水平与病情缓解或恶化相关，是目前普遍应用的协助诊断及病情监测指标。

（5）AFP 检查：对内胚窦瘤有特异性诊断价值。未成熟畸胎瘤、无性细胞瘤患者血清中 AFP 也可升高，有协助诊断意义。

（6）性激素检查：有利于诊断卵巢性索间质肿瘤，如颗粒细胞瘤、卵泡膜细胞瘤可产生较高水平的雌激素。

（7）细胞学检查：可通过腹水或腹腔穿刺液查找癌细胞，有助于进一步确定工期患者的临床分期及治疗方案。

（8）腹腔镜检查：可直视病变的大体情况，必要时在可疑部位进行多点活检。巨大肿块或严重粘连者禁用腹腔镜检查。

（9）细针穿刺活检：用长细针（直径 0.6mm）经阴道或直肠直接刺入肿瘤，在真空情况下做抽吸，边抽边退出穿刺针，将抽得的组织或液体立即做涂片或病理切片检查明确诊断。

知识点 9：卵巢肿瘤的治疗要点　　　　　　　　　　　　　　　**副高：掌握　正高：掌握**

（1）良性肿瘤：一经确诊尽早手术，常用卵巢肿瘤切除术（通常采用腹腔镜手术）。根据患者年龄、生育要求及对侧卵巢情况决定手术范围。年轻患者行卵巢肿瘤剥除术，以保留部分正常卵巢组织。绝经前后妇女则行全子宫及双侧附件切除术。术中不能明确诊断者，应将切下的卵巢肿瘤送快速冰冻组织病理学检查以确定卵巢肿瘤良恶性，决定手术范围。

（2）交界性肿瘤：早期手术治疗，晚期治疗同恶性肿瘤。

（3）恶性肿瘤：采用以手术治疗为主，化疗和放疗为辅的综合治疗，临床常用肿瘤细胞减灭术，现多主张同时行后腹膜淋巴结清扫术，年轻患者根据情况考虑是否保留对侧卵巢。

1）手术：手术起关键作用，尤其是首次手术更重要。一经疑为恶性肿瘤应尽早剖腹探查。若为早期卵巢恶性上皮性肿瘤（FIGO – Ⅱ期），应行全面确定分期的手术。手术目的是尽最大努力切除卵巢恶性肿瘤的原发灶和转移灶，使肿瘤残余灶直径 <2cm 以下，必要时可切除部分肠曲，行结肠造瘘，切除胆囊及脾，同时常规行腹膜后淋巴结切除术。对于手术困难的患者，可在组织病理学确诊为卵巢恶性肿瘤后，先行 1~2 个周期的化疗后再行手术。对于希望生育的年轻患者，无论期别早晚，只要对侧卵巢和子宫未受肿瘤累及，均可考虑行保留生育功能的手术，同时行全面分期手术。

2）化疗：为重要的辅助治疗。既可用于预防复发，也可用于手术后杀灭残留病灶，使患者获得暂时缓解甚至长期存活。已无法施行手术的晚期患者，化疗可使肿瘤缩小，为以后手术创造条件。常用的化疗药物有烷化剂、铂类、抗代谢药物、抗生素类，以及植物成分类。近年来多采用联合化疗，铂类和紫杉醇类药物的联合化疗是最常用的一线化疗方案。

3）放疗：为手术和化疗的辅助治疗。放疗主要应用^{60}Co或直线加速器作体外照射。无性细胞瘤对放疗最敏感，颗粒细胞瘤中度敏感，上皮性癌也有一定敏感，适用于术后残余灶直径<2cm，无腹水，无肝、肾转移者。

（4）卵巢肿瘤并发症：蒂扭转及破裂一经确诊立即手术切除。发生感染者先控制感染及对症处理，再择期手术，若短期内感染不能控制，宜即刻手术。

知识点 10：卵巢肿瘤的护理评估　　　　副高：熟练掌握　正高：熟练掌握

（1）健康史：注意询问患者月经、生育情况，有无服用性激素药物史，了解有无家族性肿瘤病史及饮食习惯等，甄别有无高危因素的存在，依据患者年龄、病程长短以及局部体征，可初步判断是否为卵巢肿瘤，有无并发症，并对良性、恶性作出初步判断。

（2）身体状况：卵巢肿瘤早期无明显症状和体征，患者多是在妇科检查或诊治其他疾病时偶然发现。随着病情发展可出现腹胀、胃肠消化不良、不规则阴道流血等表现，伴随肿瘤的增大可出现压迫症状。增大的肿瘤可使腹部隆起，恶性肿瘤还可出现腹水、疼痛、恶病质等征象。若为功能性肿瘤，患者有相应的性激素过多的表现，如性早熟、返老还童、月经紊乱。

（3）心理-社会状况：患者担心肿瘤的性质及预后，处于焦急、恐惧、烦躁状态，一旦了解到肿瘤可能是恶性，会表现出癌症患者的共同心理特点。

知识点 11：卵巢肿瘤的护理诊断　　　　副高：熟练掌握　正高：熟练掌握

（1）营养失调——低于机体需要量：与癌症、化疗药物的治疗反应等有关。
（2）自我形象紊乱：与切除子宫、卵巢有关。
（3）焦虑：与发现盆腔包块有关。
（4）有感染的危险：与化疗引起的白细胞减少及腹部伤口、留置导尿管、引流管等有关。

知识点 12：卵巢肿瘤的护理措施　　　　副高：熟练掌握　正高：熟练掌握

（1）心理护理：认真倾听患者诉说恐惧、不适及疼痛，关心患者，取得患者的信任。鼓励患者和家属与同病种的、治疗效果满意的患者相互交流，增强患者战胜疾病的信心。帮助患者克服化疗不良反应，顺利度过心理危险期，让患者接受事实并积极配合治疗。鼓励患者尽可能参与护理活动，以维持其独立性和生活自控能力。

（2）检查和治疗：向患者及家属介绍即将经历的手术经过、可能实施的各种检查。协助医师完成各种诊断性检查。如为放腹水者准备好腹腔穿刺用物，协助医师完成操作过程。在放腹水过程中，严密观察、记录患者的生命体征变化、腹水性质及出现的不良反应。放腹水时速度不宜太快，如患者诉心悸、胸闷等不适要及时报告医师处理，每次放腹水不超过3000ml。需手术治疗的患者，按腹部手术护理内容认真做好术前准备和术后护理，包括与病理科联系快速切片病理检查事项。巨大肿瘤患者术前应准备沙袋加压腹部。需要放疗、化疗的患者，护士应采取相应护理措施。

卵巢癌手术后常需辅以化疗，但尚无统一化疗方案，多按组织类型制订不同方案，早期患者常采用静脉化疗3~6个疗程，每个疗程间隔4周。晚期患者可采用静脉腹腔联合化疗或静脉化疗6~8个疗程，每个疗程间隔3周，老年患者可用卡铂或紫杉醇单药化疗，护士应协助患者克服实际困难，努力完成治疗计划。

（3）做好随访工作：腹腔化疗后应协助患者更换体位，让药物接触整个腹腔。卵巢癌易复发，患者需接受长期随访和监测：术后1年内，每月随访1次；术后第2年，每3个月1次；术后第3~5年根据病情每4~6个月1次。

知识点13：卵巢肿瘤的健康指导　　　　　　　　副高：掌握　　正高：熟练掌握

（1）大力宣传卵巢癌的高危因素，多进食高蛋白、富含维生素A，清淡、易消化的食物。

（2）加强健康体检，30岁以上妇女每年应进行妇科检查，包括超声检查。

（3）高危人群，如乳腺癌、胃肠道癌患者治疗后应每半年检查1次，必要时检测血清肿瘤标志物。

第五节　妇科腹部手术妇女的一般护理

知识点1：妇科腹部手术患者术前准备　　　　　　副高：熟练掌握　　正高：熟练掌握

（1）心理支持：护士应采用通俗易懂的语言耐心解答患者的提问，为其提供相关的信息、资料等，使患者解除思想顾虑，树立战胜疾病的信心，积极配合治疗。

（2）术前指导

1）术前要使子宫切除者了解术后不再出现月经，卵巢切除的患者也会出现停经、潮热、阴道分泌物减少等症状。即使保留一侧卵巢，也会因术中影响卵巢血运，暂时性引起体内性激素水平波动而出现停经。症状严重者，可在医师指导下接受雌激素补充治疗以缓解症状。

2）向患者介绍手术名称及过程，解释术前准备的内容及各项准备工作所需要的时间、必要的检查程序等，包括将如何接受检查、可能出现的不适感觉等。使患者了解术后所处的环境状况：当自手术室来到恢复室时，可能需要继续静脉输液、必要时吸氧、留置引流管或使用监护设施等。让患者理解术后尽早下床活动可促进肠功能恢复，增进食欲，预防坠积性肺炎等并发症；下床活动的时间则因人而异，一般手术后24小时便可开始，病重者可适当推迟。早期活动需要扶持，运动量应适当。若是产妇，则应提供有关产后活动、母乳喂养的指导。

3）积极处理术前合并症，例如贫血、营养不良等内科合并症的治疗，纠正患者的身心状况。同时，认真进行预防术后并发症的宣传指导工作，包括床上使用便器，术后深呼吸、咳嗽、翻身、收缩和放松四肢肌肉的运动等。要求患者在指导、练习后独立重复完成，直至确定患者完全掌握为止。上述内容同样希望家属了解，以便协助、督促患者执行。

4）老年患者各重要脏器趋于老化，修复能力降低，耐受性差，术前应全面评估，并进行必要的处理，为手术创造条件。

5）指导患者摄入高蛋白、高热量、高维生素及低脂肪全营养饮食。尤其是老年人，应安排合理的食谱，以保证机体处于术前最佳的营养状况。

知识点 2：妇科腹部手术患者术前一日护理　　　副高：熟练掌握　正高：熟练掌握

手术前一日，护士应认真核对医嘱并取得患者或家属正式签字的手术同意书。

（1）皮肤准备：手术前一日进行皮肤准备。腹部备皮范围是上起剑突下缘，下至两大腿上 1/3，左右到腋中线，剃去阴毛。脐部用汽油棉签（或碘附棉签）清洁后再用乙醇棉签擦拭。整个备皮过程中护理人员应动作轻柔，切忌损伤患者表皮，以免微生物侵入而影响手术，备皮完成后用温水洗净、拭干。如经腹行全子宫切除术，在备皮同时需做阴道准备。

（2）消化道准备：一般手术前一日清洁肠道，可口服 20% 甘露醇 250ml 加生理盐水 250ml 导泻，也可用 1% 肥皂水灌肠，服药或灌肠后护士应注意观察患者的反应。如服用甘露醇后 8 小时左右患者仍无排便，要给予 1% 肥皂水灌肠 1 次。术前 8 小时禁食，术前 4 小时严格禁水，手术日晨禁食。如患者患有卵巢癌等妇科恶性肿瘤，因肿瘤组织有可能侵犯肠道，术中要剥离癌组织或切除病变部位的部分肠管，因此肠道准备应从术前 3 日开始。术前 3 日进半流食，口服 20% 的甘露醇 250ml 加生理盐水 250ml，每天 1 次。术前 2 日进流食，其他内容同术前 3 日。术前一日禁食，静脉补液，继续口服庆大霉素及甘露醇，并行清洁洗肠。手术当日清晨清洁灌肠，至排泄物中无粪渣。对年老、体弱者清洁灌肠应按其承受能力而定，应警惕腹泻导致脱水。

（3）镇静药：为减轻患者的焦虑程度，保证患者充足睡眠，完成手术前准备后，按医嘱可给患者适量镇静药，如异戊巴比妥（阿米妥）、地西泮（安定）等，肌内注射。如可在术前晚 8 点，按医嘱给予镇静安眠药，可用地西泮 10mg，肌内注射。

（4）其他：与普通外科手术患者一样，护士要认真核对受术者生命体征、药敏试验结果、交叉配血情况等；必要时应与血库取得联系，保证术中血源供给；全面复习各项辅助检查和实验室检查报告，发现异常及时与医师联系。确保患者术前处于最佳身心状态。

知识点 3：妇科腹部手术患者手术日护理　　　副高：熟练掌握　正高：熟练掌握

（1）手术日晨，护士宜尽早看望受术者，核查体温、血压、脉搏、呼吸等，询问患者的自我感受。一旦发现月经来潮、表现为过度恐惧或忧郁的患者，需及时通知医师；若非急诊手术，应协商重新确定手术时间。

（2）术前取下患者可活动的义齿、发夹、手表、首饰及贵重物品交家属或护士长妥善保管，长发者应梳成辫子，头戴布帽以防更换体位时弄乱头发或被呕吐物污染。

（3）术前常规安置导尿管并保持引流通畅，以避免术中伤及膀胱、术后尿潴留等并发症。导尿时必须严格执行无菌操作规程以防逆行感染。合理固定导尿管，防止脱落。近年来逐渐实行在手术室待患者实施麻醉后安置导尿管，此时患者全身松弛，无痛苦且便于操作。

（4）拟行全子宫切除术者，手术日晨阴道常规冲洗后，分别用2.5%碘酒、75%乙醇消毒宫颈口，擦干后再用1%甲紫涂宫颈及阴道穹隆（作为手术者切除子宫的标志），并用大棉球拭干。

（5）根据麻醉师医嘱于术前半小时给基础麻醉药物，常用苯巴比妥和阿托品或地西泮、山莨菪碱等，目的在于缓解患者的紧张情绪并减少唾液腺分泌，防止支气管痉挛等因麻醉引起的副交感神经过度兴奋的症状。

（6）送患者去手术室前应允许家属或亲友有短暂探视时间。手术室护士、病房护士在床旁需认真核对患者姓名、住院号、床号等病历资料，并随同患者至手术室。由病房护士直接向手术室巡回护士介绍患者，当面点交、核对无误后签字。

（7）病房护士根据患者手术种类及麻醉方式铺好麻醉床，准备好术后监护用具及急救用物等。

知识点4：妇科腹部手术患者手术后护理　　　　副高：熟练掌握　　正高：熟练掌握

（1）在恢复室

1）床边交班：手术完毕患者被送回恢复室时，值班护士应向手术室护士及麻醉师详尽了解术中情况，包括麻醉类型、手术范围、用药情况、有无特殊护理注意事项等；评估患者意识状态；及时为患者测量血压、脉搏、呼吸；观察患者的呼吸频率与深度，检查腹部伤口、阴道流血情况、背部麻醉管是否拔除等，检查有无腹腔或阴道引流管，是否保持通畅，查看输液穿刺部位有无异常，输液管道是否通畅，根据病情调节速度；认真做好床边交班，详尽记录观察资料。

2）体位：采用全身麻醉的患者去枕平卧6小时，头侧向一旁，稍垫高一侧肩胸，以免呕吐物、分泌物呛入气管，引起吸入性肺炎或窒息。蛛网膜下腔麻醉者，去枕平卧12小时；硬膜外麻醉者，去枕平卧6~8小时。病情稳定的患者，术后次晨可采取半卧位，这样有助于腹部肌肉松弛，降低腹部切口张力，减轻疼痛；也利于深呼吸，增加肺活量，减少肺不张情况的发生。同时，半卧位有利于腹腔引流，减少渗出液对膈肌和脏器的刺激。

护士要经常巡视患者，保持床单清洁、平整，协助患者维持正确的平卧姿势。鼓励患者活动肢体，每15分钟进行一次腿部运动，防止下肢静脉血栓形成；每小时翻身、咳嗽、做深呼吸一次，有助于改善循环和促进良好的呼吸功能。老年患者的卧床时间、活动方式及活动量需根据具体情况进行调整。注意防止老年人因体位变化引起血压不稳定、突然起床时发生跌倒的情况，随时提供必要的扶助，特别需要耐心、重复交待相关事项，直到确定其完全掌握为止，例如呼唤开关的使用等。

3）观察生命体征：术后认真观察并记录生命体征。通常术后每15~30分钟观察一次血压、脉搏、呼吸并记录，直到平稳后改为每4小时一次，持续24小时后病情稳定者可改为每日4次测量并记录体温、血压、脉搏、呼吸，直至正常后3日。患者手术后1~2日体温稍有升高，但一般不超过38℃，此为手术后正常反应。术后持续高热，或体温正常后再次升高则提示可能有感染存在。

4）观察尿量：术后应注意保持存留尿管通畅，并认真观察尿量及性质。妇科手术后患者通常于术后24小时拔除导尿管，身体虚弱者可延至48小时。术后患者每小时尿量至少50ml，若每小时尿量少于30ml，伴血压逐渐下降、脉搏细数、烦躁不安或腰背疼痛、肛门处有下坠感等，应考虑有腹腔内出血，需及时通报医师。拔除导尿管后要协助患者排尿，以观察膀胱功能恢复情况。留置导尿管期间应擦洗外阴，保持局部清洁，防止发生泌尿系感染。在拔除导尿管的前1~2日，将导尿管夹闭，定时开放，一般3~4小时开放一次，夜间应持续开放以训练和恢复膀胱功能，必要时拔除导尿管后测残余尿。

5）疼痛护理：麻醉消失后，可能存在切口痛或因手术体位引起的下背痛、肩背痛等，以术后24小时疼痛感最明显，用疼痛评分表对患者的疼痛进行评分。根据疼痛程度遵医嘱正确使用镇痛药并做好记录。术后24小时内可遵医嘱使用哌替啶（杜冷丁）等镇痛药物充分镇痛，可有效缓解伤口疼痛；采用镇痛泵者，则根据医嘱或患者的痛感调节泵速，保证患者舒适并得到充分休息。应在术后48小时后逐渐减少镇痛药的使用，否则提示切口血肿、感染等异常情况，需报告医师及时给予处理。

（2）在病房：护士在患者返回病房之前要做好全面准备。病房护士了解患者在手术室及恢复室的情况后需重新全面评估，继续执行恢复室的观察与护理，逐渐增加患者的活动量，并为促进患者尽早康复、预防并发症、增强自理能力制订护理计划。

1）切口情况：观察切口有无渗血、渗液，发现异常及时报告医师。采用腹带包扎腹部，必要时用1~2kg沙袋压迫腹部伤口6~8小时，可以减轻切口疼痛，防止出血。

2）留置管的观察：包括留置引流管和导尿管的观察。①引流管：部分术后患者需要在腹腔或盆腔留置引流管，引流管可经腹部或经阴道放置，术后注意合理固定引流管。注意引流液的量、色、性质等，并做好记录。一般24小时内引流液不超过200ml，性状应为淡血性或浆液性，引流量逐渐减少，根据引流量，一般术后2~3天拔除引流管。②导尿管：术后留置导尿管24~48小时，观察并记录尿量、颜色、性质，并保持通畅。若为宫颈癌根治术加盆腔淋巴结清扫术患者，术后留置导尿管需保留7~14天，期间应指导患者做盆底肌肉锻炼，拔管前3天每3~4小时放尿一次，定期开放导尿管，锻炼膀胱功能，防止尿潴留。导尿管拔除后4~6小时应督促协助患者自行排尿，以免发生尿潴留。

3）阴道分泌物：观察阴道流出物的颜色、性状及量，发现异常及时报告医生。子宫全切术后患者阴道残端有切口，应注意观察阴道分泌物的性质、量、颜色，以便判断阴道残端切口的愈合情况。术后有少许浆液性阴道分泌物属正常现象。

（3）术后常见并发症及护理

1）腹胀：术后腹胀多因术中肠管受到激惹使肠蠕动减弱所致。患者术后呻吟、抽泣、憋气等可咽入大量不易被肠黏膜吸收的气体加重腹胀。通常术后48小时恢复正常肠蠕动，一经排气，腹胀即可缓解。如果术后48小时肠蠕动仍未恢复正常，应排除麻痹性肠梗阻、机械性肠梗阻的可能。刺激肠蠕动、缓解腹胀的措施很多，例如采用生理盐水低位灌肠、"1、2、3"灌肠、热敷下腹部等。在肠蠕动已恢复但仍不能排气时，可针刺足三里、肛管排气或按医嘱皮下或肌内注射新斯的明等。术后早期下床活动可改善胃肠功能，预防或减轻腹胀。如因炎症或缺钾引起，则分别补以抗生素或钾；形成脓肿者则应及早切开引流。

2）泌尿系统感染：①尿潴留：是盆腔内和经阴道手术后常见的并发症之一，也是发生膀胱感染的重要原因之一。多数患者因不习惯于卧位排尿而致尿潴留；术后留置导尿管的机械性刺激或因麻醉性镇痛药的使用减低了膀胱膨胀感等也是尿潴留的主要原因。为了预防尿潴留的发生，根据患者的具体情况可采用不同措施，如术后鼓励患者定期坐起来排尿，床边加用屏风，增加液体入量，通过听流水声等方法帮助患者建立排尿反射；拔除留置导尿管前，注意夹管定时开放以训练膀胱恢复收缩力等。如上述措施无效则应导尿，一次导尿量不要超过1000ml，以免患者因腹压骤然下降引起虚脱，宜暂时留置导尿管，每3～4小时开放1次，逐渐恢复膀胱功能。②尿路感染：尿潴留者多需留置导尿管，尽管注意无菌操作技术也难免发生细菌上行性感染。老年患者、术后必须长期卧床者以及过去有尿路感染史的患者都容易发生泌尿系统感染。术后出现尿频、尿痛并有高热等症者，应按医嘱做尿培养，确定是否有泌尿系感染。受术者一般在拔管后4～8小时内可自解小便，注意记录尿量和排尿时间。

3）切口血肿、感染、裂开：妇产科手术切口多数是清洁、封闭创口，能迅速愈合，甚少形成瘢痕。如果创口上没有引流物，直到拆线都无须更换敷料。切口出血甚多，或压痛明显、肿胀、检查有波动感，应考虑为切口血肿。血肿极易感染，常为切口感染的重要原因。遇到异常情况，护士应及时报告医师，协助处理。少数患者，尤其年老体弱或过度肥胖者，可出现切口裂开的严重并发症。此时患者自觉切口部位轻度疼痛，有渗液从切口流出；更有甚者腹部敷料下可见大网膜、肠管脱出。护士在通知医师的同时应立即用无菌手术巾覆盖包扎，并送手术室协助处理。

知识点5：妇科腹部手术患者出院指导　　　　　　　　副高：掌握　　正高：掌握

根据病情做相应的指导。

（1）休息：遵医嘱休息1～3月，保持心情舒畅。前1个月以卧床休息为主，避免久坐久站、长时间咳嗽、用力排便、负重等，以免增加腹压。

（2）饮食：指导患者进食高蛋白、高热量、富含维生素的食物，补充能量增强体质。避免进食生冷、辛辣、刺激性的食物。

（3）清洁卫生：保持外阴清洁，每日清洗外阴1～2次。若伤口愈合良好，出院后1周可淋浴，但禁同房，禁盆浴。

（4）适当增加体育锻炼，并加强腹部肌肉的力量，但避免从事增强骨盆充血的活动，如跳舞、久站等。

（5）异常情况的处理：若出现阴道异常流血、流液等情况，或伤口拆线后发现伤口红肿、有硬结、疼痛或发热等症状，提示可能有伤口感染，需及时到门诊就医。

（6）特殊注意事项：异位妊娠病灶清除术后1周需复查hCG值。子宫肌瘤切除术后应严格避孕2年。

（7）术后1个月门诊复查。

<hr>

知识点6：腹部急诊手术患者的护理要点　　　　　　　　副高：掌握　正高：掌握

遇到急诊手术患者要求护士动作敏捷，在最短时间内扼要、重点地了解病史，问清医师准备实施的手术类型，医护密切配合使工作有条不紊。

（1）提供安全环境：配合医师向家属耐心解说病情，解答提问，并告知一些注意事项，让家属了解目前正为患者进行的各种术前准备工作。在条件许可的情况下允许家属陪伴，避免患者初到新环境的孤独感。

（2）迅速完成术前准备：急诊患者通常病情危重，处于极度痛苦、衰竭甚至休克状态。患者到来后，护士需立即观察病情，记录体温、血压、脉搏、呼吸等。遇到失血性休克患者，除抢救休克外，手术前准备力求快捷。如用肥皂水擦洗腹部；常规备皮后不必灌肠；如情况允许，刚进食者手术可推迟2~3小时进行；阴道准备可与手术准备同时进行；麻醉前也不必常规给药等。

第十五章　会阴部手术妇女的护理

第一节　处女膜闭锁

知识点1：处女膜闭锁的概念	副高：熟练掌握　正高：熟练掌握

处女膜闭锁又称无孔处女膜，临床较常见。根据闭锁程度可分为完全闭锁（处女膜中间无孔）与部分闭锁（处女膜中间有孔，如米粒大或针头大）。青春期少女月经来潮时经血无法排出，最初血沉积在阴道，多周期以后逐渐发展至子宫腔积血，甚至引起输卵管或腹腔积血。经发现，应及时行手术切开处女膜。

知识点2：处女膜闭锁的病因	副高：掌握　正高：掌握

胚胎第5个月，阴道板完全腔化，贯穿形成阴道腔并与前庭相通，其末端有一层薄膜即处女膜。在胎儿娩出前不久，处女膜中央部分被吸收，形成处女膜孔，若吸收失败则形成处女膜闭锁。

（1）发育异常：胎儿时期生殖窦腔化时，其最外一层组织未被吸收，处女膜褶发育过度，使阴道口与前庭不能贯通。

（2）家族遗传：处女膜闭锁不属于家族遗传性疾病，但如果存在明确家族病史，可能会出现遗传的现象。

知识点3：处女膜闭锁的临床表现	副高：掌握　正高：掌握

处女膜闭锁因患者年龄不同表现也不同。儿童时期一般无症状，如有出现症状主要表现为阴道积液及压迫症状，而青春期以原发性闭经和周期性下腹部坠胀为主要症状。

（1）症状

1）儿童期：主要表现为阴道积液及压迫症状。当处女膜闭锁时，阴道和宫颈分泌物不能排出，积聚于阴道内形成阴道积液。若积液量多，则患者出现腹胀、腹痛，闭锁的处女膜膨胀。严重者出现排尿困难、尿频、尿潴留、输尿管积水或肾盂积水，压迫直肠导致排便困难、便秘。

2）青春期：主要表现为原发性闭经，患者有周期性、痉挛性下腹疼痛，并逐渐加剧，但无经血流出，时间长久可形成阴道积血。若病情发展，可形成输卵管积血、粘连而致伞端闭锁，甚至可逆流入盆腔，出现子宫内膜异位症的表现。

若患者阴道积血严重，可压迫尿道、膀胱，出现排尿困难，患者有尿频、尿紧迫感或点滴状排尿、尿潴留；还可能由于大量子宫积血，使输尿管受压扭曲，影响排尿，出现输尿管积水或肾盂积水；压迫直肠则出现便秘、大便困难。

此外，因性交时尿道意外穿透，症状还可能包括性交失禁和尿路反复感染。

（2）体征：妇科检查可见处女膜呈紫蓝色向外膨出，触痛明显，无阴道开口。肛查阴道呈长形肿物，有囊性感，积血较多时张力大，向直肠突出并有明显的触痛。

知识点 4：处女膜闭锁的辅助检查　　　　　　副高：掌握　正高：掌握

盆腔超声检查可以确定阴道、子宫以及附件有积血影像。

知识点 5：处女膜闭锁的治疗要点　　　　　　副高：掌握　正高：掌握

确诊后以手术治疗为主。一般来说，青春期手术切除处女膜最佳，此时雌激素的产生可促进外阴愈合。原则上确诊后因尽快选择手术切开，如需推迟手术，应通过药物抑制月经周期，并镇痛治疗。

（1）药物治疗：抑制月经周期可选择短效口服避孕药，如醋酸环丙孕酮、去氧孕烯、左炔诺孕酮、屈螺酮等。为消除或缓解疼痛，镇痛药物可选择弱阿片药和强阿片药。①弱阿片药：适用于轻、中度急性疼痛，主要为曲马多；②强阿片药：适用于术后中至重度疼痛治疗，主要包括吗啡、芬太尼、羟考酮、氢吗啡酮等。缓释制剂不宜用于暴发性疼痛的处理。

（2）手术治疗：确诊后均应及时手术治疗。若在出生后已发现，在月经初潮前手术为宜。

1）手术切除：若已出现阴道积血，应及时在局部麻醉、骶管麻醉或静脉麻醉下行处女膜切开手术。即用粗针穿刺处女膜中央，抽取积血证实诊断后，由穿刺点行"X"形切开并修整。排出积血后，切除多余的处女膜瓣使切口呈圆形，再用可吸收线缝合切口边缘黏膜止血，以保持引流通畅和防止创缘粘连。

2）CO_2 激光处女膜切开术：在局部麻醉下，用 CO_2 激光行处女膜切开，该手术方便迅速，出血少。

知识点 6：处女膜闭锁的护理评估　　　　　　副高：熟练掌握　正高：熟练掌握

（1）健康史：详细询问患者的年龄，有无月经来潮及周期性下腹部疼痛，肛门、外阴胀痛等症状。

（2）身体状况：患者有周期性下腹部疼痛或肛门、阴道胀痛症状。检查时可见处女膜向外膨隆，表面呈紫蓝色，无阴道开口。肛查阴道呈长形肿物，有囊性感，积血较多时张力大，可向直肠突出并有明显的触痛。阴道积血较多时可造成宫腔积血，在耻骨联合上可触及肿块；宫腔积血反流至输卵管可导致输卵管粘连，造成输卵管血肿。

（3）心理-社会状况：注意评估患者的紧张、羞怯及对处理方案的疑虑等心理反应。

| 知识点7：处女膜闭锁的护理诊断 | 副高：熟练掌握　正高：熟练掌握 |

（1）疼痛：与经血潴留有关。
（2）恐惧：与不了解疾病及缺乏应对能力有关。
（3）情景性自尊低下：与青春期闭经有关。

| 知识点8：处女膜闭锁的护理措施 | 副高：熟练掌握　正高：熟练掌握 |

（1）心理支持：亲切对待患者及家属，给患者和家属详细讲解疾病的发生、发展过程，讲解手术的方法、良好的预后，让患者和家属理解，减少其紧张情绪。术后认真倾听患者的感受，肯定患者应对的能力，根据不同的心理特点进行护理。

（2）术后体位与活动：术后指导患者采取头高脚低或半卧位，便于积血排出；注意保持阴道引流通畅，防止切缘粘连；12小时以后可下床活动。

（3）外阴护理：一般保留导尿管1~2天；每日外阴擦洗2次直至积血排尽；教会患者使用消毒卫生垫的方法，按医嘱给予广谱抗生素和甲硝唑预防感染。

| 知识点9：处女膜闭锁的健康指导 | 副高：掌握　正高：熟练掌握 |

出院前，教会患者保持外阴部清洁、干燥的方法。每日外阴伤口换药，排便后应由内向外擦拭，避免大便污染伤口。1个月后到门诊复查。嘱患者及家属注意观察下个周期月经来潮时经血是否通畅，如仍有下腹部胀痛及肛门坠胀等症状，应及时就诊，对症处理。

第二节　外阴、阴道创伤

| 知识点1：外阴、阴道创伤的概念 | 副高：熟练掌握　正高：熟练掌握 |

由于分娩、意外损伤，或由于性交损伤等而引起外阴、阴道破裂或血肿称为外阴、阴道创伤。

| 知识点2：外阴、阴道创伤的病因及发病机制 | 副高：熟练掌握　正高：熟练掌握 |

分娩是外阴、阴道创伤的主要原因，也可见于外阴骑跨伤后、粗暴性交，以及外阴阴道发育不良者性交后。初次性交处女膜破裂绝大多数可自行愈合，偶见裂口延及小阴唇及阴道黏膜者。此外，幼女受到性侵时，可因生殖道发育不全，出现外阴及阴道软组织损伤。阴道置药不当或使用过酸或过碱等腐蚀性药物可导致药物性外阴阴道损伤。外阴和阴道创伤严重

者，可因累及尿道、膀胱或直肠，导致严重后果。

知识点3：外阴、阴道创伤的临床表现 副高：掌握 正高：掌握

（1）疼痛：为主要症状，程度不一，可从轻微疼痛至剧痛，严重者甚至出现疼痛性休克。

（2）局部肿胀：为水肿或血肿，是常见的表现。若处理不及时可形成巨大盆腔血肿。

（3）外出血：由于血管破裂可导致少量或大量的鲜血自阴道流出。

（4）其他：患者如出血多可有头晕、乏力、心悸、出汗等贫血或失血性休克的症状；合并感染时可有体温升高和局部红、肿、热、痛等表现。由于局部肿胀、疼痛，患者常出现坐卧不安、行走困难等。药物性外阴阴道损伤者可见局部红肿及糜烂，病程长者可因瘢痕形成致阴道口或阴道狭窄，导致性交困难。

（5）妇科检查：外阴皮肤及阴道黏膜可见局部水肿、血肿形成或裂口。血肿多见于外阴大阴唇下方，呈紫蓝色块状物突起，压痛明显；裂口处可见活动性出血。伤及尿道和膀胱者可见尿液自阴道溢出，伤及直肠者可见直肠黏膜外翻。

知识点4：外阴、阴道创伤的辅助检查 副高：掌握 正高：掌握

出血多者红细胞计数及血红蛋白值下降；有感染者，可见白细胞计数增多。

知识点5：外阴、阴道创伤的治疗要点 副高：掌握 正高：掌握

以止血、镇痛、防治感染和抗休克为治疗要点。活动性出血者应迅速缝合止血。

知识点6：外阴、阴道创伤的护理评估 副高：熟练掌握 正高：熟练掌握

（1）健康史：了解导致创伤的原因，判断是因外伤、遭强暴所致还是分娩创伤未及时缝合所致。

（2）身体状况：不同损伤部位可有相应的临床表现。评估疼痛的程度、性质及相关因素。了解外阴或阴道裂伤的部位、程度，观察血肿的大小、部位，局部组织有无红、肿及脓性分泌物。另外，应注意创伤有无穿透膀胱、直肠甚至腹腔等。

（3）心理-社会状况：患者及家属常由于突然发生的意外事件而表现出惊慌、焦虑，护士需要评估患者及家属对损伤的反应，并识别其异常的心理反应。

知识点7：外阴、阴道创伤的护理诊断 副高：熟练掌握 正高：熟练掌握

（1）恐惧：与突发创伤事件有关。

（2）疼痛：与外阴、阴道创伤有关。

（3）潜在并发症：失血性休克。

（4）有感染的危险：与创面有关。

（5）焦虑、自我形象紊乱：与外阴、阴道损伤有关。

（6）性功能障碍：与外阴、阴道损伤或性交疼痛有关。

知识点8：外阴、阴道创伤的护理措施　　　　　　副高：熟练掌握　正高：熟练掌握

（1）观察生命体征，预防和纠正休克

1）对于外阴出血量多或较大血肿伴面色苍白者，立即使患者平卧、吸氧，开通静脉通道，做好血常规检查及配血输血准备；给予心电监护，密切观察患者血压、脉搏、呼吸、尿量及神志的变化。

2）注意观察血肿的变化，有活动性出血者应按解剖关系迅速缝合止血。

3）小于5cm的血肿，应立刻进行冷敷；也可用棉垫、丁字带加压包扎。

4）对大的外阴、阴道血肿，应在抢救休克的同时配合医师进行止血，并做好术前准备，术后加用大剂量抗生素防治感染。

（2）心理护理：护士应在抢救休克准备手术的过程中，使用亲切、温和的语言安慰患者，鼓励患者积极配合治疗，争取早日康复，同时做好家属的心理护理，使其可以为患者提供支持，更好地完成护理工作。

（3）保守治疗患者的护理

1）对血肿小采取保守治疗者，嘱患者采取正确的体位，避免血肿受压。

2）保持外阴部的清洁、干燥，每天外阴冲洗3次，大便后及时清洁外阴。

3）按医嘱及时给予止血、镇痛药物。

4）24小时内冷敷，降低局部血流速度及局部神经的敏感性，减轻患者的疼痛与不适感。

5）24小时后可以热敷或行外阴部烤灯，以促进水肿或血肿吸收。

（4）做好术前准备：做好配血、皮肤准备，嘱患者暂时禁食，充分消毒外阴及伤口，向患者及家属讲解手术的必要性、手术的过程及注意事项。

（5）术后护理

1）注意观察患者生命体征变化，观察外阴、阴道伤口敷料有无渗血，询问有无进行性疼痛加剧等。

2）患者疼痛明显，应积极镇痛。可协助患者取外展屈膝平卧位，以减轻外阴部张力，缓解疼痛。

3）阴道纱条取出或外阴包扎松解后应密切观察阴道及外阴伤口有无出血，患者有无进行性疼痛加剧或阴道、肛门坠胀等再次血肿的症状，如有应给予积极处理。

4）保持外阴部清洁、干燥。每天行外阴冲洗2次，大便后及时清洁外阴。

5）按医嘱给予抗生素。

知识点9：外阴、阴道创伤的健康指导　　　　　副高：掌握　正高：熟练掌握

（1）伤口未完全愈合前，避免增加腹压的动作及重体力劳动，如拾重物、下蹲、用力咳嗽及用力排便。

（2）保持大便通畅，预防便秘。多食富含纤维素的蔬菜和水果，多饮水，适当运动。

（3）保持外阴清洁、干燥，便后及时清洗外阴。

（4）遵医嘱定期门诊复查，经确定伤口完全愈合后方可恢复性生活。

第三节　外　阴　癌

知识点1：外阴癌的概念　　　　　　　副高：熟练掌握　正高：熟练掌握

外阴癌是女性外阴恶性肿瘤中最常见的一种（约占90%），占女性生殖系统肿瘤的3%~5%，多见于60岁以上绝经后妇女，近年发病率具有增高趋势。以外阴鳞状细胞癌最常见（约占95%），其他有恶性黑色素瘤、基底细胞癌、前庭大腺癌等。约2/3的外阴癌发生在大阴唇，其余的1/3发生在小阴唇、阴蒂、会阴、阴道等部位。

知识点2：外阴癌的病因及发病机制　　　　副高：熟练掌握　正高：熟练掌握

外阴癌的病因目前尚不清楚，可能与以下因素有关。

（1）人乳头瘤病毒（HPV）：与外阴癌及其癌前病变具有密切关系，其中以HPV16、HPV18、HPV31等感染较多见。

（2）单纯疱疹病毒Ⅱ型和巨细胞病毒等与外阴癌的发生有关。

（3）慢性外阴营养不良是外阴癌的高危因素，其发展为外阴癌的危险性为5%~10%。

（4）性传播疾病包括淋巴结肉芽肿、湿疣及梅毒等与外阴癌的发病有关。

知识点3：外阴癌的临床表现　　　　　　　副高：掌握　正高：掌握

（1）症状

1）局部肿物：主要为不易治愈的外阴皮肤瘙痒和外阴任何部位均可出现的各种不同形态的肿物，如结节状、菜花状、溃疡状。

2）疼痛：肿瘤易合并感染，较晚期癌肿向深部浸润，可出现疼痛、渗液、出血。

3）其他：肿瘤侵犯尿道或直肠时，可出现尿频、尿急、尿痛、血尿、便秘、便血等症状。

（2）体征：癌症病灶可生长在外阴的任何部位，但绝大多数发生于大阴唇，也可发生在小阴唇、阴蒂、会阴、阴道等部位，表现为各种不同形态的肿物，如结节状、菜花状以及溃疡状。表现为外阴局部特别是大阴唇处，有单个或多个融合或分散的灰白色、粉红色丘疹或斑点，也可能是硬结、溃疡或菜花样的赘生物。同时检查双侧腹股沟有无增大、质硬而固定的淋巴结，外阴皮肤是否有增厚、色素改变以及溃疡。

知识点4：外阴癌的辅助检查　　　　　　　　　　**副高：掌握　正高：掌握**

（1）影像学检查

1）胸部X线和CT检查：有助于明确是否有肺转移。

2）CT、MRI或PET-CT：可帮助了解腹股沟和盆腔肿大淋巴结、肿瘤的远处转移及外阴肿瘤与周围器官的关系等，有利于肿瘤分期及排除转移灶。

（2）特殊检查：通过外阴活体组织病理检查以明确诊断。常采用1%甲苯胺蓝涂抹于外阴病变皮肤，等到干后用1%醋酸液擦洗脱色，在仍有蓝染部位做活检，或借助阴道镜做定位活检，对外阴癌诊断具有重要意义。超声指引下细针穿刺活检是诊断腹股沟淋巴结转移的方法，诊断敏感度达93%。对晚期患者，还应行膀胱镜和/或直肠镜检查，以便了解尿道、膀胱和直肠黏膜的受侵情况。

知识点5：外阴癌的治疗要点　　　　　　　　　　**副高：掌握　正高：掌握**

外阴癌以手术治疗为主。根据病情、肿瘤分期和身体情况选择个性化的手术方式及放化疗方案。对于早期的外阴癌患者应进行个体化治疗，即在不影响预后的前提下，尽量缩小手术范围，减少手术创伤和并发症，尽量保留外阴的生理结构，提高患者的生活质量。对于晚期患者应采用综合治疗的方法，手术治疗的同时辅以放疗、化疗，利用各种治疗优势，最大限度地减少患者的痛苦，提高治疗效果，改善生活质量。

（1）手术治疗：术前做肿瘤组织活检，以明确病理类型和浸润深度。手术治疗方式取决于局部肿瘤的范围和腹股沟淋巴结转移的情况，包括外阴肿瘤切除术和腹股沟淋巴结切除术。①外阴肿瘤切除术：分为广泛外阴切除术、改良广泛外阴切除术和外阴扩大切除术。②腹股沟淋巴结切除术：分为腹股沟淋巴结根治切除术（腹股沟淋巴结清扫术）、腹股沟前哨淋巴结切除术和腹股沟淋巴结活检术。

1）0期：采用单纯浅表外阴切除术。

2）ⅠA期：外阴局部或单侧广泛切除术。

3）ⅠB期：外阴广泛切除术及病灶同侧或双侧腹股沟淋巴结清扫术。

4）Ⅱ期：外阴广泛切除术及双侧腹股沟淋巴结清扫和/或盆腔淋巴结清扫术。

5）Ⅲ期：同Ⅱ期或合并做部分下尿道、阴道与肛门皮肤切除。

6）Ⅳ期：除外阴广泛切除、双侧腹股沟及盆腔淋巴结清扫术外，分别根据膀胱、上尿道或直肠受累情况做相应切除。

（2）放疗：外阴鳞癌对放疗较敏感，但外阴组织对放射线耐受性极差，易发生放射反应。

1）术前放疗：适用于外阴肿瘤体积大、范围广并累及尿道、阴道和肛门，以及手术切除困难，影响排尿、排便功能的患者。可缩小肿瘤体积，利于完全切除病灶、保留器官功能并提高手术疗效。若肿瘤侵犯阴道，可同时行阴道塞子腔内放疗。

2）术后放疗：术后若手术侧切缘或基底未净、肿瘤距切缘距离近（＜1cm）、腹股沟多个淋巴结转移或肿瘤浸透淋巴结包膜，需要行术后放疗。如果有腹股沟淋巴结或盆腔淋巴结转移，应补充盆腔淋巴结区域放疗。如果腹股沟淋巴结明显肿大，可先切除，经病理确诊为转移性淋巴结后行腹股沟区放疗，以减轻下肢水肿。

3）单纯放疗：适用于病变范围广、侵及周围器官、肿瘤固定无法切除的晚期肿瘤患者，或有严重合并症不能耐受手术及拒绝手术治疗的患者。外阴前庭大腺腺样囊性癌术后辅助放疗疗效尚不确定。由于外阴基底细胞癌对放疗不敏感，故彻底手术后一般不需要放疗，对于肿瘤未切尽或基底阳性者，可补充放疗。

（3）化疗：多用于晚期治疗或复发治疗，外阴癌单纯化疗效果较差，常配合手术或放疗，可缩小手术范围或提高放疗效果，提高肿瘤的控制率和患者生存率。常用的药物有博来霉素、多柔比星、顺铂类、氟尿嘧啶等。外阴前庭大腺腺样囊性癌术后辅助化疗的疗效尚不确定。由于外阴基底细胞癌对化疗不敏感，彻底手术后一般不需要化疗。外阴 Paget 病化疗可选用丝裂霉素、依托泊苷（VP16）、顺铂、氟尿嘧啶等，近年报道 5％ 咪喹莫特可有不错疗效。

知识点6：外阴癌的护理评估　　　　　　　　　　*副高：熟练掌握*　　*正高：熟练掌握*

（1）健康史：外阴癌一般发生在 60 岁以上的老年人，老年人常伴有高血压、冠心病、糖尿病等，应仔细评估患者各系统的健康状况，了解患者有无不明原因的外阴瘙痒史、外阴赘生物史等。

（2）身体状况：评估外阴局部有无丘疹、硬结、溃疡或赘生物，并观察其形态、涉及的范围、伴随的症状，如疼痛、瘙痒、恶臭分泌物、尿频、尿痛或排尿困难等。晚期患者的主要症状是疼痛，疼痛程度与病变范围、深浅及发生的部位有关。若癌灶已转移至腹股沟淋巴结，可扪及一侧或双侧腹股沟淋巴结增大、质硬并且固定。

（3）心理-社会状况：外阴癌为恶性肿瘤，患者常感到悲哀、恐惧、绝望；外阴部手术致使身体完整性受到影响等原因常使患者出现自尊低下、自我形象紊乱等心理方面的问题。

知识点7：外阴癌的护理诊断　　　　　　　　　　*副高：熟练掌握*　　*正高：熟练掌握*

（1）疼痛：与晚期癌肿侵犯神经、血管和淋巴系统有关。

（2）自我形象紊乱：与外阴切除有关。

（3）有感染的危险：与患者年龄大，抵抗力低下、手术创面大及邻近肛门等有关。

知识点 8：外阴癌的护理措施	副高：熟练掌握　正高：熟练掌握

（1）心理护理：给患者讲解外阴癌的相关知识，鼓励患者表达自己的不适，针对具体问题给予耐心的解释、帮助和支持。指导患者采取积极的应对方式，给家属讲解疾病的相关知识，得到家属的理解和支持，让患者体会到家庭的温暖。做好患者的术前指导，向患者讲解手术的方式、手术将重建切除的会阴等。

（2）术前准备：应协助患者做好检查，积极纠正内科如高血压、冠心病、糖尿病等合并症。指导患者练习深呼吸、咳嗽、床上翻身等，给患者讲解预防术后便秘的方法。外阴需植皮者，应在充分了解手术方式的基础上对植皮部位进行剃毛、消毒后用无菌治疗巾包裹，将患者术后用的棉垫、绷带、各种引流管（瓶）进行消毒备用。

（3）术后护理：除按一般会阴部手术患者护理以外，应给予患者积极镇痛。术后取平卧、外展、屈膝体位，并在膝窝垫一软垫，抬高下肢，严密观察切口有无渗血，皮肤有无红、肿、热、痛等感染征象以及皮肤湿度、温度、颜色等移植皮瓣的愈合情况。保持引流通畅，注意观察引流物的量、色、性状等，按医嘱给予抗生素，外阴切口术后5天开始间断拆线，腹股沟切口术后7天拆线，每天行会阴擦洗，保持局部清洁、干燥。术后2天起，会阴部、腹股沟部可用红外线照射，每天2次，每次20分钟，促进切口愈合。术后6小时指导患者合理进食，鼓励患者上半身及上肢活动，预防压疮。术后第5天，给予缓泻剂口服使粪便软化。

（4）放疗患者的皮肤护理：放疗患者常在照射后8~10天出现皮肤反应。护理人员应在患者放疗期间及以后的一段时间内随时观察照射皮肤的颜色、结构及完整性，根据损伤的程度进行护理。①轻度损伤：表现为皮肤红斑，然后转化为干性脱屑，此期在保护皮肤的基础上可继续照射。②中度损伤：表现为水泡、溃烂和组织皮层丧失，此时应停止放疗，待其痊愈。注意保持皮肤清洁、干燥，避免感染，勿刺破水泡，可涂1%甲紫或用无菌凡士林纱布换药。③重度损伤：表现为局部皮肤溃疡，应停止照射，避免局部刺激，除保持局部清洁、干燥外，可用生肌散或抗生素软膏换药。

知识点 9：外阴癌的健康指导	副高：掌握　正高：熟练掌握

外阴癌因病理类型多，应个体化制订随访方案。告知患者应于外阴根治术后3个月返回医院复诊以全面评估其术后恢复情况，医师与患者一同商讨治疗及随访计划。

外阴癌放疗以后2年内复发的患者约占80%，5年内约占90%，因此应指导患者具体随访时间。第1年的1~6月每个月1次，7~12月每2个月1次；第2年每3个月1次；第3~4年每半年1次；第5年及以后每年1次。随访内容包括放疗的效果、不良反应及有无肿瘤复发的征象等。此外，患者还应日常关注自身症状是否有变化，如果怀疑复发或转移，应及时就诊，行腹部、胸部及盆腔CT检查，或全身PET–CT检查。

第四节　尿　瘘

知识点1：尿瘘的概念　　　　　　　　副高：熟练掌握　正高：熟练掌握

尿瘘是指生殖道和泌尿道之间形成的异常通道，主要表现为漏尿，尿液从阴道流出，不能自行控制。根据泌尿生殖瘘发生的部位，分为膀胱阴道瘘、膀胱宫颈瘘、尿道阴道瘘、膀胱尿道阴道瘘、膀胱宫颈阴道瘘及输尿管阴道瘘等。临床上以膀胱阴道瘘最为常见，有时可并存两种或多种类型尿瘘。

知识点2：尿瘘的病因及发病机制　　　　　副高：熟练掌握　正高：熟练掌握

（1）产伤：是引起尿瘘的主要原因（约占90%），多因难产处理不当所致，以往在我国农村常见。有坏死型和创伤型两类，后者居多。坏死型尿瘘是由于骨盆狭窄或头盆不称，产程过长，产道软组织受压过久，使局部组织缺血坏死脱落而成；创伤型尿瘘，是由于剖宫产术或产科助产手术时操作不当直接损伤所致。

（2）妇科手术创伤：近年妇科手术所致尿瘘的发生率有上升趋势，多因手术时组织粘连或操作不细致而误伤膀胱、尿道或输尿管，造成尿瘘。

（3）其他：外伤或晚期生殖系统或膀胱癌、膀胱结核、膀胱结石、生殖器官肿瘤放疗后、长期放置子宫托等也可导致尿瘘。

知识点3：尿瘘的临床表现　　　　　　　　副高：掌握　正高：掌握

主要症状是漏尿，尿液不受控制地从阴道流出，其他症状还有外阴瘙痒、疼痛等，部分患者还可合并尿路感染，出现尿频、尿急和尿痛。

（1）漏尿：主要症状为患者不能自主排尿，尿液不断由阴道流出。①由于瘘孔位置不同，漏尿的特点也不同，可表现为持续性漏尿、体位性漏尿、压力性尿失禁、膀胱充盈性漏尿等。如膀胱瘘孔位置较高的患者在站立时无漏尿，但平卧时漏尿不止。②漏尿的时间因尿瘘的原因不同而不同，如分娩时所致尿瘘多在产后3~7天开始漏尿；术时直接损伤者术后即有漏尿。③因瘘孔的大小不同，漏尿特点也不同。有的尿液日夜外溢，有的侧卧或平卧时漏尿，有的除能自主排尿外，同时有尿液不自主地自阴道流出。

（2）外阴瘙痒和疼痛：局部刺激、组织炎症增生及感染和尿液刺激、浸渍，可引起外阴部瘙痒和烧灼痛，外阴呈皮炎改变。若一侧输尿管下段断裂而致阴道漏尿，尿液刺激阴道一侧顶端，可致周围组织增生；盆腔检查可触及局部增厚。

（3）尿路感染：伴有膀胱结石者多有尿路感染，出现尿频、尿急、尿痛症状。

（4）闭经：不少患者长期闭经或月经稀发，其原因尚不清楚，可能与精神创伤有关。

（5）性交困难及不孕：阴道狭窄可致性交障碍，并可因闭经和精神抑郁导致不孕症。

知识点4：尿瘘的辅助检查　　　　　　　　　　　　　　副高：掌握　正高：掌握

（1）妇科检查：部分患者外阴部存在湿疹，注意湿疹面积的大小、涉及的范围、有无溃疡等；通过阴道检查明确瘘孔的部位、大小、数目及周围瘢痕情况，了解阴道有无狭窄、尿道是否通畅以及膀胱的容积、大小等，注意观察尿液自阴道流出的方式。

（2）亚甲蓝试验：较难确诊时，需做该检查。经导尿管向膀胱内注入稀释亚甲蓝100～200ml后，观察阴道内蓝色液体流出的部位，如见到经阴道壁小孔溢出者为膀胱阴道瘘；自宫颈口流出者为膀胱宫颈瘘；若阴道内流出液清亮则属输尿管阴道瘘。

（3）靛胭脂试验：静脉推注靛胭脂5ml，阴道内置干纱布观察，5～7分钟可见蓝色液体由瘘孔流出。本试验用于亚甲蓝试验阴性患者，以进一步确诊瘘孔部位。

（4）膀胱镜、输尿管镜检查：可了解膀胱容积、黏膜情况，有无炎症、结石、憩室，明确瘘孔的位置、大小、数目及瘘孔和膀胱三角的关系等。从膀胱向输尿管插入输尿管导管或行输尿管镜检查，可以明确输尿管受阻的部位。

（5）排泄性尿路造影：又称静脉肾盂输尿管造影，即经静脉注入泛影葡胺后摄片，以了解双肾功能及输尿管有无异常。

（6）肾显像：能了解双侧肾功能和上尿路通畅情况。若初步诊断为输尿管阴道瘘，肾显像显示一侧肾功能减退和上尿路排泄迟缓，表明输尿管瘘位于该侧。

知识点5：尿瘘的治疗要点　　　　　　　　　　　　　　副高：掌握　正高：掌握

目前尿瘘治疗的主要手段是手术，但由于致瘘原因不同、情况各异，在个别情况下可先试行非手术疗法，如治疗失败后再行手术。此外，对不宜手术者则应改用尿收集器进行治疗。

（1）非手术治疗

1）分娩或手术1周后出现的膀胱阴道瘘：可经尿道安放直径较大的导尿管，开放引流，并给予抗生素预防感染，4～6周后小的瘘孔有可能愈合，较大者可减小其孔径。

2）手术1周后出现的输尿管阴道瘘：如能在膀胱镜检下将输尿管导管插入患侧输尿管损伤以上部位，并予保留，2周后瘘孔有自愈的可能。

3）针头大小瘘孔：可试用硝酸银烧灼使出现新创面，以后瘘孔可因组织增生粘连而闭合。

4）直径2～3mm的膀胱阴道瘘：可采用电凝、Y激光烧灼破坏已经上皮化的瘘管，保留导尿管，开放引流，经2～3周有望愈合。

5）结核性膀胱阴道瘘：一般不考虑手术，均应先行抗结核治疗。治疗半年至1年后瘘孔有可能痊愈。只有经充分治疗后未愈合者方可考虑手术。

6）年老体弱，不能耐受手术或反复修补失败的复杂膀胱阴道瘘：可使用尿收集器，以避免尿液外溢。

（2）手术治疗：术前应进行评估，给予个体化处理。确定尿瘘性质、部位、类型，选择适当的手术时机。根据瘘孔类型、性质、部位、大小选择术式。原则是首选简单术式，不要任意扩大手术范围及手术时间，防止感染。术前要积极治疗尿路感染和外阴阴道炎症，已绝经患者术前需口服雌激素两周以上，以促进阴道上皮增生，有利于瘘孔愈合，术前一日应用抗生素预防感染。

1）大部分膀胱阴道瘘和尿道阴道瘘经阴道手术。优点是创伤小，成功率较高，对于复杂尿瘘或不能经阴道手术者，应选择经腹-阴道联合手术，对于尿道阴道瘘者，如有尿失禁可加用无张力尿道悬吊系统。

2）输尿管阴道瘘：可通过放置输尿管支架，解除尿路梗阻，促进输尿管的瘘孔自然生长愈合。一旦输尿管支架放置失败，应做开腹手术，行输尿管吻合或输尿管膀胱再植术。

3）由产伤缺血坏死导致漏尿者，采用较长时间留置尿管、变换体位的方法。

4）肿瘤或结核患者积极治疗原发病。在手术切除肿瘤的同时切除受侵犯的膀胱，并做修补，如果膀胱受侵部位过大，可用肠管代替膀胱或输尿管造瘘。如无法手术切除肿瘤，可行输尿管造瘘或双肾造瘘，以减轻患者的漏尿痛苦。

5）放射导致的膀胱阴道瘘：因放射线对组织细胞的损伤较大，可尝试进行瘘孔修补术，必要时可行输尿管造瘘或双肾造瘘。

知识点6：尿瘘的护理评估　　　　　　　副高：熟练掌握　正高：熟练掌握

（1）健康史：了解患者既往史，特别是与肿瘤、结核、接受放疗等相关的病史。了解患者有无难产及盆腔手术史，找出患者发生尿瘘的原因。详细了解患者漏尿发生的时间和漏尿的表现，评估患者目前存在的问题。

（2）身体状况：询问患者漏尿的症状及表现形式，评估外阴部、臀部有无皮损，皮损面积的大小、涉及的范围，有无溃疡、瘙痒、灼痛、行走不便。

（3）心理-社会状况：由于漏尿，患者身体发出异常的气味，患者表现为不愿意出门，与他人接触交往减少，常伴有无助感，心理上出现自卑、失望等。了解患者及家属对漏尿的感受，有助于缓解负面情感。

知识点7：尿瘘的护理诊断　　　　　　　副高：熟练掌握　正高：熟练掌握

（1）皮肤完整性受损：与尿液刺激所致外阴皮炎有关。
（2）社交孤独：与长期漏尿、不愿与人交往有关。
（3）自我形象紊乱：与长期漏尿引起的精神压力有关。

知识点8：尿瘘的护理措施　　　　　　　副高：熟练掌握　正高：熟练掌握

（1）心理护理：护士应常与患者沟通，了解患者的心理感受，不能因异常的气味而疏远患者；用亲切的言语使患者体会到关爱；耐心解释和安慰患者，指导家属关心、理解患者的感受，告诉患者和家属通过手术能治愈该病，让患者和家属对治疗充满信心。

（2）体位护理：对妇科手术后所致小漏孔的尿瘘患者，应留置导尿管，并使患者保持正确的体位，一般采取使漏孔高于尿液面的卧位，有利于保持创面部干燥，使小漏孔自行愈合。

（3）鼓励患者多饮水：由于漏尿，患者往往自己限制饮水量甚至不饮水，造成酸性尿液，对皮肤的刺激会更大。指导患者多饮水，可以达到稀释尿液、自身冲洗膀胱的目的，从而减少酸性尿液对皮肤的刺激，缓解和预防外阴皮炎。一般每天饮水不少于3000ml，必要时按医嘱静脉输液以保证液体入量。

（4）做好术前准备：除按一般会阴部手术患者准备外，应积极控制外阴炎症，为手术创造条件。术前3~5日，每日用1∶5000的高锰酸钾或0.2‰的聚维酮碘液等坐浴；外阴部有湿疹者，可在坐浴后行红外线照射，然后涂氧化锌软膏，使局部干燥，待痊愈后再行手术；对老年妇女或闭经者，遵医嘱术前半个月给予雌激素药物，以促进阴道上皮增生，有利于手术后伤口的愈合；有尿路感染者，应先控制感染后再手术，必要时给予地塞米松促使瘢痕软化；创伤型尿瘘手术应在发现漏尿后及时修补或术后3~6个月进行修补；结核或肿瘤放疗所致的尿瘘应在病情稳定1年后择期手术。

（5）术后护理：是尿瘘修补手术成功的关键。术后必须留置导尿管或耻骨上膀胱造口7~14天，注意避免尿管脱落，防止扭曲、受压，保持尿管的通畅，发现阻塞及时处理，以免膀胱过度充盈影响伤口的愈合。拔管前注意训练膀胱肌张力，拔管后协助患者每1~2小时排尿1次，然后逐步延长排尿时间。应根据患者漏孔的位置决定体位，膀胱阴道瘘的漏孔在膀胱后底部者应取俯卧位；漏孔在侧面者应健侧卧位，使漏孔居于高位。术后每日补液不少于3000ml，达到冲洗膀胱的目的。保持外阴清洁，每日会阴擦洗2次。因腹压增加可导致导尿管脱落影响伤口的愈合，应积极预防咳嗽、便秘，并尽量避免下蹲等增加腹压的动作。

知识点9：尿瘘的健康指导　　　　　　　　　　　　副高：掌握　正高：熟练掌握

（1）出院后按医嘱继续服用抗生素或雌激素药物。

（2）3个月内禁止性生活及重体力劳动。

（3）尿瘘修补术成功者妊娠后应加强孕期保健，定期产检，并提前住院分娩。

（4）如手术失败，应教会患者保持外阴清洁的方法，尽量避免外阴皮肤的刺激，告知下次手术的时间，让患者有信心再次手术。

（5）保持大便通畅，因为便秘、咳嗽、大笑以及蹲位过久都有可能引起腹压增大，导致瘘口扩大，难以愈合。

第五节　子宫脱垂

知识点1：子宫脱垂的概念　　　　　　　　　　　副高：熟练掌握　正高：熟练掌握

子宫脱垂是指子宫从正常位置沿阴道下降，至宫颈外口达坐骨棘水平以下，甚至子宫全部脱出于阴道口以外。子宫脱垂常合并有阴道前壁和后壁膨出，以阴道前壁脱垂为多见。子宫脱垂是我国妇女常见病之一，在妇女劳动强度大的山区、丘陵地区发病率高。

知识点 2：子宫脱垂的临床分度 　　　　　副高：掌握　正高：掌握

根据患者平卧用力向下屏气时子宫下降程度，将子宫脱重分为 3 度。

（1）Ⅰ度：轻型，宫颈外口距处女膜缘 <4cm，尚未达到处女膜缘；重型，宫颈外口已达处女膜缘，在阴道口能见到宫颈。

（2）Ⅱ度：轻型，宫颈已脱出阴道口外，宫体仍在阴道内；重型，宫颈及部分宫体已脱出至阴道口外。

（3）Ⅲ度：宫颈及宫体全部脱出至阴道口外。

知识点 3：子宫脱垂的病因及发病机制 　　　　副高：熟练掌握　正高：熟练掌握

（1）分娩损伤：为子宫脱垂最主要的原因。特别是难产、产钳助产、胎吸助产等，产妇盆底肌、筋膜以及子宫韧带均过度延伸，张力降低甚至撕裂。产后过早参加劳动，特别是重体力劳动，将影响盆底组织张力的恢复，导致未复旧的子宫有不同程度的下移。多次分娩增加盆底组织受损机会。

（2）腹腔内压力增加：长期慢性咳嗽或慢性支气管炎、排便困难、经常超重负荷（举重、蹲位、长期站立）以及盆腔、腹腔的巨大肿瘤、腹水等，均可使腹压增加，使子宫向下移位。

（3）盆底组织发育不良或退行性变：子宫脱垂偶见于未产妇或处女，多系先天性盆底组织发育不良或营养不良所致，常伴有其他脏器（如胃等）下垂。一些年老的患者及长期哺乳的妇女体内雌激素水平下降，盆底组织松弛也可导致子宫脱垂或加重子宫脱垂的程度。

知识点 4：子宫脱垂的临床表现 　　　　　副高：掌握　正高：掌握

子宫脱垂程度较轻的Ⅰ度患者一般可无自觉症状，程度较重的Ⅱ度、Ⅲ度患者可有腰骶部酸痛或下坠感，并有肿物自阴道脱出。此外，患者还有可能伴有排尿、排便异常。

（1）腰骶部酸痛及下坠感：由于子宫脱垂牵拉腹膜、子宫各韧带及盆底组织引起，站立过久、走路、负重后症状加重，卧床休息可减轻症状。

（2）肿物自阴道脱出：Ⅱ度患者在行走、劳动、下蹲或排便时腹压增加，有肿物自阴道口脱出，初始时在平卧休息时可减小或消失，严重者休息后肿物也无法自行回缩，往往需用手推送才能将其还纳入阴道内。若脱出的子宫及阴道黏膜高度水肿，即使用手还纳也很难，长时期脱出在外，导致患者行动极不方便，长期摩擦可造成宫颈溃疡、出血。溃疡继发感染时，可有脓性分泌物渗出。

（3）排尿、排便异常：Ⅲ度子宫脱垂的患者常伴有重度阴道前壁脱垂，容易出现尿潴留，还可发生压力性尿失禁。如果继发泌尿道感染，可出现尿频、尿急、尿痛等。如合并有直肠膨出，可有便秘、排便困难。

不能回纳的子宫脱垂常伴有阴道前后壁、膀胱及直肠膨出，阴道黏膜增厚角化、宫颈肥大并延长。

知识点5：子宫脱垂的辅助检查　　　　　　　　　　　副高：掌握　正高：掌握

（1）妇科检查：注意评估脱垂子宫的程度，宫颈、阴道壁有无溃疡及溃疡面的大小、深浅等。同时，应注意有无膀胱直肠膨出。

（2）压力性尿失禁的检查：让患者先憋尿，在膀胱截石位下咳嗽，注意观察有无尿液溢出。如有，检查者用示指、中指两指分别置于尿道口两侧，稍加压再嘱患者咳嗽，如能控制尿液外溢，证明有压力性尿失禁。

（3）实验室检查：宫颈有溃疡者，可行宫颈细胞学检查，以排除癌变。

（4）影像学检查：骨盆超声、盆腔磁共振检查等可用于观察盆腔内是否存在其他异常。

知识点6：子宫脱垂的治疗要点　　　　　　　　　　　副高：掌握　正高：掌握

除非合并张力性尿失禁，无症状者不需要治疗，有症状者采取非手术治疗或手术治疗，治疗方案应个体化。治疗应以安全、简单和有效为原则。

（1）非手术治疗：是子宫脱垂的一线治疗方法，包括应用子宫托、盆底康复治疗和行为指导等，适用于希望保留生育功能、不能耐受手术治疗或者不愿意手术治疗的重度脱垂患者，治疗目标为缓解症状，增加盆底肌肉的强度、耐力和支持力，预防脱垂加重，避免或延缓手术干预。

1）一般支持疗法：包括加强营养，合理安排休息和工作，避免重体力劳动，保持大便通畅，积极治疗引起腹压增加的疾病。

2）盆底肌肉锻炼：是针对阴道前壁脱垂治疗方法，可增加盆底肌肉群的张力。适用于轻症的子宫脱垂患者，也可作为重症患者手术前后的辅助治疗方法。患者行收缩肛门运动，用力收缩盆底肌肉5~10秒后放松，每次10~15分钟，每日2~3次。

3）子宫托治疗：利用子宫托的支撑作用，使脱垂的子宫上升至阴道内，从而改善盆底组织血液循环，达到病情好转。

（2）手术治疗：目的是消除症状，修复盆底支持组织。应根据患者的年龄、脱垂程度、生育情况、全身状况选择手术方式。

1）阴道前后壁修补术：适用于Ⅰ度、Ⅱ度阴道前后壁脱垂的患者。

2）阴道前后壁修补术加主韧带缩短及宫颈部分切除术：适用于年龄较轻、宫颈延长、希望保留子宫的Ⅱ度、Ⅲ度子宫脱垂伴有阴道前后壁脱垂的患者。

3）经阴道子宫全切除及阴道前后壁修补术：适用于Ⅱ度、Ⅲ度子宫脱垂伴有阴道前后壁脱垂、年龄较大、不需要保留子宫的患者。

4）阴道纵隔形成术：适用于年老体弱不能耐受大手术、不需要保留性能力者。

5）阴道、子宫悬吊术：通过缩短圆韧带，或利用生物材料制成各种吊带悬吊子宫和阴道。

适应证：①严重子宫脱垂而有显著症状者。②子宫脱垂伴有重度会阴裂伤者。③曾经非手术治疗无效者。④子宫脱垂并有明显子宫颈延长、肥大。

禁忌证：①有外阴炎、阴道炎、盆腔炎者，须先治炎症，然后手术。②子宫颈及阴道有溃疡者，治愈后再手术。③有严重心脏病、高血压病、肾炎、糖尿病、肝功能损害、活动性肺结核、慢性支气管炎、恶性肿瘤及出血性疾病等者，暂不宜手术，待病情好转后再考虑。④子宫颈或子宫体有恶性病变者。⑤月经期、妊娠期不宜手术。

知识点7：子宫脱垂的护理评估　　　　副高：熟练掌握　　正高：熟练掌握

（1）健康史：了解患者分娩经过，有无产程过长、阴道助产及盆底组织撕伤等。同时，还应评估患者其他系统健康状况，如有无慢性咳嗽、盆腹腔肿瘤、便秘等。

（2）身体状况：了解患者下腹部坠胀、腰痛症状，是否有大小便困难。是否在用力下蹲、增加腹压时上述症状加重，甚至出现尿失禁，但卧床休息后症状减轻。评估脱垂子宫的程度及局部情况；评估阴道前后壁脱垂应用单叶窥器进行检查；肛门指诊是区别直肠膨出和肠疝的有效方法，也可同时评估肛门括约肌的功能。

（3）心理-社会状况：了解患者对子宫脱垂的感受、疾病造成心理问题的程度及社会、家庭支持的方式及程度等。

知识点8：子宫脱垂的护理诊断　　　　副高：熟练掌握　　正高：熟练掌握

（1）焦虑：与长期子宫脱垂影响正常的生活有关。

（2）慢性疼痛：与牵拉韧带、宫颈及阴道壁溃疡有关。

（3）尿潴留/尿失禁：与脱垂的子宫压迫膀胱颈有关。

知识点9：子宫脱垂的护理措施　　　　副高：熟练掌握　　正高：熟练掌握

（1）一般护理

1）改善患者的全身状况，加强营养，鼓励患者采用高蛋白和高维生素饮食，以增强体质。避免重体力劳动，保持大便通畅，积极治疗导致长期腹压增加的疾病。

2）注意休息，指导患者开展盆底肌肉和肛门肌肉的运动锻炼，增强盆底肌肉及肛门括约肌的张力，每日3次，每次5~10分钟。同时积极治疗原发疾病，如慢性咳嗽、习惯性便秘。

3）保持外阴清洁，保护脱出阴道口的组织，每日给予1∶5000高锰酸钾溶液坐浴，坐浴后，擦干溃疡面，给予己烯雌酚或鱼肝油软膏局部涂抹。

（2）子宫托护理：配合医师选择大小适宜的子宫托，指导患者正确取放子宫托。

1）放置子宫托：放置前嘱患者排尽大小便，洗净双手，两腿分开蹲下，一手握子宫托柄使托盘呈倾斜状进入阴道口内，向阴道顶端旋转推进，直至托盘达子宫颈，放妥后，将托柄弯度朝前，正对耻骨弓。

2）取出子宫托：取子宫托时，洗净双手，手指捏住子宫托柄，上、下、左、右轻轻摇动，待子宫托松动后向后外方牵拉，子宫托即可自阴道滑出。用温水洗净子宫托，拭干后包好备用。

3）注意事项：放置前阴道应有一定水平的雌激素作用。绝经后妇女可选用阴道雌激素霜剂，一般在用子宫托前4~6周开始应用，并在放托的过程中长期使用。子宫托的大小应因人而异，以放置后不脱出且无不适感为宜。子宫托应在每日清晨起床后放入，每晚睡前取出，并洗净包好备用。久置不取可发生子宫托嵌顿，甚至引起压迫坏死性生殖道瘘。保持阴道清洁，月经期和妊娠期应停止使用。放托后3个月复查。

（3）手术患者的护理

1）术前准备：术前5日开始进行阴道准备，Ⅰ度子宫脱垂患者，用41~43℃、1∶5000高锰酸钾溶液或0.025%碘伏每日坐浴2次；Ⅱ度、Ⅲ度子宫脱垂患者，阴道冲洗，每日2次，有溃疡者冲洗后局部涂40%紫草油或抗生素软膏，戴无菌手套还纳脱垂的子宫，嘱床上平卧半小时。积极治疗局部炎症，按医嘱使用抗生素及局部涂含雌激素的软膏。

2）术后护理：除按一般外阴和阴道手术术后患者的护理外，还应嘱患者卧床休息7~10天，留置导尿管10~14天。每日行外阴冲洗。注意观察阴道分泌物的情况；避免增加腹压的动作，如下蹲或咳嗽，多进食富含纤维素的饮食预防便秘，必要时用缓泻剂。应用抗生素预防感染。

（4）心理护理：子宫脱垂病程较长，长期影响患者正常的工作和生活，甚至影响性生活，患者出现焦虑，情绪低落。护士应理解患者，与患者及家属一起共同讨论解除焦虑的方法，告知患者子宫脱垂的手术及非手术方法，使患者对治疗充满信心。做好家属工作，多关心、体贴患者，促进患者的早日康复。

知识点10：子宫脱垂的健康指导　　　　　　　　　副高：掌握　　正高：熟练掌握

（1）出院指导

1）术后一般休息3个月。

2）出院后1个月到医院复查伤口愈合情况。

3）3个月后再到门诊复查，医师确认完全恢复以后方可有性生活。

4）半年内避免重体力劳动。

（2）提倡晚婚晚育，防止生育过频

1）正确处理产程，避免产程延长。

2）提高助产技术，注意保护会阴，有指征者及时行剖宫产结束妊娠。

3）避免产后过早参加重体力劳动。

4）积极治疗慢性咳嗽、便秘等增加腹压的疾病，提倡做产后保健操。

第六节　会阴部手术妇女的一般护理

知识点1：会阴部手术的概念　　　　　副高：熟练掌握　正高：熟练掌握

会阴部手术是指女性外生殖器部位的手术，在妇科应用比较广泛。会阴部手术区域血管神经丰富、组织松软，前方有尿道，后面近肛门，这些特点使患者容易出现疼痛、出血、感染等相关的护理问题。由于手术部位涉及身体隐私处，在心理上患者常具有自我形象紊乱、自尊低下等护理问题。

知识点2：会阴部手术的种类　　　　　　　副高：掌握　正高：掌握

按手术范围区分，有外阴癌根治术、外阴切除术、局部病灶切除术、前庭大腺切开引流术、处女膜切开术、宫颈手术、陈旧性会阴裂伤修补术、阴道成形术、阴道前后壁修补术、尿瘘修补术、子宫黏膜下肌瘤摘除术、阴式子宫切除术等。

知识点3：手术前心理准备　　　　　　　　副高：掌握　正高：掌握

会阴部手术的患者常担心手术会损伤身体的完整性、手术的切口瘢痕可能导致将来性生活的不协调；由于病变发生在隐私部位，会加重患者的心理负担等。护士应理解患者，以亲切、和蔼的语气耐心解答患者的疑问，在取得患者信任的基础上，让患者表达自己的感受，针对具体情况给予指导；帮助患者选择积极的应对措施，消除患者的紧张情绪，使其能够主动配合手术；进行术前准备、检查时注意保护患者隐私，尽量减少暴露部位，避免多余人员，减轻患者的羞怯感。同时做好家属的工作，让其理解患者的感受，为患者提供心理及生活方面的支持，使患者能很好地配合治疗及护理。

知识点4：手术前身体准备　　　　　　　　副高：掌握　正高：掌握

详细了解全身重要脏器的功能，正确评估者对手术的耐受力。如有贫血、高血压、心脏病、糖尿病等内科合并症应给予纠正。观察患者的生命体征，注意有无月经来潮，如有异常及时通知医师。指导训练患者正确的咳痰方法，术前做药敏试验、配血备用等。

（1）皮肤准备：会阴部手术患者术前要特别注意个人卫生，每日清洗外阴。如外阴皮肤有炎症、溃疡，需治愈后手术。患者通常于术前一日行皮肤准备，备皮范围上至耻骨联合上10cm，两侧至腋中线，下至会阴部、肛门周围、臀部及大腿内侧上1/3。广泛外阴切除术应上至脐平面以下，拟行盆腔淋巴结清除术应上至剑突下。备皮后洗净皮肤。

（2）肠道准备：术前应做好肠道准备。术前3日进少渣半流质饮食，并按医嘱给肠道抗生素，常用庆大霉素口服，每日 3 次，每次 8 万单位。每日肥皂水灌肠一次或 20% 甘露醇 250ml 加等量水口服；术前一日禁食，给予静脉补液；术前日晚及术晨行清洁灌肠。

（3）阴道准备：阴道正常情况下不是无菌环境，为防止术后感染，应在术前 3 日开始阴道准备，一般行阴道冲洗或坐浴，每日 2 次，常用 1∶5000 的高锰酸钾、0.2‰的聚维酮碘或 1∶1000 苯扎溴铵溶液等。术晨用消毒液行阴道消毒，消毒时应特别注意阴道穹隆，消毒后用大棉签蘸干，必要时涂甲紫。

（4）膀胱准备：嘱患者去手术室前排空膀胱，根据手术需要，术中、术后留置导尿管。

知识点 5：手术前其他用物准备　　　　　副高：掌握　正高：掌握

根据不同的手术做好各种用物的准备，包括软垫、支托、阴道模型、丁字带、绷带等。其他术前准备同妇科腹部手术前准备。

知识点 6：手术前内容告知及相关指导　　　副高：熟练掌握　正高：熟练掌握

（1）根据患者的具体情况，向其介绍相关手术的名称及过程，解释术前准备的内容、目的、方法及主动配合的技巧等；讲解疾病的相关知识、术后保持外阴阴道清洁的重要性、方法及拆线时间等。

（2）会阴部手术患者术后卧床时间较长，床上使用便器的机会多，应让患者术前进行练习，习惯于床上使用便器。

（3）向患者讲解会阴部手术常用的体位及术后维持相应体位的重要性，教会患者床上肢体锻炼的方法，以预防术后并发症。

知识点 7：手术后的护理措施　　　　　　副高：熟练掌握　正高：熟练掌握

术后护理与腹部手术患者相似，要特别加强外阴部护理。

（1）体位：根据不同手术采取相应的体位。处女膜闭锁及有子宫的先天性无阴道者，术后应采取半卧位，有利于经血的流出；因外阴癌行外阴根治术者应床上垫泡沫垫，术后应采取平卧位，双腿外展、屈膝，膝下垫软枕，以减少腹股沟及外阴部的张力，有利于伤口的愈合；行阴道前后壁修补或盆底修补术者，术后应以平卧位为宜，禁止半卧位，以降低外阴、阴道张力，促进伤口的愈合。术后鼓励患者尽早进行床上四肢肌肉收缩和放松活动，以防止下肢静脉血栓形成。有条件也可以为患者进行物理治疗预防血栓。

（2）切口的护理：外阴阴道肌肉组织少、张力大，切口不易愈合，护理人员要随时观察会阴的情况，注意有无渗血、局部红、肿、热、痛等炎症反应；观察局部皮肤的颜色、温度、湿度，有无皮肤或皮下组织坏死；注意阴道分泌物的量、性质、颜色及有无异味。注意保持外阴清洁、干燥，勤更换内裤及床垫，每天行外阴擦洗 2 次，每次排便后用同法清洁外阴以防止感染。有些外阴部手术需加压包扎或阴道内留置纱条压迫止血，外阴包扎或阴道内纱条一般在术后 12~24 小时内取出，取出时注意核对数目。术后 3 天外阴局部可行烤灯照射，保持伤口干燥，促进血液循环，有利于伤口的愈合。有引流的患者要保持引流通畅，严密观察引流液的量及性质。

（3）导尿管的护理：会阴部手术后保留导尿管时间，应根据手术范围及病情决定，一般导尿管留置 2~10 天。术后应特别注意保持导尿管的通畅，观察尿色、尿量，特别是尿瘘修补术的患者，如发现导尿管不通需及时查找原因并予以处理。拔导尿管前应训练膀胱功能，拔除导尿管后应嘱患者尽早排尿。如有排尿困难，应给予诱导、热敷等措施帮助排尿，必要时重新留置导尿管。

（4）肠道护理：会阴部手术的患者为防止大便对伤口的污染及排便时对伤口的牵拉，应控制首次排便的时间。涉及肠道的手术，应在患者排气后抑制肠蠕动，按医嘱使用药用，如常用鸦片酊 5ml，加水至 100ml 口服，每日 3 次，每次 10ml；于术后第 5 天给予缓泻剂使大便软化，避免排便困难。

（5）避免增加腹压：向患者讲解腹部压力增加会影响伤口的愈合，应避免增加腹压的动作，如长期下蹲、用力排便、咳嗽、抬重物等。

（6）减轻疼痛：会阴部神经末梢丰富，对疼痛特别敏感。护理人员应充分理解，在正确评估患者疼痛的基础上，针对患者的个体差异，采取不同的方法缓解疼痛，如保持环境安静、分散患者的注意力、勿过多的打扰患者、保证患者休息、更换体位减轻伤口的张力、遵医嘱及时给予足量镇痛药、应用自控镇痛泵等，同时注意观察用药后的镇痛效果。

知识点 8：手术后的健康指导 　　　　　　　副高：掌握　正高：熟练掌握

会阴部手术患者伤口局部愈合较慢，嘱患者回家后应保持外阴部的清洁；一般应休息 3 个月；禁止性生活及盆浴；避免重体力劳动以免增加腹压，逐渐增加活动量。出院后 1 个月到门诊检查术后恢复情况，于术后 3 个月再次到门诊复查，经医师检查确定伤口完全愈合后方可恢复性生活。如有病情变化应及时就诊。

第十六章 不孕症与辅助生殖技术

第一节 不 孕 症

凡婚后未避孕、有正常性生活、同居2年而未曾受孕者，称为不孕症。

按照曾否受孕，不孕症可以分为原发性不孕与继发性不孕。既往未避孕而从未妊娠者称为原发性不孕；曾有过妊娠而后未避孕连续2年不孕者称继发性不孕。

按照不孕是否可以纠正，又分为绝对不孕与相对不孕。夫妇一方有先天或后天解剖生理方面的缺陷，无法纠正而不能妊娠者称绝对不孕；夫妇一方因某种因素阻碍受孕，导致暂时不孕，一旦得到纠正仍能受孕者称相对不孕。

阻碍受孕的因素包括女方、男方和男女双方因素。据多项流行病学调查，女方因素占40%~55%，男方因素占25%~40%，男女双方共同因素占20%~30%，不明原因的约占10%。

（1）女方因素：受孕是一个复杂的生理过程，必须具备下列条件：卵巢排出正常的卵子；精液正常并含有正常的精子；卵子和精子能够在输卵管内相遇并结合成为受精卵，受精卵顺利地被输送进入子宫腔；子宫内膜已充分准备适合于受精卵着床。这些环节中有任何一个不正常便能阻碍受孕。

1）输卵管因素：是不孕症最常见的因素。任何可能造成输卵管的机械性阻塞、影响输卵管蠕动功能及伞端捡拾卵子功能的因素均可导致不孕。如输卵管炎症、各种输卵管手术后的粘连、输卵管发育异常以及肿瘤压迫等。此外，盆腔感染也是导致输卵管性不孕的主要因素。感染不仅引起输卵管阻塞，且因瘢痕形成，使输卵管壁僵硬和输卵管周围粘连，改变其与卵巢的关系，影响输卵管的拾卵及运送功能。

2）卵巢因素：包括排卵因素和内分泌因素。对于月经周期紊乱、年龄≥35岁、卵巢窦状卵泡计数持续减少且长期不明原因不孕的夫妇，首先要考虑排卵障碍，如无排卵。无排卵是最严重的一种导致不孕的原因。引起卵巢功能紊乱导致持续不排卵的因素有：①卵巢病变，如先天性卵巢发育不全、多囊卵巢综合征、卵巢功能早衰、功能性卵巢肿瘤、卵巢子宫内膜异位囊肿等。②下丘脑-垂体-卵巢轴功能紊乱，包括下丘脑性无排卵、垂体功能障碍、希恩综合征引起无排卵。③全身性因素，如营养不良、压力、肥胖、甲状腺功能亢进症、肾上腺功能异常、药物副作用等影响卵巢功能导致不排卵。

3）子宫因素：子宫具有储存和输送精子、孕卵着床及孕育胎儿的功能。子宫先天性畸形及子宫黏膜下肌瘤可造成不孕或孕后流产；子宫内膜分泌反应不良（病因可能在卵巢）、子宫内膜炎等影响精子通过，也可造成不孕。子宫问题并不一定引起不孕，但常是妊娠后流产的原因。

4）宫颈因素：宫颈管是精子上行的通道，其解剖结构和宫颈黏液的分泌性状与生育存在着密切关系，直接影响精子上游进入宫腔。宫颈狭窄或先天性宫颈发育异常可以影响精子进入宫腔。宫颈感染可以改变宫颈黏液量和性状，影响精子活力和进入宫腔的数量。慢性宫颈炎时宫颈黏液变稠，含有大量白细胞，不利于精子的活动和穿透，可影响受孕。

5）阴道因素：先天性无阴道和阴道损伤，可影响性交并阻碍精子进入。严重阴道炎时，阴道 pH 发生改变，降低了精子的活力，缩短其存活时间甚至吞噬精子而影响受孕。

6）免疫因素：有些妇女不孕的原因在于体内的免疫因素破坏阴道的精子细胞。

（2）男方不育因素：主要有生精障碍和输精障碍，还可见于精子异常等。

1）生精障碍：精索静脉曲张、睾丸炎症、严重的生殖道感染均可破坏正常的生精过程；隐睾、睾丸发育不良、下丘脑-垂体-睾丸轴的功能紊乱或者内分泌系统疾病如甲状腺疾病、肾上腺疾病或者糖尿病等亦可以影响精子发育过程；理化因素，如致癌、致突变物质，放化疗、慢性酒精中毒等也可以造成精子减少甚至无精子。

2）输精障碍：可见于精子运送通道异常，如先天性双侧输精管缺如、精囊缺如等；男性生殖系统外伤和手术损伤。此外，阳痿、逆行射精、不射精等性功能异常可引起精子排出障碍，导致男性不育。

3）精子异常：精子本身不具备受精能力，如精子顶体蛋白酶缺乏等不能穿破卵子放射冠和透明带，不能引起卵子受精。

4）免疫因素：在男性生殖道免疫屏障被破坏的情况下，精子、精浆在体内产生对抗自身精子的抗体可造成男性不育，射出的精子发生自身凝集而不能穿过女性宫颈黏液。

5）内分泌因素：男性内分泌受下丘脑-垂体-睾丸轴调节。内分泌因素主要是促性腺激素合成或分泌功能障碍，影响精子的产生而引起不育。

6）勃起异常：使精子不能进入女性阴道。勃起受生理和心理因素的影响。生理因素常见的有先天性外生殖器畸形、生殖器炎症、内分泌疾病、慢性肾衰竭等；心理因素常见的有精神情绪异常以及家庭关系不协调。

（3）男女双方因素

1）缺乏性生活的基本知识：造成性生活障碍而导致不孕。

2）精神因素：夫妇双方过分盼望妊娠，性生活紧张而出现心理压力。此外，工作压力、经济负担、家人患病、抑郁、疲乏等都可以导致不孕。

3）免疫因素：有以下两种免疫情况影响受孕。①同种免疫：精子、精浆或受精卵属于抗原物质，被阴道或子宫内膜吸收后，通过免疫反应产生抗体，使精子与卵子不能结合或受精卵不能着床。②自身免疫：不孕妇女血清中存在透明带自身抗体，与透明带起反应后可阻止精子穿透卵子，因而影响受精。

4）不明原因不孕：指经过不孕症的详细检查，依靠现今检查方法尚未发现明确病因的不孕症，约占总不孕人群的 10%。

| 知识点 3：不孕症的女方辅助检查 | 副高：掌握　正高：掌握 |

女方检查包括体格检查和不孕特殊检查。

（1）体格检查：包括身高、体重、体脂分布特征、乳房及甲状腺情况等；注意有无雄激素过多体征（多毛、痤疮、黑棘皮等）；注意外阴发育、阴毛分布、阴道和宫颈异常排液和分泌物情况，子宫大小、形状、位置和活动度，附件是否有包块和压痛，子宫直肠凹处是否有包块、触痛和结节，盆腔和腹壁是否有压痛和反跳痛、盆腔包块。

（2）特殊检查

1）卵巢功能检查：包括基础体温测定、宫颈黏液结晶检查、阴道脱落细胞涂片检查、B 超监测卵泡发育、月经来潮前子宫内膜活组织检查、女性激素测定等，了解卵巢有无排卵及黄体功能状态。

2）输卵管功能检查：常用的方法有子宫输卵管通液术、子宫输卵管碘油造影、B 超下输卵管过氧化氢溶液通液术、腹腔镜直视下输卵管通液术（亚甲蓝液）等，有条件者也可以采用输卵管镜，了解输卵管畅通情况。

3）宫腔镜检查：了解子宫内膜情况，了解是否有宫腔粘连、黏膜下肌瘤、子宫内膜息肉、子宫畸形等。

4）腹腔镜检查：可直接观察子宫、输卵管、卵巢有无病变或粘连，并可结合输卵管通液术，直视下确定输卵管是否通畅，必要时在病变处取活组织送病理检查。

5）性交后精子穿透力试验：上述检查未见异常时，进行性交后试验（PCT）。根据基础体温表，选择在预测的排卵期进行。在试验前 3 天禁止性交，禁止阴道用药或冲洗。在性交后 2~8 小时内就诊，取阴道后穹隆液检查有无活动精子，验证性交是否成功，再取宫颈黏液观察，每高倍视野有 20 个活动精子为正常。

6）免疫检查：判断免疫性不孕的原因是男方的自身抗体因素还是女方的抗精子抗体因素。包括精子抗原、抗精子抗体、抗子宫内膜抗体的检查，有条件者可进一步做体液免疫学检查，包括 IgG、IgA、IgM 等。

| 知识点 4：不孕症的男方辅助检查 | 副高：掌握　正高：掌握 |

不孕症的男方检查除全身检查外，还应重点检查外生殖器有无畸形或病变，如阴茎、阴囊、前列腺的大小、形状等。精液常规检查必不可少。初诊时男方一般要进行 2~3 次精液检查，以获取基线资料。检查项目根据精液检测手册（WHO，2010 年，第 5 版）进行。

（1）体格检查

1）全身检查：检查血压，身高、体重，营养状况及第二性征，包括体型、骨骼、脂肪分布、体毛分布、有无男性乳房发育、有无嗅觉异常等。

2）生殖器官检查：检查睾丸大小、质地，是否有压痛等；附睾有无压痛、硬结，输精管的有无；精索静脉有无曲张及其曲张程度；阴茎大小及发育情况等。直肠指诊应注意前列腺的大小和质地，正常情况下不能触及精囊，当精囊病变时，可能触及。

（2）实验室检查

1）精液检查：精液常规是评价不孕症中男性生育力最常用和最重要的检查。正常精液是睾丸和附睾分泌物和精子的混合物，射精时混合了前列腺、精囊腺及尿道球腺的分泌物，最后形成黏稠的射出物。分析指标包括：精液体积、精子密度、活率、活力、形态，有无白细胞等。

2）精液生化检查：精浆中的α-葡萄糖苷酶、肉毒碱是附睾的特征性产物；果糖是精囊的特征性产物；酸性磷酸酶、柠檬酸、锌等是前列腺的特征性产物。对这些项目进行检测有助于判断男性附属性腺的功能状态。

3）病原学检查：在前列腺液或精液中查出病原菌或支原体、衣原体对治疗有指导意义。

4）细胞学检查：根据各级生殖细胞的比例和形态，可以对睾丸生精功能进行评价，如发现较多的精原细胞和精母细胞而未见精子，提示生精过程障碍。

5）内分泌检查：包括睾酮（T）、卵泡刺激素（FSH）、黄体生成素（LH）、催乳素（PRL）等，通过测定以上项目评估下丘脑、垂体、睾丸功能，并为分析睾丸功能衰竭的原因提供依据。①高 FSH 和低 T 水平，提示睾丸源性的性腺功能低下，见于 Klinefelter 综合征、严重精索静脉曲张、放射线照射、药物损伤等引起的无精子症。②FSH 低于正常，说明存在中枢性病变，是丘脑病变还是垂体病变，需行垂体检查、促性腺激素释放激素（GnRH）激发试验或睾丸活检来进行鉴别。③PRL 明显升高，FSH、LH 正常值低限或低下，并伴有性功能减低、少精、阳痿等，为高泌乳素血症，有垂体腺瘤或微腺瘤可能。④由于睾丸体积与 FSH 成负相关，T 和 LH 则反映睾丸间质细胞的功能，而与睾丸体积不成正比，因此，性激素测定也为睾丸活检提供依据。尽管 FSH 和 LH 呈脉冲式分泌，但 FSH 血清水平波动小，所以从某种程度上讲：血清 FSH 水平可以反映睾丸的生精功能，但 FSH 测定不能完全代替睾丸活检。

6）免疫学检查：当遇到不明原因的精子活力差、自发性精子凝集现象、慢性生殖系统感染等病例，可检测夫妇双方血清及精液、宫颈黏液中的抗精子抗体。

7）遗传学检查：下列患者应考虑做遗传学检测，常规使用染色体显带技术、荧光原位杂交（FISH）技术、Y 染色体微缺失检查。①有先天性生殖系统异常者。②阻塞性或非阻塞性无精子症或严重少精者。③夫妻有多年不明原因的不孕。④FSH 水平升高，伴有小睾丸者。⑤需接受单精子卵细胞显微注射（ICSI）技术助孕者。

（3）影像学检查：怀疑颅内垂体病变，可行 CT 或 MRI 检查。多普勒超声检查有助于确认精索静脉曲张。输精管造影术、精囊造影术是有创检查，不仅会给患者带来痛苦，而且检查中的不慎操作甚至可引起梗阻，加重病情，因而应严格选择适应证。对无精或精子极少的患者，体检时如无异常发现，而睾丸活检又显示生精功能存在时，需进一步了解输精管的情况，可进行输精管造影术。

（4）创伤性检查：无精子症是男性不育症中最为严重的一种，病因较复杂，发病率为男性不育症患者的10%左右，可分为梗阻性无精子症（OA）和非梗阻性无精子症（NOA）。前者是由于精道阻塞所引起，而非睾丸不生精；而后者为睾丸生精功能障碍引起。

1）阴囊探查术：无精子症患者，睾丸体积在15ml以上，输精管扪诊正常，性激素水平正常。为鉴别OA和NOA，可行阴囊探查术，术中根据情况选择输精管精囊造影。

2）诊断性经皮附睾穿刺取精（PESA）术：①适应证为双侧睾丸至少有一侧体积≥12ml；睾丸质地中等以上；血清FSH水平2.5~40U/L。②禁忌证为双侧睾丸体积均40U/L；有结核病史，附睾可及串珠状改变；急性附睾炎、睾丸炎、精索炎、精囊炎、前列腺炎或阴囊皮肤感染或湿疹；凝血功能异常。可取代损伤相对较大的睾丸活检术对OA与NOA进行鉴别。

3）睾丸活检：是男性学研究和疾病诊断中不可缺少的技术。睾丸活检是取活体睾丸组织进行组织学检查，籍以了解睾丸病理变化、精子发生情况、明确病变部位、进行定量组织学分析、评估预后、决定是否选用人类辅助生殖（ART）技术等。

知识点5：不孕症的治疗要点　　　　　　　　　　　　副高：掌握　　正高：掌握

（1）针对病因处理

1）输卵管性不孕：应根据病变部位、粘连程度、累及范围、不孕年限、是否合并其他不孕原因以及患者意愿，选择合适的治疗方法。

双侧输卵管阻塞：可根据输卵管阻塞部位和程度的不同选择不同的治疗方案。①输卵管伞端粘连阻塞，可行盆腔粘连松解术和输卵管伞成形术。②输卵管间质部阻塞，手术复通难度大，复通率低，建议直接行体外受精-胚胎移植（IVF-ET）。③单纯的输卵管结扎后峡部阻塞，可以考虑行结扎部位切除后的输卵管峡部端端吻合术。

输卵管通而不畅：如是由伞端部分阻塞和单侧输卵管峡部阻塞引起，可分别按双侧输卵管阻塞的方法进行治疗。输卵管间质部和峡部部分阻塞，腹腔镜可能没有阳性发现，可以行宫腔镜下输卵管插管疏通术治疗。

输卵管慢性炎症：可口服活血化瘀中药、中药保留灌肠和穴位注射，配合超短波物理治疗等方法促进局部血液循环，有利于炎症消除。仅适用于输卵管粘连、阻塞程度较轻，病变时间短者等，否则治疗效果不佳。

体外受精-胚胎移植（IVF-ET）：经过输卵管和盆腔整形手术后6个月至一年仍不能自然妊娠者，自然妊娠的机会已很低，一般不主张再做成形手术，而建议直接采用IVF-ET。输卵管因素导致不孕的患者倾向于采用IVF-ET，尤其是年龄大、不孕年限长，合并其他不孕因素，或上述手术与非手术治疗效果不好时，应尽快采用IVF-ET，以免错过女性最佳生育期，导致妊娠率下降。

2）排卵障碍性不孕：主要治疗手段是促排卵，指对有排卵障碍的患者采用药物或手术方法诱发卵巢的排卵功能。一般以诱导单卵泡或少数卵泡发育为目的。主要应用于排卵障碍性不孕的治疗和/或结合宫腔内人工受精技术应用。

3）免疫性不孕：可从减少抗精子抗体（AsAb）产生、抑制 AsAb 产生、去除结合精子的 AsAb、克服 AsAb 干扰几方面着手。

4）不明原因性不孕：可采用期待治疗（现有的研究多为短期观察）、药物治疗（对年龄较轻而不孕年限较短的夫妇，应给予他们充分的时间等待，一般至少 2 年）。

5）男性不孕：应根据不同的致病因素采用不同的治疗方法。对于病因明确的，应积极采用相应的措施治疗，以提高其精液质量。对于不明原因造成精子质量低下者，可以尝试采用中药联合调整精神状态、生活习惯来改善精液质量，若效果不明显，或合并其他不孕原因、女方年龄大、不孕年限长等，应及时采用辅助生殖技术。

（2）使患者掌握性知识：学会预测排卵期，选择排卵前 2~3 天排卵后 24 小时内性交，以增加受孕机会。

（3）注意经期卫生：减少生殖道感染的机会；做好计划生育，减少人工流产。

（4）使用人工助孕技术：体外人工授精、配子移植试管婴儿等。

知识点 6：不孕症的护理评估　　　　副高：熟练掌握　正高：熟练掌握

（1）健康史

1）男方健康史：包括询问既往有无影响生育的疾病史及外生殖器外伤史、手术史。了解个人生活习惯、嗜好以及工作、生活环境，详细询问婚育史、性生活情况，如有无性交困难。

2）女方健康史：询问年龄、生长发育史、青春发育史、生育史、性生活状况、避孕状况、家族史（有无出生缺陷及流产史）、手术史、其他病史及既往史。重点为月经史（初潮、经期、月经周期、经量及月经有无变化、痛经及痛经严重程度等）、生殖器官炎症史（盆腔炎、宫颈炎、阴道炎等）及慢性疾病史。对继发性不孕，应了解既往流产或分娩情况，有无感染史等。

3）双方的相关资料：包括结婚年龄、婚育史、是否两地分居、性生活情况（性交频率、采用过的避孕措施、有无性交困难）、烟酒嗜好等。

（2）身体状况：原发性不孕的患者，注意第二性征的发育情况，如毛发分布、体重和体形、外生殖器官的形态等。继发性不孕患者常有下腹隐痛、腰骶部酸痛、白带增多、异味等。对继发性痛经进行性加重者，应考虑子宫内膜异位症。

（3）心理-社会状况：夫妇双方可能遭受社会、心理、经济、环境各方面的压力。会出现典型的失落和哀伤感，尤其是原发性不孕的患者。许多不孕的患者在月经来临后会陷入烦躁不安、注意力不集中，甚至无法克制的沮丧而哭泣。

知识点 7：不孕症的护理诊断　　　　副高：熟练掌握　正高：熟练掌握

（1）知识缺乏：缺乏生育及不孕症治疗相关知识。

（2）自尊紊乱：与长期不能实现自我期望有关。

（3）社交孤立：与缺乏家人与社会的理解与支持，不愿与他人交往有关。

知识点8：不孕症的护理措施　　　　　　　副高：熟练掌握　正高：熟练掌握

（1）诊断性检查可能引起的不适：①子宫输卵管碘油造影，可能引起腹部疼挛感，在术后持续1~2小时，随后可以在当天或第2天返回工作岗位而不留后遗症。②腹腔镜手术，术后1~2小时可能感到一侧或双侧肩部疼痛，可遵医嘱给予可待因或可待因类的药物镇痛。③子宫内膜活检，检查后可能有下腹部不适感如疼挛、阴道流血。

（2）指导妇女服药：教会妇女在月经周期遵医嘱正确服药，说明药物的作用及不良反应。提醒妇女及时报告药物的不良反应如潮热、恶心、呕吐、头痛，指导妇女在妊娠后立即停药。

（3）注重心理护理：护理人员应对夫妇双方提供护理，可以单独进行以保证隐私，也可以夫妇双方同时进行。不孕的压力可引起一系列不良心理反应，如抑郁、焦虑等，而这可能进一步影响成功妊娠的概率。因此，护理人员必须教会妇女进行放松，如练习瑜伽、调整认知、改进表达情绪的方式方法等。护理人员需帮助夫妇正面面对治疗结果，帮助他们选择停止治疗或选择继续治疗，不论夫妇作出何种选择，都应给予尊重并提供支持。

（4）教会妇女提高妊娠的技巧：保持健康状态，如注重营养、减轻压力、增强体质、纠正营养不良和贫血、戒烟、戒毒、不酗酒；与伴侣进行沟通，如谈论自己的希望和感受；不要把性生活单纯看作是为了妊娠而进行；在性交前、中、后勿使用阴道润滑剂或进行阴道灌洗；不要在性交后立即如厕，而应卧床，并抬高臀部，持续20~30分钟，以使精子进入宫颈；掌握性知识，学会预测排卵、选择适当日期性交、性交次数适当，在排卵期增加性交次数。

（5）协助选择人工辅助生殖技术：医护人员要帮助夫妇了解各种辅助生殖技术的优缺点及其适应证。许多因素会影响夫妻决定是否选择辅助生殖技术，如下列几点。

1）社会、文化、宗教信仰因素。

2）治疗的困难程度，包括危险性、不适感等可涉及生理、心理、地理、时间等方面。

3）妇女的年龄可以影响成功率。

4）经济问题：昂贵而长久的治疗费用使不孕家庭将面临经济困窘而影响辅助生殖技术选择。

（6）其他

1）帮助夫妇进行交流：帮助妇女表达自己的心理感受，不要用简单的对或错来评价妇女的情感。同时，鼓励男方讨论他们和伴侣不同的心理感受。

2）提高妇女的自我控制感：指导妇女可以采用放松的方式，如适当的锻炼、加强营养、提出疑惑等减轻压力，获得自我控制感。

3）降低妇女的孤独感：护理人员应帮助不孕妇女和她们的重要家人进行沟通，提高自我评价。

4）提高妇女的自我形象：鼓励妇女维持良性的社会活动，如果妇女存在影响治疗效果的行为，如节食，也应及时提醒。

（7）正视不孕症治疗的结局

1）治疗失败，妊娠丧失：如果妊娠丧失是因为异位妊娠，妇女往往感到失去了一侧输卵管，此时妇女悲伤和疼痛的感触较多。

2）治疗成功，发生妊娠：此时期她们的焦虑并没有减少，常常担心在分娩前出现不测，即使娩出健康的新生儿，她们仍需要他人帮助自己确认事实的真实性。

3）治疗失败，停止治疗：一些不孕不育夫妇因为经济、年龄、心理压力等因素放弃治疗，可能会考虑领养一个孩子。护理人员应对她们的选择给予支持。

知识点 9：不孕症的健康指导　　　　副高：掌握　　正高：熟练掌握

（1）加强营养，增强体质。纠正营养不良和贫血。宜多食高蛋白质、富含维生素的食品，如奶制品、豆浆、瘦肉、鸡蛋、新鲜蔬菜、水果等，有利于性激素的合成。

（2）保持健康的生活习惯，戒烟、不酗酒。

（3）指导精神放松技巧，保持健康心态。

（4）积极治疗合并症。

（5）进行生育相关知识教育，特别注意介绍提高妊娠率的基本技巧。如学会预测排卵期，性生活应选在排卵前 2~3 日至排卵后 24 小时内进行。

第二节　辅助生殖技术

知识点 1：辅助生殖技术的概念　　　　副高：熟练掌握　　正高：熟练掌握

辅助生殖技术（ART）又称医学助孕，是指在体外对配子和胚胎采用显微操作技术，帮助不孕不育夫妇受孕的先进技术。主要包括人工授精、体外受精与胚胎移植、卵细胞质内单精子注射以及其他各种新技术。

知识点 2：人工授精的概念　　　　副高：熟练掌握　　正高：熟练掌握

人工授精是指通过人工方式将丈夫的精液或供者经洗涤或优选后的精子注入到女性生殖道内，包括阴道内、宫颈内、宫腔内、输卵管内、腹腔内，甚至卵泡内，以帮助不孕不育夫妇获得妊娠的一种助孕方法。

按精子的来源，分为夫精人工授精（AIH）、供精人工授精（AID）或治疗性供精人工授精（TDI）。按精子注射的部位，分为阴道内人工授精（IVI）、宫颈内人工授精（ICI）、宫腔内人工授精（IUI）、输卵管内人工授精（IFI）、腹腔内人工授精（IPI）、卵泡内人工授精（IFI）。在临床上，IUI 使用最为广泛，其次是 ICI，其他方法的人工授精较为少用。

| 知识点3：宫腔内人工授精的适应证 | 副高：熟练掌握　正高：熟练掌握 |

（1）男方所致不孕症

1）存在阻碍正常性交时精子进入阴道的解剖异常因素，如严重尿道下裂，逆行射精。

2）精神/神经因素：如阳痿、早泄、不射精。

3）男性免疫不育：如感染、创伤、阻塞或突发性因素可致血睾屏障，诱发自身免疫抗体产生。

4）中度精液异常。

（2）女方所致不孕症：年龄＜45岁，不孕年限≥1.5年，腹腔镜或子宫输卵管造影或输卵管镜证实输卵管通畅。

（3）不明原因所致不孕症

1）证实女方存在有规律的排卵周期。

2）性交后试验阳性。

3）两次精液分析正常，免疫珠试验或混合体球蛋白反应试验（MAR）阴性。

4）腔镜检查盆腔正常，无输卵管粘连及阻塞。

| 知识点4：宫腔内人工授精的禁忌证 | 副高：熟练掌握　正高：熟练掌握 |

（1）女方因输卵管因素造成的精子和卵子结合障碍。

（2）男女一方患有泌尿生殖系统急性感染或性传播疾病。

（3）一方患有严重的遗传、躯体疾病或精神心理疾患。

（4）一方接触致畸剂量的射线、毒物、药品并处于作用期。

（5）一方有吸毒等严重不良嗜好。

| 知识点5：宫腔内人工受精的方法 | 副高：熟练掌握　正高：熟练掌握 |

（1）卵巢刺激：人工授精可以在自然周期或药物促排卵周期时进行，药物促排卵联合IUI可以提高妊娠率，超促排卵方案包括长方案、短方案、超长方案、超短方案。目前临床应用的超促排卵方案有：无降调节的超排卵、微刺激方案、GnRH-a、GnRH拮抗剂方案。这些方案更适用于卵巢功能减退或对促排卵低反应的患者。

（2）卵泡及子宫内膜检测：在月经第2或3天需进行血基础内分泌检查，同时进行阴道超声检查以排除卵巢囊肿和内膜病变（如息肉等），促排卵治疗7~8天需通过B超和有关激素水平等联合监测卵泡的生长发育。可根据雌激素水平，评估卵泡发育成熟状况，孕激素水平评估卵泡是否有提早黄素化，LH水平监测LH峰出现时间（如提前出现）。

（3）宫腔内人工授精操作：排卵前后进行人工授精操作，用窥阴器暴露宫颈，1ml注射针筒抽取经洗涤后的精液（0.5~1.0ml）。将注射器连接到人工授精导管，然后将导管缓慢插入宫腔并注入精液。人工授精后，嘱患者适当抬高臀部，平卧20~30分钟即可起床离开。

知识点6：宫腔内人工受精的时机　　　副高：熟练掌握　正高：熟练掌握

人工授精应选择在排卵前后进行，因采用基础体温无法准确预测排卵时间，而采用超声联合血或尿LH值和宫颈黏液指标能够较准确预测排卵时间，故目前多采用此种方式。在超促排卵治疗中，当卵泡平均直径≥18mm且宫颈黏液评分≥8分时，给予hCG后，排卵将发生在34~36小时后，平均38小时。如果成熟卵泡超过4个或直径12mm的卵泡超过8个，应停止给予hCG，放弃本周期治疗。

知识点7：宫腔内人工受精的精子的处理　　　副高：熟练掌握　正高：熟练掌握

用于宫腔内人工授精的精子必须经过洗涤、分离处理，以去除精液中的精浆成分、白细胞和细菌。目前，精液处理多采用上游法和梯度离心法。通常认为授精的活动精子密度需要达到1×10^5/ml，精子的活率和正常形态率对于妊娠的预后至关重要。《人类辅助生殖技术规范》要求，处理后的精子，其前向运动精子总数不得低于10×10^6；用于人工授精的冷冻精液，复苏后前向运动的精子不低于40%。

知识点8：宫腔内人工受精成功率的影响因素　　　副高：熟练掌握　正高：熟练掌握

影响宫腔内人工授精成功率的因素有：①不孕的原因。②患者夫妇的年龄。③不孕持续的时间。④精子的参数。⑤宫腔内人工授精治疗周期数。

知识点9：体外受精-胚胎移植的概念　　　副高：熟练掌握　正高：熟练掌握

体外受精与胚胎移植（IVF-ET），即试管婴儿，是指从要求受孕的女性体内取出卵子，在体外与精子受精并培养一段时间，再将发育至一定时期的胚胎移植入宫腔内，使其着床并实现妊娠的整个过程。主要技术程序包括：诱发超排卵、卵泡监测及适时注射hCG、精子优化、采卵及卵细胞的处理、体外受精及胚胎培养、胚胎移植及移植后管理等。

知识点10：体外受精-胚胎移植的适应证　　　副高：熟练掌握　正高：熟练掌握

主要适用于女性不可逆性输卵管病变所导致的不孕，如输卵管炎、盆腔炎所致输卵管堵塞、积水等。

（1）两侧输卵管切除或严重病变导致的不孕。

（2）输卵管结扎术后要求再生育，而输卵管吻合术失败者。

（3）子宫内膜异位症或多囊卵巢综合征经长期治疗仍不能受孕者。

（4）男性少精症、弱精症。

（5）原因不明的不孕及免疫性不孕。

知识点 11：体外受精–胚胎移植的禁忌证　　　　副高：掌握　正高：掌握

（1）男女任何一方患有严重的精神疾病、泌尿生殖系统急性感染、性传播疾病（限于中国大陆地区），患有《中华人民共和国母婴保健法》规定的不宜生育的夫妇双方或一方患有目前无法进行胚胎植入前遗传学诊断的遗传性疾病。

（2）任何一方具有吸毒等严重不良嗜好。

（3）任何一方接触致畸量的射线、毒物、药品并处于作用期。

（4）女方子宫不具备妊娠功能或严重躯体疾病不能承受妊娠。

知识点 12：体外受精–胚胎移植的术前准备　　　　副高：掌握　正高：掌握

详细了解和记录月经史及近期月经情况，进行妇科常规检查、B 超检查、诊断性刮宫、输卵管造影、基础体温测定、女性内分泌激素测定、自身抗体检查及抗精子抗体检查、男方精液检查、男女双方染色体检查以及肝功能检查、血尿常规检查等。

知识点 13：体外受精–胚胎移植的主要步骤　　　　副高：掌握　正高：掌握

（1）促排卵与监测卵泡发育：采用药物促排卵以获取较多的卵母细胞供使用。采用 B 超测量卵泡直径及测定血 E_2、LH 水平，监测卵泡发育。

（2）取卵：于卵泡发育成熟尚未破裂时，经腹或经阴道穹隆处以细针（B 超指引下）穿刺成熟卵泡，抽取卵泡液找出卵母细胞。

（3）体外受精：将取出的卵母细胞放入培养液中培养，使卵子进一步成熟，达到与排卵时相近状态，以提高受精率与卵裂率。优化处理过的精子与卵母细胞在试管内混合受精，体外培养受精卵 2~3 天。

（4）胚胎移植：将体外培养分裂至 4~8 个细胞的早期胚胎送回母体子宫腔内。

（5）移植后处理：卧床 24 小时，限制活动 3~4 天，肌内注射黄体酮，移植后第 14 天测定血 β–hCG。血 β–hCG 明显增高提示妊娠成功，2~3 周后做 B 超检查确定是否妊娠，按高危妊娠加强监测管理。

知识点 14：卵胞质内单精子显微注射的概念　　　　副高：熟练掌握　正高：熟练掌握

卵胞质内单精子显微注射（ICSI）通常采取卵母细胞透明带手术或直接将精子注入卵母细胞，达到助孕目的。这些操作必须在显微镜下借助显微操作仪完成，以促使胚胎更好发育及更易着床。

知识点 15：卵胞质内单精子显微注射的适应证与禁忌证
副高：熟练掌握　正高：熟练掌握

（1）适应证：严重少精症、弱畸精症、少弱畸精症；无精症（阻塞性及非阻塞性）等。

（2）禁忌证

1）夫妇双方或任何一方有染色体异常。

2）夫妇双方或任何一方有严重先天畸形。

3）女方有近期放射物质、有毒化学物质接触史，酗酒、吸毒，人类免疫缺陷病毒（HIV）阳性。

4）女方有各种不宜妊娠的内外科等合并症，如伴有心功能不全的严重心血管疾病、凝血功能障碍等。

知识点 16：卵胞质内单精子显微注射的主要步骤
副高：掌握　正高：掌握

促排卵和卵泡监测同 IVF-ET 过程，经阴道超声介导下取卵，去除卵丘颗粒细胞，在高倍倒置显微镜下行卵母细胞胞质内单精子显微注射受精，此后的胚胎体外培养、胚胎移植及移植后处理（黄体支持治疗）同 IVF-ET 技术。

知识点 17：配子输卵管内移植的概念
副高：熟练掌握　正高：熟练掌握

配子输卵管内移植（GIFT）是直接将卵母细胞和洗涤后的精子移植到输卵管壶腹部的一种助孕技术，是继 IVF-ET 之后发展起来的更简单、经济、成功率更高的助孕技术之一。1984 年首先由美国的 Asch 等报告成功。

知识点 18：配子输卵管内移植的适应证
副高：熟练掌握　正高：熟练掌握

（1）原因不明不孕症：曾经是 GIFT 的主要适应证。不孕原因可能是精子的运输、授精能力异常、输卵管伞的拾卵功能障碍或卵泡未破裂黄素化综合征等。

（2）男性不育：大多数为少精症或弱精症。

（3）免疫不孕：IgG 抗体可抑制受精，精子数量越多，抗原越多，越能激发免疫反应。

（4）子宫内膜异位症：药物或手术失败后均可用 GIFT 或 IVF-ET 治疗，更适用于轻、中度子宫内膜异位症，而重度子宫内膜异位症成功率低。

（5）其他因素的不孕症：如宫腔异常和不排卵等。

知识点 19：配子输卵管内移植的步骤
副高：熟练掌握　正高：熟练掌握

（1）诱发超排卵：方案与 IVF-ET 相同，应根据妇女的年龄、病因和以往治疗的反应决定治疗方案和人类绝经期促性腺激素（HMG）的用量。

（2）监测卵泡：目的是观察卵巢对 HMG 治疗的反应，以决定 HMG 的用量、注射时间等。

（3）处理精子：采卵前2小时取精液。

（4）采卵：采卵时间一般在注射 HMG 后 34~36 小时。

（5）移植配子：移植的卵细胞数与妊娠率有关。

知识点 20：配子输卵管内移植的优缺点　　　　副高：熟练掌握　正高：熟练掌握

（1）优点：GIFT 的优点是不必进行体外胚胎培养阶段，实验方法简便。

（2）缺点：只适用于至少有一条正常输卵管的妇女，以及对失败病例无法确定失败原因是否归因于受精失败者。此外，GIFT 有卵子受精和胚胎发育情况不明及移植配子时需全身麻醉或用腹腔镜等缺点，对受术者损伤大。同时，由于难以了解受精过程和胚胎发育情况，成功率为 20%~30%，而且费用也比 IVF-ET 更昂贵。目前已很少应用。

知识点 21：卵子赠送技术的概念　　　　　　　　副高：熟练掌握　正高：熟练掌握

卵子赠送技术是指采用健康的第三方自愿捐赠的卵子进行的辅助生殖技术。适用于卵巢早衰、双侧卵巢切除后等情况。卵子赠送技术与常规的 IVF-ET 过程相似，其关键问题是处理供者与接受治疗者间生殖周期的同步。

知识点 22：胚胎植入前遗传学诊断　　　　　　副高：熟练掌握　正高：熟练掌握

胚胎植入前遗传学诊断（PGD）是指从卵母细胞或受精卵中取出极体或从植入前阶段的胚胎取 1~2 个卵裂球或多个滋养层细胞进行特定的遗传学性状的检测，然后据此选择合适的胚胎进行移植的技术。该技术的主要目的与不孕症的治疗无关，但以辅助生殖技术为基础。应用该项技术可以避免反复的选择性流产或引产和遗传性疾病患儿的出生。

知识点 23：辅助生殖技术常见并发症　　　　　副高：熟练掌握　正高：熟练掌握

（1）卵巢过度刺激综合征（OHSS）：是一种由于诱发超排卵所引起的医源性并发症。是指诱导排卵药物刺激卵巢后，导致多个卵泡发育、雌激素水平过高及颗粒细胞的黄素化，引起全身血流动力学改变的病理情况。卵巢过度刺激综合征的发生与使用超排卵药物的种类、剂量、治疗方案、不孕症妇女的内分泌状态、体质以及是否妊娠等诸多因素有关。

根据临床表现及实验室检查，可将 OHSS 分为轻、中、重度。①轻度：症状及体征通常发生于注射 hCG 后 7~10 天，主要表现为下腹不适、轻度腹胀或轻微腹痛，伴食欲缺乏、乏力，血 E_2 水平 ≥1500pg/ml，卵巢直径 ≤5cm。②中度：有明显下腹胀痛、恶心、呕吐或腹泻，伴有腹围增大，体重增加≥3kg，明显腹水，少量胸腔积液，血 E_2 水平≥3000pg/ml，双侧卵巢明显增大，卵巢直径在 5~10cm。③重度：腹胀痛加剧，患者口渴多饮但尿少，恶心、呕吐甚至无法进食，疲乏、虚弱、腹水明显增多，可因腹水而使膈肌上升或胸腔积液致呼吸困难，不能平卧，卵巢直径≥12cm，体重增加≥4.5kg，严重者可出现急性肾衰竭、血栓形成及急性呼吸窘迫综合征甚至死亡。如未妊娠，月经来潮前临床表现可停止发展或减轻，此后上述表现迅速缓解并逐渐消失；一旦妊娠，OHSS 症状将趋于严重，病程延长。对病情严重且难以控制的患者应果断终止妊娠。

（2）卵巢反应不足：与 OHSS 相反，卵巢反应不足表现为卵巢在诱发超排卵下卵泡发育不良，卵泡数量或大小或生长速率不能达到治疗药物的效果。主要表现为治疗周期应用 HMG 25~45 支，但直径达到14mm 的卵泡数量 <3 个，血 E_2 水平 <500pg/ml。

（3）多胎妊娠：是诱发超排卵常见的并发症，可增加母体孕产期并发症和早产的发生。多胎妊娠者容易出现妊娠期高血压疾病、羊水过多、重度贫血、胎膜早破、流产、早产等，从而增加围产儿的病死率。同时，多胎妊娠需要增加产科和新生儿科的重症监护，增加家庭开支，对孕产妇及其家庭的各种短期、长期的情感和精神压力过大。

（4）自然流产：IVF-ET 的自然流产率可达 25%~30%，明显高于自然妊娠流产率。可能与以下因素有关：女方的年龄偏大，其卵细胞的染色体畸变率较高；多胎妊娠；诱发超排卵后的内分泌激素环境对胚胎发育有影响；黄体功能不全及胚胎自身发育异常等。

（5）卵巢或乳腺肿瘤：由于使用大剂量的 HMG，使不孕症妇女反复大量排卵及较长时间处于高雌激素和孕激素的内分泌环境，有可能导致发生卵巢和乳腺肿瘤的机会增多。

（6）疾病传染：辅助生殖技术采用一系列培养液，在制作、运输和操作过程中都有可能造成污染，从而引起疾病传染。污染的血清或培养液有可能造成胚胎、母体以及实验室和临床人员间交叉传染。在人工授精与胚胎移植过程中，有可能将男方所患传染病或携带病原体传染给女方，如肝炎病毒、人类免疫缺陷病毒、梅毒螺旋体等。

（7）其他并发症：体外受精技术穿刺取卵时可能损伤周围器官或血管，引起出血和感染等并发症。另外，经辅助生殖技术治疗获得的妊娠，与自然妊娠相比，其流产率、早产率、异位妊娠率、宫内外同时妊娠率均较高。

知识点 24：辅助生殖技术的护理诊断　　　　副高：熟练掌握　　正高：熟练掌握

（1）知识缺乏：缺乏辅助生殖技术相关知识。
（2）自尊紊乱：与繁杂的检查及无效的治疗效果有关。
（3）疼痛：与辅助生殖技术及其并发症引发的不适有关。

知识点 25：辅助生殖技术的护理措施　　　　副高：熟练掌握　　正高：熟练掌握

（1）详细询问健康史：包括年龄、既往不孕症治疗时的并发症病史、超排卵治疗情况（HMG 的剂量、卵泡数量、一次助孕治疗中卵子数量、血清 E_2 峰值、使用 hCG 的日期、取卵的日期、胚胎移植中胚胎的数量），OHSS 的发生、发展以及严重程度。重点询问患者是否有以下表现，如腹部症状、胸部症状、消化道症状，以及尿量和体重，并检查四肢是否有凹陷性水肿。

（2）观察病情：中重度 OHSS 住院患者每4小时监测生命体征，记录出入量，每日测量体重和腹围，遵医嘱完善各项检查，留取血、尿标本，监测血细胞比容、白细胞计数、血电解质、肾功能，酌情进行 B 超、胸部 X 线片检查等。防止继发于 OHSS 的严重并发症，如卵巢破裂或蒂扭转、肝功能损害、肾功能损害甚至衰竭、血栓形成、急性呼吸窘迫综合征等。加强多胎妊娠产前检查的监护，要求提前住院观察，足月后尽早终止妊娠。

（3）治疗护理：注意超排卵药物应用的个体化原则，严密监测卵泡的发育，根据卵泡数量适时减少或终止使用 HMG 及 hCG，提前取卵。有 OHSS 倾向者，遵医嘱对中重度 OHSS 住院患者静脉滴注白蛋白、低分子右旋糖酐、前列腺素拮抗剂。必要时可以放弃该周期，取卵后行体外受精，但不行胚胎移植而是将所获早期胚胎进行冷冻保存，待自然周期再行胚胎移植。多胎妊娠者进行选择性胚胎减灭术。

（4）心理护理：向患者介绍该技术的适应证、治疗的基本过程，可能出现的并发症以及应对措施，使患者有一定的思想准备，消除焦虑、紧张，随时给予鼓励和帮助。

| 知识点 26：辅助生殖技术的健康指导 | 副高：掌握　正高：熟练掌握 |

（1）指导患者及家属观察药物不良反应。
（2）胚胎移植术后嘱卧床休息 30 分钟，限制活动 3~5 天。
（3）术后合理膳食，避免腹泻和便秘。
（4）胚胎移植术后 10 天测定血 β-hCG 水平。
（5）妊娠成功者，注意观察有无先兆流产征象，出现异常及时就诊。

第十七章 计划生育

第一节 避孕方法

宫内节育器

知识点1：避孕的概念 副高：熟练掌握 正高：熟练掌握

避孕是采用科学手段，在不妨碍夫妻正常性生活和身心健康的前提下，使女性暂时不受孕，是计划生育的重要组成部分。避孕主要控制生殖过程中3个关键环节：①抑制精子与卵子产生。②阻止精子与卵子结合。③使子宫环境不利于精子获能、生存，或不适宜受精卵着床和发育。目前，常用的女性避孕方法有放置宫内节育器、药物避孕及外用避孕等。男性避孕在我国主要是阴茎套及输精管结扎术。

知识点2：避孕方法的分类 副高：掌握 正高：掌握

（1）药物避孕：又称激素避孕，是指采用女性甾体激素避孕。其主要成分是雌激素和孕激素。

（2）工具避孕：是利用某种器具阻止精子与卵子结合，或改变宫腔环境使其不利于受精卵着床而达到避孕目的的方法。

（3）安全期避孕：又称自然避孕法（NFP），是根据女性自然生理规律，不用任何避孕方法，在易孕期禁欲而达到避孕目的。多数育龄女性具有正常月经周期，排卵多在下次月经前14日，排卵前后4~5日内为易受孕期，其余时间不易受孕为安全期。安全期避孕需要根据本人的月经周期，结合基础体温测量和宫颈黏液变化特点来推算，而排卵因受情绪、健康状况、外界环境等多种因素的影响，故此方法并不十分可靠，失败率高达20%，不宜推广。

（4）免疫避孕法：如抗生育疫苗、导向药物避孕等，目前正在研究中。

知识点3：药物避孕的种类 副高：掌握 正高：掌握

（1）短效口服避孕药：是雌激素与孕激素组成的复合制剂，主要避孕机制是抑制排卵，正确使用则有效率近100%。根据整个周期中雌激素、孕激素的剂量和比例变化可分为3种我国以单相片为主。

1）单相片：整个28天的周期中雌激素、孕激素剂量固定。自月经周期第5日起，每晚1片，连服22日不间断。若漏服必须于次晨补服。一般于停药后2~3日出现撤药性流血，类似月经来潮，于下一次月经第5日，开始下一个周期用药。若停药7日尚无阴道流血，于当晚或第2日开始第2周期服药。若服用两个周期仍无月经来潮，则应该停药，考虑更换避孕药物种类或就医诊治。

2）双相片：前7片孕激素剂量小，后14片明显增加，雌激素在整个周期中变化不大。服药方法同单相片。

3）三相片：3种剂型，按指示顺序服用。第一相（第1~6片）共6片，含低剂量雌激素与孕激素；第二相（第7~11片）共5片，雌激素及孕激素剂量均增加；第三相（第12~21片）共10片，孕激素剂量再增加，雌激素减至第一相水平。三相片配方合理，避孕效果可靠，控制月经周期作用良好，突破性出血和闭经发生率显著低于单相片，恶心、呕吐等不良反应也少。药盒内每一相药物颜色不同，每片药旁均标有星期几，提醒服药者按箭头指示顺序服药。于月经周期第3日开始服药，每日1片，连服21日不间断。三相片应用渐趋广泛。

（2）长效口服避孕药：由长效雌激素和人工合成的孕激素配伍而成。长效雌激素被胃肠道吸收后储存于脂肪组织中缓慢释放起长效避孕作用，其避孕有效率达96%~98%。但因不良反应较多，已较少应用。

（3）长效避孕针：是以强效孕激素为主，有单纯孕激素和雌激素、孕激素复合制剂两类，有效率达98%以上。单纯孕激素制剂因不含雌激素可用于哺乳期女性，但易并发月经紊乱。

用法和注意事项：①雌激素、孕激素复合制剂，每月肌内注射1次，可避孕1个月。首月应于月经周期第5日和第12日各肌内注射1支，第2个月起于每次月经周期第10~12日肌注1支，一般于注射后12~16日月经来潮。②单孕激素制剂，如醋酸甲羟孕酮避孕针，每隔3个月注射1针，避孕效果好。应用长效避孕针前3个月内，可能出现月经周期不规则或经量过多，可应用止血药、雌激素或短效口服避孕药进行调整。月经频发或经量过多者不宜选用长效避孕针。

（4）速效避孕药：又称探亲避孕药或紧急避孕药。服用时间不受经期限制，适合于短期探亲夫妇。效果可靠，有效率达98%以上。分为孕激素制剂、雌孕激素复合制剂、非孕激素制剂。避孕原理主要是改变子宫内膜形态和功能，并能使宫颈黏液变稠，不利于精子穿透和受精卵着床。

用法和注意事项：①孕激素制剂和雌孕激素复合制剂的服用方法，在探亲前1日或当日中午服用1片，以后每晚服1片，连续服用10~14日。若已服14日而探亲期未满，可改服短效口服避孕药直至探亲结束。②非孕激素制剂（C53号抗孕药）的服用方法，在第一次房事后即刻服1片，次日早晨加服1片，以后每次房事后即服1片。

（5）缓释系统避孕药：是将避孕药与具有缓释性能的高分子化合物制成多种剂型，使避孕药在体内持续、恒定进行微量释放，达到长效避孕效果。常用剂型有皮下埋植剂、缓释阴道避孕环、微球和微囊避孕针等。

1）皮下埋植剂：国外研制的皮下埋植避孕剂含左炔诺孕酮，商品名为Norplant。第一代产品Norplant Ⅰ型，每套有6根以硅胶为载体的棒，每根含左炔诺孕酮36mg，总量216mg；Norplant Ⅱ型为第二代产品，每套有2根硅胶棒，每根含左炔诺孕酮70mg，总量

140mg。我国研制的皮下埋植避孕剂为左炔诺孕酮硅胶棒 I 型和 II 型。埋植后，硅胶囊（棒）恒定缓慢地向血液循环中释放左炔诺孕酮，释放量为 30μg/24h。皮下埋植剂不含雌激素，不影响乳汁质量，可用于哺乳期妇女。因能随时取出，使用方便，取出后恢复生育功能迅速。

用法及注意事项：月经周期第 7 日内在上臂内侧作皮下扇形插入，放置 24 小时后即可发挥避孕作用。不良反应主要有不规则少量阴道流血或点滴出血，少数闭经，这些症状一般 3～6 个月后能够逐渐减轻或消失。流血时间过长或不能耐受而又不愿终止使用者，可采用口服复方短效口服避孕药，也可采用中药止血。

2）缓释阴道避孕环：通过载体携带甾体激素避孕药，制成环状放入阴道，阴道黏膜上皮直接吸收药物，产生避孕作用。国产的硅胶阴道环又称甲硅环，体外测定每日可释放甲地孕酮 133μg，一次放置，避孕 1 年，经期不需取出，有效率达 97.3%。

用法：月经干净后将甲硅环放入阴道后穹隆或套在宫颈上，缓释阴道避孕环具有取、放方便的优点。

3）微球和微囊避孕针：是一种新型缓释系统避孕针，采用具有生物降解作用的高分子聚合物与甾体激素避孕药混合或包裹制成微球或微囊，将其注入皮下，每日释放恒定数量避孕药，高分子聚合物能够在体内降解、吸收，无须取出。

用法：我国研制的复方甲地孕酮微囊，每月注射 1 次，年妊娠率为 0.88%，突破性出血率为 2% 左右。该方法避孕效率高，但其可接受性有待多中心临床试验证实。

知识点 4：药物避孕的原理　　　　　　　　　　　　　副高：掌握　　正高：掌握

（1）抑制排卵：通过影响下丘脑-垂体-卵巢轴的内分泌功能，抑制下丘脑释放 GnRH，从而使垂体分泌的 FSH 和 LH 减少；同时影响垂体对 GnRH 的反应，使 LH 不出现高峰，导致排卵障碍。

（2）干扰受精：通过改变宫颈黏液的黏稠度，不利于精子的穿透，阻止受精。

（3）干扰受精卵着床：改变子宫内膜的功能和形态，使子宫内膜分泌不典型，不利于孕卵着床。

（4）干扰输卵管的功能：在雌孕激素的作用下，影响输卵管的正常分泌和蠕动功能，干扰受精卵的着床。

知识点 5：药物避孕的适应证与禁忌证　　　　　　　　副高：掌握　　正高：掌握

（1）适应证：健康育龄妇女均可采用甾体激素避孕药避孕。

（2）禁忌证：①严重心血管疾病，避孕药中孕激素影响血脂蛋白代谢，加速冠状动脉硬化；雌激素使凝血功能亢进，增加冠状动脉硬化者心肌梗死发病率，还通过增加血浆肾素活性而升高血压，增加高血压患者脑出血的发病率。②急慢性肝炎或肾炎。③血液病或血栓性疾病。④内分泌疾病，如糖尿病需用胰岛素控制者、甲状腺功能亢进症者。⑤恶性肿瘤、癌前病变、子宫或乳房肿块者。⑥哺乳期，因雌激素可抑制乳汁分泌，影响乳汁质量。⑦月经稀少或年龄大于 45 岁者。⑧原因不明的阴道异常流血。⑨精神病生活不能自理者。

知识点6：药物避孕的不良反应及处理　　　　　　　副高：掌握　正高：掌握

（1）类早孕反应：服药后多有食欲缺乏、恶心、呕吐、乏力、头晕、乳房胀痛、白带增多等类早孕反应，系雌激素刺激胃黏膜所致，轻者一般不需处理，坚持服药数日后常可自行缓解。症状严重者给予对症处理，按医嘱口服维生素 B_6 20mg、维生素 C 100mg，每日 3 次，连服 7 日，可缓解症状。

（2）不规则阴道流血：服药期间出现不规则少量阴道流血又称突破性出血，多因漏服、迟服（不定时服药）、服药方法错误、药片质量受损所致；或是由于个人体质不同，服药后体内激素水平不稳定，不能维持子宫内膜正常生长的完整性而发生。轻者点滴出血，则不需处理；若出血量偏多，可每晚加服炔雌醇 1 片（0.005mg），与避孕药同时服至 22 日停药；若阴道流血量如月经量，或流血时间接近月经期者，应停止服药，并将此次流血作为一次月经来潮，在流血第 5 日再开始下一周期用药，或更换避孕药。

（3）月经过少或停经：月经过少者可以每日加服炔雌醇 1~2 片（0.005~0.010mg）。绝大多数停经者，在停药后月经能恢复。若停药后月经仍不来潮，应在停药第 7 天开始服用下一周期避孕药，以免影响避孕效果。连续发生 2 个月停经，应考虑更换避孕药种类。更换药物后仍无月经来潮或连续发生 3 个月停经者，应停止服用避孕药，观察一段时间等待月经复潮，也可以按医嘱肌内注射黄体酮，每日 20mg，连续 5 日，或口服甲羟孕酮，每日 10mg，连服 5 日。通常在停药 2~7 日内出现撤药性出血，若仍无撤药性出血，应查找原因。停用避孕药期间，需采取其他避孕措施。

（4）色素沉着：极少数妇女颜面皮肤出现蝶形淡褐色色素沉着，停药后多数可自行消退或减轻，极少数色素脱失缓慢。

（5）体重增加：少数妇女较长时间服用避孕药而出现体重增加，因避孕药中炔诺酮兼有弱雄激素活性，能促进体内合成代谢，加之雌激素使水钠潴留。但体重增加不会导致肥胖症，需注意均衡饮食，合理安排生活方式，适当减少盐分摄入，并结合进行有氧运动。

（6）其他：偶可出现头痛、复视、皮疹、皮肤瘙痒、乳房胀痛等，可对症处理，严重者需停药做进一步检查。

知识点7：药物避孕的护理评估　　　　　　　副高：熟练掌握　正高：熟练掌握

（1）健康史：询问年龄、婚育史、现病史及既往史，决定是否适合药物避孕，同时了解是否愿意接受药物避孕。

（2）身体状况：①做全身体格检查和妇科检查，了解能否使用药物避孕。②辅助检查：血常规、肝肾功能检查。

（3）心理-社会状况：了解避孕的女性和家人对药物避孕的了解情况和态度。

知识点 8：药物避孕的护理诊断　　　　　副高：熟练掌握　正高：熟练掌握

（1）知识缺乏：缺乏药物避孕知识。

（2）焦虑：与担心药物不良反应、避孕失败有关。

知识点 9：药物避孕的护理措施　　　　　副高：熟练掌握　正高：熟练掌握

（1）耐心告知避孕药物的避孕效果、用法、不良反应和应对对策，让有避孕要求的女性自主选择适宜的避孕药并确定其已掌握用法为止。

（2）进行全面身心评估，排除禁忌证。

（3）妥善保管药物，防止儿童误服；存放于阴凉干燥处，因药物受潮后可能影响避孕效果，不宜使用。

（4）注射避孕针时，应将药液吸尽，并做深部肌内注射。若停用，要在停药后服用短效口服避孕药 3 个月，以免引起月经紊乱。

（5）使用长效避孕药停药 6 个月后再考虑妊娠。

知识点 10：药物避孕的健康指导　　　　　副高：掌握　正高：熟练掌握

耐心解答服药者提出的问题，解除其思想顾虑。对不能应用避孕药的女性，说明情况，帮助其选择适合的避孕方法。

知识点 11：工具避孕的种类　　　　　副高：熟练掌握　正高：熟练掌握

（1）阴茎套：又称避孕套，为男用避孕工具，作为屏障使精液排在阴茎套内不能进入阴道而达到避孕目的。正确使用避孕率高，可达 93%~95%。阴茎套同时还具有防止性传播疾病的作用，因此应用广泛。

（2）女用避孕套：又称阴道套，是由聚氨酯（或乳胶）制成的宽松、柔软的袋状物，长 15~17cm，开口处连接直径 7cm 的柔韧"外环"，套内游离直径 6.5cm 的"内环"。通过屏障作用达到避孕目的，同时具有防止性传播疾病的作用。

（3）宫内节育器：俗称节育环，是一种经济、简便、安全、有效、可逆的节育器具，易于为广大女性接受，是我国育龄期女性采用的主要避孕措施。我国是世界上使用 IUD 最多的国家，占世界 IUD 避孕总人数的 80%。

1）惰性宫内节育器：为第一代 IUD，由惰性材料制成，如金属、硅胶、塑料尼龙等，我国主要为不锈钢圆环及改良制品，但因带器妊娠率和脱落率高，目前已较少使用。

2）活性宫内节育器：为第二代 IUD，支架材料为塑料、聚乙烯、记忆合金等，其内含有活性物质如金属铜、激素、药物及磁性物质，可提高避孕效果，降低不良反应。我国主要有：①带铜宫内节育器，有T形、V形等。T形可放置10～15年；伞形（母体乐）可放置5～8年；V形可放置5～8年；宫形可放置20年左右；含铜无支架IUD有尾丝，可放置5～8年。②药物缓释宫内节育器，目前我国临床主要应用含孕激素IUD和含吲哚美辛的带铜IUD。a. 含孕激素的T形IUD：采用T形聚乙烯为支架，孕激素储存在纵杆的药管中，管外包有聚二甲基硅氧烷膜，控制药物释放。孕激素使子宫内膜变化，不利于受精卵着床，带器妊娠率较低；还可使子宫平滑肌静止，脱落率降低；并可使月经量减少，但易发生突破出血。目前研制出左炔诺孕酮（LNG）IUD（又称曼月乐），以中等量释放左炔诺孕酮（20μg/d），放置时间为5年，具有脱落率低、带器妊娠率低、经量少的优点。主要不良反应为点滴出血及闭经，取出IUD后不影响月经的恢复和妊娠。b. 含吲哚美辛的带铜IUD：其特点是年妊娠率、脱落率及出血率低、继续存放率高。

知识点12：宫内节育器的避孕原理　　　　　　副高：熟练掌握　　正高：熟练掌握

一般认为惰性宫内节育器的抗生育作用是多方面的。

（1）主要是子宫内膜长期受到异物刺激引起无菌性炎症反应，阻止受精卵着床。

（2）异物反应也可损伤子宫内膜而产生前列腺素，从而改变输卵管蠕动，使受精卵的运行与子宫内膜发育不同步而影响着床。

（3）子宫内膜局部受压缺血，激活纤溶酶原，使局部纤溶活性增强，囊胚溶解吸收也可致不孕。

（4）带铜宫内节育器具有与惰性宫内节育器相同的作用机制，而且所致异物反应更重。

（5）由于长期缓慢释放的铜被子宫内膜吸收，局部浓度升高后改变内膜依锌酶的活性（如碱性磷酸酶和碳酸酐酶），并影响DNA合成、糖原代谢及雌激素的摄入，使子宫内膜细胞代谢受到干扰，不利于受精卵着床及胚囊发育。铜可能影响精子获能，从而增强避孕效果。

（6）含孕激素宫内节育器所释放的孕酮，主要引起子宫内膜腺体萎缩和间质蜕膜化，不利于受精卵着床。

（7）孕酮可使宫颈黏液变稠而妨碍精子运行，还可影响精子的代谢。

知识点13：宫内节育器的放置　　　　　　　　副高：熟练掌握　　正高：熟练掌握

（1）适应证：①凡育龄女性要求放置宫内节育器而无禁忌证者均可放置。②无相对禁忌证，要求紧急避孕或继续，以IUD避孕者。

（2）禁忌证

1）已经妊娠或可疑妊娠者。

2）生殖器官炎症者，如急、慢性盆腔炎、阴道炎、宫颈急性炎症等。

3）生殖器官肿瘤或子宫畸形者。

4）月经频发、经血过多或有不规则阴道流血。

5）宫颈过松、重度裂伤、重度狭窄或重度子宫脱垂。

6）生殖器官畸形如双子宫、子宫纵隔等。

7）宫腔 <5.5cm 或 >9.0cm 者。

8）较严重的全身急、慢性疾病，如心力衰竭、中重度贫血、血液疾病和各种疾病的急性期。

9）各种性传播疾病未治愈。

10）盆腔结核。

11）人工流产术后子宫收缩不良，怀疑有妊娠组织残留或感染。

12）产时或剖宫产时胎盘娩出后。

13）有铜过敏史者，禁止放置含铜 IUD。

（3）放置时间

1）月经干净后 3~7 天，无性交。

2）正常产后 42 天子宫恢复正常，恶露已净，会阴切口已愈合。

3）剖宫产术后半年。

4）人工流产吸宫术和钳刮术后，中期妊娠引产术后 24 小时内或清宫术后（子宫收缩不良、出血过多或有感染可能者除外）。

5）含孕激素 IUD 在月经第 3 天放置。

6）自然流产于转经后放置，药物流产 2 次正常月经后放置。

7）哺乳期或月经延期放置时应先排除早孕。

8）紧急避孕应在性交后 5 天内。

（4）放置方法

1）受术者排空膀胱后，取膀胱截石位。

2）双合诊检查子宫位置、大小及双附件情况。

3）外阴阴道部 0.5% 聚维酮碘溶液常规消毒铺无菌洞巾，阴道窥器暴露宫颈，消毒宫颈与宫颈管，用宫颈钳夹持宫颈前唇。

4）用子宫探针探测宫腔深度，然后用放置器将节育器送入宫腔底部，带尾丝者在距宫口 2cm 处剪断尾丝。

5）观察无出血即取出宫颈钳和阴道窥器。

知识点 14：宫内节育器的取出　　　　　　　　副高：熟练掌握　正高：熟练掌握

（1）适应证

1）放环后不良反应严重、出现并发症经治疗无效者。

2）带器妊娠者。

3）需改用其他避孕措施或绝育者。

4）放置期限已满或绝经 1 年者。

5）计划再生育者或已无性生活不需要再避孕者。

6）绝经过渡期停经半年后或月经紊乱者。

（2）禁忌证：出现以下情况时，应待病情好转后再取出。

1）生殖器官急性或亚急性炎症者。

2）严重全身性疾病者。

（3）取出时间

1）一般在月经干净后3~7天，出血多者随时可取。

2）带器妊娠者行人工流产术同时取环。

3）带器异位妊娠者术前诊刮或术后出院前取出。

4）子宫不规则出血者随时取出。

（4）取出方法：取器前应通过宫颈口尾丝或B超、X线检查，确定宫腔内有无IUD及其类型。常规消毒外阴、阴道及宫颈，有尾丝者用血管钳夹住尾丝轻轻牵拉取出；无尾丝者先用子宫探针探查清楚IUD位置，再用取环钩或取环钳夹住节育器下缘牵拉取出。取器困难者应在B超指引下进行操作，必要时在宫腔镜下取出。

知识点15：放置宫内节育器的不良反应　　　　副高：了解　正高：了解

（1）阴道流血：常发生于放置IUD后6个月左右，特别是3个月内较为常见，主要表现为月经过多、经期延长或月经周期中不规则出血，一般无须处理。3~6个月可逐渐恢复，若需药物治疗，可按医嘱给予前列腺素合成酶抑制剂吲哚美辛片，并抗感染、止血、纠正贫血。经上述处理无效，应考虑取出IUD。更改为其他避孕方法。

（2）腰酸腹胀：IUD与宫腔大小形态不符时，可引起子宫频繁收缩，出现腰腹酸胀感。症状轻者无需处理，症状严重者应考虑更换其他适合的节育器或选择其他避孕方法。

知识点16：放置宫内节育器的并发症与处理　　　副高：熟练掌握　正高：熟练掌握

（1）感染：因无菌操作不严、IUD尾丝过长等所致。有明确宫腔感染者，应在抗生素治疗的同时取出节育器。

（2）节育器异位：多因术前未查清子宫位置和大小、术中操作不当引起。一旦发生节育器异位，应取出节育器。

（3）节育器脱落：因节育器与宫腔大小及形态不符、放置时未将节育器放至于子宫底部、宫颈内口过松或经量过多等原因所致。节育器脱落易发生在术后第1年，尤其是最初3个月，常与经血一起排出，不易察觉。

（4）节育器嵌顿或断裂：常因节育器放置时损伤子宫壁、带器时间过长或绝经后未及时取出所致。一经确诊，应及时取出。钩取时IUD大部分松动并将其拉至宫颈口外，将环丝拉直并将其剪断后缓慢抽出。取出困难时，应在X线或B超监视下或借助宫腔镜取出。完全嵌入肌层者，需经腹手术取出。为防止IUD嵌顿或断裂，放置IUD前应注意选择合适类型、大小的IUD、放置时操作应轻柔，绝经后应及时取出IUD。

（5）带器妊娠：多见于节育器脱落、下移或异位。如 IUD 小于宫腔，子宫收缩使其下移至宫腔下段，使避孕失败；或双子宫仅一侧宫腔放置 IUD，另一侧妊娠。带器妊娠容易发生流产，但也有妊娠至足月分娩者。一经确诊，行人工流产同时取出节育器。

知识点 17：宫内节育器的护理评估　　　　副高：熟练掌握　正高：熟练掌握

（1）健康史：了解既往病史、月经史、孕产史及避孕措施。评估有无放置宫内节育器的禁忌证。

（2）身体状况：询问末次月经时间、是否哺乳期等。测量体温、血压是否正常，了解近 3 天内有无性交。

（3）心理-社会状况：受术者因为对手术不了解，担心避孕效果或放置后有不良反应，可产生焦虑、恐惧等心理反应。

知识点 18：宫内节育器的护理诊断　　　　副高：熟练掌握　正高：熟练掌握

（1）知识缺乏：与缺乏宫内节育器避孕的知识有关。
（2）焦虑/恐惧：与害怕手术或担心不良反应及并发症有关。
（3）舒适的改变：与节育器放置后初期出现腰酸、腹痛、月经紊乱等有关。
（4）有感染的危险：与宫腔内手术有关。

知识点 19：宫内节育器的护理措施　　　　副高：熟练掌握　正高：熟练掌握

（1）术前准备

1）做好受术者的心理护理：向受术者解释避孕原理、手术的简要过程、受术者的业绩，使其对手术有信心，能配合手术。

2）术前嘱受术者排空膀胱，帮助患者取膀胱截石位，协助外阴清洁、消毒。

3）用物准备：无菌器械包（内含有弯盘 1 个、阴道窥器 1 个、宫颈钳 1 把、宫颈扩张器 4~6 号各 1 根、上环器 1 个、取环钩 1 个、剪刀 1 把、子宫探针 1 个、孔巾 1 块），干棉球数个，干纱布 3~4 块，无菌手套 1 副。

4）节育器消毒：金属宫内节育器可煮沸、高压灭菌、75% 乙醇或 1‰苯扎溴铵溶液浸泡 30 分钟。塑料或混合型宫内节育器可用 75% 乙醇或 1‰苯扎溴铵溶液浸泡 30 分钟。消毒包装的节育器使用前应查看有无破损或过期。凡浸泡消毒的节育器，使用前需用无菌水冲洗。

（2）术中护理：术中要陪伴和关心受术者，注意倾听其主诉，指导受术者在术中身体放松，不要乱动，如发现异常情况及时报告医师。放置或取出 IUD 时，应将节育器给受术者辨认。

（3）术后指导

1）预防感染：嘱受术者保持会阴清洁，每日清洗外阴，使用消毒会阴垫；2 周内禁性交及盆浴。

2）休息与工作：放置宫内节育器术后休息 3 天，1 周内应避免重体力劳动。取出宫内节育器术后休息 1 天。

3）术后异常情况：如有腹痛、发热、出血等症状，应随时就诊。

4）出现并发症或不良反应时的应对措施：见知识点 15、知识点 16。

5）复查：嘱受术者分别于放置宫内节育器术后 1、3、6，12 个月到医院复查，以后每年 1 次，复查应在月经干净后。不同类型的节育器应按规定时间取出或更换，否则将影响避孕效果。

6）放置的节育器达到规定期限后应到医院取出或更换。

| 知识点 20：宫内节育器的健康指导 | 副高：掌握　正高：熟练掌握 |

（1）术前向患者介绍宫内节育器放置术的目的、过程和避孕原理，使其理解并主动配合。

（2）术后休息 3 天，避免重体力劳动 1 周。

（3）术后半个月禁止性生活及盆浴，保持外阴清洁。

（4）术后 3 个月每次行经或排便时，注意有无节育器脱落。

（5）放置后第 1、3、6、12 个月各复查 1 次，以后每年复查 1 次，直至取出。特殊情况随时就诊。

（6）术后可能有少量阴道流血及下腹不适，嘱其有发热、下腹痛及阴道流血量多时及时就诊。

第二节　女性绝育方法

| 知识点 1：绝育的概念 | 副高：熟练掌握　正高：熟练掌握 |

绝育是指通过手术或药物，达到永久不生育的目的。目前，普遍采用的方法是输卵管绝育术，即通过手术将输卵管结扎，或用药物使输卵管腔粘连、堵塞，阻断精子与卵子相遇而达到绝育的目的。输卵管绝育术安全，可达到永久绝育，并且不影响女性机体生理功能。还可行输卵管吻合术满足生育要求，可逆性高。临床主要有经腹输卵管绝育术和经腹腔镜输卵管绝育术。

（1）经腹输卵管绝育术：是指通过切断、结扎、电凝、钳夹、环套输卵管等阻塞输卵管以阻止精子和卵子相遇达到绝育目的。

（2）经腹腔镜输卵管绝育术：包括热损坏输卵管绝育术、内套圈结扎输卵管术、输卵管夹节育术等。经腹腔镜输卵管绝育术方法简单、安全，创伤性小，术后恢复快。

知识点 2：经腹输卵管绝育术的适应证　　副高：熟练掌握　正高：熟练掌握

（1）夫妇双方不愿再生育、自愿接受女性绝育手术且无禁忌证者。

（2）患有严重心脏病等全身性疾病不宜生育者。

（3）患遗传性疾病不宜生育者。

知识点 3：经腹输卵管绝育术的禁忌证　　副高：熟练掌握　正高：熟练掌握

（1）急性生殖道和盆腔感染、腹壁皮肤感染等。

（2）24 小时内有 2 次间隔 4 小时测量体温 ≥37.5℃。

（3）全身状况不良不能耐受手术者，如产后失血性休克、心力衰竭、肝肾功能不全等。

（4）严重的神经症者。

（5）各种疾病的急性期。

知识点 4：经腹输卵管绝育术的物品准备　　副高：熟练掌握　正高：熟练掌握

甲状腺拉钩 2 个，中号无齿镊 2 把，短无齿镊 1 把，弯蚊式钳 4 把，12cm 弯钳 2 把，鼠齿钳 2 把，布巾钳 4 把，弯头无齿卵圆钳 1 把，有齿卵圆钳 2 把，输卵管钩（或指板）1 个，持针器 1 把，弯剪刀 1 把，刀片 2 个，刀柄 1 把，弯盘 1 个，酒杯 2 个，5ml 注射器 1 个，1 号及 4 号线各 1 团，9×24 弯三角针 1 枚，9×24 弯圆针 1 枚，6×4 弯圆针 1 枚，双层方包布 1 块，双层特大包布 1 块，腹单 l 块，治疗巾 5 块，手术衣 2 件，细纱布 10 块，粗纱布 2 块，无菌手套 3 副。

知识点 5：经腹输卵管绝育术的手术步骤　　副高：熟练掌握　正高：熟练掌握

（1）麻醉：根据患者情况和术式，酌情选择合适的麻醉方法，可采用局部浸润麻醉或硬膜外麻醉。

（2）体位：受术者排空膀胱，取臀高头低仰卧位，常规消毒、铺无菌巾。

（3）选择腹部切口：取下腹正中耻骨联合上方 2 横指（3~4cm）做约 2cm 长纵切口或横切口，产妇则在宫底下方 2cm 做切口，依次切开皮肤。皮下脂肪、腹直肌前鞘和腹膜，直至打开腹腔。

（4）寻找、提取输卵管：术者左手示指伸入腹腔，沿宫底后方滑向一侧，到达卵巢或输卵管后，右手持卵圆钳将输卵管夹住，轻轻提至切口，并以两把无齿镊交替、依次夹取输卵管直至伞端，并检查卵巢情况，也可用指板或吊钩法提取输卵管。

（5）结扎输卵管：主要有抽心近端包埋法和压挫结扎切断法两种方法。

1）抽心近端包埋法：是目前我国常用的方法。选择输卵管峡部背侧浆膜下注入 0.5%

利多卡因或0.9%氯化钠溶液1ml，使其浆膜膨胀，再将浆膜层纵行切开，用弯蚊钳游离出该段输卵管约2cm，再用两把弯蚊钳夹住其两端，切除其间的输卵管1.0~1.5cm，用4号丝线分别结扎两断端，1号丝线连续缝合浆膜，将近端包埋于输卵管系膜内，远端留在系膜外。检查无出血后，送回腹腔。同法结扎对侧输卵管。该法失败率低，血管损伤少、并发症少。

2）压挫结扎切断法：多用于剖宫产或妊娠足月分娩后，先用鼠齿钳将输卵管峡部轻轻提起，呈双折状，在距双折顶端1cm处用血管钳压挫输卵管片刻后取下，然后用4号丝线穿过压痕间的输卵管系膜（避开血管），在压挫处结扎输卵管，并于结扎处上方切除部分输卵管。输卵管断端用0.2%聚维酮碘液消毒，检查无出血后，送回腹腔、同法结扎对侧输卵管。

知识点6：经腹输卵管绝育术的并发症　　　副高：熟练掌握　　正高：熟练掌握

（1）出血或血肿：多因操作粗暴、过度牵拉、钳夹而损伤输卵管或其系膜导致。也可见于血管漏扎或结扎不紧引起出血。一旦发现须立即止血后再缝合。

（2）感染：可能由于体内原有感染灶尚未控制，也可能因为手术无菌操作不严所致。要严格掌握手术适应证及禁忌证，加强无菌观念，规范操作程序。术后预防性用抗生素。

（3）脏器损伤：多因操作粗暴或解剖关系辨认不清，损伤膀胱或肠管所致。术中严格执行操作规程，一旦发现误伤要及时修补，并注意术后观察。

（4）绝育失败：偶有发生，多由于绝育方法本身缺陷或手术技术误差引起。操作时手术者思想高度集中，严防误扎、漏扎输卵管，引起输卵管再通。

知识点7：经腹输卵管绝育术的护理评估　　　副高：熟练掌握　　正高：熟练掌握

（1）健康史：询问患者年龄、初潮年龄、月经周期、婚育史。了解其现在和过去有无与本次手术禁忌的病史。了解末次月经干净时间或末次流产、分娩时间。

（2）身体状况

1）全身体检：了解生命体征、心、肺、肝、肾功能有无异常情况。

2）妇科检查：注意内外生殖器和盆腔，有无急慢性炎症及肿瘤。

3）辅助检查：血尿常规，出凝血时间，肝肾功能检查，阴道分泌物检查，心电图，胸透等。

（3）心理–社会状况：了解受术者是否害怕手术过程，担心手术效果，担心绝育术会影响女性特征及性生活。家属对绝育术是否支持。

知识点8：经腹输卵管绝育术的护理诊断　　　副高：熟练掌握　　正高：熟练掌握

（1）有感染的危险：与手术操作、出血有关。

（2）有受伤的危险：与脏器解剖位置及术者技术水平有关。

（3）恐惧：与缺乏手术知识有关。

知识点9：经腹输卵管绝育术的护理措施　　　　副高：熟练掌握　正高：熟练掌握

（1）协助医师掌握手术的适应证与禁忌证，选择合适的手术时间。

1）非孕妇女以月经干净后3~7天为宜。

2）人工流产或分娩后宜在48小时内施术，剖宫产实施同时即可行绝育术。

3）难产或疑有产时感染者，需抗生素预防感染3~5天后，无异常情况可施行手术。

4）哺乳期或闭经妇女绝育须先排除妊娠。

（2）术前为受术者提供良好的心理支持，耐心回答其所提的各种疑问，解除其思想顾虑。

（3）术前仔细询问病史，通过全身体格检查、妇科检查、白带检查、血常规、尿常规、出凝血时间、肝功能、肾功能等检查，全面评估受术者情况。

（4）术前遵医嘱按腹部手术要求做好皮肤准备。

（5）术后密切观察生命体征及有无并发症发生。评估有无腹痛、内出血或脏器损伤征象等。如发生脏器损伤等，应严格执行医嘱，给予药物治疗。

（6）术后4~6小时鼓励受术者及早排尿，避免潴留。

（7）术后鼓励受术者尽早下床活动。除行硬膜外麻醉外，受术者不需禁食。

（8）保持切口敷料清洁、干燥，防止感染。

（9）保持外阴清洁，术后休息3~4周，1个月内禁止性生活和盆浴。

知识点10：经腹腔镜输卵管绝育术适应证与禁忌证　　　　副高：熟练掌握　正高：熟练掌握

（1）适应证：同经腹输卵管绝育术。

（2）禁忌证：患有心肺功能不全、腹腔粘连、膈疝等患者禁用，其他同经腹输卵管绝育术。

知识点11：经腹腔镜输卵管绝育术的物品准备　　　　副高：熟练掌握　正高：熟练掌握

腹腔镜，气腹针，CO_2气体，单极或双极电凝钳，电凝剪，钳夹器及套管针，弹簧夹或硅胶环2个，有齿卵圆钳2把，组织镊2把，持针器1把，缝合线，圆针，角针，刀柄1把，刀片，线剪刀1把，棉球，棉签，纱布及0.5%聚维酮碘液等。

知识点12：经腹腔镜输卵管绝育术的手术步骤　　　　副高：熟练掌握　正高：熟练掌握

手术采用局部麻醉、硬膜外麻醉或全身麻醉。手术时取头低仰卧位，常规消毒腹部皮肤，于脐孔下缘做 1~1.5cm 的横弧形切口，把气腹针插进腹腔，充 CO_2 气体 2~3L，然后插入套管针放置腹腔镜。在腹腔镜直视下，将弹簧夹或硅胶环置于输卵管峡部，也可用双极电凝烧灼输卵管峡部 1~2cm。经统计，上述方法的失败率，以电凝术再通率最低为 1.9‰，硅胶环为 3.3‰，弹簧夹为 27.1‰。但机械性绝育术与电凝术相比，组织损伤小，为以后输卵管复通提供更高成功率。

知识点 13：经腹腔镜输卵管绝育术的护理措施　　副高：熟练掌握　正高：熟练掌握

同经腹输卵管绝育术。

第三节　终止妊娠方法

知识点 1：终止妊娠的概念　　副高：熟练掌握　正高：熟练掌握

没有避孕或避孕失败且不愿生育者、患有遗传性疾病或其他严重疾病不宜继续妊娠者或检查发现胚胎异常者，需要终止妊娠。

知识点 2：手术流产法　　副高：熟练掌握　正高：熟练掌握

手术流产法适用于早期妊娠终止。常用手术流产方法包括负压吸引术和钳刮术。负压吸引术适用于妊娠 10 周以内者，钳刮术适用于妊娠 10~14 周者，术后应注意预防出血与感染。

知识点 3：手术流产法的适应证　　副高：熟练掌握　正高：熟练掌握

（1）妊娠 14 周以内、自愿要求终止妊娠且无禁忌证者。
（2）因各种疾病或遗传疾病不宜继续妊娠者。

知识点 4：手术流产法的禁忌证　　副高：熟练掌握　正高：熟练掌握

（1）生殖系统急性炎症患者，如阴道炎、盆腔炎等。
（2）急性传染病或慢性传染病发作期患者。
（3）严重的全身性疾病或全身状况不良，不能耐受手术者。
（4）发热患者，如术前间隔 4 小时，2 次体温均在 37.5℃ 以上者。

知识点 5：手术流产法的物品准备　　副高：熟练掌握　正高：熟练掌握

阴道窥器 1 个，宫颈钳 1 把，子宫探针 1 个，宫颈扩张器 1 套，不同号吸管各 1 个，有齿卵圆钳 2 把，刮匙 1 把，长镊子 2 个，弯盘 1 个，无菌洞巾 1 块，无菌手套 1 副，纱布 2 块，棉球若干，0.5% 聚维酮碘液，人工流产负压电吸引器。

知识点 6：手术流产的镇痛与麻醉 副高：熟练掌握 正高：熟练掌握

手术流产操作时间短，一般不需要麻醉，但为了减轻受术者疼痛，也可在麻醉下进行。常用的麻醉方法如下。

（1）依托咪酯静推法：是目前手术流产较常用的麻醉方法。术前禁食，将依托咪酯溶液 10ml（20mg）于 15~60 秒内静脉推注完毕，药物起效后开始手术。

（2）宫旁神经阻滞麻醉：取 1% 利多卡因于宫颈旁 4、8 点钟处各注射 2.5ml，5 分钟后开始手术。

（3）宫腔、宫颈表面麻醉：用细导尿管分别向宫腔内和宫颈管内注入 2% 利多卡因 3ml 和 1ml，约 3 分钟后开始手术。

（4）氧化亚氮吸入麻醉：氧化亚氮是由 50% O_2 和 50% N_2O 组成的混合气体，受术者吸入进入睡眠状态后，开始施术。此法起效快，作用消失快，最大特点为镇痛作用强而麻醉作用弱。

知识点 7：手术流产法的操作 副高：熟练掌握 正高：熟练掌握

（1）负压吸引术：适用于妊娠 10 周以内者。

1）体位与消毒：受术者先排空膀胱后取膀胱截石位，常规消毒外阴和阴道，铺无菌洞巾。行双合诊复查子宫位置、大小及附件情况。用阴道窥器扩张阴道、暴露宫颈并消毒。

2）探测宫腔与扩张宫颈：用宫颈钳夹持宫颈前唇，用子宫探针顺子宫屈度方向逐渐进入宫腔，探测宫腔方向及深度。用宫颈扩张器顺探明的子宫方向扩张宫颈管，自 5 号起循序渐进扩至大于准备用的吸管半号或 1 号。扩张时注意用力均匀，切忌强行进入宫腔，以免发生宫颈内口损伤或用力过猛造成子宫穿孔。

3）吸管负压吸引：根据孕周选择吸管及负压大小，压力一般控制在 400~500mmHg。吸引前，将吸管末端与消毒橡皮管相连，并连接到负压吸引器橡皮管前端接头上，进行负压吸引试验。无误后，将吸管头部缓慢送入宫底，按顺时针方向吸引宫腔 1~2 圈。当感觉子宫缩小、吸管被包紧、子宫壁有粗糙感、吸管头部移动受阻时，表示妊娠产物已被吸净，此时可捏紧折叠橡皮管，阻断负压后缓慢取出吸管，再用小刮匙轻刮宫底及两侧宫角，检查宫腔是否吸净。确认已吸净后，取下宫颈钳，用棉球拭净宫颈及阴道血迹，观察无异常后取出阴道窥器，结束手术。

4）检查吸出物：用纱布过滤全部吸出物，测量血液及组织容量，仔细检查有无绒毛、胚胎组织或水泡状物，所吸出量是否与孕周相符，若肉眼未发现绒毛或肉眼见到水泡状物，需送病理检查。

（2）钳刮术：适用于妊娠 10~14 周者。因胎儿较大，术前需充分扩张宫颈。可用橡皮导尿管扩张宫颈管，将无菌 16 号或 18 号导尿管于术前 12 小时插入宫颈管内，手术前取出；也可术前口服、肌注或阴道放置扩张宫颈药物，如前列腺素制剂，能使宫颈扩张、软化；术中用宫颈扩张器扩张宫颈管。先夹破胎膜，使羊水流尽，酌情应用缩宫素。用卵圆钳钳夹胎盘与胎儿组织，必要时用刮匙轻刮宫腔一周，观察有无出血，若有出血，加用缩宫素。术后注意预防出血与感染。由于此时胎儿较大、骨骼形成，容易发生并发症，如出血过多、宫颈裂伤、子宫穿孔等，故护士应尽早告知孕妇及家属手术风险。

知识点 8：手术流产法的并发症及处理　　　　　副高：熟练掌握　　正高：熟练掌握

（1）人工流产综合征：又称人工流产综合反应，是指部分受术者在术中或手术结束后立即出现恶心呕吐、心动过缓、心律失常、血压下降、面色苍白、头晕、胸闷、大汗淋漓，以及晕厥和抽搐等迷走神经兴奋症状，发生率为 12%~13%。多数人在手术停止后可逐渐恢复。主要与宫体和宫颈受机械性刺激引起迷走神经兴奋、冠状动脉痉挛、心脏传导功能障碍等有关，也与受术者精神紧张、不能耐受宫颈过度扩张、牵拉及过高负压有关。所以，术前应做好受术者的心理护理，帮助其缓解紧张、焦虑的情绪；扩张宫颈时操作应轻柔，从小号宫颈扩张器开始逐渐加大号数，防止用力过猛；吸宫时应注意掌握适当负压，进出宫颈时关闭负压，吸净宫腔后不要反复吸刮宫壁；受术者一旦出现心率减慢，静脉注射阿托品 0.5~1mg，即可迅速缓解症状。

（2）子宫穿孔：发生率低，是手术流产的严重并发症。多见于哺乳期子宫、瘢痕子宫、子宫过度倾屈或畸形者、术者未查清子宫位置或技术不熟练，手术器械如探针、吸管、刮匙、子宫颈扩张器和胎盘钳等均可造成子宫穿孔。若上述器械进入宫腔探不到宫底或进入宫腔深度明显超过检查时的宫腔深度，提示子宫穿孔，应立即停止手术。

穿孔小，无脏器损伤或内出血，手术已完成，可注射子宫收缩剂保守治疗，并给予抗生素预防感染，同时密切观察生命体征，注意有无腹痛、阴道流血和腹腔内出血征象。若确认胚胎组织尚未吸净，应由有经验的医师避开穿孔部位，也可在 B 超或腹腔镜下完成手术；若未进行吸宫操作，可以在等待观察 1 周后再清除妊娠产物。

穿孔大、有内出血或怀疑脏器损伤，应立即剖腹探查，修补损伤的脏器。

（3）吸宫不全：是手术流产常见并发症，指部分胎儿或胎盘组织残留在宫腔，与术者技术不熟练或子宫位置异常有关。术后阴道流血超过 10 天，血量过多，或流血停止后再出现大量出血，均应考虑为吸宫不全，B 超检查有助于诊断。若无明显感染征象，应尽早行刮宫术，刮出物送病理检查，术后用抗生素预防感染。若同时合并感染，需在控制感染后再行刮宫术，术后继续进行抗感染治疗。

（4）漏吸或空吸：已确诊为宫内妊娠，但术时未能吸出胚胎或胎盘绒毛称为漏吸。主要与子宫畸形、孕周过小、子宫过度屈曲和术者技术不熟练等有关。一旦发现漏吸，应复查子宫位置、大小与形状，重新探查宫腔后，再行吸宫术。误诊宫内妊娠而行人工流产负压吸引术，称为空吸。若吸刮出的组织内肉眼未见有绒毛，要重复进行尿妊娠试验和 B 超检查，宫内未见妊娠囊，诊断为空吸。必须将吸刮的组织全部送病理检查，以排除异位妊娠。

（5）术中出血：多发生在妊娠月份较大、吸管过小时，由于妊娠产物未能迅速排出而影响子宫收缩引起。术中扩张宫颈管后注射缩宫素促使子宫收缩，并尽快钳取或吸出妊娠物。

（6）术后感染：多因吸宫不全、术后过早性交、敷料和器械消毒不严以及术中无菌观念不强引起。开始感染为急性子宫内膜炎，若治疗不及时，可扩散至子宫肌层、子宫附件和盆腔腹膜，严重时可导致败血症。主要表现为体温升高、下腹痛、白带混浊或不规则阴道流血。妇科检查时子宫或附件区有压痛。患者需半卧位休息，采用全身支持疗法，应用广谱抗生素积极抗感染。宫腔内有妊娠物残留者，应按感染性流产处理。

（7）羊水栓塞：少见，偶发于钳刮术，往往因为宫颈损伤及胎盘剥离使血窦开放，此时应用缩宫素促使羊水进入母体血液循环而发生羊水栓塞。妊娠早、中期时羊水中有形成分极少，即使发生羊水栓塞，其症状和严重性均不如妊娠晚期凶险。治疗措施参见第八章第二节"羊水栓塞的治疗"。

知识点9：手术流产法的护理措施　　　　副高：熟练掌握　正高：熟练掌握

（1）术前应仔细询问停经时间、生育史及既往病史，测量体温、脉搏和血压，根据双合诊检查、尿 hCG 检查和 B 超检查进一步明确早期宫内妊娠诊断，并进行血常规、出凝血时间以及白带常规等检查。协助医师掌握手术适应证与禁忌证，签署知情同意书。

（2）术前告知受术者手术过程以及可能出现的情况，缓解其思想顾虑。

（3）术中严密观察受术者的面色、生命体征，并指导其减轻不适的技巧。

（4）术后受术者在观察室卧床休息 1 小时，观察其腹痛及阴道流血情况。

（5）术后嘱其保持外阴清洁，1 个月内禁止盆浴及性生活，预防感染。

（6）吸引术后休息 3 周，钳刮术后休息 4 周。

（7）若有腹痛或阴道流血增多，嘱其及时就诊。

（8）避孕措施指导，安全避孕，避免重复流产。

知识点10：药物流产　　　　　　　　副高：熟练掌握　正高：熟练掌握

药物流产又称药物抗早孕，使用药物终止早期妊娠的方法。目前，临床常用药物为米非司酮配伍米索前列醇。米非司酮具有抗孕激素和抗糖皮质激素作用；米索前列醇具有兴奋子宫和软化扩张宫颈的作用，二者协同作用终止早期妊娠的成功率达 90% 以上。药物流产方法简便、对孕妇无创伤。

知识点11：药物流产的适应证　　　　　副高：熟练掌握　正高：熟练掌握

（1）停经 49 天以内（从末次月经来潮的第 1 天到第 49 天内），经 B 超证实为正常宫内妊娠，且胎囊最大直径 ≤2.5cm；本人自愿要求使用药物终止妊娠的健康妇女。

（2）手术流产的高危对象，如瘢痕子宫、多次手术流产及严重骨盆畸形等。

（3）对手术流产有疑虑或恐惧心理者。

知识点12：药物流产的禁忌证　　　　　　　　副高：掌握　正高：掌握

（1）有使用米非司酮禁忌证者，如肾上腺疾病、糖尿病、血液病、血管栓塞等。

（2）有使用前列腺素类药物禁忌证，如青光眼、哮喘、癫痫、结肠炎、心血管疾病等。

（3）其他过敏体质、带器妊娠、异位妊娠、妊娠剧吐以及长期服用抗结核、抗抑郁、抗癫痫、抗前列腺素药等。

知识点13：药物流产的用药方法　　　　　　副高：熟练掌握　正高：熟练掌握

（1）顿服法：用药第1日顿服米非司酮200mg，第3日早上口服米索前列醇0.6mg。

（2）分服法：米非司酮150mg分次日服，第1天晨服50mg，8～12小时后再服25mg，第2天早、晚各服25mg，第3天上午7时再服25mg。每次服药前后至少空腹1小时。于第3天服用米非司酮1小时后，口服米索前列醇0.6mg。

知识点14：药物流产的护理措施　　　　　　副高：熟练掌握　正高：熟练掌握

（1）术前应详细询问停经时间、生育史、既往病史及药物过敏史，根据双合诊检查、尿hCG检查和B超检查明确早期宫内妊娠诊断，并进行血常规、出凝血时间以及白带常规等检查。协助医师严格核对孕妇药物流产的适应证和禁忌证，签署知情同意书。

（2）关注患者心理变化，介绍药物流产相关知识，陪伴患者，减轻思想顾虑。

（3）耐心、详细地讲解米非司酮、米索前列醇的使用剂量、次数、用药方法及不良反应等，告知患者遵医嘱服用药物，切记不可出现漏服、少服或者多服现象，不可提前或推迟服药。

（4）向患者说明服药后排出胎囊的可能时间，大多数患者在服药6小时内会出现阴道少量流血，胎囊随之排出。个别需要更长时间，需密切观察，耐心等待，告知患者可能会出现阴道流血、小腹下坠感、腹痛等症状。

（5）协助患者如厕，指导患者使用专用便器或一次性杯收集妊娠排出物。协助医师根据排出物鉴定妊娠囊大小、是否完整。

（6）密切观察阴道流血、腹痛等情况；如若流产不全或流产失败，须协助医师做好清宫准备。

（7）嘱患者药物流产后注意休息，保持外阴清洁，1个月内禁止性生活及盆浴，预防感染。

（8）积极提供系统、规范的"流产后关爱"服务项目，帮助流产后女性选择合适的避孕方法，避免重复流产。

知识点15：药物流产的不良反应与处理 副高：熟练掌握 正高：熟练掌握

（1）胃肠道反应：服药过程中部分患者可出现胃肠道症状，如恶心、呕吐或腹泻，症状轻者不需特殊处理，给予心理安慰即可。症状较重者，应按医嘱口服维生素 B_6 20mg 或甲氧氯普胺 10mg，必要时给予补液治疗，即可缓解症状。

（2）阴道流血：出血时间长、出血多是药物流产的主要不良反应。用药后应严密随访，如果出血时间长、出血量较多、疑为不全流产时应及时行刮宫术，应用抗生素以预防感染。但在实施药物流产前需排除异位妊娠，因异位妊娠者误行药物流产可出现失血性休克。药物流产必须在正规、有抢救条件的医疗机构开展。

知识点16：中期妊娠终止方法 副高：熟练掌握 正高：熟练掌握

常用的中期妊娠终止方法有依沙吖啶（利凡诺）引产和水囊引产两种。

（1）依沙吖啶引产：依沙吖啶能刺激子宫平滑肌兴奋、使内源性前列腺素升高导致宫缩，也能使胎儿中毒死亡。又包括羊膜腔内注入法、宫腔内羊膜腔外注入法。

（2）水囊引产：将水囊置于子宫壁与胎膜之间，水囊内注入适量无菌生理盐水，借膨胀的水囊增加宫内压力，刺激子宫引起宫缩，促使胎儿及附属物排出。由于水囊引产须经阴道操作，感染率较药物引产高，故目前临床应用较少。

知识点17：中期妊娠终止方法的适应证 副高：熟练掌握 正高：熟练掌握

（1）妊娠 13 周至不足 28 周，因某种原因不宜继续妊娠而又无禁忌者。
（2）妊娠早期因接触导致胎儿畸形的因素，检查时发现胚胎异常者。

知识点18：中期妊娠终止方法的禁忌证 副高：掌握 正高：掌握

（1）严重全身性疾病不能耐受手术者（肝、肾疾病能胜任手术者除外）。
（2）各种急性感染性疾病、慢性疾病急性发作期、生殖器官急性炎症或穿刺局部皮肤感染者。
（3）剖宫产术或肌瘤控除术后 2 年内者。瘢痕子宫、宫颈陈旧性撕裂伤者慎用。
（4）前置胎盘或腹部皮肤感染者。
（5）术前 24 小时内 2 次体温 ≥37.5℃者。

知识点19：中期妊娠终止方法的物品准备 副高：熟练掌握 正高：熟练掌握

（1）依沙吖啶（利凡诺）引产
1）羊膜腔内注入法：卵圆钳 2 把，7 号或 9 号腰椎穿刺针 1 个，弯盘 1 个，5ml 及 50ml

注射器各 1 个，无菌洞巾 1 块，无菌纱布 4 块，棉球若干，0.5% 聚维酮碘液，0.2% 依沙吖啶（利凡诺）液 25~50ml，无菌手套 1 副，胶布。

2）宫腔内羊膜腔外注入法：长镊子 2 把，阴道窥器 1 个，宫颈钳 1 把，敷料镊 2 把，橡皮导尿管 1 根，5ml 及 50ml 注射器各 1 个，无菌洞巾 1 块，布巾钳 2 把，无菌纱布 6 块，棉球若干，0.5% 聚维酮碘液，0.2% 依沙吖啶（利凡诺）液 25~50ml，无菌手套 1 副，药杯及 10 号丝线。

（2）水囊引产法：阴道窥器 1 个，宫颈钳 1 把，敷料镊 2 把，宫颈扩张器 1 套，阴茎套 2 个，14 号橡皮导管 1 根，10 号丝线，棉球若干，0.5% 聚维酮碘液，0.9% 氯化钠溶液 500ml，无菌手套 1 副。将消毒后的两个阴茎套套在一起成双层来制备水囊，再将 14 号橡皮导管送入阴茎套内 1/3，用丝线将囊口缚扎于导尿管上。排空囊内空气后将导尿管末端扎紧，以备用。

知识点 20：中期妊娠终止方法的操作　　　　副高：熟练掌握　　正高：熟练掌握

（1）依沙吖啶（利凡诺）引产：利凡诺，是中期妊娠引产最常用药物。临床常用依沙吖啶羊膜腔内注入法，引产成功率达 90%~100%。依沙吖啶引产注药 5 天后仍未临产者，应及时报告医师，遵医嘱给予处置。

1）羊膜腔内注入法：孕妇排尿后取仰卧位，常规消毒腹部皮肤，铺无菌巾。穿刺点用 0.5% 利多卡因行局部浸润麻醉，用腰椎穿刺针垂直刺入腹壁，穿刺阻力第一次消失表示进入腹腔，继续进针又有阻力表示进入子宫壁，阻力再次消失表示进入羊膜腔。腰椎穿刺针进入羊膜腔内后，拔出针芯，见羊水溢出，接上注射器抽出少量羊水，注入 0.2% 依沙吖啶（利凡诺）液 25~50ml。拔出穿刺针，局部消毒，纱布压迫数分钟后，胶布固定。

2）宫腔内羊膜腔外注入法：孕妇排尿后取膀胱截石位，常规消毒外阴阴道，铺无菌巾。阴道窥器暴露宫颈及阴道，再次消毒，用宫颈钳钳夹宫颈前唇，用敷料镊将无菌导尿管送入子宫壁与胎囊间，将 0.2% 依沙吖啶（利凡诺）液 25~50ml 由导尿管注入宫腔。折叠并结扎外露的导尿管，放入阴道穹隆部，填塞纱布。24 小时后取出纱布及导尿管。

（2）水囊引产：孕妇排尿后取膀胱截石位，常规外阴阴道消毒，铺无菌巾。阴道窥器暴露宫颈，消毒阴道和宫颈，用宫颈钳钳夹宫颈前唇，用宫颈扩张器依顺序扩张宫颈口至 8~10 号。再用敷料镊将准备好的水囊逐渐全部送入子宫腔内，使其置于子宫壁和胎膜之间，缓慢向水囊内注入无菌的 0.9% 氯化钠溶液 300~500ml，并加入数滴亚甲蓝（美蓝）以利于识别羊水或注入液。折叠导尿管，扎紧后放入阴道穹隆部。

知识点 21：中期妊娠终止方法的注意事项　　　　副高：熟练掌握　　正高：熟练掌握

（1）依沙吖啶（利凡诺）引产

1）依沙吖啶通常应用剂量为 50~100mg，不超过 100mg。

2）中期引产的孕妇，一般自羊膜腔注药到胎儿、胎盘娩出需 24~48 小时，注意观察子宫收缩情况及产程进展。

3）羊膜腔外注药时，避免导尿管接触阴道壁，防止感染。

（2）水囊引产

1）水囊注水量不超过500ml。

2）放置水囊后出现规律宫缩时应取出水囊。若出现宫缩乏力，或取出水囊无宫缩，或有较多阴道流血，应静脉滴注缩宫素。

3）放置水囊不得超过2次。再次放置时，应在前次取出水囊72小时之后且无感染征象。

4）放置水囊时间不应超过48小时。若宫缩过强、出血较多或体温超过38℃，应提前取出水囊。

5）放置水囊后定时测量体温，特别注意观察有无寒战、发热等感染征象。

知识点22：中期妊娠终止的并发症及处理　　副高：熟练掌握　正高：熟练掌握

（1）全身反应：偶有在24~48小时内体温升高者，一般不超过38℃可在胎儿排出后短时间内恢复。

（2）产后出血：大约80%的患者有出血，但不超过100ml，个别患者超过400ml需要清宫。

（3）胎盘胎膜残留：疑有胎盘、胎膜残留者，可行清宫术；防止出血及感染。目前多主张胎盘排出后即行清宫术。

（4）感染：发生率较低，一旦发现感染征象，应立即处理。

（5）产道裂伤：少数患者可有不同程度的软产道裂伤。

知识点23：中期妊娠终止的护理评估　　副高：熟练掌握　正高：熟练掌握

（1）健康史：了解既往疾病史、生育史、曾采用的避孕措施，配合医师评估有无禁忌证。

（2）身体状况：询问末次月经、本次妊娠情况及诊疗过程。测量体温、脉搏、血压是否正常，听诊心肺有无病理性体征，观察白带有无异常等。

（3）心理-社会状况：部分孕妇害怕手术引起疼痛，担心术后影响再次妊娠，可表现为焦虑、紧张。

知识点24：中期妊娠终止的护理诊断　　副高：熟练掌握　正高：熟练掌握

（1）恐惧：与担心手术效果、害怕手术导致疼痛有关。

（2）知识缺乏：缺乏人工终止妊娠的有关知识。

（3）有感染的危险：与手术有关。

知识点 25：中期妊娠终止的护理措施　　　副高：熟练掌握　正高：熟练掌握

（1）术前护士要热情接待，主动介绍病房环境，手术经过和注意事项。协助医师严格掌握适应征和禁忌证。详细询问病史，测量生命体征，做相关的术前检查。术前 3 天禁止性生活，做好穿刺部位的皮肤准备，术前每天冲洗 1 次阴道。

（2）严密观察手术过程，及时识别呼吸困难、发绀等羊水栓塞症状，做好抢救准备。对引产者应无菌接生，仔细检查胎盘、胎膜完整性，使用抗生素。

（3）患者应尽量卧床休息，防止突然破水。注意监测受术者生命体征，严密观察并记录宫缩出现的时间和强度、胎心与胎动消失的时间及阴道流血等情况。若子宫收缩不好，随道出血较多，可遵医嘱给予缩宫素治疗。产后仔细检查胎盘、胎膜是否完整，有无软产道裂伤，若发现裂伤，及时缝合。胎盘胎膜排出后常规行清宫术。注意观察产后宫缩、阴道流血及排尿情况，为防止泌乳，每天肌内注射己烯雌酚 4mg，连续 3 天。在此期间若出现泌乳，指导产妇不要挤压，保持局部清洁，防止乳腺炎发生，数日后乳房肿胀会逐渐消退。

（4）嘱受术者保持外阴清洁，预防感染，禁止盆浴及性生活 1 个月。

（5）有腹痛和阴道流血增多等异常情况应随时就诊。

（6）指导采取安全可靠的避孕措施。

知识点 26：中期妊娠终止的健康指导　　　副高：掌握　正高：熟练掌握

（1）引产术术后休息 1 个月。

（2）术后 1 个月内禁止盆浴和性生活。

（3）术后如出现明显腹痛、发热、阴道流血量多或持续流血超过 10 天，应及时到医院就诊。

第四节　计划生育妇女的一般护理

知识点 1：计划生育措施的概念　　　副高：熟练掌握　正高：熟练掌握

计划生育措施主要包括避孕（工具避孕、药物避孕及其他避孕方法）、绝育（输卵管结扎术、输卵管粘堵术等）以及避孕失败补救措施（早期人工流产术、中期妊娠引产术）。其中，计划生育手术（宫内节育器放置与取出术、人工流产术和中期妊娠引产术、输卵管结扎术）的质量，直接关系到妇女一生的健康和家庭的幸福，护士需不断提高技术水平，以强烈的责任心、爱心和科学的态度，积极配合医师保证受术者的安全。

知识点 2：计划生育的辅助检查　　　副高：掌握　正高：掌握

（1）妇科检查：外阴、阴道有无赘生物及皮肤黏膜完整性；宫颈有无糜烂、裂伤；白带性状、量和气味；子宫位置、大小、活动度、有无压痛及脱垂；附件有无肿块等。

（2）血尿常规和出凝血时间。

（3）阴道分泌物常规、心电图、肝肾功能及腹部 B 超检查等。可根据每位妇女的实际情况，选择相应的检查项目。

知识点 3：计划生育的护理评估　　　　副高：熟练掌握　正高：熟练掌握

（1）健康史：详细询问患者现病史、既往史、婚育史、月经状况等，了解有无各种计划生育措施的禁忌证，如对欲采用宫内节育器者，应了解其有无月经过多或过频、有无带器脱落史；对欲采用药物避孕者，应了解其有无严重心血管疾病（高血压病、冠心病等）、内分泌疾病（甲亢、糖尿病等）、肿瘤及血栓性疾病等；对欲行输卵管结扎术者，应了解其有无感染、神经症及盆腔炎性疾病等。

（2）身体状况：要全面评估欲采取计划生育措施妇女的身体状况，如有无体温升高及急慢性疾病体征。进行妇科检查。

（3）心理-社会状况：由于缺乏相关知识，妇女对采取计划生育措施会存在一定的思想顾虑，如采用药物避孕者可能担心月经异常或增加肿瘤的发生率等，尚未生育的妇女会担心药物避孕影响以后的正常生育；采用宫内节育器避孕者害怕节育器脱落、移位以及带器妊娠等；采用避孕套者，担心影响性生活质量等。接受输卵管结扎术的妇女常担心术中疼痛、术后出现后遗症及影响性生活等。因此，护士必须全面评估拟实施计划生育妇女的生理及心理状况，按照个体化原则，及时为她们提供正确的个性化健康指导，使其无顾虑、自愿地采取相应安全、有效的计划生育措施。

知识点 4：计划生育的护理诊断　　　　副高：熟练掌握　正高：熟练掌握

（1）有感染的危险：与腹部手术切口及子宫腔创面有关。

（2）知识缺乏：缺乏计划生育的相关知识。

知识点 5：计划生育的护理措施　　　　副高：熟练掌握　正高：熟练掌握

（1）计划生育措施的选择：根据育龄夫妇的实际情况和具体需求，选择最安全、最有效、最适宜的避孕措施。

1）短期内不想生育的新婚夫妇：可采用男用避孕套或女用阴道套，若避孕套破裂或脱落时需采用紧急避孕；也可采用口服短效避孕药或女性外用避孕药。一般暂不建议选用宫内节育器。

2）有一个孩子的夫妇：宫内节育器是首选方法，长效、安全、可靠。也可采用口服避孕药物、皮下埋植避孕及适用于新婚夫妇的各种方法，一般不实施绝育手术。

3）哺乳期妇女：宜选用宫内节育器、男用避孕套或女用阴道套，不宜药物避孕。即选择不影响乳汁质量和婴儿健康的避孕方法，如放置宫内节育器。

4）围绝经期妇女：应坚持避孕，因为仍有排卵的可能，可选用宫内节育器、避孕套或外用避孕药。年龄超过45岁的妇女一般不用口服避孕药或注射避孕针。

（2）减轻疼痛、预防感染

1）术后尽量为受术者提供舒适、安静的休息环境。根据手术的需要和受术者身体状况，可卧床休息2~24小时，逐渐增加活动量。

2）住院期间定时监测受术者的生命体征，密切观察受术者阴道流血、腹部切口和腹痛等情况。

3）按医嘱给予镇静、镇痛、抗生素等药物，以缓解疼痛、预防感染，促进康复。

4）对于受术者放置宫内节育器后出现的疼痛，要认真了解宫内节育器的位置及大小是否合适，指导其服用抗炎及解痉药物，并督促其保持外阴部清洁。

| 知识点6：计划生育措施的健康指导 | 副高：掌握　正高：熟练掌握 |

（1）门诊可以进行宫内节育器的放置与取出术、人工流产手术等，受术者在术后稍加休息便可回家休养。受术者若出现阴道流血量多、持续时间长、腹部疼痛加重等情况应及时就诊。放置或取出宫内节育器者术后需禁止性生活2周，人工流产术后应禁止性生活及盆浴4周。

（2）拟行输卵管结扎术者应住院，输卵管结扎术后应休息3~4周，禁止性生活1个月。经腹腔镜手术者，术后静卧数小时后可下床活动，注意观察有无腹痛、腹腔内出血或脏器损伤征象。行钳刮术者需休息4周，注意保持外阴清洁，禁止性生活及盆浴1个月。术后1个月到门诊复查，如果有腹痛、阴道流血多，应随时就诊。

（3）教会妇女采用其他工具避孕和药物避孕的正确方法，告知其如何观察不良反应、并发症及一般应对措施。

附录一　高级卫生专业技术资格考试大纲
（妇产科护理学专业——副高级）

一、专业知识

1. 本专业知识

（1）熟练掌握妇产科护理学专业知识与理论，并熟悉各系统相应解剖学、生理及病理学、病理生理学、临床生化、遗传学等知识。

（2）掌握正常和异常的妊娠期、分娩期、产褥期的护理。了解产科相关的手术与检查。

（3）掌握妇科常见病、少见病、罕见病的发病机制、病理生理改变、临床表现、诊断检查、治疗原则及护理。了解妇科相关的手术及检查。

（4）掌握计划生育、妇女保健和新生儿保健内容。

（5）了解各系统疾病血流动力学、影像诊断学、实验室技术等专业技术知识。

2. 相关专业知识

（1）掌握内科、外科、儿科护理学的相关知识。

（2）掌握急救护理学的相关知识。

护理学
总论

（3）掌握护理学的相关内容。

二、学科新进展

1. 熟悉妇产科护理学国内外现状及发展趋势，不断吸取新理论、新知识、新技术，并应用于医疗护理实践与科学研究。

2. 了解相关学科新进展。

三、专业实践能力

1. 熟练掌握正常妊娠期、分娩期、产褥期的护理。

2. 熟练掌握妇产科护理学专业的常见病的病因及发病机制、并发症、诊断、鉴别诊断、治疗方法及护理。了解妇产科的少见病和罕见病的发病机制、并发症、诊断、鉴别诊断、治疗方法及护理。

3. 熟练掌握妇产科护理学危重患者的护理、治疗与抢救措施等。

4. 掌握疑难病例、急诊病例等的诊断、鉴别诊断、治疗及护理要点。

5. 掌握计划生育妇女的护理及妇女保健内容。

6. 掌握妇产科常用护理技术、诊疗及手术患者的护理。

7. 了解妇产科常用药物的作用、不良反应、药理及药代动力学等知识。

8. 掌握妇产科各系统疾病的实验室检查结果，了解病理诊断标准。

附专业病种

1. 产前诊断
2. 正常分娩
3. 正常产褥
4. 流产
5. 早产
6. 双胎妊娠
7. 妊娠期高血压疾病
8. 异位妊娠
9. 胎盘早剥
10. 前置胎盘
11. 胎儿窘迫
12. 胎膜早破
13. 羊水量异常
14. 妊娠合并心脏病
15. 妊娠合并糖尿病
16. 妊娠合并贫血
17. 妊娠合并急性病毒性肝炎
18. 异常分娩
19. 产后出血
20. 羊水栓塞
21. 子宫破裂
22. 产褥感染
23. 外阴部炎症
24. 阴道炎症
25. 子宫颈炎症
26. 盆腔炎症
27. 尖锐湿疣
28. 淋病
29. 获得性免疫缺陷综合征
30. 功能失调性子宫出血
31. 闭经
32. 痛经
33. 围绝经期综合征
34. 葡萄胎
35. 恶性滋养细胞肿瘤
36. 滋养细胞瘤
37. 宫颈癌
38. 子宫肌瘤
39. 子宫内膜癌
40. 卵巢肿瘤
41. 外阴、阴道创伤
42. 外阴癌
43. 处女膜闭锁
44. 先天性无阴道
45. 尿瘘
46. 子宫脱垂
47. 不孕症与辅助生殖技术
48. 各种避孕方法
49. 女性绝育方法
50. 各种终止妊娠方法
51. 其他

附录二 高级卫生专业技术资格考试大纲
（妇产科护理学专业——正高级）

一、专业知识

1. 本专业知识

（1）熟练掌握妇产科护理学专业知识与理论，并熟悉各系统相应解剖学、生理及病理学、病理生理学、临床生化、临床免疫学、遗传学等知识。

（2）掌握正常和异常的妊娠期、分娩期、产褥期的护理。了解产科相关的手术与检查。

（3）掌握妇科常见病、少见病、罕见病的发病机制、病理生理改变、临床表现、诊断、检查、治疗原则及护理。熟悉相关检查方法及意义，了解妇科相关的手术。

（4）熟练掌握计划生育、妇女保健和新生儿保健内容。

（5）了解各系统疾病血流动力学、影像诊断学、实验室技术等专业技术知识。

2. 相关专业知识

（1）掌握内科、外科、儿科护理学的相关知识。

（2）掌握急救护理学的相关知识。

（3）掌握护理学的相关内容。

护理学
总论

二、学科新进展

1. 熟悉妇产科护理学国内外现状及发展趋势，不断吸取新理论、新知识、新技术，并应用于医疗护理实践与科学研究。

2. 了解相关学科新进展。

三、专业实践能力

1. 熟练掌握正常妊娠期、分娩期、产褥期的护理。

2. 熟练掌握妇产科护理学专业的常见病的病因及发病机制、并发症、诊断、鉴别诊断、治疗方法及护理。了解妇产科的少见病和罕见病的发病机制、并发症、诊断、鉴别诊断、治疗方法及护理。

3. 熟练掌握妇产科护理学危重患者的护理、治疗与抢救措施等。

4. 掌握疑难病例、急诊病例等的诊断、鉴别诊断、治疗及护理要点。

5. 掌握计划生育妇女的护理及妇女保健内容。

6. 掌握妇产科常用护理技术、诊疗及手术患者的护理。

7. 了解妇产科常用药物的作用、不良反应、药理及药代动力学等知识。

8. 掌握妇产科各系统疾病的实验室检查结果，了解病理诊断标准。

附专业病种

1. 产前诊断
2. 正常分娩
3. 正常产褥
4. 流产
5. 早产
6. 双胎妊娠
7. 妊娠期高血压疾病
8. 异位妊娠
9. 胎盘早剥
10. 前置胎盘
11. 胎儿窘迫
12. 胎膜早破
13. 妊娠期肝内胆汁淤积症
14. 羊水量异常
15. 妊娠合并心脏病
16. 妊娠合并糖尿病
17. 妊娠合并贫血
18. 妊娠合并急性病毒性肝炎
19. 妊娠合并肺结核
20. 异常分娩
21. 产后出血
22. 羊水栓塞
23. 子宫破裂
24. 产褥感染
25. 晚期产后出血
26. 产褥期抑郁症
27. 外阴部炎症
28. 阴道炎症
29. 子宫颈炎症
30. 盆腔炎症
31. 尖锐湿疣
32. 淋病
33. 梅毒
34. 获得性免疫缺陷综合征
35. 功能失调性子宫出血
36. 闭经
37. 痛经
38. 经前期紧张综合征
39. 围绝经期综合征
40. 葡萄胎
41. 恶性滋养细胞肿瘤
42. 滋养细胞瘤
43. 宫颈癌
44. 子宫肌瘤
45. 子宫内膜癌
46. 卵巢肿瘤
47. 外阴癌
48. 处女膜闭锁
49. 外阴、阴道创伤
50. 先天性无阴道
51. 尿瘘
52. 子宫脱垂
53. 不孕症与辅助生殖技术
54. 各种避孕方法
55. 女性绝育方法
56. 各种终止妊娠方法
57. 其他

附录三　全国高级卫生专业技术资格考试介绍

为进一步深化卫生专业技术职称改革工作，不断完善卫生专业技术职务聘任制，根据中共中央组织部、人事部、卫生部《关于深化卫生事业单位人事制度改革的实施意见》（人发〔2000〕31号）文件精神和国家有关职称改革的规定，人事部下发《加强卫生专业技术职务评聘工作的通知》（人发〔2000〕114号），高级专业技术资格采取考试和评审结合的办法取得。

一、考试形式和题型

全部采用人机对话形式，考试时间为2个小时（卫生管理知识单独加试时间为1小时）。考试题型为单选题、多选题和案例分析题3种，试卷总分为100分。

二、考试总分数及分数线

总分数450~500分，没有合格分数线，排名前60%为合格。其中的40%为优秀。

三、考试效用

评审卫生高级专业技术资格的考试，是申报评审卫生高级专业技术资格的必经程序，作为评审卫生高级专业技术资格的重要参考依据之一，考试成绩当年有效。

四、人机对话考试题型说明

副高：单选题、多选题和案例分析题3种题型。

正高：多选题和案例分析题2种题型。

以实际考试题型为准。

五、考试报名条件

（一）正高申报条件

1. 取得大学本科以上学历后，受聘副高职务5年以上。

2. 大学普通班毕业以后，受聘副高职务7年以上。

（二）副高申报条件

1. 获得博士学位后，受聘中级技术职务2年以上。

2. 取得大学本科以上学历后，受聘中级职务5年以上。

3. 大学普通班毕业后，受聘中级职务5年以上。

4. 大学专科毕业后，取得本科以上学历（专业一致或接近专业），受聘中级职务7年以上。

5. 大专毕业，受聘中级职务5年以上。

6. 中专毕业，受聘中级职务7年以上。

7. 护理专业中专毕业，从事临床护理工作25年以上，取得护理专业的专科以上学历，受聘中级职务5年以上，可申报副主任护师任职资格。